"博学而笃志，切问而近思。"

（《论语》）

博晓古今，可立一家之说；
学贯中西，或成经国之才。

U0258366

主编简介

　　翁心华　男。教授、博士生导师。1962年7月毕业于上海第一医学院医疗系。现任复旦大学附属华山医院教授、博士生导师。近年来,先后担任中华医学会感染病分会副主任委员、主任委员,中华医学会内科学会副主任委员,上海医学会传染病学会主任委员,上海医学会内科学会及热带病与寄生虫病学会副主任委员。现任中华医学会感染病分会名誉主任委员、《中华感染病杂志》主编,复旦大学附属华山医院内科(传染病)重点学科带头人之一。从事感染病的临床、科研、教学工作40余年,是国内著名感染病学家之一。曾参与国家"863"、"973"、"十一五"攻关等多项重大传染病研究项目,在国内以及国际重要杂志发表专业论文200余篇。作为"囊虫病的诊断与治疗"课题研究成员获卫生部科学技术成果乙等奖,"对链球菌以及结核病的研究"也分获上海市科学进步二、三等奖。长期从事传染病学教学研究,主编或副主编多部《传染病学》教材,是第11、12、13版《实用内科学》副主编,《现代感染病学》主编,并参加编写其他大型专业书籍20余部。

　　张婴元　女,教授、博士生导师。1962年毕业于上海第一医学院医疗系,毕业后分配至该校附一医院(现华山医院)传染病科,1972年至该院抗生素临床应用室继续从事医疗、教学和科研工作至今。1984—1985年获世界卫生组织奖学金赴加拿大多伦多大学附属医院进修临床药理。现任复旦大学附属华山医院抗生素研究所所长、内科(传染病)重点学科带头人之一、国家药品临床研究基地主任。主要研究方向为感染性疾病的诊断和治疗、抗感染药临床评价及临床药理研究、细菌耐药性防治研究。擅长于感染性疾病诊治,包括疑难重危感染者的救治。承担并完成有关感染病诊治、抗感染药合理应用及细菌耐药性防治等科研项目10余项,包括国家科技攻关、国家自然科学基金、卫生部临床学科重点项目、教育部重点学科建设项目等。科研项目获奖包括上海市科技进步二等奖3项,卫生部科技进步三等奖1项。先后任中华医学会上海分会感染化疗学会副主任委员、主任委员,《中国感染与化疗杂志》副主编,《中华医学杂志》、《中国临床药理学杂志》、《中国抗生素杂志》、《中国临床医学》编委。数十年来从事医学本科生、研究生等的教学工作,培养博士及硕士研究生近20名,编写大型参考书8本,以第一作者发表论文30余篇,指导研究生撰写论文40余篇。

普通高等教育"十一五"国家级规划教材

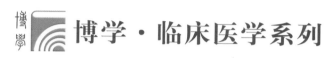博学·临床医学系列

传染病学（第四版）

主编　翁心华　张婴元

副 主 编（以姓氏笔画为序）
　　　　朱启镕　陆志檬　张树林　罗端德　施光峰
　　　　雷秉钧　谭德明
编写人员（以姓氏笔画为序）
　　上海交通大学医学院附属瑞金医院
　　张欣欣　陆志檬　龚启明　谢青
　　中南大学湘雅医院　谭德明
　　四川大学华西医院　雷秉钧
　　西安交通大学附属第一医院
　　牛迎花　叶峰　张郗　张树林　陈云茹
　　陈瑞琳　金燕
　　同济医科大学附属协和医院
　　易建华　罗端德　熊莉娟
　　复旦大学附属儿科医院
　　王晓红　朱启镕　赵国昌　俞蕙
　　复旦大学附属华山医院
　　王明贵　卢清　卢洪洲　朱利平　朱德妹
　　李光辉　吴菊芳　张文宏　张继明　张婴元
　　陈澍　施光峰　翁心华　黄玉仙　蒋卫民

LINCHUANG

YIXUE

XILIE

复旦大学出版社

内容提要

本书系统介绍了我国常见传染病的病原学、流行病学、发病机制、临床表现、诊断、治疗以及预防的基本知识。

全书共分8章3个附录,分别为总论、病毒性疾病、立克次体病、细菌性疾病、螺旋体病、深部真菌病、寄生虫病和其他。其他部分包括发热、医院感染、感染性休克、抗菌药物的临床应用、抗病毒药物、抗寄生虫药物、临床微生物学、传染病与生物恐怖。该部分内容多为综合性资料、综合征或抗感染药物的临床应用,为多种感染性疾病所共有。此外,鉴于传染病学发展的新动态,一些新出现的传染病如传染性非典型肺炎也列入本书。附录包括急性传染病的潜伏期、隔离期、观察期,计划免疫与预防接种,常见传染病的消毒方法。

前　言

　　传染性疾病对人民身体健康具有极大的威胁,各型病毒性肝炎、麻疹、伤寒、痢疾等经典传染病目前仍是临床的常见病、多发病;此外,近年来不少已被控制的传染病发病率出现升高趋势,新发的传染病也不断出现。因此,传染病教学是培养合格医疗卫生人才的重要一环。

　　由复旦大学、上海交通大学、西安交通大学、中南大学、四川大学、同济医科大学6所院校的传染病学专家共同编写的本教材是普通高等教育"十一五"国家级规划教材之一。本教材具有如下特点。

　　1. 对经典传染病的阐述系统、全面而重点突出。本书共有8章和3个附录,包括总论、病毒性疾病、立克次体病、细菌性疾病、螺旋体病、真菌性疾病、寄生虫病和其他。内容涵盖了我国常见传染性疾病,对病毒性肝炎、流行性出血热、霍乱、血吸虫病等对我国人民健康威胁较大的重要传染病的病原学、发病机制、诊断和治疗均有较为详细的阐述,有利于学生对我国主要传染病有全面而系统的了解,并对我国常见重要传染病的发病机制、临床表现,以及诊断、治疗知识有较深的理解。

　　2. 对再发以及新发传染病均有涉及。2003年新出现的急性传染病"传染性非典型肺炎"已被国家列入乙类传染病,本书有专门章节介绍;此外,由于近年来国际恐怖分子有利用炭疽、天花等病原体搞生物恐怖活动的可能性,因而把原已删除的"天花"重新列入,并在其他部分中增加了"传染病与生物恐怖"一节,有助于学生了解传染病的最新动态以及可能出现的突发事件。

　　3. 对临床常见的感染病及其相关综合征专门进行介绍。结合临床实践,本书增设了深部真菌病一章,包括隐球菌病、念珠菌病和肺孢菌病;此外,在其他部分对医院内感染、感染性休克、发热等疾病或临床情况均有系统介绍,有利于学生对感染性疾病有更加全面的了解,以符合新世纪传染病学发展的趋势。

4. 对抗生素等抗感染药物应用进行系统的介绍。近年来抗病毒药物和抗菌药物的应用在临床上日益广泛,本书对此类治疗亦列出专门章节介绍。本书主编单位是世界卫生组织全球抗生素耐药监测中心之一,多位作者是该领域国内权威。因此在抗菌药物的药代动力学、临床应用原则以及常见药物特性的介绍上也颇为系统和深入,这也是本书的特色之一。此外,对抗病毒药物治疗和抗寄生虫药物治疗原则和常见药物都作了介绍。

本次修订在某些知识点做了更新,在研究型教学上做了一点尝试,并随书附送一张教学光盘,供教学参考。

本书可供医学、卫生、法医、护理、预防医学和卫生管理专业的本科生使用,也可供毕业后从事传染病专业的住院医师阅读参考。

编　者
2009 年 2 月

目　录

第一章　总　　论

由病毒、衣原体、支原体、立克次体、细菌、真菌、螺旋体、原虫、蠕虫等引起的疾病均可称为感染性疾病(infectious diseases)。感染性疾病中具传染性并可导致不同程度流行则又称传染病(communicable diseases, contagious diseases)。显然后者具有特定的含义,是感染性疾病中的一部分。传染病在人群中传播,常造成大流行,对人民生命健康和国家经济建设具有极大的危害性。

传染病学是研究传染病在人体发生、发展、转归的原因与规律,探索正确的诊断方法和治疗措施,促使患者恢复健康,并控制传染病在人群中发生的一门临床学科。

在人类历史发展的较长时期内,传染病流行面广、发病率高。仅仅在几个世纪前,许多城市由于腺鼠疫流行而荒芜;人们因患天花而留下累累创疤;整个军队溃败于霍乱和螺旋体病。但随着人类社会的全面进步及预防医学、临床医学、基础医学及药学等迅速发展,人类与传染病的斗争取得了丰硕成果,全球已于1979年消灭了天花,其他传染病的发病率与病死率也明显下降。从全球看,有人认为世界医学模式已发生了从生物医学模式转变为生物—心理—社会医学模式。但近年来,由于某些因素的影响,一些已被控制的传染病又卷土重来,再次流行,甚至超出了原来的流行程度,被称为"再出现的传染病"(reemerging infectious diseases)。同时还出现了数十种新发的传染病(emerging infectious diseases),特别是21世纪第1场瘟疫——严重急性呼吸道综合征(SARS)在全球的暴发流行令人惊心动魄。因此控制传染病是一项复杂而艰巨的系统工程,不仅是一个卫生问题,而且是一个严峻的社会安全问题,必须依靠科技和教育,动员全社会参与,常备不懈,反复斗争方可收到预期的效果。

第一节　传染病的特征

传染病的致病因素是有生命的病原体,它在人体内发生、发展的过程与其他致病因素所造成的疾病有本质上的区别,感染性疾病具有的基本特征和临床特点与其他疾病有所不同。

基本特征

(一) 有病原体

感染性疾病均有其特异的病原体,可分为病毒、衣原体、支原体、立克次体、细菌、螺旋体、真菌、原虫、蠕虫等,种类繁多,所致的疾病也基本各异。

病原体侵入人体后能否致病取决于病原体的数量、致病力、入侵门户等。单以数量而言,其致病数量经口途径,伤寒沙门菌为 10^5 个菌体,志贺菌属则 10 个菌体即可,霍乱弧菌为 10^8 个菌体;吸入 1～10 个结核分枝杆菌(简称结核杆菌)可使人感染。一般来说,病原体的数量越大,引起感染的可能性越大。一旦大量病原体侵袭人体,潜伏期一般较短,病情较重;反之则潜伏期长而病情较轻,或不发病。

致病力是指病原体能引起疾病的能力,这种能力是病原体黏附于宿主体表,侵袭组织,产生毒性物质和抗拒、逃避宿主防御功能的各种能力的总和。

1. 黏附 病原体能否黏附于表皮细胞,是能否引起感染的第 1 个环节,例如大多数病原体通过受损的皮肤,节肢动物叮咬,或经胃肠道、上呼吸道、泌尿生殖道黏膜进入人体。首先是病原体表面的某些分子或细胞器可作为黏附素和黏膜上皮细胞表面的相应受体结合,如化脓性链球菌和金黄色葡萄球菌(简称金葡菌)的纤毛含有胞壁成分磷壁酸,可与上皮细胞表面的纤维结合素结合。革兰阴性菌带有菌毛,依不同抗原性菌毛可分为几种类型。大肠埃希菌、沙门菌属、志贺菌属、克雷伯菌属等均带有 I 型菌毛,可与上皮细胞表面的甘露糖结合。同种细菌的不同菌株可带有不同型的菌毛,如致尿路感染的大肠埃希菌菌株带有 P1 菌毛,可与泌尿道上皮细胞的糖脂结合;产肠毒素大肠埃希菌带有定植因子(colonization factor)菌毛,可与肠上皮神经节苷脂 GM1 结合;侵袭型大肠埃希菌的 K88 菌毛可与肠上皮刷状缘神经节苷脂 GM1 结合。病毒与支原体的表面物质须与易感细胞表面受体结合,再进入细胞增生,如肺炎支原体尖齿部的 P1 蛋白与呼吸道上皮细胞的涎酸(sialic acid)结合。

2. 侵袭组织和在体内繁殖扩散 某些病原体对组织侵袭力弱,附于黏膜后并不侵袭黏膜上皮细胞,仅在局部生长繁殖,产生毒素致病,如霍乱弧菌、产肠毒素大肠埃希菌。某些病原体侵入黏膜,孳生繁殖,产生毒素,破坏黏膜和黏膜下层组织,形成病灶或溃疡,但不进入血流,如志贺菌属、非伤寒沙门菌属、侵袭性大肠埃希菌、白喉杆菌等。金葡菌、化脓性链球菌等可产生透明质酸酶、溶纤维蛋白酶、弹性蛋白酶等多种酶类,有利于其进入表层下组织后进一步蔓延,并可反复进入血流向全身扩散。

3. 抗拒宿主防御功能 肺炎链球菌、肺炎克雷白菌的荚膜、链球菌属胞壁成分 M 蛋白、革兰阴性菌"O"抗原、伤寒沙门菌的 Vi 抗原和葡萄球菌属的蛋白 A 均有抗吞噬作用。化脓性链球菌产生的溶血素和葡萄球菌属产生的杀白细胞素可杀死吞噬细胞。有毒力的结核杆菌、布鲁菌属可在吞噬细胞内存活并繁殖,不但可逃避特异性抗体和补体的攻击,还可随血流向它处播散。

4. 毒素 一般可分为外毒素和内毒素,前者是细菌繁殖时分泌的蛋白质或多肽,可直接损伤组织,如肉毒毒素、破伤风毒素、白喉毒素、炭疽毒素、肠毒素、链球菌红斑毒素、金葡菌表皮溶解毒素等。内毒素是革兰阴性杆菌胞壁的脂多糖。

有病原体虽然是感染性疾病必备的条件,但是否致病,尚取决于人体的免疫力,通常是指人体的非特异性免疫(如屏障作用、吞噬细胞作用、补体等)和特异性免疫(体液免疫和细胞免疫)。只有在病原体数量大、毒力强、人体免疫力低下时才会致病。

(二) 有传染性

所有"经典"的传染病都具有一定的传染性,但病原体的致病力以及人体的抵抗力都有差别,故各种传染病的发病率及人体在传染过程中的表现不很一致。在没有人工免疫的情况下,有些传染病的发病率很高,如麻疹、天花等。有些传染病如脊髓灰质炎、流行性乙型脑炎等,受感染后仅少数人得病,多数成为隐性感染。由于人工主动免疫的大量推广,传染病的传染性与发病率是可以降低的。

（三）流行性、地方性、季节性

按传染病流行过程的强度和广度可分为散发、暴发、流行和大流行。散发是指某病在某地区的常年发病情况或常年一般发病率水平,此系人群对某病的免疫水平较高,隐性感染率较高或不易传播所致。暴发是指在短期内突然出现很多同类疾病的患者,这些患者大多是经同一传染源或同一传播途径而获得感染。流行是指某病的发病率显著超过该病常年发病率水平。大流行是指某病在一定时间内迅速传播,波及全国各地,甚至超出国界和洲境。

不少传染病的发病率每年有一定的季节性升高,称为季节性,其原因主要为气温的高低和节肢动物媒介的有无。有些传染病或寄生虫病由于中间宿主的存在、地理条件、气温条件、人民生活习惯等原因,常局限于一定地区范围内发生,称为地方性传染病,如疟疾、丝虫病、血吸虫病、肺吸虫病、恙虫病等。自然疫源性病也属地方性传染病,如鼠疫、钩端螺旋体病(简称钩体病)等。目前有些非感染性疾病,由于大量发生于某些局限地区,亦称为地方性或流行性疾病,如地方性甲状腺肿、流行性克山病。某些恶性肿瘤如肝癌、食管癌、鼻咽癌等亦有地方分布的现象,但"地方性"这名称最常联系到的还是传染病。

（四）有免疫性

人体在入侵病原体的影响下,主动积极地发挥各种对抗性防御反应,消灭病原体,破坏和排泄其毒性产物,这种抵抗力称为抗感染免疫,或称免疫性。传染过程中,人体的免疫反应分为非特异性和特异性免疫两种。

1. 非特异性免疫 是先天就有的,非针对某一特定抗原物质的免疫反应。有种的差异,具有稳定性,可遗传给子代。主要表现以下三方面的功能。

（1）免疫屏障:包括皮肤黏膜屏障、血-脑屏障、胎盘屏障。健康皮肤黏膜除通过机械阻挡病原体的入侵外,还可通过分泌的汗腺液、乳酸、脂肪酸,以及不同部位黏膜分泌的溶菌酶、黏多糖、胃酸、蛋白酶等对病原体发挥杀灭作用。病原体由血液进入脑组织时,血-脑屏障可起阻挡与保护作用。婴幼儿血-脑屏障不健全,病原体可侵入脑组织。胎盘屏障易阻挡母体内病原体侵入胎儿。妊娠3个月内,胎盘屏障尚未健全,母体感染风疹病毒后,易通过尚未健全的胎盘屏障引起胎儿感染。

（2）吞噬作用:在肝脏、脾脏、骨髓、淋巴结、肺泡及血管内皮有固定的吞噬细胞称为巨噬细胞;在血液中游动的单核细胞,以及血液中的中性粒细胞,均具有强大的吞噬作用,包括趋化、吞入、调理、杀灭等过程。结核杆菌、布氏杆菌、伤寒沙门菌等被吞入后可不被杀灭,在细胞内存活和繁殖。

（3）体液作用:血液及各种分泌液与组织液含有补体、溶菌酶、备解素、干扰素等杀伤物质。

2. 特异性免疫 又称获得性免疫,具有特异性,能抵抗同一种微生物的重复感染,不能遗传。分为细胞免疫与体液免疫两类。

（1）细胞免疫:T细胞是参与细胞免疫的淋巴细胞,受到抗原刺激后,转化为致敏淋巴细胞,并表现特异性免疫应答。免疫应答只能通过致敏淋巴细胞传递,故称细胞免疫。免疫过程经过感应、反应、效应 3 个阶段。在反应阶段,致敏淋巴细胞再次与抗原接触,便释放出多种淋巴因子(转移因子、移动抑制因子、激活因子、皮肤反应因子、淋巴毒素、干扰素),与巨噬细胞、杀伤性 T 细胞协同发挥免疫功能。细胞免疫主要通过抗感染、免疫监视、移植排斥,参与迟发型变态反应起作用。辅助性 T 细胞与抑制性 T 细胞还参与体液免疫的调节。

(2) 体液免疫:B 细胞是参与体液免疫的致敏 B 细胞,在抗原刺激下转化为浆细胞,合成免疫球蛋白(immunoglobulin, Ig)。能与靶抗原结合的免疫球蛋白即为抗体。免疫球蛋白分为 5 类。①IgG 是血清中含量最多的免疫球蛋白,是唯一能通过胎盘的抗体,具有抗菌、抗病毒、抗毒素等特性,对毒性产物起中和、沉淀、补体结合作用。临床上所用丙种球蛋白即为IgG。②IgM 是相对分子质量最大的免疫球蛋白,是个体发育中最先合成的抗体。因为它是一种巨球蛋白,故不能通过胎盘。血清中检出特异性 IgM,作为传染病早期诊断的标志,提示新近感染或持续感染,具有调理、杀菌、凝集作用。③IgA 有两型,即分泌型与血清型。分泌型 IgA 存在于鼻、支气管分泌物、唾液、胃肠液及初乳中,其作用是将病原体黏附于黏膜表面,阻止扩散。血清型 IgA 的免疫功能尚不完全清楚。④IgE 是出现最晚的免疫球蛋白,可致敏肥大细胞及嗜碱性粒细胞,使之脱颗粒,释放组胺。寄生虫感染时,血清 IgE 含量增高。⑤IgD 的免疫功能尚不清楚。

还有一类无 T 与 B 细胞标志的细胞,具有抗体依赖细胞介导的细胞毒作用(antibody-dependent cell - mediated cytotoxicity, ADCC),能杀伤特异性抗体结合的靶细胞,又称杀伤细胞(killer cell),简称 K 细胞。参与 ADCC 效应,在抗病毒、抗寄生虫感染中起杀伤作用。

再有一类具自然杀伤作用的细胞,称为自然杀伤细胞(natural killer cell, NK 细胞),在杀伤靶细胞时,不需要抗体与补体参与。

人体的免疫状态在不同感染性疾病中常有不同,除少数传染病如麻疹、天花、水痘等,一次得病后几乎不再感染,通常称为"持久免疫"外,临床上可出现下列情况。

(1) 再感染:是指同一感染性疾病在痊愈后,经过长短不等的间隙再度感染,如感冒、细菌性痢疾(简称菌痢)、肺炎等。

(2) 重复感染:是指疾病病程尚在进行中,同一病原体再度侵袭而又感染,在血吸虫病、肺吸虫病、丝虫病等中最为常见,为发展成慢性或重症的主要原因。晚期血吸虫病或丝虫病的象皮肿均是重复感染,甚至反复感染的结果。

(3) 复发:是指初发疾病已转入恢复期或在痊愈初期,而发病的症状再度出现,病原体在体内亦再度出现,如疟疾、伤寒等。

(4) 再燃:是指初发病已进入缓解后期,体温尚未降至正常时,又复上升,再度发病,但一般为期较短,如伤寒。

临床特点

事实上,当病原体入侵人体后并非都出现临床症状,例如在已获得对入侵病原体有特异性免疫的人体中,病原体在入侵部位或在体内被消灭,也可排出体外。当病原体侵入人体后,停留在入侵部位或侵入较远的脏器,继续生长、繁殖,而人体不出现任何疾病状态,但能携带并排出病原体称为病原携带状态(如带菌状态、带病毒状态、带虫状态)。当人体被病原体侵袭后,损害较轻,不出现或仅出现不明显的临床表现,称为亚临床感染(亦称隐性感染),通过免疫学的检测,可发现对入侵病原体产生了特异性免疫。只有当侵入人体的病原体,在与人体相互作用的过程中,引起一系列病理生理和组织的变化,在临床上出现某一种感染性疾病所特有的综合征时称为显性感染。虽然每种疾病的临床表现并不完全相同,但是在某些感染性疾病特别是经典的传染病中,其临床表现有共同的特点。

1. 病程经过 有一定的顺序与规律性,一般分为 4 期。

(1)潜伏期:从病原体侵入人体到最初出现症状的一段时间称潜伏期。潜伏期长短不一,视微生物种类、数量、毒力及人体免疫状态而定。短者仅数分钟或数小时,如细菌性食物中毒(主要为细菌的毒素所致),但大多数在数日之内,如白喉、猩红热、菌痢等;有的长达数月甚或数年,如艾滋病、狂犬病、麻风等。血吸虫病、丝虫病、肺吸虫病等的潜伏期应从病原进入人体到初次出现虫卵或幼虫计算。有些传染病的潜伏期不易确定,但也有很多传染病的潜伏期比较恒定,或波动于一定范围内,因而对诊断、检疫和预防均有相当帮助。

(2)前驱期:一般为 1～2 d,症状有头痛、低热、乏力等,一般较轻而无特异性。但某些感染可无明显前驱期。

(3)症状明显期:大多数传染病在此期出现特有症状,病情由轻而重,逐渐或迅速到达高峰;继而随人体免疫力的产生,症状迅速或逐渐消退。死亡也多发生在本期。

(4)恢复期:体温降至正常,症状大多消失,体力、食欲逐步恢复,直至完全康复。此时体内病理变化和功能紊乱也逐步恢复,病原体大多从体内消灭,少数患者成为病原携带者。某些传染病如乙型脑炎、脊髓灰质炎、钩体病等可留有后遗症。

2. 发热 发热是感染性疾病的突出症状,是其共同的表现。发热持续时间随疾病的性质有长期、短期之别,一般由病毒、立克次体、支原体、某些细菌所引起的急性疾病,如流行性感冒(简称流感)、猩红热、肺炎等,其发热时间较短,一般不超过 2 周。但有些细菌性疾病和寄生虫病如结核病、布鲁菌病、急性血吸虫病等,发热时间一般都较长。依其每日体温波动的不同变化可分为多种热型,如稽留热、弛张热、间歇热、回归热、波状热、双峰热、不规则热等,这些热型虽在诊断上具一定的价值,但由于抗感染药物的及时应用,典型的热型在临床上现已少见。

3. 皮疹和黏膜疹 此为很多传染病的特征之一,虽种类繁多,形态与大小不一,但其出现日期、分布部位、发展顺序、存在形态等在不同传染病中常各具特点,故在诊断和鉴别诊断上均有相当参考价值。如风疹、水痘的皮疹出现在病程第 1 天、猩红热在第 2 天、天花在第 3 天、麻疹在第 4 天、斑疹伤寒在第 5 天、伤寒在第 6 或第 7 天。水痘的皮疹多集中于躯干,所谓向心性分布;天花的皮疹则多见于四肢及头脸部,所谓离心性分布。

4. 毒血症 此系病原体的代谢产物,特别是内毒素不断进入血液循环,导致多脏器功能紊乱及中毒性病理变化,临床上可表现为严重的头痛、全身酸痛、谵妄、脑膜刺激征、鼓肠、中毒性心肌炎、休克等,尤其多见于重型急性感染性疾病。

第二节 传染病的流行病学

传染病不仅在个体内发生,还会流行于人群中,其在人群中发生、传播和终止的过程称为流行过程。传染病在人群中流行必须具备传染源、传播途径和易感者 3 个基本环节,缺一即不会构成流行，即使已形成流行，也可因任一环节的切断而中止。

流行过程的3个基本环节

（一）传染源

系指体内有病原微生物，并能将其排出体外的人和动物。患者、病原微生物携带者、受感染动物等均可作为传染源，其在流行中的各自重要性因不同传染病而异。

1. 患者　患者在多数情况下是重要的传染源，但不同传染病的传染期则有明显差别。病毒性肝炎、水痘等在潜伏期的后期即具传染性，而大部分传染病则以临床症状期为主要传染期，病愈后病原微生物也随着消失。为防止传染病播散，采取的隔离时间一般参照其有关传染期而定。

2. 病原携带者　病原携带者可分为病后病原携带者和健康病原携带者，在后者中可能也夹杂一部分隐性感染病例。有些传染病的病原携带者是主要或重要传染源，如流行性脑脊髓膜炎（简称流脑）、伤寒、菌痢、脊髓灰质炎、白喉等。隐性感染患者虽无临床症状，但体内有病原微生物孳生、繁殖，并通过一定途径将病原体排出体外。如何发现和处理病原携带者和隐性感染病例，是应予重视和亟待解决的问题。

3. 受染动物　以动物为重要传染源的传染病主要有狂犬病、布鲁菌病、鼠疫、钩体病、乙型脑炎、流行性出血热、地方性斑疹伤寒、恙虫病、血吸虫病等，动物中以啮齿类最为重要，其次为家畜和家禽。在上述传染病中，有些是人、动物共有的疾病，有些动物不发病而是病原携带者，有些则本身就是动物病。

（二）传播途径

病原微生物从传染源体内排出后，经不同方式到达易感者的所经道路称为传播途径。传播途径一般可分为以下几种。

1. 水和食物传播　病原体借粪便排出体外，污染水和食物，易感者通过污染的水和食物受染。菌痢、伤寒、霍乱、甲型病毒性肝炎等通过此方式传播。

2. 空气飞沫传播　病原体由传染源通过咳嗽、打喷嚏、谈话排出的分泌物和飞沫，使易感者吸入受染。流脑、猩红热、百日咳、流感、麻疹等通过此方式传播。

3. 虫媒传播　病原体在昆虫体内繁殖，完成其生活周期，通过不同的侵入方式使病原体进入易感者体内。蚊、蚤、蜱、恙虫、蝇等昆虫为重要传播媒介，如蚊传疟疾、丝虫病、乙型脑炎、蜱传回归热、虱传斑疹伤寒、蚤传鼠疫、恙虫传恙虫病。由于病原体在昆虫体内的繁殖周期中的某一阶段才能造成传播，故称生物传播。病原体通过蝇机械携带传播于易感者称机械传播，如菌痢、伤寒等。

4. 接触传播　有直接接触与间接接触两种传播方式。如皮肤炭疽、狂犬病等均为直接接触而受染，乙型肝炎因注射受染，血吸虫病、钩体病为接触疫水传播，均为直接接触传播。多种肠道传染病通过污染的手传染，则为间接传播。

（三）易感者

年龄、性别和职业与易感性有相当的关系，儿童特别是婴幼儿由于缺乏特异免疫，青壮年男性由于职业、工作关系与病原微生物的接触机会较多，因而易感染。免疫缺陷者（年幼、老年、慢性疾病、肿瘤、应用肾上腺皮质激素和抗代谢药物等）对多种病原微生物易感。至于人群的易感性,则取决于该人群中每一个体的免疫水平。"周期性流行"与人群免疫力自然消长等因素有关。

影响流行过程的因素

环境条件对构成流行过程有重大的意义,不仅可促使3个环节的结合,同时也可把这种结合中的任何一个环节切断。环境条件包括自然因素和社会因素,前者主要是指地理因素和气候因素,例如长江流域特别是长江以南的某些湖沼和水网地区,气候温和,雨量充沛,杂草丛生,适宜于钉螺的孳生,这就成为血吸虫病流行地区的分布特点。以啮齿类动物作为储存宿主以及节肢动物为虫媒的疾病则与这类储存宿主和节肢动物的繁殖季节、活动能力,病原体在其体内生存、繁殖的消长等有明显关系。寒冷冬春季节多发生呼吸道传染病,炎热夏季多发生消化道传染病,可能是由于呼吸道黏膜和肠道黏膜受到季节温度的影响,削弱了黏膜的防御能力。社会因素包括人群营养水平、居住条件、防疫工作、卫生设施、劳动环境等,对传染病的发生和流行起着比自然因素更为重要的作用。

流行特征

不同传染病的流行过程具有一定的特征性,掌握其流行特征有助于疾病的诊断和防治。

1. 强度特征 传染病流行过程中可呈散发、暴发、流行及大流行。

2. 地区特征 某些传染病和寄生虫病只限于一定地区和范围内发生,自然疫源性疾病也只限于一定地区内发生,这些传染病因有其地区特征,均称地方性传染病。

3. 季节特征 是指传染病的发病率随季节的变化而升降,不同的传染病大致上有不同的季节性。季节性的发病率升高,与温度、湿度、传播媒介因素、人群流动有关。

4. 职业特征 某些传染病与所从事的职业有关,如炭疽、布鲁菌病等。

5. 年龄特征 某些传染病,尤其是呼吸道传染病,儿童发生率高。

第三节 传染病的诊断

传染病的诊断如同其他疾病一样必须是综合性的,包括流行病学资料、临床病史采集、体格检查发现以及实验室检查结果等具有重要的参考价值。

临床特点

临床特点应包括详询病史及体格检查以综合分析。依其潜伏期长短,起病的缓急,临床症状如发热特点、皮疹特点、中毒症状、特殊症状及体征可作出初步诊断,如猩红热的红斑疹,麻疹的口腔黏膜斑,百日咳的痉挛性咳嗽,白喉的假膜,流脑的皮肤瘀斑,伤寒的玫瑰疹,脊髓灰质炎的肢体弛缓性瘫痪,流行性出血热的"三红"及球结膜渗出等。

流行病学资料

这包括发病地区、发病季节、既往传染病情况、接触史、预防接种史,还包括年龄、籍贯、职业、流行地区旅居史等,结合临床资料的归纳分析,有助于临床诊断。

实验室检查

1. 病原学检查 由于每一传染病均有特异的病原体,因此病原体的检出自然是确诊的主要依据,这对细菌性感染尤为重要。

应尽一切可能分离到病原微生物,特别是细菌、真菌等。采用改良或特殊培养基,在接种前宜先做涂片检查。开展各种新技术如肺、肾等穿刺及各种内镜检查,也有助于诊断。在给予抗菌药物前多次抽血做培养,采用血块或以薄膜集菌,可提高感染性心内膜炎、败血症等病原菌的检出率。痰中杂菌多,环甲膜下气管穿刺或纤维支气管镜灌刷取痰不易为患者所接受;应鼓励患者做深咳嗽、改变体位、气溶吸入等以获得较满意的标本。涂片染色后如发现较多中性粒细胞及细菌,可即送需氧、厌氧或真菌培养;如其中含过多扁平上皮细胞,说明已为唾液所沾污,应弃去而重新采取。败血症或菌血症的各种皮疹(特别是瘀点)涂片或培养,也有检出病原菌的机会。

分离和鉴定病原菌后必须做细菌对药物的敏感度(药敏)测定。有条件的单位宜同时检测联合药敏,并保留细菌标本供做血清(或脑脊液)杀菌试验之用。联合药敏对免疫缺陷者伴发感染有重要意义,选用体外示协同的联合用药可明显提高疗效。血清杀菌试验简易而便于推广,测定结果有助于判断疗效和预后。

2. 免疫学检查 病毒感染因病原不易被检出,培养需较长时间,一般实验室难以开展病毒分离工作,因此在大多数情况下依赖免疫学试验而确诊;立克次体病的情况与病毒感染大致相同;细菌感染和寄生虫病也常采用免疫学方法来辅助诊断。近年来免疫学诊断有较大发展,并有多种药盒供应,使很多传染病的诊断得以及早建立,从而有可能及时采取各种相应的防治措施。放射免疫测定(RIA)的灵敏性最高(特异性稍差),但需放射性核素及一些精密仪器,不易推广。酶联免疫吸附测定(ELISA)的灵敏性和特异性与放射免疫测定相仿,简便易行,在传染病尤其是病毒感染中的应用最为广泛,可用于测定各种病原微生物的相应抗体。以 ELISA 检测抗原的报道尚较少,但这是发展早期快速诊断的一项重要途径。免疫荧光测定(IFA)也常用于传染病的诊断,灵敏性与 ELISA 不相上下。其他尚有间接血凝试验、反向间接血凝试验、乳胶凝集试验、协同凝集试验等。

气相色谱仪的应用有助于厌氧菌和其他病原微生物的鉴定,不同病原所产生的代谢物各异,在气相色谱仪上可呈现不同图形。

淋巴细胞杂交瘤是一项具有突破性的新技术,可因而获得各种单克隆抗体(McAb)。以这种抗体作为鉴别病原的种、型或亚型,特异性强,不会发生交叉反应,并可纯化抗原和发现过去用动物免疫法不能查出的抗原决定簇。国内现已成功地制备出各种特异性诊断血清。

3. 分子生物学检查 随着分子生物学技术的出现,病原微生物的诊断已达基因水平,病毒核酸限制性内切酶谱分析、核酸杂交技术、限制性长度多态性连锁分析、聚合酶链反应(PCR)、生物芯片(biological chip)技术等已应用。核酸杂交是根据核酸互补的特异性和亲和性设计探针,检测标本中基因组核酸序列常有原位斑点杂交、凝胶电泳印迹杂交、原位杂交。通常以有放射性核素和非放射性核素标记的单链 DNA 或 RNA 探针来检测特异性的微生物核酸。PCR 是一种体外模拟自然 DNA 复制过程的核酸扩增技术,利用 DNA 聚合酶对来自微生物基因组的信号进行放大(可将靶 DNA 扩大数百万倍),可检出标本中极微量的病毒,具有很高的灵敏性与特异性。目前应用的方法有反转录 PCR(RT－PCR)、套式 PCR (nested PCR)、抗原捕获 PCR、单链 RNA 基因扩增等。生物芯片技术是将微生物的特异性序列探针有序地点样到芯片表面,受检对象的标本经处理后与芯片杂交,一次就可检出多种微生物。芯片技术还可用于耐药试验及新药开发,颇具前景。

4. 其他 包括血常规、生物化学检查、X 线检查、超声波检查、放射性核素扫描检查、计算机体层摄影(CT)、诊断性穿刺、乙状结肠镜检查、活组织检查等。

第四节 传染病的治疗和预防

传染病一经确诊就应早期彻底治疗,防止转为慢性,有助于消灭病原体,控制传染病的流行。治疗本身也是控制传染源的重要预防措施之一。在治疗患者的同时,必须做好隔离、消毒、疫情报告、接触者检疫与流行病学调查。治疗方法包括特异性病原治疗和一般对症治疗。

病原治疗

利用化学药品治疗传染病和寄生虫病虽由来已久,但 20 世纪 30～40 年代磺胺药和青霉素 G 先后问世,显然启动了其他抗微生物药物特别是抗生素的迅速发展,尤以头孢菌素类(cephalosporins)、喹诺酮类(quinolones)最为突出,其次是各种咪唑类[包括尼立达唑(硝咪唑)、苯咪唑等]、大环内酯类等。对细菌、支原体、衣原体、螺旋体、真菌等所致的感染必须有针对性地选用药物,药敏试验和血清杀菌活性试验具重要的参考价值。抗病毒药物目前已有了较快的发展,如干扰素、阿昔洛韦、更昔洛韦、利巴韦林(病毒唑)、齐他夫定(AZT)、核苷类似物等分别问世。抗真菌药物中唑类衍生物、棘白素研究进展使治疗深部真菌病的药物有了很大进展。20 世纪 70 年代广谱抗蠕虫药吡喹酮的发现,使血吸虫病的治疗取得了划时代的进展。苯并咪唑类药物的合成为线虫病治疗提供了重要的武器。

对症治疗

感染性疾病的正确治疗不仅包括针对病原的特效治疗,完整的治疗方案应包括组织损伤的修复和脏器功能的重建以及水、电解质、酸碱紊乱的纠正。如感染性心内膜炎一旦出现心力衰竭,采取一切措施维持心功能应放在首要地位。钩体病致肺出血,肝、肾衰竭的相应处理的主要性显然胜过抗菌治疗。

"大医医未病之病",预防对传染性疾病更显重要。预防的一切措施都是针对构成传染病流行的 3 个基本环节,在三者中应抓住主要或薄弱环节重点突破,如对疟疾以控制传染源为重点,对白喉以保护易感人群为重点,对流行性斑疹伤寒以灭虱为重点等。

1. 控制传染源 对传染病患者必须做到早期发现、诊断、隔离和治疗,并及时将法定传染病(①甲类:鼠疫和霍乱;②乙类:病毒性肝炎、细菌性和阿米巴性痢疾、伤寒和副伤寒、艾滋病、淋病、梅毒、脊髓灰质炎、麻疹、百日咳、白喉、流脑、猩红热、流行性出血热、狂犬病、钩体病、布鲁菌病、炭疽、流行性和地方性斑疹伤寒、流行性乙型脑炎、黑热病、疟疾和登革热、传染性非典型肺炎；③丙类：肺结核、血吸虫病、丝虫病、包虫病、麻风、流感、流行性腮腺炎、风疹、新生儿破伤风、急性出血性结膜炎和除霍乱、疟疾、伤寒和副伤寒以外的感染性腹泻）向附近卫生防疫机构或医疗保健机构报告，以便进行必要的流行病学调查和制订相应的防疫措施。

《中华人民共和国传染病防治法》自 1989 年 9 月 1 日起施行，文中规定：①对甲类传染病患者和病原携带者、乙类传染病中的艾滋病患者、炭疽中的肺炭疽患者予以隔离治疗，隔离期限根据医学检查结果确定；②对除艾滋病患者、炭疽中肺炭疽患者以外的乙类、丙类传染病患者，根据病情采取必要的隔离、治疗和控制传播措施；③对疑似甲类传染病患者，在明确诊断前在指定场所进行医学观察；④对传染病患者、病原携带者、疑似传染病患者污染的场所、物品和密切接触的人员，实施必要的卫生处理和预防措施。

2. 切断传播途径 根据不同传染病制订不同方案，对肠道传染病宜加强饮食卫生、个人卫生、粪管、水管、用具消毒、吐泻物消毒等；对呼吸道传染病应开窗通风，保持空气流通，提倡戴口罩等；对虫媒传染病主要需有防蚊设备，并采用药物驱虫、杀虫。血吸虫病的传播途径较为复杂，需同时进行灭螺、治病、粪管、水管、个人防护等。组织力量杀灭啮齿类和蚊蝇等病媒昆虫，消除其他传播传染病的动物危害。

3. 保护易感人群 包括特异性与非特异性措施。在特异性措施方面，采用人工免疫法，其中包括人工主动免疫和人工被动免疫两类。人工主动免疫是根据病原生物及其产物可激发特异性免疫的原理，用病原生物或其毒素制成生物制品，给人接种，使人主动产生免疫力。预防接种后，人体免疫力可在 1～4 周内出现，维持数月至数年。免疫次数 1～3 次，主要用于预防。人工被动免疫是用特异性抗体的免疫血清给人注射，以提高人体免疫力。注入人体后免疫立即出现，但持续时间仅 2～3 周。免疫次数多为 1 次，主要用于治疗某些外毒素引起的疾病，或与某些传染病患者接触后的应急预防措施。

人工主动免疫用的生物制品有活菌（疫）苗、死菌（疫）苗、类毒素 3 种。活菌（疫）苗由毒力减弱的活病原体（如细菌、螺旋体、病毒、立克次体等）制成，亦称减毒活菌（疫）苗。目前常用的有卡介苗、麻疹疫苗、脊髓灰质炎疫苗等。死菌（疫）苗亦称灭活菌（疫）苗，如目前常用的伤寒副伤寒联合菌苗、流脑多糖菌苗、流行性乙型脑炎疫苗等。细菌所产生的外毒素经甲醛处理后，去其毒性而保留其抗原性即为类毒素，如白喉类毒素、破伤风类毒素等。目前已从完整病原体疫苗发展到基因工程合成的蛋白质或肽链疫苗。人工被动免疫用的生物制品有抗毒素和丙种球蛋白、特异高价免疫球蛋白等。

在医学领域中，抗菌药物预防性应用实则也属非特异性保护易感人群的措施，如在内科领域中，抗菌药物大多用以预防肺部细菌并发症，昏迷、休克、心力衰竭等患者几无例外地采用抗菌药物。在外科领域中，抗菌药物主要用以预防术后感染，预防用药的范围较以前有所增广，但绝大多数为术前或麻醉开始时一次给药。如不论手术大小和性质、有无指征即采用抗菌药物，以及手术前后多日、多次用药，则无疑将造成严重浪费。

（翁心华）

第二章　病毒性疾病

第一节　流行性感冒

流行性感冒（influenza）简称流感，是由流感病毒引起的急性呼吸道传染病。流感病毒传染性强，病毒本身又不断发生变异，故而引起多次世界范围的暴发流行。其临床表现除常为群体发病外，以上呼吸道卡他症状相对较轻，而全身中毒症状较重为特点。

病原学

流感病毒属正黏液病毒科，为一种有包膜的 RNA 病毒，呈直径 80～120 nm 球形。依其抗原结构不同分为甲、乙、丙型 3 型。甲型流感病毒可感染多种动物，并为人类流感的主要病原。人类历史上多次发生的流感暴发流行，均由甲型流感病毒引起。乙型及丙型流感病毒仅能感染人类，且相对较少见，亦很少引起流行。

流感病毒的外膜为脂质双层结构，由两种表面糖蛋白覆盖，分别为植物血凝素（hemagglutinin，HA）及神经氨酸酶（neuraminidase，NA）。依据其外膜糖蛋白的抗原结构，HA 可分为 15 个亚型（$H_1 \sim H_{15}$），NA 有 9 个亚型（$N_1 \sim N_9$）。引起人类流感流行的主要有 H_1、H_2、H_3 及 N_1、N_2 亚型。针对 HA 的抗体可预防流感的传染，而抗 NA 的抗体不具保护性，但抗 NA 可影响流感病毒的复制过程，故能减少传染的严重性。

流感病毒最重要的特点是极易发生变异，尤其是甲型流感病毒。当变异较小时称为抗原漂移（antigenic drift）。变异变化较大时，则出现抗原转换（antigenic shift）。抗原漂移变化较小，但出现频率高，经逐步累积后可形成新的流行株，人群原有的抗体不再具有免疫力，则出现新的暴发流行。抗原转换发生频率低，但通常产生新的强毒株而引起大流行。甲型流感病毒可同时感染多种动物引起发病，同时还可贮存在动物体内。不同型的流感病毒可在动物体内共同感染长期存在，并可发生基因重组形成新的毒株，再返回人类引起新的流行。这可能就是流感在人类历史上多次引起大流行及难以控制的重要原因。

流感病毒对加热、紫外线、消毒剂均极敏感，因而在外界环境中存活时间较短。但对干燥及寒冷气候有一定耐受力，能在真空干燥及 -20℃ 条件下长期保存。流感病毒接种鸡胚及体外培养组织能良好生长，并引起明显的细胞病变，可用于病毒的分离鉴定。人及动物的甲型流感病毒虽有部分共同抗原成分，但彼此一般不发生交叉感染。如发生经过中间动物宿主共同感染不同毒株，再经重组形成新的型别，则可感染人类出现新的流行。

流行病学

（一）传染源

流感患者及无症状病毒携带者为流感的传染源。动物作为流感病毒的贮存宿主和中间宿主，可成为引起新的大流行毒株的来源。

（二）传播途径

流感病毒经空气飞沫由呼吸道传播，在人群聚集、空气流通较差的环境，极易造成迅速传播。

（三）人群易感性

人群对流感病毒普遍易感。儿童、老年人不仅易感，而且易于出现并发症。病后可出现一定免疫力，但不同亚型病毒间无交叉免疫力。病毒变异后，人群重新易感出现新的流行。

（四）流行特征

流感病毒传染性极强，加之通过呼吸道飞沫传播，故极易造成大流行及暴发流行。一般发生于冬季，起始较陡，在2～3周内出现病例高峰。学校、机关、工厂、公共娱乐及商业场所等人群聚集处，可出现群体发病。病情较重者常并发肺炎，且病死率较高。一次流行持续6～8周，人群普遍获得一定的免疫力，直到下一轮新的毒株出现，形成流感的周期性大流行特征。乙型流感虽亦可引起流行，但规模较小。丙型流感则多为散发。

发病机制与病理

流感病毒经呼吸道吸入后，直接侵犯呼吸道上皮细胞，并在上皮细胞内复制。主要侵犯部位为上中呼吸道。病毒复制过程中除引起上呼吸道及全身症状外，新形成的大量病毒随患者呼吸道分泌物排出，引起继续的传播流行。同时可继续侵犯未感染的上呼吸道细胞，并向下侵入直到肺泡，引起肺部炎症。显微镜下见上皮细胞坏死脱落，黏膜下层出血、水肿，白细胞浸润。肺泡内有纤维蛋白渗出物、灶性出血，以及中性粒细胞及单核细胞浸润。如继发细菌性肺炎，则可见大量脓细胞及病原菌。肺组织中较易分离出流感病毒。

流感病毒一般不侵入血液循环引起病毒血症。其全身中毒症状多与同时感染单核-巨噬细胞，诱生干扰素等多种细胞因子，激发机体对流感病毒的特异免疫反应有关。流感病毒在上呼吸道的时间一般为3～5d，儿童可持续存在2周。呼吸道上皮细胞亦相应在第5天开始再生修复，约2周后恢复正常。

临床表现

流感的潜伏期为1～3d。起病急骤且症状明显重于普通感冒。临床表现以突起的高热、寒战、头痛、身痛、乏力、全身不适，而上呼吸道卡他症状相对较轻为特点。一般发热3～5d消退，但患者仍感明显乏力。年幼及老年患者，或原有基础疾病及免疫功能受损者，感染流感后病情可继续发展，表现为高热不退、衰竭、咳嗽、吐血痰、呼吸急促，双肺出现啰音，X线肺部检查可发现肺部阴影等肺炎改变。这种肺炎可为原发性流感病毒肺炎、继发性细菌肺炎，或病毒细菌混合性肺炎。流感病毒性肺炎用抗生素治疗无效，可最终死于呼吸衰竭。继发性细菌肺炎多发生在原有慢性心肺疾患的患者。常见的病原菌为肺炎链球菌、葡萄球菌，以及流感嗜血杆菌等革兰阴性菌。

在流感流行中，多数轻型病例的症状与普通感冒相似，临床很难鉴别。流感病毒引起的少见并发症有雷耶（Reye）综合征、中毒性心肌炎及心包炎、中毒性休克等。

实验室检查

（一）常规检查

外周血白细胞及中性粒细胞计数多正常或稍偏低。有继发肺部细菌感染时则可明显升高。

（二）病原检查

流感病毒的分离培养为实验室检查的主要方法。取发病第 2～3 天患者鼻咽部及上呼吸道分泌物，直接接种鸡胚或其他组织培养均易于分离出流感病毒，并可进一步采用已知血清鉴定型别。采用各种分子生物学技术对病毒进行核酸序列的检查分析，将更加准确地进行型别鉴定。

（三）血清学检查

在流行中采集患者病初及恢复期双份血清，应用血凝抑制试验、补体结合试验，以及酶联免疫吸附试验检测流感抗体，可作出回顾性诊断。早期快速诊断可用鼻甲黏膜印片或荧光抗体检测法，但其敏感性及特异性尚待提高，仅能作为临床参考。

诊断与鉴别诊断

在流感流行的季节，短时间内出现较多的类似患者，具有较轻的上呼吸道卡他症状，而全身中毒症状相对较重的临床特征，应初步判定为流感流行。虽然一般轻型流感难以与普通感冒区别，但群体发病极有利于流感的判定。但对流行开始初发病例或散发的流感病例则很难确诊。

流感的确诊靠流感病毒分离，并可进一步鉴定其流行的型别，对控制流行有重要帮助。血清学试验只能作回顾性诊断。早期快速诊断方法可作为临床辅助诊断参考，特别是有助于早期预防控制措施的实施。

流感的轻症患者及散发病例，除难于与普通感冒鉴别外，亦难于与其他呼吸道病毒感染相鉴别，如传染性非典型肺炎。钩端螺旋体病的感染中毒症状亦酷似流感。流行病学资料、病原分离及血清学检测，对鉴别这些疾病十分重要。

治 疗

（一）对症治疗

可给予解热止痛药缓解症状，加强支持及液体补充。儿童避免应用阿司匹林，以免诱发致命的雷耶综合征。当继发细菌性肺炎时，应及时给予适当的抗生素及祛痰引流治疗，并加强对患者基础疾病的控制。

（二）抗病毒治疗

应用较早的抗流感病毒药物为金刚烷胺（amantadine）和金刚乙胺（rimantadine）。药物通过阻断流感病毒膜蛋白 M_2 的离子通道，阻止病毒脱壳及核酸释放，从而抑制病毒复制。

临床能缩短患者发热时间,减轻症状,加快疾病恢复。用法为金刚烷胺 200 mg/d,疗程 5 d。药物的不良反应有眩晕及共济失调,老年患者剂量应减半或分次给药。金刚烷胺仅对甲型流感有效,并已有耐药毒株产生。新的抗流感病毒药物为 NA 抑制剂。NA 对新合成的流感病毒从受染细胞的释放至关重要,阻断其释放不仅可抑制病毒复制,而且可明显阻断其感染新细胞及向外传播,因而可明显缓解症状和减少传播。查那米韦(zanamivir)为吸入剂型,吸入药物 80%～90%沉积口咽部,仅 10%～20%进入支气管。临床观察在起病36～48 h后吸入,可缓解发热及缩短病程。但需用特殊的吸入装置,不利于在流行中广泛应用。奥司他韦(oseltamivir)商品名达菲,口服 150 mg/d,分 2 次,连服 5 d。临床观察可减轻症状,缩短病程。受药物产量较低的限制,在流感大流行时,大量提供奥司他韦尚有一定困难。

预 防

(一)切断传播途径

在已发生流感流行时,应尽可能地隔离患者。加强环境消毒,停止公众集会及集体娱乐活动,普遍使用合格的口罩,以有效阻断传播途径,防止疫情扩散。在暴发流行时,为有效阻止进一步流行扩散,必要时应停止上班及上课,并执行流行区域的交通管制及隔离。

(二)疫苗预防

应用与现行流行的流感病毒株一致的流感灭活疫苗接种,是防止流感流行的基本措施。人群接种后可获得 60%～90%的保护效果。尤其是儿童及老年有基础心肺疾患者,更应提前接种。接种方法为成人皮下注射 1 ml,6～8 周再重复注射 1 次。为获得较好的保护效果,应根据流行病学调查资料,补充或更换疫苗的抗原组成。流感疫苗还有一定的全身及局部反应,接种后应注意观察和处理。对鸡蛋过敏者禁用。应用减毒流感活疫苗鼻腔喷雾接种的预防方法,可在局部呼吸道产生有效的抗体和保护效果。方法为两侧鼻腔各喷 0.25 ml 疫苗。此种疫苗简便易行、成本较低,唯效果尚须进一步考查确定。

(三)药物预防

预防甲型流感可用金刚烷胺 100～200 mg/d,连服 7～14 d。NA 抑制剂可用于预防甲型及乙型流感。具体用法为在流感流行时,服奥司他韦 75 mg/d,连服 7～14 d,其预防效果可达 90%以上。亦可用吸入查拉米韦预防流感,但应用方法较不方便。

附:禽流感

禽流行性感冒(avian influenza)简称禽流感,是由禽流感病毒引起的禽类传染病。人类与病禽接触可直接感染禽流感强毒株而发病,称为禽流感病毒感染或禽流感病,严重者可导致患者死亡。

病原学

禽流感病毒属甲型流感病毒。引起禽流感的亚型主要为 H_5、H_7、H_9,其中以 H_5 毒力最强,为近年禽流感流行的主要病原。美国疾病控制中心及世界卫生组织近年从人禽流感患者中均分离出禽流感病毒 H_5N_1 亚型,与同时流行的禽流感病毒一致,证实其为禽流感的病原。并显示 H_5N_1 禽流感病毒可能在其 HA 位点上发生变异,使之能直接侵袭人呼吸道上皮细胞而发病。但迄今尚未证实有人间传播的病例,这可能提示受染发病与受染者本身的某种易感因素有关。

禽流感的病毒学特点与其他甲型流感病毒相似,对外界环境和消毒剂的抵抗力较弱,但在禽类具有较强传染性和抗原易变性。

流行病学

人类发现的禽流感病例,均为禽流感流行时与禽类有密切接触者,并显示两者的高度同源性。同时分离出相同的禽流感病毒 H_5N_1 亚型,又尚无人间传播的案例,故本病的传染源为病禽和携带病毒的禽类。病毒通过病禽的分泌物、排泄物污染周围环境,再直接侵入易感者的呼吸道上皮而发病。禽流感均为散发出现,一般发病与暴露受染病毒量大、直接密切接触、儿童及高龄人群,以及过劳致全身抵抗力低下等有关。

发病机制与病理

禽流感病毒主要侵犯呼吸道上皮细胞,引起细胞病变及释放毒素,造成早期的流感样症状。重型病例出现肺部间质性肺炎改变。死亡病例的病理发现为一种多器官损害,其中可见巨噬细胞广泛吞噬血细胞的现象,称之为反应性嗜血细胞综合征(reactive hemophagocytic syndrome)。推测与禽流感病毒强毒株触发的多种细胞因子效应有关。大量细胞因子产生释放入血的高细胞因子血症,类似一种瀑布效应造成机体严重的病理级联反应及损伤,可能为禽流感病独特的发病机制。

临床表现

潜伏期 7 d 以内,可短至 1 d。起病急骤,主要症状为高热、流涕、咳嗽、咽痛、全身疼痛。部分病例有恶心、腹痛、腹泻症状。半数病例可出现病毒性肺炎表现,X 线胸片显示肺部实质炎变及胸腔积液。轻症感染可在 1 周后逐步恢复。重型患者病情可继续进展,出现急性呼吸窘迫综合征,感染性休克,肝、肾衰竭,全血细胞减少,雷耶综合征等严重并发症。

实验室检查

禽流感患者外周血白细胞多正常,有继发感染时亦可明显升高。严重病例可出现全血细胞减少。禽流感最重要的实验室检查为采集呼吸道分泌物直接分离鉴定病毒。采集分泌物用禽流感特异的 H_5 基因 PCR 法测定,或以 H_5 特异的单克隆抗体检测 H_5 抗原,具有快速诊断的价值。而采集病初及恢复期双份血清检测禽流感病毒抗体的滴度上升,仅具有回顾性诊断价值。

诊断与鉴别诊断

禽流感的诊断应重视流行病学史,确诊则靠呼吸道分泌物中分离出禽流感病毒。在禽流感流行地区,与禽类有明确接触史,1 周内出现流感样症状,可作出初步临床诊断,并进行严格的医学观察。如采集患者呼吸道标本用禽流感病毒 H_5 亚型单克隆抗体检测 H_5 抗原阳性,则定为临床疑似病例。如从患者呼吸道分泌物标本检测出禽流感病毒或型特异的 H_5 基因,可确诊为禽流感。

禽流感均为散发,轻型病例难以与普通感冒及流感鉴别。重型病例亦难以与其他病因的间质性肺炎区分。明确的流行病学史及病毒的分离,对鉴别诊断有重要帮助。

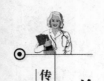
治 疗

禽流感的治疗与流感基本相同。M₂ 离子通道抑制剂及 NA 抑制剂均有确切疗效。但对重型患者如何能阻断由高细胞因子血症诱发的全身多器官功能障碍,特别是由严重间质性肺炎进展导致的呼吸衰竭,尚缺乏有效的治疗手段。近年来我国及东南亚各国流行中的重型患者,病死率均高达 50%。

预 防

(一)控制传染源

人类禽流感均来自禽类传染,故销毁受染的家禽、隔离疫区、加强环境消毒、配合广泛的家禽预防免疫,是控制禽流感的基本有效措施。

(二)保护易感人群

严密隔离临床观察、疑似病例及确诊患者。在禽流感流行时,对与禽类密切接触者进行药物预防,具体方法及药物与流感相同。人用禽流感疫苗尚在研制中。

对禽流感的及时控制与消灭,不仅能减少和避免其所造成的人体健康和经济损失,而且能减少禽流感病毒变异而形成新的强毒株的机会,对人类的流感防治有重大的意义。

(雷秉钧)

第二节 麻 疹

麻疹(measles, rubeola)是由麻疹病毒引起的急性呼吸道传染病。我国从 20 世纪 60 年代开始推广接种国产麻疹减毒活疫苗后,麻疹的发病率及死亡率得到了有效控制。新中国成立前,发病率约 5 000/10 万,1988 年降至 8.9/10 万。1985～2000 年的发病率为 5/10 万～10/10 万。但近几年的发病率有上升趋势。2005 年部分地区发生麻疹流行;1～5 月全国麻疹发病水平均高于前 4 年同期。累计报告发病数 81 962 例(2004 年同期 35 242 例),上升146.56%,与接种麻疹疫苗的覆盖率不足、人群抵抗麻疹感染的抗体水平下降、人员流动加速或麻疹病毒基因变异等因素有关。

病原学

麻疹病毒属副黏液病毒科,单链螺旋 RNA 病毒。直径 150～300 nm,表面含有 H、F、L、P、N、M 等 6 种蛋白质。H 蛋白为血凝素,在病毒黏附于宿主细胞时起作用,抗 H 蛋白抗体具有免疫保护作用;F 蛋白则在病毒扩散时,使细胞与细胞融合,抗 F 蛋白抗体能阻止细胞间的感染。M 蛋白的翻译受阻与亚急性硬化性全脑炎的发生有关。

本病毒只有一个血清型,经基因分析,WHO 已确认有 8 个麻疹基因组 21 个基因型,麻疹的原发株与目前用于麻疹疫苗的毒株同属 A 基因组。近年来一些国家分离野病毒的血凝素(H)和核蛋白(N)基因已有较大变异,特别是 N 基因多肽末端 450 个核苷酸在不同麻疹病毒株中变异接近 12%。根据序列分析治疗显示,20 个基因型曾在或者正在人类传播,其中 B 组分 B1~3 型,C 组分 C1~2 型,D 组分 D1~8 型,G 组分 G1~2 组,H 组分 H1~2 型。我国目前发现的主要基因型是 H 组。北京儿童医院对 16 份采自麻疹儿童咽喉拭子标本,应用反转录-聚合酶链式反应(RT-PCR)扩增出麻疹病毒 N 基因多肽末端核苷酸片段,通过对扩增产物的序列测定分析,提示该 16 株病毒属麻疹病毒 H1 基因型。与 H1 基因组的代表株 Edmonsfon 相比,基因变异为 6.16%~7.53%,与 H2 基因型相比,基因变异为 7.53%~8.90%;与 H 基因型内参考株相比,型内变异在 0%~4.79%。16 株病毒同基因多肽段 146 个核苷酸之间的基因差异为 0%~4.10%,提示此 16 例患儿存在不同病毒传播来源,为不同省份输入引起。麻疹病毒基因的变异,可能影响流行病学方向的变化。

被麻疹病毒感染的细胞可引起多核巨细胞及核内包涵体等病变。麻疹病毒在体外生活力很弱,对阳光、热、一般消毒剂均敏感,灭活后仍可保存其抗原性,但能耐寒冷和干燥,在低温下能保存较久。本病毒存在于患者前驱期和出疹初期的眼结膜、鼻咽、气管分泌物、血和尿中。

流行病学

(一)传染源

急性患者是唯一传染源。自潜伏期末 1~2 d 至出疹后 5 d 内均有传染性,如有肺炎等并发症,则传染性延至出疹后 10 d。

(二)传播途径

主要由急性期患者经打喷嚏、咳嗽、说话或哭吵时借助飞沫经呼吸道直接传播,通过污染的衣服、玩具、食具等间接传染机会较少。

(三)人群易感性

未患过麻疹及未接种过麻疹疫苗者均易感,接触患者后 90% 以上可得病,病后一般均可获得持久的免疫力。有小部分人因隐性感染而获得免疫,可经血清学检查证实。

(四)流行特征

麻疹的传染性极强,人类对麻疹普遍易感,任何年龄均可感染麻疹。过去以 8 个月以上至 5 岁小儿发病率最高。近期发病年龄向大年龄推移,因接种麻疹疫苗有很好的免疫效果,但所获抗体效价及持续时间均逊于自然感染者。目前 6 个月~5 岁和 5~9 岁小儿的发病率各占 40%,<6 个月婴儿发病增多。部分在幼年仅接受一次麻疹疫苗未获得完全保护,乃至青少年和成人发病增多。一旦发生首发病例,容易造成局部地区或单位的暴发流行。虽幼时接种过麻疹疫苗后的年轻母亲随着体内抗体水平的下降,易感人数增加,其子女缺乏母体抗体或抗体水平很低,出生后很快阴转,故又出现婴儿麻疹病例增多。据报道江西、安徽、海南、湖南、广东、贵州、福建等省都发生过麻疹流行。广东省 2005 年上半年麻疹病例报告 3 138 例,比 2004 年同期上升 62.6%。临床轻型或不典型的病例也增多。除冬、春季节外,其他季节仅见散发。在城市多散发,农村多点状暴发。

发病机制与病理

麻疹病毒借助飞沫小滴侵入易感人体,首先在鼻咽部、眼结膜和上呼吸道黏膜上皮细胞内繁殖,引起感染。1～2 d 内病毒从原发病灶侵入局部淋巴组织并引起第 1 次病毒血症。病毒经血液到达全身淋巴组织、肺及其他网状内皮系统(肝、脾等),并继续繁殖,破坏受侵袭的细胞,进入血液 5～7 d 时发生第 2 次病毒血症,病毒散布到全身各组织和脏器,产生炎症反应及免疫应答而致麻疹病变,在感染后第 11、12 天左右出现全身和局部症状。先出现呼吸道卡他症状,口腔黏膜形成麻疹黏膜斑。在全身网状内皮组织可见多核巨细胞[华-弗巨细胞(Warthin - Finkeldey)],是麻疹特征性的病理变化。皮肤形成斑丘疹,消退后遗留棕色色素沉着及糠麸样脱屑。麻疹皮疹并非过敏表现,而系麻疹病毒的直接侵犯。肺部间质性炎症可形成麻疹间质性肺炎。胃肠黏膜也有卡他性改变,当侵及其他组织和脏器如心、肝、肾等,可见混浊肿胀、脂肪变性和灶性坏死。脑部受侵有弥漫性充血、水肿和点状出血,可有脱髓鞘改变。

麻疹感染时,机体出现全身迟发型变态免疫反应。病程第 6～11 天逐渐产生干扰素,第 2 周即可出现血凝抑制及中和抗体,其中特异性 IgM 上升早,仅能维持 6 周,可证明近期感染。特异性 IgG 1 个月后逐渐升高,半年后逐渐下降,能长期保持一定水平。检测到特异性 IgG 表示以往感染。麻疹病毒感染的恢复主要依靠细胞免疫、致敏 T 细胞、细胞因子(如干扰素等)和特异性抗体同时起作用,其中细胞免疫在麻疹恢复过程中的作用较体液免疫更重要,而在防止麻疹病毒感染时,血清抗体起着重要的作用,被动免疫的机制即在于此。麻疹感染时对机体免疫系统有暂时抑制,可出现结核菌素试验由原来的阳性转为假阴性,或原呈稳定的结核病灶恶化。另外哮喘、湿疹、肾病综合征等疾病在麻疹过程中或麻疹后均可得到暂时缓解。

临床表现

潜伏期为(10±2)d(6～21 d),接受过被动免疫的病例可延至 3～4 周。

(一)典型麻疹的临床表现

1. 前驱期 前驱期 3～4 d。从发热开始至出疹,患者有发热、全身不适、神萎,体温常日低夜高,逐日上升,年幼儿可有高热惊厥,发热同时出现打喷嚏、流涕、咳嗽、畏光、流泪、结膜充血、声音嘶哑等上呼吸道炎症及全身中毒症状。起病后第 2～3 天约 90% 患者有口腔颊黏膜充血、粗糙。在第 1 磨牙对面的颊黏膜上出现麻疹黏膜斑(Koplik spots),呈 0.1～1 mm 细小灰白色小点,周围有红晕,可逐渐增多或部分融合,延及口唇内侧,为早期诊断依据。在出疹 1～2 d 融合似鹅口疮,于出疹 2～3 d 内逐渐消失。同时有食欲缺乏、恶心、呕吐或腹泻。

2. 出疹期 出疹期 3～5 d。在发热 3～4 d 后开始出疹,常在黏膜斑出现后 2 d。全身中毒症状加重,咳嗽加剧,有声音嘶哑、嗜睡、不思饮食或烦躁不安等。皮疹先见于耳后发际,逐渐波及头面部、颈部,自上而下顺序蔓延至躯干和四肢,甚至达手掌和足底。皮疹为红色斑丘疹,大小不等,直径 2～5 mm,高出皮肤,压之退色。皮疹开始时稀疏,疹间皮肤正常,其后逐渐融合呈鲜红色。此时全身淋巴结、肝、脾均可肿大,肺部可闻及少量干、湿啰音,亦可出现各种并发症。

3. 恢复期 出疹 3～5 d 后皮疹出齐,体温开始下降,全身情况改善。一般热退 2～3 d,皮疹按出疹顺序消退,留下棕褐色色素沉着及糠麸样脱屑,1～2 周后完全消失。色素沉着斑在恢复期有诊断价值。若无并发症,整个病程为 10～14 d。

(二)不典型麻疹的临床表现

1. 轻型麻疹 多见于有一定的免疫力者,如 6 个月前婴儿、曾接种麻疹疫苗或近期注射丙种球蛋白者。其潜伏期延长(至 3～4 周),前驱期短,临床症状轻,常无麻疹黏膜斑,皮疹稀疏且色淡,出疹期短,不留色素沉着或脱屑,无并发症,病程约1周。

2. 重型麻疹　见于营养不良、体质虚弱、免疫功能低下、护理喂养不当,以及原有其他急、慢性疾病的患者。起病不久即出现40℃以上高热,中毒症状严重,病情重且病程较长,常有肺炎、心血管功能不全等,或有惊厥、昏迷等脑炎表现。也有皮疹呈出血性,形成紫斑,且有内脏出血,称为出血性麻疹。其预后差,病死率高。

3. 成人麻疹　目前成人麻疹发病率已明显上升,与小儿相比,中毒症状更重。临床特点起病急,可无卡他症状,有高热,热型不规则或为稽留热,头痛,萎靡不振,剧咳等,发病后3～4 d出现皮疹。麻疹黏膜斑不典型,消失较晚。文献报道162例成人麻疹临床分析结果,发病数占同期收治麻疹(239例)67.78%,3～4个月发病占59.9%,年龄为18～43岁,未接种麻疹疫苗47例。有并发症128例(79%)。由于成人麻疹临床欠典型的流行季节、出疹时间、出疹顺序等变化,容易造成误诊。常因发热、卡他症状误诊为上感,服用退热药或抗生素后出疹又容易误诊为药物疹;出血性皮疹并发肾损害容易误诊为肾综合征出血热;出疹延迟、发热逐渐升高而血象降低时,容易误诊为伤寒。文献报道以腹泻为主要表现的成人麻疹,可具有发热、典型皮疹和麻疹黏膜斑,并经麻疹特异性IgM阳性确诊。妊娠期间发病可致流产或死胎。孕妇产前2周感染本病,产时正患麻疹,则小儿出生时可见皮疹,称为先天性麻疹。

4. 特殊情况　近年来部分麻疹患儿的临床表现与往年不同:①体温不随出疹持续增高,但结膜充血,分泌物多明显;②大年龄儿童呼吸道卡他症状不明显,而以腹泻为主;③少数患儿出现前驱疹;④部分患儿皮疹为粟粒样、出血性,或与斑疹同时存在。

并发症

(一)肺炎

为最常见的并发症,也是引起麻疹死亡的主要原因。麻疹病毒本身可引起整个呼吸道炎症,多为间质性病变,也可继发金黄色葡萄球菌、肺炎链球菌、流感杆菌或腺病毒等感染。大多发生在出疹期,以5岁以下小儿为多见,成人麻疹肺炎不少见。在患麻疹临床过程中,全身症状加重,皮疹突然隐退,咳嗽加剧,有气急、鼻扇、发绀等,肺部体征明显。并发金黄色葡萄球菌肺炎患儿可发生脓胸、脓气胸等,病情更重,病死率高。

(二)喉炎

多见于2～3岁以下小儿,程度轻者预后好。若继发细菌感染则病情加重,尤在婴幼儿,由于本身喉腔相对狭小,黏膜血管丰富,结缔组织松弛,故感染后容易产生呼吸道梗阻,表现为声音嘶哑、犬吠样咳嗽、发绀、吸气性呼吸困难、胸部三凹征明显,若不及时处理则可窒息致死。

(三)心肌炎、心功能不全

由于高热、中毒等影响心肌功能,主要表现为气急、烦躁、面色苍白、四肢发绀、脉细速、心率快、心音弱、肝脏肿大,心电图示T波和ST段改变,心肌酶谱升高。多见于2岁以下并发肺炎或营养不良的小儿,或原有慢性疾病的成人。

(四)脑炎

可见于麻疹病程各期(发病率为0.001%～0.5%),以出疹后2～6 d较多见,但也可见于前驱期或出疹后3周内。发病与麻疹病情轻重无关。临床上有高热、头痛、抽搐、嗜睡、昏迷,甚至呼吸衰竭而死亡,亦可致痉挛性瘫痪、智力减退、失明、癫痫等后遗症。国外曾报道麻疹后 2～10 年远期并发症,为亚急性硬化性全脑炎(subacute sclerosing panencephalitis, SSPE),很罕见,大多发生于儿童,一般于 2 岁前患过麻疹病史(发生率约 1/10 万),少数有接种麻疹活疫苗史(发生率约 1/100 万)。起病隐匿,起初行为异常和智力减退,以后出现共济失调、肌痉挛、语言不清、失明,最终因昏迷、去大脑强直而死亡。

(五)其他

患儿可因腹泻、忌嘴或护理不当等致营养不良及各种维生素缺乏症,如角膜软化致失明,尚有口腔炎、中耳炎等。原有结核感染者可因麻疹而致结核恶化或播散,如进展成粟粒性结核或结核性脑膜炎。可出现肝脏损害,以疹后期 3 d～1 周最明显,大部分预后良好。

实验室检查

(一)血象

白细胞总数降低,淋巴细胞增高。

(二)早期辅助诊断

于出疹前 2 d 至疹后 1 d,取患者的鼻咽、口腔、眼分泌物做涂片,用瑞氏法染色,镜下找多核巨细胞,可作出早期诊断。另可用 IFA 检查鼻咽分泌物的脱落细胞,以发现麻疹病毒抗体。

(三)检测麻疹抗体

在病程的早期及恢复期做双份血清血凝抑制试验,如抗体效价有 4 倍以上增高,则有诊断意义。

诊断与鉴别诊断

典型麻疹的诊断可根据流行病学资料、麻疹各期的临床表现(麻疹黏膜斑、皮疹特征、疹退后留下的色素沉着及糠麸样脱屑等),以及特异性抗原、抗体检查有助于诊断。

自麻疹减毒活疫苗广泛应用之后,本病的流行病学特点和临床表现发生变异,需与下列小儿常见的出疹性疾病进行鉴别。

(一)风疹

由风疹病毒引起。前驱期短,全身症状轻,无麻疹黏膜斑。起病约 2 d 后出疹,迅速见于全身。皮疹色淡,1～2 d 即消退,无色素沉着或脱屑。出疹时耳后、枕部淋巴结可肿大。本病与轻型麻疹的诊断需有赖于血清麻疹与风疹抗体检测予以鉴别。妇女妊娠期感染风疹病毒后,有时引起胎儿先天性心脏病或胎儿多脏器畸形(先天性风疹综合征)。我国育龄期妇女大多于儿童期得过风疹,故先天性风疹综合征罕见。

(二)幼儿急疹

多见于 1 岁以内婴幼儿。由人疱疹病毒 6 型(HHV-6)引起。起病急,高热骤起,持续 3～4 d,有轻微的上呼吸道炎症症状。小儿一般情况良好,热度剧降后,全身皮肤可见红色斑丘疹,以躯干、臀部尤多,部分可融合,疹退后无色素沉着。

(三)猩红热

为 A 群 β 型溶血性链球菌引起,多见于学龄前或学龄儿童。急起发热,咽痛伴扁桃体红肿,有时有脓性渗出物。皮疹于病后数小时至 1.5 d 出现,全身一片猩红色皮疹,针尖大小,高出皮面,奇痒,故皮肤有抓痕。疹之间无正常皮肤。亦可有杨梅舌或口周苍白圈。疹退后皮肤和指、趾端可有明显的大片脱皮。

(四)川崎病

原因尚未十分清楚,与感染有关。患儿有发热,眼结膜充血,唇干裂,杨梅舌,口腔黏膜充血,手、足端有硬性肿胀,皮肤可见红色斑丘疹,可有颈部单侧淋巴结肿大。恢复期出现指、趾膜状脱皮。典型者较易与麻疹鉴别。

(五)药物疹

有用药史。皮疹呈多样性,有斑丘疹、荨麻疹、疱疹或猩红热皮疹等。有发热,但无卡他症状或麻疹黏膜斑,停药后皮疹逐渐消退。

(六)肠道病毒感染

由肠道病毒的柯萨奇、埃可病毒某些型感染引起,多见于发热时出疹,伴有流涕、咳嗽、腹泻等症状。皮疹无特征性,斑丘疹、疱疹或荨麻疹等均可出现。部分患儿有暂时性肢体瘫痪或病毒性脑膜炎的脑脊液改变,亦可通过抗体测定与麻疹区别。

预后

单纯典型麻疹或轻型麻疹预后良好。营养不良、年幼、体弱、佝偻病、患有其他慢性病或免疫缺陷者易有并发症,病情重,预后差。

治疗

关键在于精心护理、对症治疗和防止并发症。

(一)一般治疗和护理

患者应隔离至出疹后 5 d。若有并发症者,隔离则应延长至疹后 10 d。患者应卧床休息,居室应经常通风,保持空气新鲜,室内湿度和温度应保持恒定,避免过凉或过热。保持口、鼻、眼的清洁,用生理盐水每日清除分泌物。供给充足的水分和富有营养易消化的食物。恢复期患者不应忌嘴,补充多种维生素。国际上提倡维生素 A 常规使用,可减少并发症,恢复快,降低死亡率。

(二)对症治疗

高热患者可予物理降温或小剂量退热剂,以免骤然退热而致皮疹隐退出现险症。烦躁者可适当应用镇静剂,咳剧时给予祛痰镇咳剂或超声雾化,体弱者可少量输全血或血浆。

(三)中医中药治疗

若口服中药有困难,可将透疹散(生麻黄、西湖柳、芫荽子、紫浮萍各 15 g)装入布袋,置于锅内加水煮沸,令患者在旁熏 20～30 min,待药汁稍凉后用纱布外擦躯干和四肢以助透疹,须注意保暖。此法简便、易行且显效,值得应用。

(四)并发症治疗

麻疹并发肺炎或喉炎者可选用适当抗生素,或超声雾化以湿润呼吸道。并发喉炎者应加用激素如氢化可的松或地塞米松,以缓解喉水肿。有喉梗阻时应给予吸氧和镇静剂。若病情进展仍有烦躁不安、吸气性呼吸困难或发绀,则应予气管插管或气管切开。心肌炎或心功能不全者应用能量合剂、强心剂和利尿剂等。有肝脏损害者给予保护肝细胞功能的药物。并发脑炎者应予对症处理,包括给氧、止痉、降低颅内压、保护脑细胞等措施,防止脑疝、中枢性呼吸衰竭发生。

预 防

防止麻疹流行和消灭麻疹的关键是提高人群免疫力,对易感人群实施计划免疫并定期强化。

(一) 主动免疫

应用麻疹减毒活疫苗 0.35 ml,皮下注射。我国规定 8 个月初种,1 年后加强,入学前再复种。国际上一般主张小儿 15 个月时接种,因此时成功率最高;但当地有麻疹流行,接种年龄可提前至 5~6 个月。血清抗体可于种后 12 d 出现,1 个月后达高峰,阳转率可达 95% 以上,半年后降到一定水平,维持 4~6 年。疫苗应保存在 2~10℃暗处。易感者在接触麻疹患者后 2 d 内进行应急接种,可减轻病情。本疫苗不良反应小,注射后可有低热或稀疏皮疹。凡有发热,急、慢性疾病,活动性肺结核,恶性肿瘤,白血病,应用免疫抑制剂,免疫缺陷病均不应接种本疫苗。凡近 1~2 个月内接受过输血、血制品者也应推迟接种本疫苗。

防止麻疹流行主要是应用本疫苗,故除做好常规免疫外,各地还应因地制宜,发现敏感人群累积在一定范围内实行普种疫苗。另外,育龄易感妇女婚前接种本疫苗,大学新生入学和新兵入伍时均应加强接种。

(二) 被动免疫

凡体弱多病免疫功能低下,或有慢性病者,接种麻疹 5 d 内予丙种球蛋白肌内注射,可防止发病;5~9 d 内注射丙种球蛋白能减轻症状,有效期仅能维持 3 周左右。

(三) 消灭麻疹的措施

在流行期间对传染源进行管理,应做到早发现、早报告、早隔离、早治疗。凡接触患者的易感者,应从接触后第 7 天起检疫 3 周。若曾行被动免疫者应延长检疫至 4 周。及早发现传染源进行呼吸道隔离,切断传播途径。住过的房间应开窗通风 20~30 min,才能让易感者进入。接触过患者的人员应洗手,更换外衣或在室外停留 20 min 以上才能接触易感者,避免交叉感染,控制本病流行。

消灭麻疹在全球已提到议事日程,应采取有效的监测方法,定期进行计划免疫,应保持 90% 以上的免疫覆盖率,控制流行。

第三节 水 痘

水痘(chickenpox, varicella)是由水痘-带状疱疹病毒(varicella - zoster virus, VZV)引起的急性传染病,以皮肤和黏膜上分批出现的斑疹、丘疹、疱疹和痂疹,并伴有较轻的全身症状为特征。本病多见于小儿,带状疱疹多见于成人。

病原学

VZV 属疱疹病毒科，为双链 DNA 病毒，与单纯疱疹病毒 1、2 型（HSV‑1、2）同属于 α 疱疹病毒亚组。其形态为同心圆，直径为 150～200 nm。VZV DNA 由 124 884 个碱基对组成，相对分子质量（Mr）为 80×10^6。病毒包膜上的糖蛋白有 6～8 种。本病毒在外界环境中生活力很弱，仅对人有传染性。

流行病学

患者是唯一的传染源，自发病前 1～2 d 直至皮疹干燥结痂期均有传染性，主要通过飞沫和接触传播。在小儿集体机构中，易感者接触后 80%～90% 发病。儿童任何年龄均可感染本病，以婴幼儿和学龄前、学龄期儿童发病较多，6 个月以下的婴儿较少见。孕妇患水痘时可感染胎儿，形成胎儿水痘综合征。使用免疫抑制剂或细胞毒药物的患者感染本病后病情严重可致死，如血液系统或单核‑巨噬系统肿瘤接受抗肿瘤药物或免疫抑制剂治疗的患者，有发生严重感染的高度危险。白血病儿童的 VZV 感染病死率达 7%～28%。本病全年均可发生，以冬、春季较多见。水痘在易感人群中的播散主要取决于气候、人口密度和医疗卫生条件等因素。一次患病后可获得持久性免疫，极少再次发病。偶见成人患者。

发病机制与病理

病毒经空气飞沫或直接接触而感染呼吸道黏膜和球结膜，在鼻咽部局部淋巴结复制 4～6 d 侵入血液，可能在肝、脾和其他网状内皮系统复制，并向全身扩散。感染后有时以静止状态存留于神经节，复发感染时可表现为带状疱疹。本病病变主要在皮肤的棘状细胞层，呈退行性及细胞内水肿改变，形成囊状细胞，核内有嗜酸性包涵体，囊状细胞或多核巨细胞裂解及组织液渗入后即形成疱疹。真皮可有毛细血管扩张和单核细胞浸润。黏膜病变与皮疹类似。

临床表现

（一）潜伏期

10～21 d，一般 14～16 d。

（二）前驱期

成人于皮疹出现前 1～2 d 可先有发热、头痛、咽痛、四肢酸痛、恶心、呕吐、腹痛等症状，小儿则皮疹和全身症状多同时出现。

（三）发疹期

皮疹首先在躯干、头部或面部出现，最后达四肢，其特点呈向心性分布。最开始的皮疹为粉红色小斑疹，数小时内变为丘疹，再经数小时变为疱疹。从斑疹→丘疹→疱疹→开始结痂，短者仅 6～8 h。皮疹发展迅速是本病特征之一。水疱为 2～5 mm 大小，基部有一圈红晕，像是"玫瑰花瓣上的露水"。当水疱开始干时红晕亦消退。皮疹往往很痒。疱疹初呈清澈水珠状，24～48 h 后液体变得浑浊。疱疹壁薄易破，压之无坚实感。数日后从水疱中心开始干结，最后结痂，再经 1～2 周脱落。水痘皮损表浅，无继发感染者痂脱后不留瘢痕。因皮疹分批出现,故在病程中可见各期皮疹同时存在。口腔、咽部或外阴等黏膜也常见皮疹,并迅速变为水疱,随即破裂成小溃疡。

上述为典型水痘。轻型者皮疹不多,全身症状亦较轻。重者皮疹密布全身且可融合,甚至累及内脏。成人水痘常属重型。

不典型水痘少见,可有以下几种类型。

1. 出血性、进行性和播散性水痘 病程长达2周以上,主要见于免疫缺陷患者或其他免疫抑制药物治疗的患者,疱疹内有血性渗出,正常皮肤上可出现瘀点及瘀斑。病死率可达9%。

2. 胎儿水痘综合征或新生儿水痘 孕妇于临产前4 d至产后2 d患水痘,新生儿于出生后5～10 d发病,常导致新生儿播散性水痘,甚至死亡。其发病率为20%,病死率为30%。妊娠后期感染水痘可引起胎儿水痘综合征,表现为出生体重低、瘢痕性皮肤病变、肢体萎缩、视神经萎缩、白内障、智力低下等,容易继发细菌感染。

3. 大疱性水痘 疱疹融合成为大疱,皮疹处皮肤及皮下组织坏死而形成坏疽型水痘。

并发症

(一)细菌感染

细菌感染是较常见的并发症。常见的致病菌为金黄色葡萄球菌及化脓性链球菌,包括局部皮疹化脓性感染、蜂窝织炎、急性淋巴结炎、丹毒、败血症等。

(二)神经系统并发症

常见的为脑炎,多发生在病程第3～8天,少数见于出疹前2周或出疹后3周,症状和脑脊液所见与一般病毒性脑炎相仿,病死率为5%～25%。其他少见的神经系统并发症有横断性脊髓炎、周围神经炎、视神经炎等。

(三)原发性水痘肺炎

多见于成人及年长儿童。轻者可无症状或只有干咳,重者有咯血、胸痛、气急、发绀等。肺炎症状多见于出疹后2～6 d,亦可见于出疹前或出疹后10 d。X线检查可确诊。

(四)其他

心肌炎、肾炎、肝炎、关节炎、胰腺炎、睾丸炎等。

实验室检查

(一)血象

白细胞总数正常或减少,淋巴细胞增高。

(二)病毒学检查

1. 电镜检查 取新鲜疱疹内液体直接在电镜下观察VZV。

2. VZV分离 可从水痘患者水疱液中分离到VZV,进行培养细胞分离传代。但方法费时,阳性率低。

(三)免疫学检查

用酶联免疫吸附试验(ELISA)测定特异性IgM抗体,诊断急性感染。

（四）分子生物学检查

应用 PCR 检测 VZV DNA,具有高度敏感性和特异性。

诊断与鉴别诊断

一般病例的临床症状典型,诊断多无困难,必要时可做实验室检查以助诊断。重症患者及并发细菌感染时,需与下列疾病鉴别。

1. 脓疱疮 好发于鼻唇周围或四肢暴露部位,初为疱疹,继成脓疱,然后结痂。无分批出现的特点,不常见于黏膜处,无全身症状。

2. 丘疹样荨麻疹 系梭形水肿性红色丘疹,丘疹中心有针尖或粟粒大小的丘疹或水疱,扪之较硬。分布于四肢或躯干,不累及头部或口腔,不结痂,但有奇痒感。

3. 急性脑病伴内脏脂肪变性(雷耶综合征) 本病不多见,仅见于儿童。一般发生于水痘恢复期,可突然出现呕吐、意识障碍,肝大伴转氨酶升高,血氨升高,血糖和脑脊液糖有时降低。肝、肾、脑有明显脂肪变性伴重度脑水肿,病死率高,需与水痘脑炎相鉴别。

4. 带状疱疹 VZV 原发感染后常以静止状态留存于感觉神经内,此时血液中特异抗体持续在较低水平。隐伏期后或再感染时,病毒重新复制,特异性抗体升高。疱疹沿一定的神经干径路分布,不对称,不超过躯干的中线。局部有显著刺痛和灼热感,偶有病灶播散或引起其他并发症。

预 后

水痘预后一般良好。痂脱落后大多无瘢痕,但在痘疹深入皮层以及有继发感染者,可留有浅瘢痕。通常出现在前额与颜面,呈椭圆形。重症水痘或并发重型脑炎、肺炎者可导致死亡。接受免疫抑制剂或细胞毒药物治疗者发生水痘病情较重,病死率高。

治 疗

水痘一般忌用肾上腺皮质激素,因其他疾病原已用激素的水痘患者,在情况许可时,应尽快减至生理剂量或逐渐停用。

（一）一般治疗和护理

患者应隔离至全部疱疹干燥结痂为止。勤换衣服,勤剪指甲,保持皮肤清洁,防止抓破水疱引起继发感染。局部可涂搽炉甘石洗剂或莫匹罗星。

（二）抗病毒治疗

阿昔洛韦(无环鸟苷)是治疗水痘最常用的药物,剂量为 10 mg/kg,每 8 h 1 次,静脉滴注,疗程 7 d 或直至 48 h 无新的皮损出现。泛昔洛韦是结构上与阿昔洛韦类似的核苷类药物,但是口服吸收更有效。

（三）免疫制剂

麻疹减毒活疫苗治疗水痘效果明显。水痘患者肌内注射,1 次/d,共 1～2 次,可加速疱疹干痂形成,防止新疱疹出现。

（四）并发症治疗

水痘继发细菌感染时可选用适当的抗生素。并发脑炎者应给予对症处理,包括吸氧、降低颅内压、保护脑细胞、止惊等措施。肺炎应给予相应治疗。

预 防

在集体机构中,对接触患者的易感者应检疫 3 周。被患者呼吸道分泌物或皮疹内容物污染的空气及被服和用具应利用通风、紫外线照射、暴晒、煮沸等方法消毒。

(一)主动免疫

水痘减毒活疫苗是第 1 种在许多国家被批准临床应用的人疱疹病毒疫苗。1995 年 3 月,美国食品药品监督管理局批准水痘减毒活疫苗用于未患过水痘的 12 月龄以上个体。1 次剂量为 0.5 ml 皮下注射,13 岁至年轻成年人注射 2 次,间隔 4~8 周。接种 1 剂疫苗后,血清转化率超过 95%,免疫性能持续 1~6 年的为 94%~100%,可与麻疹、腮腺炎、风疹三联疫苗同时分不同部位接种。接种禁忌证包括对新霉素过敏、先天性免疫系统疾病、白血病、淋巴瘤、其他恶性肿瘤(急性淋巴细胞白血病缓解期除外)、有症状的人类免疫缺陷病毒(HIV)感染、妊娠、使用全身大剂量肾上腺皮质激素[≥2 mg/(kg·d)泼尼松龙,≥1 个月]、5 个月之内曾使用免疫球蛋白或其他血制品、6 周之内曾用水杨酸盐。

(二)被动免疫

水痘-带状疱疹免疫球蛋白(VZIG)是用高效价水痘痊愈期血清制备的,于接触水痘患者 72 h 内立即注射对水痘有预防效果。在感染后皮疹已经出现,再接种 VZIG 不会改变疾病的病程。

(俞 蕙)

第四节 流行性腮腺炎

流行性腮腺炎(epidemic parotitis, mumps)是由腮腺炎病毒引起的急性呼吸道传染病,由飞沫经呼吸道感染。主要发生于儿童和青少年,也可见于青壮年。临床特征为发热及非化脓性腮腺肿胀和触痛,大部分病例累及一侧或双侧腮腺,呈良性自限性经过。腮腺炎病毒除侵犯腮腺外,还可侵犯各种腺组织或神经系统以及肝、肾、心、关节等器官,因此常可引起睾丸炎、卵巢炎、胰腺炎、乳腺炎以及脑膜炎、脑膜脑炎、心肌炎、肾炎等。发生脑膜脑炎或脑炎的重症患者可致死亡,也可遗留耳聋、视力障碍等后遗症。

腮腺炎在我国中医称"疟腮",俗称"蛤蟆瘟"或"蛤蟆气"。早在公元前 640 年医书即有本病的记载。中医认为本病由外感风温时毒、内有积热蕴结所致。

病原学

腮腺炎病毒属副粘病毒科副黏病毒属,系 RNA 型病毒。完整的病毒颗粒呈不规则形,直径 90~300 nm,平均 200 nm。核壳体由 3 层壳膜包围,外层表面规则密布的糖蛋白含有血凝素、神经氨酸酶、血溶素等,具有病毒抗原(V 抗原)的作用;中间层为双层脂质,当病毒由胞质膜芽生而出时从宿主细胞获得；内层壳膜表面为非糖基化膜蛋白，起维持病毒外部结构的作用。病毒基因组含有螺旋形结构的核壳体，由单链 RNA 连续的线状分子周围绕以对称重复的蛋白质亚单位所组成。

腮腺炎病毒的核衣壳蛋白具有可溶性抗原（S 抗原），S 抗原和 V 抗原各有其相应的抗体。S 抗体无保护性，于起病后第 7 天即出现，2 周内达高峰，以后渐降，持续达 6～12 个月，用补体结合试验可在疾病早期检出。V 抗体出现较晚但有保护作用，病程 2～3 周时才能测得，1～2 周后达高峰，持续时间长久，可用补体结合试验、血凝抑制试验、中和抗体试验等方法检测，也是检测免疫反应的较好指标。感染腮腺炎病毒后无论发病与否都能产生免疫反应，再次感染发病者很少。腮腺炎病毒很少发生变异，各毒株间的抗原性均甚接近，迄今只有一个血清型。

人是腮腺炎病毒的唯一自然宿主。腮腺炎病毒对物理和化学作用均甚敏感，1％甲酚皂溶液、乙醇、0.2％甲醛溶液等 2～5 min 即可将其灭活，暴露于紫外线下则迅速死亡，56℃ 20 min 即可灭活。但腮腺炎病毒对低温有相当的抵抗力，在 4℃其活力可保持 2 个月，−70℃可存活数年。

流行病学

1. 传染源 腮腺炎早期患者及隐性感染者均为传染源。本病在早期阶段即有传染性，患者自腮腺肿大前 6 d 至肿大后 9 d 均可自唾液中分离出病毒，因此在 2 周内有高度传染性。有脑膜炎表现的腮腺炎患者能从脑脊液中分离出病毒，而无腮腺肿大的其他器官感染者，也能从唾液及尿中排出病毒。血清学试验如中和抗体试验、补体结合试验、血凝抑制试验等证明隐性感染病例的存在，尤其在流行时所占比例达 30％～50％，但由于本身无症状易被忽略而不予隔离，因此成为本病重要的传染源。

2. 传播途径 腮腺炎病毒主要由飞沫经呼吸道传播。孕妇感染后可通过胎盘传染胎儿而导致胎儿畸形或死亡，流产的发生率也增加。

3. 易感性人群 人群对本病普遍易感。发病以 14 岁以下儿童为多，占 90％，无免疫力成人也可发病。近年来成人病例有增多趋势。一次患病后可获得持久免疫力，再发病者极少见。

4. 流行特征 流行性腮腺炎呈全球性分布，四季均可发病，在温带地区以冬、春季节为多，在热带地区则无季节性差异。可呈流行或散发，在儿童集体机构、部队以及卫生条件不良的拥挤人群中易造成暴发流行。

发病机制与病理

腮腺炎病毒从呼吸道侵入人体后，首先侵袭口腔黏膜和鼻黏膜等局部黏膜上皮细胞并大量增殖后进入血流，形成第 1 次病毒血症，同时累及腮腺及附近组织而引起腮腺炎和脑膜炎。病毒在此不断复制后再次侵入血流，形成第 2 次病毒血症，并侵犯第 1 次病毒血症未受累的其他器官，从而出现临床上不同器官相继发生病变的情况。病程早期可从口腔、呼吸道、血、尿、乳汁、脑脊液及其他组织中分离到病毒。腮腺炎病毒也可侵犯各种腺组织如睾丸、卵巢、胰腺、肠浆液造酶腺、胸腺、甲状腺，甚至非腺组织如心肌、肝脏、脑及脑膜等均可受累。因此，腮腺炎实际上是一种系统的、多器官受累的疾病。

腮腺炎的病理特征是非化脓性炎症，主要表现为弥漫性间质性水肿和浆液纤维渗出性炎症。腮腺导管的壁细胞肿胀,导管周围及腺体壁有淋巴细胞浸润,间质组织水肿等病变可造成腮腺导管的阻塞、扩张以及淀粉酶潴留。淀粉酶排出受阻,经淋巴系统进入血流而使血中淀粉酶增高并从尿中排出。睾丸、卵巢和胰腺等受累时,也可出现淋巴细胞浸润和水肿等病变。腮腺炎脑组织病变表现为脑膜炎、脑膜脑炎和脑炎。脑膜脑炎是腮腺炎病毒的血溶-细胞融合糖蛋白所致,病理所见包括神经细胞的变性、坏死和炎性浸润,也可见急性血管周围脱髓鞘。

临床表现

潜伏期 8~30 d,平均 18 d。

1. 临床表现 发病时大多无前驱症状,少数有发热、头痛、无力和食欲缺乏等前驱症状,发病 1~2 d 后出现颧骨弓或耳部疼痛,然后出现腮腺肿大。体温呈轻、中度升高,也可高达40℃。腮腺肿大通常由一侧开始,2~4 d 后累及对侧;双侧腮腺肿大者约占 75%。腮腺肿大以耳垂为中心,向前、后、下发展,状如梨形而使下颌骨边缘不清。覆盖于腮腺上的皮下软组织,由于水肿而使局部皮肤发亮,疼痛明显。因腮腺管阻塞,当进食酸性食物促使唾液腺分泌时疼痛加剧。腮腺肿大 2~3 d 达高峰,持续 4~5 d 后逐渐消退。唾液分泌初见增加,继因肿胀而减少但口干不明显。颌下腺或舌下腺可同时或单独受累。颌下腺受累时颈前下颌处明显肿胀,可触及柔韧的椭圆形腺体。舌下腺肿大时,可见舌下及颈前下颌肿胀,并可出现吞咽困难。典型病例大多病程为 10~14 d,不典型病例可无腮腺肿胀而单纯表现为脑膜脑炎或睾丸炎,也可只有颌下腺或舌下腺肿胀者。

2. 并发症 流行性腮腺炎实际上是全身性感染,病毒经常累及中枢神经系统或其他腺体、器官而产生相应的症状,甚至某些并发症不仅常见而且可不伴有腮腺肿大而单独出现。

(1)脑膜炎 一般发生在腮腺炎发病后 4~5 d,少数患者脑膜炎先于腮腺炎,多见于儿童。患者可出现头痛、嗜睡和脑膜刺激征,症状多于 1 周内消失,一般预后良好。脑脊液主要是淋巴细胞增高,白细胞计数为 25×10^6/L 左右;少数患者脑脊液中糖量降低。脑膜脑炎或脑炎患者常有高热、谵妄,重症者可有抽搐、昏迷,甚至死亡;可遗留耳聋、视力障碍等后遗症。

(2)睾丸炎 多见于青春期后的青年患者。常于腮腺肿大 1 周左右开始消退时,又出现高热、睾丸明显肿胀和疼痛,可并发附睾炎、鞘膜积液和阴囊水肿。睾丸炎多为单侧,约 1/3的病例为双侧受累。急性症状持续 3~5 d,10 d 内逐渐好转。部分患者睾丸炎后发生不同程度的睾丸萎缩,但很少引起不育症。

(3)卵巢炎 发生于成年女性,一般症状较轻,不影响受孕,偶可引起提前闭经。主要症状有下腹疼痛或腰骶部胀痛、月经周期失调,严重者可触及肿大的卵巢伴有压痛。右侧卵巢炎表现酷似阑尾炎,须与之鉴别。

(4)胰腺炎 常于腮腺肿大数日后发生,可有发热、恶心、呕吐,中上腹剧痛和触痛。由于单纯腮腺炎即可引起血、尿淀粉酶增高,因此需做脂肪酶检查,若升高则有助于胰腺炎的诊断。

(5)肾炎 早期病例尿中绝大多数可分离出腮腺炎病毒,故认为腮腺炎病毒可直接损害肾脏。轻者尿中有少量蛋白,重者表现如同肾炎,个别严重者可发生急性肾衰竭而死亡。大多数预后良好。

(6)心肌炎 多见于病程第 5~10 天,可与腮腺肿大同时或恢复期后发生。表现为面色苍白、心率增快或减慢、心音低钝、心律不齐、暂时性心脏扩大、收缩期杂音。心电图可见窦性停搏、房室传导阻滞、ST 段下移、T 波低平或倒置、期前收缩(早搏)等。大多数仅有心电图改变而无明显临床症状,偶有心包炎。

实验室检查

1. 血常规检查 白细胞总数正常或增高,淋巴细胞相对增多。有并发症如睾丸炎时,白细胞总数增高。

2. 尿常规检查 尿常规一般正常,有肾损害时尿中可出现蛋白和管型。

3. 血、尿淀粉酶检查 淀粉酶升高水平与腮腺肿胀程度成正比,90％患者发病早期有血清和尿淀粉酶升高。无腮腺肿大的脑膜炎患者,血清和尿淀粉酶也可升高,因而检测血清和尿淀粉酶可与其他病因所致腮腺肿大或其他病毒性脑膜炎相鉴别。血清脂肪酶升高有助于胰腺炎的诊断。

4. 血清学检查

(1)抗体检查 应用 ELISA 检测血清中腮腺炎病毒的 IgM 抗体,可做近期感染的诊断。补体结合试验和血凝抑制试验检测抗体,病程早期与恢复期双份血清效价有 4 倍或 4 倍以上升高则有诊断意义。补体结合试验检测 S 抗体升高表明新近感染,V 抗体升高而 S 抗体不升高仅表示既往感染。

(2)抗原检查 应用特异性抗体或单克隆抗体检测腮腺炎病毒抗原,可做早期诊断。而应用 PCR 技术检测腮腺炎病毒 RNA,可大大提高可疑患者的诊断阳性率。

5. 病毒分离 早期患者的唾液、尿液、血液或脑膜炎患者的脑脊液,以及脑、甲状腺等组织中可分离出腮腺炎病毒,但分离技术复杂,无条件普遍开展。

诊断与鉴别诊断

1. 诊断 根据流行情况、接触史、发热和腮腺肿大的特征即可诊断。不典型病例或可疑病例应按上述实验室检查,结合流行病学资料明确诊断。

2. 鉴别诊断

(1)化脓性腮腺炎 常为一侧性,局部红肿压痛明显,挤压时有脓液自腮腺管流出。血象白细胞总数和中性粒细胞明显增高。

(2)症状性腮腺肿大 常并发于糖尿病、营养不良、慢性肝病,或应用碘化物、羟布宗(羟保泰松)、异丙肾上腺素过程中。腮腺肿大双侧对称,质软,无肿痛感。

(3)颈部及耳前淋巴结炎 局限于颈部或耳前区,边缘清楚而坚硬,压痛明显,肿大不以耳垂为中心,伴有咽峡炎、耳部疮疖等。

(4)其他病毒引起的腮腺炎 1、3 型副流感病毒,甲型流感病毒,A 型柯萨奇病毒,单纯疱疹病毒,巨细胞病毒,淋巴脉络丛脑膜炎病毒均可引起腮腺肿大和中枢神经系统症状,需做病原学诊断。

治疗

1. 一般及对症治疗 隔离患者,卧床休息。流质饮食,避免酸性食物。注意口腔卫生,餐后生理盐水漱口。头痛及腮腺胀痛者可用镇痛药,睾丸肿胀可用棉花垫和"丁"字带托起。

2. 抗病毒治疗 发病早期可试用利巴韦林 15 mg/(kg·d)静脉滴注,疗程 5～7 d。合并睾丸炎者,也可用 α 干扰素短期治疗。

3. 并发症治疗 对重症患者或并发脑膜脑炎、心肌炎患者,可用地塞米松 5～10 mg/d 静滴 5～7 d。若出现剧烈头痛、呕吐,疑为颅内高压的患者,可应用 20％甘露醇 1～2 g/kg 静脉推注,每 4～6 h 1 次直至症状好转。并发睾丸炎者,可托起肿大睾丸,早期可冷敷以减轻疼痛;症状较重及双侧睾丸炎患者,也可用肾上腺皮质激素治疗。

4. 预防睾丸炎 男性成年患者为预防睾丸炎的发生,早期可应用乙烯雌酚(己烯雌酚) 1 mg,3 次/d 口服。

预后与预防

1. 预后 大多预后良好,病死率为 0.5％～2.3％,主要死于重症腮腺炎病毒性脑炎。

2. 预防 按呼吸道传染病早期隔离患者,直至腮腺肿胀完全消退为止。接触者不一定检疫,但对儿童集体机构、学校、部队中的接触者应留验 3 周,对可疑者应立即暂时隔离。

腮腺炎减毒活疫苗免疫效果好,可皮下注射、喷鼻或气雾吸入接种。由于本疫苗有可能致畸,故孕妇禁用。也可采用中草药板蓝根 30 g 或金银花 9 g 每日 1 剂煎服,连服 6 d。

(易建华 罗端德)

第五节 病毒性肝炎

病毒性肝炎(viral hepatitis)是由多种肝炎病毒引起,以肝脏炎症和坏死病变为主的一组传染病,借粪-口途径、血液或体液而传播。临床上主要表现为乏力、食欲减退、肝大、肝功能异常,部分患者可有黄疸和发热,无症状感染者较为常见。按病原分类,目前已确定的肝炎病毒有 5 型,即甲型、乙型、丙型、丁型及戊型,其中甲型和戊型主要表现为急性肝炎,乙型、丙型和丁型主要表现为慢性肝炎,并可发展为肝硬化和肝细胞癌。除上述 5 型肝炎病毒之外,近年来,在非甲-戊型肝炎患者血清中还发现了一些新病毒,如庚型肝炎病毒(HGV)、输血传播病毒(TTV)、SEN 病毒以及 TLMV(TTV like mini virus)等,但由于其致病性尚不明确,未被列入肝炎病毒中。除肝炎病毒外,很多其他非嗜肝病毒,如巨细胞病毒、EB 病毒、风疹病毒、单纯疱疹病毒、柯萨奇病毒、艾柯病毒以及黄热病毒等,虽也可引起肝脏炎症,但主要引起肝脏以外的临床表现,且各有其特点,故不包括在本病范畴之内。

病原学

(一)甲型肝炎病毒

甲型肝炎病毒(hepatitis A virus,HAV)是一种微小 RNA 病毒,原先归类为小 RNA 病毒科肠道病毒属 72 型,由于它在理化和分子生物学特性方面与肠道病毒属病毒存在明显的差别,因而,现归入小 RNA 病毒科嗜肝 RNA 病毒属。该属只有一个种,即 HAV。

HAV 是直径约 27 nm 的正二十面体立体对称的球形颗粒，有蛋白衣壳和核酸，无包膜，表面有 32 个亚单位结构，称壳粒。HAV 内含单股正链 RNA 基因组，由 7 478 个核苷酸组成，Mr 为 2.25×10^3。HAV 基因组分为 5′端非编码区（5′NCR）、编码区（coding region）、3′端非编码区（3′NCR）。编码区只有一个开放读码框架（ORF）：P1 区编码核衣壳结构蛋白 VP1、VP2、VP3 和 VP4，P2、P3 区则编码非结构蛋白。

HAV 在体外抵抗力较强，在 −20℃ 条件下保存数年，其传染性不变，能耐受 60℃ 的温度 1 h 及 pH 1.0 的酸度 2 h；在干粪中 25℃ 能存活 30 d；在贝壳类动物、淡水、污水、海水及泥土中能存活数月；加热煮沸（100℃）5 min 或干热 160℃ 20 min，紫外线照射 1 h，氯 1 mg/L 30 min 或甲醛（1∶4 000）37℃ 72 h 均可使之灭活。

HAV 在体外培养已获成功，可在人及猴的某些细胞株中生长、增殖和传代。在细胞培养中 HAV 生长缓慢，接种后约需 4 周才可检出抗原。细胞培养的 HAV 一般不引起细胞病变，也不导致宿主细胞的溶解与死亡，但在人肝癌细胞中培养所得的 HAV，可能有致癌作用。

实验动物中绒猴及黑猩猩皆对 HAV 易感。人体和动物实验证明，HAV 主要在肝细胞的胞质内复制，通过胆汁从粪便中排出。在潜伏期内，可在血液中检出 HAV，但维持时间甚短。

HAV 仅有一个血清型，各病毒株在基因结构上虽略有差别，但无显著不同，目前仅检测到一种抗原抗体系统。HAV 存在于患者的血液、粪便及肝细胞胞质中。感染后血清中抗-HAV IgM 抗体很快出现，在 2 周左右达高峰，然后逐渐下降，在 12 周之内消失，是 HAV 近期感染的血清学证据；抗-HAV IgG 抗体产生较晚，在恢复期达高峰，可持久存在，具有保护性。

根据核苷酸序列，HAV 可分为 4 个基因型，利用分子生物学方法可在血液和粪便中检出 HAV RNA。

（二）乙型肝炎病毒

乙型肝炎病毒（hepatitis B virus，HBV）是一种 DNA 病毒，是嗜肝 DNA 病毒科中哺乳动物病毒属的一员。美洲旱獭（土拨鼠）肝炎病毒（WHV）和地松鼠肝炎病毒（GSHV）亦是该属成员，而鸭乙型肝炎病毒（DHBV）是该病毒科中的另一属——禽病毒属的代表。这些动物病毒的病毒体、基因组、抗原抗体系统、嗜肝性及流行病学特点与人基本一致。由于 HBV 迄今仍缺乏价廉、易得的动物模型，组织培养也未成功，难以进行体外实验，因此，人们用这些动物肝炎病毒进行各种研究。如应用 DHBV 模型进行抗 HBV 的药物筛选，应用 WHV 模型进行发病机制及原发性肝癌的研究等。

乙型肝炎患者血清在电镜下可观察到 3 种颗粒：小球形颗粒、管状颗粒、大球形颗粒。小球形颗粒（直径 22 nm）及管状颗粒（长 100～700 nm，宽约 22 nm）均为过剩的病毒外壳，含表面抗原。大球形颗粒（直径 42 nm）即病毒颗粒，有实心与空心两种，空心颗粒缺乏核酸。

完整的 HBV 颗粒直径为 42 nm，称 Dane 颗粒，分外膜和核心（核衣壳）两部分。外膜内含表面抗原（HBsAg）、糖蛋白与脂质成分。核心部分含有不完全环状双股 DNA、DNA 聚合酶（DNA polymerase，DNAP）和核心抗原（HBcAg），是病毒复制的主体。

HBV 基因组即 HBV DNA，由长的负链（L 链）和短的正链（S 链）组成。L 链的长度为 3.2 kb，S 链的长度为 L 链的 50%～99%。L 链有 4 个 ORF，分别为 S、C、P、X 区。

S区又分为preS1、preS2和S区,分别编码外膜上的preS1蛋白、preS2蛋白及S蛋白3种包膜蛋白多肽。三者共同组成大分子蛋白,preS2蛋白及S蛋白共同组成中分子蛋白。S蛋白又称小分子蛋白,或主蛋白,也就是HBsAg。preS1蛋白有很强的免疫原性,可诱生抗-preS1抗体,与病毒黏附肝细胞有关。preS2蛋白含有人聚合血清白蛋白受体(PHSA-R)。

C区又分为前C区和C区。前C区和C区共同编码HBeAg。C区单独编码核心蛋白(HBcAg)。前C区发生突变的HBV毒株可引起重型肝炎。在HBV携带者中,最常见的是1 896位核苷酸的变异,它可导致HBeAg向抗-HBe转换,而HBV DNA在血清中维持阳性。HBcAg具有很强的免疫原性,极易诱生抗-HBc抗体。

P区基因最长,编码DNAP、反转录酶及RNA酶H。

X区编码X抗原(HBxAg)。此抗原具有反式激活作用,可促进HBV本身的复制,又可促进人类免疫缺陷病毒(HIV)的复制,加重艾滋病的病情,也可能与人类原发性肝癌的病情有关。

HBV可分为A~H 8个基因型。不同地区流行的基因型不同,美国和西欧主要是A型,我国及亚洲地区主要是B型和C型。不同的基因型与干扰素抗病毒治疗的应答率有一定的相关性。

HBV在体外抵抗力很强,紫外线照射,加热60℃ 4 h及一般浓度的化学消毒剂(如苯酚、硫柳汞等)均不能使之灭活,在干燥或冰冻环境下能生存数月到数年。加热60℃持续10 h,煮沸(100℃)20 min,高压蒸汽122℃ 10 min或过氧乙酸(0.5％)7.5 min以上则可以灭活。

HBV的抗原复杂,其外壳中有HBsAg,核心成分中有HBcAg和HBeAg,感染后可引起机体的免疫反应,产生相应的抗体。

1. HBsAg和抗-HBs HBsAg存在于病毒颗粒的外壳以及小球形颗粒和管状颗粒。于感染后2~12周,丙氨酸转氨酶(ALT)升高前,即可于血内检测到。一般持续4~12周,至恢复期消失,但感染持续者可长期存在。HBsAg存在于血液和其他各种体液和分泌物,如唾液、尿液、精液中,是HBV存在的间接指标。即使体内已无完整的HBV,只要有HBV DNA片段整合到肝细胞DNA中,就有可能产生HBsAg。HBsAg无感染性而有抗原性,能刺激机体产生抗-HBs。在HBsAg自血中消失后不久或数周或数月,可自血中测到抗-HBs。抗-HBs出现后,其效价逐渐上升,并可持续存在多年。抗-HBs对同型感染具有保护作用,但如果被检测者为慢性肝炎患者,肝炎仍在活动,除外其他病因,抗-HBs阳性并不能完全排除慢性乙型肝炎的可能。若此时检测血中HBV DNA或肝组织内HBV标记阳性,则很可能是HBV在诱生抗-HBs后发生了变异。

HBsAg有"a"、"d"、"y"、"r"、"w"等多种抗原决定簇,其中"a"是共同的抗原决定簇,"d、y"和"r、w"为两组互相排斥的亚型决定簇。HBsAg有8种亚型和2种混合亚型,以adr、adw、ayr及ayw为主的4种亚型。各亚型的地理分布不同,adr亚型主要分布在亚洲及太平洋地区,adw亚型主要见于北欧、美洲及澳洲,ayw亚型主要在非洲、中东和印度,ayr亚型罕见。在我国主要是adr亚型,但广西的东北部则主要为adw亚型,西藏、新疆及内蒙古则以ayw亚型为主。亚型的测定对流行病学调查、预防研究有一定意义。

乙型肝炎preS抗原及preS抗体 preS1及preS2蛋白具有与HBsAg不同的抗原性。

完整的 HBV 颗粒含有 S 蛋白及 preS2 蛋白,而缺陷病毒颗粒则无 preS2 蛋白。血清中出现 preS1、preS2 抗原是 HBV 活动性复制的标志。preS2 蛋白具有较 S 蛋白更强的免疫原性,含有 preS2 蛋白的 HBsAg 诱生的抗-HBs,其效价明显高于不含 preS2 蛋白的 HBsAg 所诱生的抗-HBs。preS2 蛋白具有 PHSA-R 的功能,能使 HBV 与聚合人血清蛋白结合,以致免疫系统不易识别,且可通过肝细胞膜上的 PHSA-R 而吸附于肝细胞膜上,从而侵入肝细胞。

2. HBcAg 和抗-HBc HBcAg 主要存在于受染的肝细胞核内,复制后被释放至胞质中,由胞质中形成的 HBsAg 包裹,装配成完整的病毒颗粒后释放入血。血液中一般不能检测到游离的 HBcAg。血中的 Dane 颗粒经去垢剂处理后可以检测到其核心部分的 HBcAg 和 DNAP。在 HBsAg 出现后 2～5 周,临床症状未出现时,抗-HBc 即可由血中检测到。早期出现者主要是抗-HBc IgM,以 19S 五聚体 IgM 抗-HBc 为主,其效价迅速上升并保持高效价,至 HBsAg 消失后,抗-HBc IgM 效价即迅速降低。抗-HBc IgM 一般在血内维持 6～8 个月,是近期感染的重要标志;但在慢性活动型肝炎患者血中亦可测到,主要是 7～8S 单体 IgM 抗-HBc。抗-HBc IgG 出现较迟,但可长期存在。抗-HBc 对 HBV 感染无保护作用。血清中抗-HBc IgM 阳性表明体内有 HBV 复制,且有肝细胞损害;若抗-HBc IgG 阳性且效价高,伴以抗-HBs 阳性,则为 HBV 感染恢复期;若抗-HBc IgG 呈低效价,抗-HBc IgM 阴性,而抗-HBs 阳性,则是既往感染的标志。

3. HBeAg 和抗-HBe HBeAg 是以隐蔽形式存在 HBV 核心中的一种可溶性蛋白,其编码基因相互重叠,是 HBcAg 的亚成分。在感染 HBV 后,HBeAg 可与 HBsAg 同时或稍后出现在血中,其消失则稍早于 HBsAg。HBeAg 仅存在于 HBsAg 阳性者的血液中,通常伴有肝内 HBV DNA 的复制和 HBV DNAP 活性增高。因此,HBeAg 阳性是病毒复制活跃的重要指标,传染性高。急性肝炎患者若 HBeAg 持续阳性 10 周以上,则易于转为持续感染。抗-HBe 在 HBeAg 消失后很短时间内即在血中出现,其出现表示病毒复制已减少,传染性低。但抗-HBe 阳性者的血清中仍可查到少数 Dane 颗粒,且在患者肝细胞核内可检出整合的 HBV DNA 片段。抗-HBe 在临床恢复后尚可持续存在 1～2 年。当前 C 区基因发生突变时,HBeAg 可为阴性,抗-HBe 可为阳性,而 HBV 仍在活动复制,甚至病情加重。若要确诊是否为前 C 基因变异,则需要对前 C 区和 C 区基因进行序列分析。

HBV 的分子生物学标记如下。

(1) HBV DNA 此标记阳性说明有 HBV 的复制,是 HBV 感染的最直接、特异和灵敏的指标。HBV DNA 可用斑点杂交或 PCR 法进行检测。

(2) HBV 的 DNAP 其活性高低直接反映 HBV DNA 复制的高低,但由于检测方法比较复杂,测定结果波动很大,故临床上现已少用。

(三) 丙型肝炎病毒

丙型肝炎病毒(hepatitis C virus,HCV)过去称为输血后或肠道外传播的非甲非乙型肝炎病毒(PT-NANBH),1989 年国际肝炎会议正式命名为 HCV。基因序列分析比较,HCV 与黄病毒、瘟病毒基因结构极其相似。1991 年国际病毒命名委员会将 HCV 归入黄病毒科丙型肝炎病毒属。

HCV 为一类有包膜的球形 RNA 病毒,直径 50～60 nm,去包膜后为 33 nm 直径的核壳蛋白包被的核心部分。基因组全长约 9 400 个核苷酸,为单股正链 RNA,由 9 个基因区组成。HCV 基因组两侧分别为 5′端和 3′端非编码区。编码区从 5′端依次为核蛋白 C 区、包膜蛋白 E 区和非结构(NS)区。C 区编码核壳蛋白,E1、E2/NS2 区编码包膜糖蛋白,NS3、NS4、NS5 区各自编码不同功能的非结构蛋白。

HCV 基因组是 5 型肝炎病毒中最容易发生变异的。基于 HCV NS5 区基因序列及其进化关系的分型法(Simmonds 法)将 HCV 分为 6 个基因型(以 1～6 表示)和若干种亚型(以 a、b、c 等表示)。这些基因型与基因亚型在世界分布上存在着很大的差异。欧美国家以 1a、1b、2a、2b 和 3a 型为主,而我国主要是 1b、2a 和 2b 型。各型 HCV 对治疗的反应有所不同,1 型和 4 型对治疗的耐药性比 2 型和 3 型高。不同基因型 HCV 所引起的临床表现也有所不同,1b 型引起的肝脏疾病更为严重,病程进展更快。

HCV 基因组中 E1/E2 区易发生变异,尤其是 E2 区的变异性最大。E2 区内有 2 个高变区(HVR),与 HCV 的免疫逃逸机制有关。由于 E2 区不断变异,形成许多核苷酸序列不同的 HCV 变异株,可使在同一感染者体内同时存在同一基因亚型的不同 HCV 变异株(即 HCV 准种)感染现象。这种基因变异与丙型肝炎易发展为慢性肝炎、HCV 易形成免疫逃逸株以及疫苗研制困难等有密切的关系。

HCV 在血中浓度极低,一直未能在血中检出 HCV 抗原,仅能用免疫组化法检出肝细胞上的 HCV 抗原。由于 HCV 感染者血中的 HCV 浓度低,抗体反应弱而晚,血清抗-HCV 在感染后平均 18 周阳转,故急性肝炎患者抗-HCV 阴性也不能完全排除 HCV 感染,而慢性丙型肝炎患者抗-HCV 可持续多年。用常规试剂盒检出的抗-HCV 并非保护性抗体,它的检出只说明血液有传染性。抗病毒治疗后,抗-HCV 一般不会在短期内转阴。

HCV RNA 可用 RT-PCR 法从血清和肝组织中检出。用该法可于感染后数日内检出血清中 HCV RNA,并持续整个感染过程。HCV RNA 检出阳性率的高低与 HCV RNA 在血清中的浓度、HCV 的基因型、选用的引物以及 PCR 的方法有关。HCV RNA 的检出,表明血液中有 HCV,是有传染性的直接证据。定量 PCR 法常用于评价抗病毒药物的疗效及研究 HCV RNA 复制水平与肝脏病变的关系。抗病毒治疗后如 HCV RNA 转阴,则是治疗有效的根据。

加热 100℃ 10 min 或 60℃ 10 h 或甲醛(1∶1 000)37℃ 96 h 可使 HCV 灭活。

仅人和黑猩猩对 HCV 易感,传代细胞培养不能繁殖 HCV,但 HCV 克隆已获成功。

(四)丁型肝炎病毒

丁型肝炎病毒(hepatitis D virus,HDV)是一种缺陷 RNA 病毒,必须有嗜肝 DNA 病毒(如 HBV、WHV、DHBV)的辅助才能装配成有传染性的完整病毒,但在细胞核内的 HDV RNA 则无需 HBV 的辅助也能自行复制。HDV 定位于肝细胞核内和细胞质内,在血液中由 HBsAg 所包被,形成直径为 35～37 nm 的球形颗粒。HDV 基因组是一个单链环状 RNA,内含 1 780 个核苷酸。HDV 可与 HBV 同时感染人体,也可在 HBV 感染的基础上引起重叠感染。当 HBV 感染结束时,HDV 感染亦随之而结束。HDV 感染可明显抑制 HBV DNA 复制。在 HDAg 表达处于高峰时,HBV DNA 常可阴转,以后随着 HDAg 阴转和抗-HD 阳转,HBV DNA 又可回复至原来水平。

在血清中测不出游离的 HDAg。HDAg 主要在肝细胞核内表达,可用免疫组化法检出。用 RIA 或 ELISA 可检出血清中总体抗-HD。当 HDV 处于复制状态时,可在肝细胞、血液及体液中检出 HDV RNA。用 RT-PCR 方法可检出<10 个拷贝的 HDV RNA,并可作为抗病毒治疗的疗效观察指标。

黑猩猩和美洲土拨鼠可作为 HDV 的易感动物模型。

(五)戊型肝炎病毒

戊型肝炎病毒(hepatitis E virus,HEV)为 RNA 病毒,其归属尚待研究。HEV 呈球状颗粒,直径为 32～34 nm,无包膜。HEV 基因组为单股正链 RNA,约 7.5 kb。HEV 基因组有 3 个编码区,可编码结构蛋白等。

HEV 有 2 个亚型:缅甸和中国 HEV 属同一亚型,墨西哥株为另一亚型。HEV 尚有流行株和散发株之分。

HEV 主要在肝细胞内复制,通过胆汁排出。发病前 1～4 d 至发病后 2 周可用 IEM 技术从患者粪便中检出 HEV。用初代猕猴肝细胞培养 HEV 已获得成功。在接种后 5 d,HEV 在细胞内复制达到高峰。猕猴对 HEV 最易感,绒猴、恒河猴、非洲绿猴、短尾猴和黑猩猩也易感。

用 ELISA 可检测出戊型肝炎患者血清抗- HEV。抗- HEV IgM 和抗- HEV IgG 在血清中基本上同步出现,只是抗- HEV IgM 消失较早,抗- HEV IgG 在 9～12 个月后达低水平。

HEV 不稳定,4℃保存易裂解,在 Mg^{2+} 和 Mn^{2+} 存在下可保存其完整性,在碱性环境中较稳定。

流行病学

(一)传染源

甲型肝炎的主要传染源是急性患者和亚临床感染者。猩猩和猕猴虽可自然感染,但作为人的传染源意义不大。目前尚未发现 HAV 慢性携带者。在甲型肝炎自然史中,亚临床型或隐性感染是主要的。甲型肝炎暴发流行时,隐性感染与显性感染的比例最高为 10:1。甲型肝炎患者自潜伏末期至发病后 10 d 传染性最大,出现黄疸后 20 d 始无传染性。病毒主要通过粪便排出体外,自发病前 2 周至发病后 2～4 周内的粪便具有传染性,而以发病前 5 d 至发病后 1 周最强,潜伏后期及发病早期的血液中亦存在病毒。唾液、胆汁及十二指肠液均有传染性。

乙型肝炎的传染源是乙型肝炎患者以及病毒携带者。急性患者从潜伏期至发病后 66～144 d,其血液内都具有传染性。由于急性患者传染期短,作为传染源的意义不如慢性肝炎患者和病毒携带者大。根据各国人群中乙型肝炎的检测结果,估计全世界有 3.5 亿～4 亿慢性 HBV 感染者,构成了重要传染源。

丙型肝炎的传染源是丙型肝炎患者和抗- HCV 阳性的无症状携带者。丙型肝炎分布世界各地,无明确地理界限。在西欧、美洲人群中,HCV 的感染率为 0.3%～1.5%;中东地区为 5% 左右。我国大陆 HCV 感染率约为 3.2%。

丁型肝炎感染遍及全球,其传染源是急、慢性患者和病毒携带者。HDV 感染可见于静脉药瘾者、同性恋者和血友病者,但 HDV 必须在 HBV 感染的基础上才能感染致病。我国 HBsAg 携带者中抗- HDV 检出率平均为 1.15%,说明我国是世界上 HDV 感染的极低区。

戊型肝炎的传染源是急性及亚临床型患者,以潜伏末期和发病初期粪便的传染性最高。其流行有明显的季节性,多发生于雨季或洪水后。散发性流行的患者部分与甲型肝炎重叠发病,主要系污染食物所致。

（二）传播途径

HAV 主要从肠道排出，通过日常生活接触而经口传染，因此，粪-口传播是甲型肝炎的主要传播途径。多呈散发性发病，但通过水或食物污染引起的甲型肝炎常呈暴发流行。例如受 HAV 污染的贝类引起甲型肝炎暴发，国内外已有不少报道。上海市 1988 年初发生甲型肝炎大流行系由生食毛蚶所致。吃蚶人群的甲型肝炎罹患率比未吃蚶人群的相对危险性高 23～25 倍。

HBV 主要经血和血制品、母婴、破损的皮肤和黏膜及性接触传播，可通过输血、血浆、血制品或使用污染病毒的注射器针头、针灸用针、采血用具而发生感染，血液透析等亦有感染 HBV 的危险。关于经口感染问题，病毒入口后必须通过消化道黏膜破溃面，如口腔溃疡、胃和十二指肠溃疡、食管炎等病灶进入血行而发生感染。在消化道功能正常的情况下，经口感染乙型肝炎的机会远较甲型肝炎为低。国外给予"志愿者"口服乙型肝炎患者的粪便悬液，结果均未发病。流行病学调查也表明在接触粪便机会较多的清洁工人中，HBsAg 及抗-HBs 的阳性率并不比对照组清洁工或其他人群高。此外，业已证明 HBsAg 除存在于血清外，还可在唾液、尿液、胆汁、乳汁、汗液、羊水、月经、精液、阴道分泌物、胸腔积液、腹水等体液中检得，因此，各种体液在传播乙型肝炎中的作用应予以重视。鉴于乙型肝炎主要由接触患者或 HBsAg 携带者的血液和分泌物所引起，故医务人员亦易从患者中感染乙型肝炎，其中以口腔科和外科医师感染 HBV 机会较多。乙型肝炎的母婴传播主要系分娩时接触母血或羊水和产后密切接触引起，但少数可在子宫内直接感染。HBeAg 阳性孕妇行引产或流产所获得的胎儿肝组织中曾找到 HBeAg，说明本病有可能通过胎盘直接传播。

丙型肝炎主要通过输血而引起，本病约占输血后肝炎 70% 以上。在大多数发达国家，丙型肝炎是输血后肝炎最常见的一种类型。在肾移植患者中，大多数急性和慢性肝炎的发作也是由丙型肝炎所致。随着免疫诊断试剂（抗-HCV、HCV RNA PCR 法）的应用，输血后 HCV 感染率大大降低；反之，对血液或血制品检测不严，可造成丙型肝炎暴发流行。例如中国某地曾因单采血浆回输血细胞时污染，造成本病流行。经 2 年以上随访，被输血者血清抗-HCV 阳性率达 100%。HCV 的传播经血行感染的事实已被证实，而散发的 HCV 感染者 40%～50% 无输血或用血制品史，确切传播途径尚不明确。但有报道各种体液，包括腹水、胸腔积液、精液、尿及阴道分泌物等可由双扩增 PCR 技术检测到 HCV。此外，同性恋以及家庭或集体生活环境中有长期接触丙型肝炎患者或 HCV 携带者的人群中，HCV 感染危险性则更大，故由于密切接触而传播本病的方式亦应引起重视。HCV 可以通过母婴传播，现已发现母亲体内高水平的病毒血症能使 HCV 传播给下一代，妊娠后期急性 HCV 感染可促使母婴间传播，HCV 的母婴传播主要发生在分娩过程中，围生期传播率为 10% 左右。至于母乳喂养是否可以传播丙型肝炎，目前尚无证据证明。

HDV 的传播方式与 HBV 相同，HDV 感染分布呈不均匀性。据报道在意大利 HBsAg 携带者中 HDV 感染率高达 50% 左右，而在德国和美国仅分别为 1.9% 和 0.39%。我国 HDV 感染率各地报告不同，一般为 2%～5%。

戊型肝炎的传染源主要是患者粪便污染水源或食物，传播途径主要通过粪-口感染。其流行与社会经济、卫生习惯和文化素质等密切有关，亚洲、非洲及中美洲均有本病暴发性流行，英、美、法国及俄罗斯有散发病例发生，我国各地亦有本病流行发生。

（三）人群易感性

甲型肝炎主要发生于儿童及青少年，婴儿在出生后 3 个月内血清中抗-HAV 约 60% 呈阳性,主要是从母体中被动获得。6个月后抗-HAV迅速下降,故在儿童期内易得甲型肝炎。在一些发达国家,甲型肝炎的流行率较低。人群中抗-HAV的阳性率随年龄增长而逐渐上升。50岁以上年龄组大部分已具有抗-HAV。相反,在一些发展中国家,甲型肝炎流行率很高,幼年时大部分获得感染。中国人对HAV普遍易感。感染后可获持久免疫力,故再次发病者少见。

乙型肝炎较多发生于20~40岁的青壮年。HBsAg携带者与首次感染时年龄、感染机会、免疫状况等因素有一定关系。感染年龄越早,越容易形成慢性携带状况。人群中抗-HBs阳性率高的地区,常是本病高流行区。在这些地区,由于大多数人群感染过HBV而获得了免疫力,故临床上典型的急性乙型肝炎病例较少,无黄疸型慢性肝炎的比例往往很高,HBsAg携带者亦多见。反之,在抗-HBs阳性率低的人群中,由于易感者比例较大,容易造成本病暴发流行。

凡未感染过HCV的人,不分年龄和性别均对HCV易感。现已知丙型肝炎为波及全球的传染病,80%~90%的输血后肝炎为丙型肝炎。

凡未感染过HEV的人均对HEV易感,各年龄组均可发病。儿童感染HEV后多表现为隐性感染,而成人则多表现为显性感染。过去10年中,在13个国家发生30余次肝炎流行,波及南亚次大陆、东南亚、前苏联亚洲部分、中国、北非、中非、约旦和墨西哥等,其中多次是水源性污染所致的暴发流行。至少有50%以上为戊型肝炎,且以成人感染占多数。

(四)流行特征

1. 散发性 甲型肝炎散发性发病常见于发展中国家,其特征为儿童发病率高,多由日常生活接触传播,我国大多数地区属于这一模式。

乙型肝炎的发病也以散发性发病为主,感染与发病表现出明显的家庭聚集现象。家庭聚集现象与母婴传播及日常生活接触传播有关。HBsAg阳性率的年龄分布有两个高峰,10岁前为第1高峰,30~40岁为第2高峰。性别为男性多于女性。

非经输血传播的丙型肝炎又称为散发性丙型肝炎,可由密切接触和母婴传播所致。

在非流行区中所见的戊型肝炎以散发性发病为主,多由日常生活接触所致。

2. 流行性 主要由水和食物传播所致,常见于甲型和戊型肝炎。1988年上海市由于食用受粪便所污染的毛蚶而引起新中国成立以来最大的一次甲型肝炎流行,在4个月内共发生31万例。1986~1988年在我国新疆南部地区,曾发生2起戊型肝炎水型流行,约12万例,持续时间18个月,是由于水源受到持续污染所致。

3. 季节性 在北半球各国,包括我国在内,甲型肝炎的发病率有明显的秋、冬季高峰。在非流行年,季节高峰明显;流行年则季节高峰不明显。戊型肝炎也有明显季节性,流行多发生于雨季或洪水后。乙、丙、丁型肝炎主要为慢性经过,季节分布不明显。

4. 地理分布 甲型肝炎地理分布不明显。乙型肝炎的地理分布可按流行的严重程度分为低、中、高度3种流行地区。低度流行区HBsAg携带率为0.2%~0.5%,以北美、西欧、澳大利亚为代表。中度流行区HBsAg携带率为2%~7%,以东欧、地中海、日本、俄罗斯为代表。高度流行区HBsAg携带率为8%~20%,以热带非洲、东南亚和中国为代表。丙型肝炎除基因型地理分布如前所述之外,世界各地感染率无明显差别。丁型肝炎呈全球分布,但以南美洲、中东、巴尔干半岛与地中海为高发区。我国以西南地区感染率较高。戊型肝炎主要流行于亚洲和非洲一些发展中国家,在南亚次大陆呈地方性流行,约90%散发性肝炎为戊型。我国各省、市、自治区均有戊型肝炎流行。

发病机制

　　肝炎的发病机制尚有很多问题未阐明。过去认为 HAV 对肝细胞有直接杀伤作用,但很少通过免疫机制引起肝细胞病变。近期研究发现 HAV 侵入人体后,感染初期为原发的非细胞病变,此时 HAV 在肝细胞内大量复制和释放;疾病恢复期,病毒产生减少,肝细胞内可见汇管区有大量单核细胞浸润,并伴肝细胞轻度坏死和肝小叶内淤胆;在肝外组织如腹腔内淋巴结、脾脏和肾脏中可检出 HAV,在肾小球血管基膜上有免疫复合物沉积。以上现象提示甲型肝炎的发病可能有免疫机制参与。有研究表明,巨噬细胞、NK 细胞以及人类白细胞抗原(HLA)参与介导的细胞毒性 T 淋巴细胞(CTL)及其相关因子,如 γ 干扰素(IFN-γ)等在免疫损伤机制中起十分重要的作用。

　　目前认为 HBV 本身不引起明显的肝细胞损害。肝细胞损害主要由免疫病理引起,即机体的免疫反应在清除 HBV 的过程中造成肝细胞损害,包括细胞介导的免疫病理损伤、体液免疫所致的免疫损伤和自身免疫所致的损伤等多种免疫病理机制。

　　HBV 进入人体后,侵袭肝细胞,在其中复制,然后从肝细胞中逸出,并不引起肝细胞损害,但在肝细胞膜表面形成特异性的病毒抗原。从肝细胞逸出的病毒进入血液循环后,可刺激免疫系统(T 细胞和 B 细胞),产生致敏淋巴细胞(细胞免疫)和特异性抗体(体液免疫)。进入血液循环的病毒被具有免疫活性的 T 细胞识别,后者致敏增生。此种致敏淋巴细胞与肝细胞膜表面的病毒抗原相结合,使致敏淋巴细胞释放出各种体液因子,如淋巴毒素、细胞毒因子、趋化因子、移动抑制因子、转移因子等,结果将病毒杀灭,肝细胞亦遭受损害,引起坏死和炎症反应。免疫反应强烈的患者可能发生急性重症肝炎(暴发性肝炎);细胞免疫功能低下者感染 HBV 后易演变为慢性肝炎或携带者;免疫功能正常且侵及肝细胞的病毒量较多时,临床表现多为一般的急性黄疸型肝炎。

　　导致慢性持续 HBV 感染的机制尚未阐明,可能包括病毒和宿主两方面的因素。近期资料表明,慢性 HBV 感染者的肝细胞基因组有 HBV DNA 整合。病程越长,整合的机会越多,肝细胞内 HBV DNA 的整合与原发性肝细胞癌的发生有密切关系。HBV 致病过程必须有宿主免疫细胞或抗体参与。特异性细胞免疫反应是引起乙型肝炎慢性化的重要原因之一,其中 CTL 在清除肝细胞内 HBV 中起着主要作用。CTL 能识别表面附有病毒抗原的肝细胞,在巨噬细胞协同下,攻击肝细胞使其破坏,同时杀灭肝细胞破坏时释放的 HBV。宿主细胞免疫功能低下或缺陷时,CTL 功能亦低下,致使不能消灭和清除肝细胞内的 HBV。CTL 清除细胞内 HBV 的效率不仅取决于肝细胞 HBsAg 的表达,同时也有赖于 HLA 的密度。肝细胞表面 HLA 表达的减少可能是 CTL 不能有效地清除细胞内肝炎病毒抗原的机制之一。NK 细胞和干扰素在抗病毒机制中具有相当重要作用,慢性乙型肝炎患者的 NK 细胞活力常低于正常,其干扰素产量亦低下。干扰素活力低下可能与 HBV 感染慢性化有关。近期研究表明,慢性乙型肝炎患者体内的抗原呈递细胞,如树突细胞的功能下调,也可能与 HBV 感染慢性化有关。

　　抗病毒抗体对终止 HBV 感染具有十分重要的作用。在慢性 HBV 感染时,体内抗-HBs 产生减少,因此不能中和循环内的 HBV,亦不能阻止 HBV 感染正常肝细胞。抗-Dane 颗粒(完整HBV)的抗体对于清除 HBV 更为重要。在慢性 HBV 感染时,血清中抗-Dane 颗粒抗体亦减少。

慢性乙型肝炎的肝细胞损害和炎症反应是由于免疫细胞作用于肝细胞的结果,以 Tc 细胞破坏受染肝细胞的作用最为重要。肝组织内的淋巴细胞直接攻击肝细胞等亦引起炎性病变。淋巴细胞特别是 T 细胞和 NK 细胞侵入肝细胞,前者可释放淋巴毒素,后者起杀伤作用,使肝细胞发生碎屑样坏死等。

慢性乙型肝炎的活动亦与细胞膜成分的自身免疫反应有关,主要表现为抗肝细胞膜成分抗体的出现。这些抗体可能对肝细胞有直接损伤作用,亦可介导抗体依赖性淋巴细胞毒作用(ADCC)导致肝细胞损伤。慢性肝炎活动期患者的肝细胞膜表面存在两种特异性抗原,即肝细胞膜特异性脂蛋白(LSP)和肝细胞膜抗原(LMA),在患者血清中存在相应的抗-LSP 和抗-LMA。由于抗-LSP 经循环进入肝小叶时,首先集中在小叶周围区,通过 ADCC 造成肝小叶周围区碎屑样坏死。

慢性乙型肝炎患者血清 IgG 升高常提示肝内病变活动,并有较显著的肝细胞坏死。IgA 升高者肝内纤维化程度显著;而 IgG、IgA 和 IgM 同时升高,常提示肝小叶结构破坏及纤维化程度严重。一般认为免疫球蛋白升高是由于库普弗细胞(枯否细胞)吞噬抗原的功能降低,使抗原溢出到抗体生成部位(如脾脏等),以致形成大量的自身抗体。

慢性乙型肝炎肝组织炎症反应中,CD4 辅助性 T 细胞百分率低下,CD8 抑制性/细胞毒性 T(Ts/Tc)细胞百分率增高,因而 CD4/CD8 细胞比率显著下降。在肝炎患者血清和肝组织内检出多种具有调节免疫作用的物质,包括花环形成抑制因子(RIF)、极低密度脂蛋白(VLDL)、肝性免疫调节蛋白(LIP)、血清抑制因子(SIF)及白细胞介素-2(IL-2)等,上述免疫调节物质的功能失调可导致肝细胞破坏。

HBV 对肝外器官的损伤可表现为慢性多发性关节炎、慢性溃疡性结肠炎、肾小球肾炎、心肌炎、胰腺炎、血液系统病变(包括再生障碍性贫血、严重溶血性贫血等)、结节性多动脉炎及血清病样综合征等。有些肝外病变作用机制尚不清楚,有些致病病因系与病毒抗原-抗体免疫复合物(CIC)有关,但免疫复合物在肝损害中的作用至今尚有争论。

HCV 可通过病毒对肝细胞的直接损伤、宿主的免疫病理损伤以及细胞凋亡导致肝细胞破坏 3 个机制致病。HCV 直接致病作用可能与病毒在肝细胞内复制、干扰蛋白质合成有关;实验证明,免疫因素是肝细胞损伤致病的重要机制,在慢性 HCV 感染中,CTL 攻击病毒感染的靶细胞致损伤机制占重要作用;Fas 系统介导的细胞凋亡在 HCV 致病机制中也起一定作用。

HCV 感染后,在急性期可引起短暂病毒血症。在 ALT 升高之前检出 HCV RNA,而抗-HCV 往往要在 ALT 升高后数天或数月才能检出。HCV 进入肝细胞内,持续时间较长,HCV 的复制或重叠 HBV 感染可加剧肝脏病变。HCV 感染与肝细胞癌的发生有密切关系,从 HCV 感染发展成原发性肝癌平均约 30 年,其致病机制尚不完全清楚。因为 HCV 复制不经过反转录成 DNA 的阶段,因而致癌机制可能与 HBV 不同。HCV 重叠 HBV 感染的慢性肝炎患者容易演变为肝硬化,最后发展为肝细胞癌的机会和概率更高。

HDV 感染后,在 HDV 表达的肝细胞多有变性改变,其周围的炎症细胞浸润很少见,间接说明 HDV 可能通过直接致细胞毒性作用而形成肝细胞病变。但 HDV 感染必须在 HBV 同时存在情况下发病,故在 HDV 阳性肝细胞周围也可见炎症细胞浸润。肝细胞病变与 HDV 感染的细胞数之间并无平行关系,故丁型肝炎的发病机制是 HBV 及 HDV 两者共同作用导致肝脏损伤的结果。

HEV感染人体的发病机制,大多认为有免疫机制参与。戊型肝炎患者肝组织病理检查发现,HEV抗原阳性肝细胞多为单个散发分布,但肝细胞病变明显部位,可见较多淋巴细胞侵入其中。上述现象在HEV阳性肝细胞中尤为明显。孕妇感染HEV时,肝功能损害明显,病死率高。

各型病毒性肝炎之间无交叉免疫。HDV与HBV联合感染或重叠感染可加重病情,易发展为慢性肝炎及重型肝炎,尤以HDV重叠感染于慢性乙型肝炎者。HAV或HBV重叠感染也使病情加重,甚至可发展为重型肝炎。

病 理

(一)病毒性肝炎的基本组织学改变

1. 炎性改变 主要浸润细胞为淋巴细胞、单核细胞、浆细胞和组织细胞。

(1)间质内炎症:炎性细胞存在于汇管区或新形成的纤维间隔内。大量淋巴细胞浸润有时可形成淋巴滤泡。

(2)实质内炎症:坏死灶内可见多少不等的炎症细胞,并可见淋巴细胞和肝细胞密切接触,甚至进入肝细胞内。

2. 坏死性改变

(1)单个细胞坏死:细胞呈凝固性坏死,最后形成嗜酸性小体。

(2)灶性坏死:小群肝细胞呈溶解性坏死,有单核及淋巴细胞浸润,伴有或不伴有网状支架的塌陷,随之库普弗细胞增生,并吞噬细胞碎片。

(3)碎屑样坏死:肝细胞坏死发生于肝实质和间质交界处,当坏死发生于汇管区,同时伴有界板破坏,称为门静脉周围碎屑样坏死。如发生于新形成的间隔和肝实质交界面,则称为间隔周围碎屑样坏死。在坏死灶内肝细胞呈碎片状或相互解离,炎细胞可侵入肝细胞内,并可见肝细胞被淋巴细胞包围而相互分离。这种被隔离而存活的肝细胞,有时形成腺样结构,或被胶原纤维所包绕。

(4)桥接坏死:两个碎屑样坏死灶相互融合,或碎屑样坏死灶和小叶中央坏死灶相融合,形成桥接坏死。

(5)多小叶坏死:坏死范围累及多个小叶。

3. 其他肝实质的改变

(1)肝细胞水肿、疏松,气球样变及嗜酸性变。

(2)肝细胞内及毛细胆管内淤胆。

(3)肝细胞再生,表现为肝细胞及胞核大小不一,出现双核及多核细胞和双层肝细胞索形成。

(4)毛玻璃细胞:胞质内有淡染的均质性结构,呈弥漫型、包涵体型或膜型分布,多见于慢性肝炎及HBsAg携带者。

4. 胆管改变 小胆管可增生,偶见胆管上皮肿胀及气球样变。

5. 纤维化及间隔形成

(1)主动性间隔:由于碎屑样坏死后,纤维组织增生并向小叶内伸入。一般呈楔形,伴多量炎细胞的浸润。

(2)被动性间隔:由于肝细胞坏死,网织支架塌陷纤维化而形成,炎症浸润很轻微,间隔和肝实质界限较清楚。

（二）各型病毒性肝炎的病理变化

按病变轻重以及病程经过可分为急性、慢性、重型肝炎和肝硬化四大类。

1. 急性肝炎 主要病变位于小叶内，表现为肝细胞肿胀（水肿），嗜酸性变、脂肪变（主要见于丙型肝炎），点状、灶性坏死，嗜酸小体，肝窦内单个核细胞浸润，窦壁细胞增生（丙型肝炎常较明显）。有的可见某种程度的小叶内胆汁淤积，肝毛细胆管内含胆栓，坏死灶及窦内有小团含色素吞噬细胞聚集。临床具黄疸者，这种改变比较明显，有时可持续较久。汇管区炎症在乙型肝炎时常不显著，而其他各型比较明显。甲型、戊型肝炎时汇管区常见较多的浆细胞浸润，甲型肝炎时常可见到淋巴细胞、浆细胞浸润于肝小叶周边。甚至出现肝细胞脱落，类似碎屑坏死。丙型肝炎汇管区炎症较明显，有时呈滤泡样淋巴细胞聚集，小胆管上皮细胞损伤。

2. 慢性肝炎 按照病变程度分为轻、中、重3度。

1）轻度慢性肝炎

（1）肝细胞变性，点状、灶性坏死，嗜酸小体。

（2）汇管区有或无炎细胞浸润，扩大，可见轻度碎屑样坏死。

（3）小叶结构完整。

2）中度慢性肝炎

（1）汇管区炎症明显，伴中度碎屑样坏死。

（2）小叶内炎症重，伴桥接坏死。

（3）纤维间隔形成，小叶结构大部分保存。

3）重度慢性肝炎

（1）汇管区炎症重或伴重度碎屑样坏死。

（2）桥接坏死范围广泛，累及多数小叶。

（3）多数纤维间隔，致小叶结构紊乱，或形成早期肝硬化。

慢性肝炎分级分期标准见表2-1。

表2-1 慢性肝炎分级分期标准

炎症活动度（G）			纤维化程度（S）	
级	汇管区及周围	小叶内	期	纤维化程度
0	无炎症	无炎症	0	无
1	汇管区炎症	变性及少数坏死灶	1	汇管区扩大，纤维化
2	轻度 PN	变性，点、灶性坏死	2	汇管区周围纤维化
3	中度 PN	变性，坏死灶或见 BN	3	无肝硬化
4	重度 PN	BN 范围广，累及多个小叶，小叶结构失常	4	早期肝硬化或肯定的肝硬化

①PN：碎屑样坏死；②BN：桥接坏死；③汇管区与小叶内炎症活动度分级不一致时，以高者为准。

3. 重型肝炎

（1）急性重型肝炎：临床表现为重型肝炎，肝细胞呈大块性（坏死面积≥肝实质的2/3）或亚大块性坏死，或大灶性的肝坏死伴肝细胞的重度水肿。

（2）亚急性重型肝炎：病理学形态表现为肝细胞新旧不等的亚大块性坏死（坏死面积≤

50%），小叶周边出现团块状肝细胞再生；小胆管增生，并常与增生的肝细胞移行，重度淤胆，尤其是小叶周边增生的小胆管及小叶间胆管较为显著。

（3）慢性重型肝炎：病变特点表现为在慢性肝病（慢性肝炎或肝硬化）的病变基础上，出现大块性（全小叶性）或亚大块新鲜的肝实质坏死。

4. 肝硬化

（1）活动性肝硬化：肝硬化伴明显炎症，包括纤维间隔内炎症、假小叶周围碎屑样坏死及再生结节内炎症病变。

（2）静止性肝硬化：假小叶周围间隔内炎性细胞少，结节内炎症轻。

病理生理

（一）黄疸

以肝细胞性黄疸为主。由于胆小管壁上的肝细胞坏死，导致管壁破裂，胆汁反流入血窦。肿胀的肝细胞压迫胆小管，胆小管内胆栓形成、炎性细胞压迫肝内小胆管等均可导致肝内淤胆。肝细胞膜通透性增加及胆红素的摄取、结合、排泄等功能障碍都可引起黄疸，因此大多数病例都有不同程度的肝内梗阻性黄疸。

（二）出血

肝细胞坏死可导致由肝脏合成的多种凝血因子缺乏、血小板减少。重型肝炎时弥散性血管内凝血（DIC）也可导致凝血因子和血小板消耗。少数情况下可并发血小板减少性紫癜或再生障碍性贫血。这些因素都可引起出血。

（三）腹水

重型肝炎和肝硬化时，由于肾皮质缺血，肾素分泌增多，刺激肾上腺皮质分泌过多的醛固酮，导致钠潴留。利钠激素的减少也导致钠潴留。钠潴留是早期腹水产生的主要原因；而后期门静脉高压、低蛋白血症和肝硬化时增生的结节压迫血窦，使肝淋巴液生成增多，则是促进腹水增多的因素。

（四）肝性脑病

产生因素是多方面的。在重症肝炎和肝硬化时，各因素的比重不同。

1. 血氨及其他毒性物质的储积　大量肝细胞坏死时，肝脏解毒功能降低；肝硬化时门-腔静脉短路，均可引起血氨及其他有毒物质，如短链脂肪酸、硫醇、某些有毒氨基酸（如色氨酸、甲硫氨酸、苯丙氨酸等）的储积，使中枢神经系统中毒，从而导致肝性脑病。

2. 氨基酸比例失调　正常时血浆支链氨基酸（BCAA）与芳香族氨基酸（AAA）比值为 $3.0 \sim 3.5$，肝性脑病时 BCAA/AAA 比值为 $0.6 \sim 1.2$。在急性重型肝炎（急性肝坏死时）表现为 AAA 显著升高，而 BCAA 正常或轻度减少，在肝硬化时则表现为 AAA 升高和 BCAA 减少。两者都由于肝衰竭导致不能充分转化 AAA（苯丙氨酸、酪氨酸、色氨酸），而 BCAA（缬氨酸、亮氨酸、异亮氨酸等）因不在肝内转化而不受影响。但 BCAA/AAA 比值有时与肝性脑病并无显著相关。

3. 假性神经递质假说　某些胺类物质（如羟苯乙醇胺）由于肝功能衰竭不能被清除，通过血-脑屏障取代正常的神经递质，从而导致脑病。

4. 其他诱发因素　一切导致血氨升高的因素，如利尿剂引起低钾、低钠血症，消化道大出血，高蛋白饮食，以及感染、镇静剂、大量放腹水等都可诱发肝性脑病。

临床表现

（一）潜伏期

甲型肝炎潜伏期为 2～6 周，平均 1 个月左右。乙型肝炎潜伏期为 6 周至 6 个月，平均为 70 d。丙型肝炎潜伏期为 2～26 周，平均 50 d。戊型肝炎潜伏期为 10～70 d，平均为 40 d。丁型肝炎潜伏期尚未确定，可能相当于乙型肝炎潜伏期。

（二）急性肝炎

1. 急性黄疸型肝炎　病程 2～3 个月，典型病例的临床表现如下。

（1）黄疸前期：多数起病急，可有畏寒、发热，主要症状为乏力、食欲减退、恶心、呕吐、肝区胀痛、腹胀、便秘或腹泻等。某些病例有明显的上呼吸道症状，类似感冒。本期体征不显著，部分病例有浅表淋巴结肿大。本期末小便颜色加深，继而巩膜及皮肤先后出现黄染。

（2）黄疸期：巩膜、皮肤出现黄染，约 1 周达高峰。部分患者短期内可出现肝内梗阻性黄疸的临床表现，黄疸日益加深，皮肤瘙痒，大便呈淡灰白色；肝多肿大，质地充实，有压痛、叩击痛。约 10% 患者脾大。肝功能检查有明显异常。本期病程 2～6 周。

（3）恢复期：此时黄疸和其他症状逐渐消退，精神、食欲明显好转，肝、脾逐渐回缩，肝功能渐趋正常。有些患者口苦、肝区痛、腰背酸痛、腹胀等症状迁延较久。本期病程 2～16 周，平均 1 个月左右。

2. 急性无黄疸型肝炎　本型较黄疸型肝炎多，可发生于 5 型病毒性肝炎中的任何一型，是一种轻型的肝炎。肝功能损害不如黄疸型显著。一部分病例并无明显症状，于体检时发现肝大或肝功能异常。本型病程长短不一，大多于 3～6 个月内恢复健康；但部分病例病情迁延，转为慢性，见于乙型肝炎和丙型肝炎。

（三）慢性肝炎

仅见于乙、丙、丁型 3 型肝炎。

1. 轻度慢性肝炎　过去称为慢性迁延性肝炎。急性肝炎患者迁延不愈，病程超过半年，有乏力、食欲缺乏、肝区隐痛、腹胀等症状，肝功能轻度异常，或反复波动。以上情况可持续数月至数年。病情虽有波动，但总的趋势是逐渐好转以至痊愈，只有少数转为中度慢性肝炎。

2. 中度慢性肝炎　病程超过半年，除有乏力、食欲缺乏、腹胀、肝区痛等常见症状外，还可出现肝外多脏器损害的症状，如关节炎、肾炎、结肠炎、甲状腺炎、心肌炎、胸膜炎及眼口干燥综合征等，其中以关节炎和慢性肾炎多见。肝、脾多肿大，常有压痛和质地改变。部分患者有皮肤黝黑，进行性脾大、蜘蛛痣、肝掌等表现。肝功能持续异常，或有明显波动，尤其是血浆蛋白改变，肝脏纤维化指标升高，或伴有自身抗体持续升高等特征。

3. 重度慢性肝炎　除上述临床表现外，还具有早期肝硬化的肝活检病理改变与临床上代偿期肝硬化的表现。

（四）重型肝炎（肝衰竭）

所有 5 型病毒性肝炎均可导致重型肝炎（肝衰竭），其病死率很高。

重型肝炎（肝衰竭）出现的主要表现有：①黄疸进行性加深；②出血倾向明显；③肝萎缩，可有肝臭；④神经系统症状有烦躁、谵妄、定向力和计算力障碍、嗜睡以至昏迷，多数患者有脑水肿；⑤肝肾综合征，尿少、尿闭及氮质血症等。肝功能损害严重，血清胆红素为

171 μmol/L 以上,凝血酶原时间显著延长,血清胆碱酯酶、胆固醇及胆固醇酯降低等。患者常合并消化道出血、脑水肿、感染及急性肾衰竭而死亡。

1. 分类 根据病理组织学特征和病情发展速度,肝衰竭可被分为 4 类(表 2 - 2):

表 2 - 2 肝衰竭根据病理组织学特征和病情发展速度分类

命 名	定 义
急性肝衰竭	急性起病,2 周以内出现以Ⅱ度以上肝性脑病为特征的肝衰竭
亚急性肝衰竭	起病较急,15 d 至 26 周出现肝衰竭的临床表现
慢性加急性(亚急性)肝衰竭	在慢性肝病基础上,出现急性肝功能失代偿
慢性肝衰竭	在肝硬化基础上,出现慢性肝功能失代偿

2. 分期 根据临床表现的严重程度,亚急性肝衰竭和慢加急性(亚急性)肝衰竭可分为早期、中期和晚期。

(1)早期:①极度乏力,并有明显厌食、呕吐和腹胀等严重消化道症状;②黄疸进行性加深(血清总胆红素≥171 μmol/L 或每日上升≥17.1 μmol/L);③有出血倾向,凝血酶原活动度(PTA)≤40%;④未出现肝性脑病或明显腹水。

(2)中期:在肝衰竭早期表现基础上,病情进一步发展,出现以下两条之一者:①Ⅱ度以下肝性脑病和(或)明显腹水;②出血倾向明显(出血点或瘀斑),且20%＜PTA≤30%。

(3)晚期:在肝衰竭中期表现基础上,病情进一步加重,出现以下 3 条之一者:①有难治性并发症,例如肝肾综合征、上消化道大出血、严重感染和难以纠正的电解质紊乱等;②出现Ⅲ度以上肝性脑病;③有严重出血倾向(注射部位瘀斑等),PTA≤20%。

(五)淤胆型肝炎

淤胆型肝炎亦称毛细胆管炎型肝炎,临床上以梗阻性黄疸为主要表现,有乏力、皮肤瘙痒、肝大、大便呈灰白色,但消化道症状较轻。肝功能中直接胆红素、ACP(AKP)、γ-谷氨酰转肽酶(γ-GT)、胆固醇增高,血清转氨酶轻度升高或近于正常,黄疸可持续数月至 1 年以上。大多数患者可恢复,仅少数发展为胆汁性肝硬化。

(六)特殊人群肝炎

1. 老年肝炎的特点 老年人感染肝炎病毒后发病率较其他年龄组为低,但临床上出现黄疸的发生率高,黄疸程度较深,持续时间较长;淤胆型较多见,并发症较多;重型肝炎比例高,因而病死率也较高。

2. 小儿肝炎的特点 由于小儿免疫反应较低,感染肝炎病毒后多不表现症状而成为隐性感染;在感染 HBV 后则容易成为无症状携带者。有症状者一般表现较轻。

3. 妊娠期肝炎的特点 妊娠期肝脏负担加重,感染肝炎病毒后症状较重,尤其以妊娠后期为严重。其特点为消化道症状较明显,产后大出血多见,重型肝炎比例高,可对胎儿有影响,出现早产、死胎或畸形。妊娠期合并乙型肝炎时,胎儿受传染的机会特别大。妊娠合并戊型肝炎时,病死率可高达 30% 以上。

实验室检查

(一)血象

白细胞总数正常或稍低,淋巴细胞相对增多,偶有异常淋巴细胞出现。重症肝炎患者的白细胞总数及中性粒细胞均可增高。血小板在部分慢性肝炎患者中可减少。

（二）尿常规检查

中、重度黄疸或发热患者，尿常规检查除胆红素阳性外，还可出现蛋白质，红、白细胞或管型。

（三）肝功能试验

肝功能试验种类甚多，应根据具体情况选择进行。

1. 血清酶测定　常用者有 ALT 及天冬氨酸转氨酶（AST），血清转氨酶在肝炎潜伏期、发病初期及隐性感染者均可升高，故有助于早期诊断。业已证实 AST 有两种，一为 ASTs，存在于肝细胞质中；另一为 ASTm，存在于肝细胞线粒体中。当肝细胞广泛坏死时，血清中 ASTm 增高，故在重症肝炎时以 ASTm 增加为主。由于 ASTm 的半寿期短于 ASTs，故恢复也较早。急性肝炎中 ASTm 持续升高时，有变为慢性肝炎的可能。慢性肝炎中 ASTm 持续增高者，应考虑慢性活动性肝炎。血清转氨酶除在各型病毒性肝炎活动期可增高外，其他肝脏疾病（脂肪肝、酒精性肝炎、药物性肝炎、肝硬化、肝癌、肝脓肿等）、胆道疾病、胰腺炎、心肌病变、休克、心力衰竭等，均有不同程度的升高。某些生理条件的变化亦可引起转氨酶升高，如剧烈体育活动或妊娠期可有轻度 ALT 的一过性升高。谷胱甘肽–S–转移酶（GST）在重型肝炎时升高最早，有助于早期诊断。果糖 1,6–二磷酸酶是糖原合酶之一，各型慢性肝炎血清含量明显升高。γ–GT 在慢性肝炎时可轻度升高，在淤胆型肝炎酶活性可明显升高。血清碱性磷酸酶（ALP）在胆道梗阻、淤胆型肝炎中可升高。肝硬化时血清单胺氧化酶（MAO）同工酶 MAO₃ 可升高，而正常人，急、慢性肝炎患者的 MAO₃ 区带不增高，对肝硬化的早期诊断有一定意义。

2. 血清和尿胆色素检测　黄疸型肝炎时血清直接和间接胆红素均可升高，尿检查胆红素、尿胆原及尿胆素均增加。淤胆型肝炎时，尿胆红素强阳性而尿胆原可阴性。血清胆红素升高常与肝细胞坏死程度相关。

3. 胆固醇、胆固醇酯、胆碱酯酶测定　肝细胞损害时，血内总胆固醇减少。梗阻性黄疸时，胆固醇增加。重型肝炎患者胆固醇、胆固醇酯、胆碱酯酶均可明显下降，提示预后不良。

4. 血清蛋白质及氨基酸测定　慢性活动性肝炎时，蛋白电泳示 γ–球蛋白常＞26％，肝硬化时 γ–球蛋白可＞30％。但在血吸虫病肝硬化、自身免疫性疾病、多发性骨髓瘤、结节病等时 γ–球蛋白百分比均可增高。血清前白蛋白系由肝脏合成，又名甲状腺结合蛋白、维生素 A 转运蛋白，Mr 为 60×10^3，其电泳移动速度比血清白蛋白快，故称前白蛋白。肝实质细胞损害时，浓度即下降，下降幅度与肝细胞损害程度一致。重型肝炎时其值很低，甚至接近零。急性肝炎和慢性活动性肝炎患者血清前白蛋白值降低可分别达 92％和 83.8％，随着病情的恢复而正常；但肝癌、肝硬化、梗阻性黄疸等疾病中，其值亦可降低，应予以注意。检测血浆中 BCAA/AAA 比值，如比值下降或倒置，则反映肝实质功能障碍，对判断重症肝炎预后及考核 BCAA 疗效有参考意义。

5. 凝血酶原时间检测　肝病时凝血酶原时间长短与肝损害程度成正比。凝血酶原活动度（PTA）＜40％或凝血酶原时间比正常对照延长 1 倍以上时提示肝损害严重。

（四）血清免疫学标记物及病毒分子生物学标记物检测

测定抗–HAV IgM 对甲型肝炎有早期诊断价值，抗–HAV IgM 阴性而抗–HAV IgG 阳性则提示过去感染。但在慢性乙型肝炎或自身免疫性肝病患者血清中检出抗–HAV IgM 阳性时，判断 HAV 重叠感染应慎重，须排除类风湿因子（RF）及其他原因引起的假阳性。

HBV 标志(HBsAg、HBeAg、HBcAg 及抗- HBs、抗- HBe、抗- HBc)对判断有无乙型肝炎感染有重大意义。HBV DNA、DNAP 及 PHSA - R 测定,对确定乙型肝炎患者体内有无 HBV 复制有很大价值。高效价抗- HBc IgM 阳性有利于急性乙型肝炎的诊断。凡血清 HBsAg 阳性,或血清 HBV DNA 阳性,或 HBV DNAP 阳性,或血清抗- HBs IgM 阳性,或肝内 HBcAg 和(或)HBsAg 阳性,如有以上任何一项阳性,即可诊断为 HBV 感染。如无任何临床表现,肝功能正常,抗- HBs 持续阳性 6 个月以上者,可诊断为慢性 HBsAg 携带者。用基因工程方法可获得 HBsAg 的 preS1 和 preS2 基因,用组织化学及固相放射免疫测定可研究急、慢性乙型肝炎患者血中前 S 抗原在肝细胞中的定位,在有 HBV 复制的肝细胞中常含有 HBsAg 的 preS1 和 preS2。血清中可测定抗- preS1 和抗- preS2,前者于潜伏期即出现,后者在病毒复制终止前出现,故抗- preS1 阳性可作为急性乙型肝炎早期诊断指标,抗- preS2 可作为肝炎恢复指标。

丙型肝炎常有赖于排除甲型、乙型、戊型及其他病毒(巨细胞病毒、EB 病毒)而诊断,血清抗- HCV IgM 和(或)HCV RNA 阳性可确诊。急性患者血清或肝内 HCV RNA 阳性或抗- HCV 阳性,但无其他型肝炎病毒的急性感染标志,可诊断为急性丙型肝炎;血清抗- HCV 阳性或血清和(或)肝内 HCV RNA 阳性,可诊断为慢性丙型肝炎。

丁型肝炎的血清学诊断有赖于血清抗- HDV IgM 阳性或 HDAg 或 HDV RNA 阳性;肝细胞中 HDAg 阳性或 HDV RNA 阳性可确诊。HDV 为缺陷病毒,需依赖 HBsAg 才能增殖,可表现为 HDV、HBV 同时或重叠感染。

戊型肝炎的确诊有赖于血清抗- HEV IgM 阳性或免疫电镜在粪便中见到 30～32 nm 病毒颗粒。急性肝炎患者抗- HEV 阳转或效价由低到高,或 PCR 检测血清和(或)粪便 HEV RNA 阳性,可诊断为 HEV 感染。

免疫复合物(IC)、补体(C3、C4)、IgG、IgA、IgM、IgE 以及自身抗体(抗- LSP、抗- LMA 等)测定对慢性活动性肝炎的诊断有参考意义。

(五)肝穿刺病理检查

对各型肝炎,尤其是慢性肝炎的诊断有很大价值。通过肝组织病理、电镜、免疫组织化学检测以及 Knodell HAI 计分系统观察,对慢性肝炎的病原、病因、炎症活动度以及纤维化程度等均得到正确数据,有利于临床诊断和鉴别诊断。

(六)超声检查

B 型超声检查能动态观察肝及脾的大小、形态、实质回声结构、包膜情况等,探测腹水有无并估计腹水量,测量门静脉的宽度等。对监测重型肝炎的病情发展、估计预后有重要意义,在诊断肝硬化(尤其是静止期肝硬化)方面有重要价值。

并发症

甲型与戊型肝炎仅引起急性肝炎,不转为慢性,因而并发症少见。

乙型肝炎为全身感染性疾病,各系统均可发生并发症。慢性活动性肝炎时可出现多个器官损害。消化系统常见的并发症有胆道炎症、胰腺炎、胃肠炎等。内分泌系统并发症有糖尿病等。血液系统并发症有再生障碍性贫血、溶血性贫血等。循环系统的并发症有心肌炎、结节性多动脉炎等。泌尿系统并发症有肾小球肾炎、肾小管性酸中毒等。皮肤并发症有过敏性紫癜等。

慢性乙型肝炎和丙型肝炎易发展为肝硬化。乙型肝炎在我国是肝癌的主要病因,95%

以上的肝癌患者 HBsAg 阳性,其次为丙型肝炎,它和 HBV 协同或重叠感染对肝细胞癌变可能起协同作用。

重型肝炎的常见并发症如下。

1. 出血 可表现为皮肤、黏膜及消化道出血,甚至颅内出血。以皮肤、黏膜及消化道出血为常见。出血的原因包括肝脏合成凝血因子减少,骨髓造血系统受到抑制,DIC 和继发性纤溶,以及局部微循环障碍等。

2. 继发感染 重型肝炎时免疫功能低下,很容易发生继发细菌感染,特别是胆系感染、自发性腹膜炎等。

3. 肝性脑病 主要表现为不同程度的精神神经症状。发病机制比较复杂,一般认为是多种因素互相作用的结果。早期阶段常表现为狂躁,可能主要是兴奋性毒性物质起主导作用,如氨、硫醇、短链或中链脂肪酸、酚等,脑水肿也可能起重要作用。在晚期,常表现为不同程度的昏迷,可能是抑制性毒性物质,如 γ-GABA 等起主要作用。

4. 肝肾综合征 又称功能性肾衰竭。在重型肝炎或肝硬化时,由于内毒素血症、肾血管收缩、肾缺血、前列腺素 E_2 减少、有效血容量下降等因素导致肾小球滤过率和肾血浆流量降低,从而引起急性肾功能不全。肾损害多是功能性的,但亦可发展为急性肾小管坏死。

5. 肝肺综合征 慢性病毒性肝炎和肝硬化患者可出现气促、呼吸困难、肺水肿、间质性肺炎、盘状肺不张、胸腔积液和低氧血症等病理和功能改变,统称为肝肺综合征。产生肝肺综合征的根本原因是肺内毛细管扩张,出现动-静脉分流,从而严重影响气体交换功能所致。肝功能衰竭导致门静脉循环受阻、门-腔静脉分流,肠道细菌进入肺循环释放内毒素也可能是原因之一。肝肺综合征的主要问题是出现低氧血症和高动力循环症。患者的动脉血氧分压常＜10.6 kPa,临床上可出现胸闷、气促、胸痛、发绀、头昏等症状,严重者可致晕厥与昏迷。

6. 其他 急性呼吸窘迫综合征(ARDS)、低血糖、电解质和酸碱失衡、多器官衰竭(MOF)等并发症均可发生。

诊 断

病毒性肝炎临床表现复杂,在作出诊断时切忌主观片面地只依靠某一点或一次异常就肯定诊断,需要依据流行病学、临床症状、体征及实验室检查,结合患者具体情况及动态变化进行综合分析,仔细鉴别,然后根据特异性检查结果作出病原学诊断,才得以确诊。

（一）流行病学资料

食物或水型流行暴发,发病前曾进食未煮熟海产品如毛蚶、蛤蜊等,以及秋冬季高峰,皆有利于甲型肝炎的诊断。但散发性病例则不足以排除甲型肝炎。

有乙型肝炎家庭聚集史,特别是出生于 HBeAg 阳性母亲的婴幼儿,或有与乙型肝炎患者或 HBsAg 携带者密切接触史,对乙型肝炎诊断有参考意义。

对有输血或血浆史的肝炎患者,应考虑丙型肝炎的可能。

持续性水型流行暴发或中年以上的急性肝炎患者,应考虑戊型肝炎的可能。

（二）临床诊断

1. 急性肝炎

1）急性无黄疸型肝炎 应根据流行病学资料、症状、体征、实验室检查综合判断,并排除其他疾患。

(1) 流行病学资料：密切接触史指与确诊病毒性肝炎患者(特别是急性期)同吃、同住、同生活或经常接触肝炎病毒污染物(如血液、粪便)或有性接触而未采取防护措施者。注射史指在半年内曾接受输血、血液制品,以及消毒不严格的药物注射、免疫接种、针刺治疗等。

(2) 症状：指近期内出现持续几天以上的,无其他原因可解释的症状,如乏力、食欲减退、恶心、肝区隐痛等。

(3) 体征：指肝大并有压痛、肝区叩痛,部分患者可有轻度脾大。

(4) 生化检查：主要指血清 ALT 活性增高。

(5) 病原学检测阳性。

凡生化检查阳性并且流行病学资料、症状、体征 3 项中有 2 项阳性或实验室检查及体征(或生化检查及症状)均明显阳性,并排除其他疾病者可诊断为急性无黄疸型肝炎。

凡单项血清 ALT 增高,或仅有症状、体征,或仅有流行病学史及(2)、(3)、(4)3 项中之 1 项,均为疑似病例。对疑似病例应进行动态观察或结合其他检查(包括肝活组织检查)做出诊断。疑似病例如病原学诊断为阳性,且除外其他疾病者可以确诊。

2) 急性黄疸型肝炎 凡符合急性肝炎诊断条件,且血清胆红素＞17.1 μmol/L,或尿胆红素阳性,并排除其他原因引起的黄疸,可诊断为急性黄疸型肝炎。

2. 慢性肝炎 既往有乙型、丙型、丁型肝炎或 HBsAg 携带史或急性肝炎病程超过半年,而目前仍有肝炎症状、体征及肝功能异常者可以诊断为慢性肝炎。发病日期不明或虽无肝炎病史,但肝活组织病理检查符合慢性肝炎改变,或根据症状、体征、生化检查及 B 超综合分析亦可作出相应诊断。

为反映肝功损害程度,临床可分为以下 3 种。

(1) 轻度：病情较轻,症状不明显或虽有症状、体征,但生化指标仅 1～2 项轻度异常者。

(2) 中度：症状、体征、实验室检查居于轻度和重度之间者。

(3) 重度：有明显或持续的肝炎症状,如乏力、纳差、腹胀、便溏等。伴有肝病面容、肝掌、蜘蛛痣,或肝、脾肿大而排除其他原因且无门静脉高压征者。实验室检查血清 ALT 反复或持续升高,白蛋白减低或白蛋白/球蛋白比例异常,丙种球蛋白明显升高。凡白蛋白＜32 g/L、胆红素＞85.5 μmol/L、PTA 40％～60％,3 项检测中有 1 项达上述程度者即可诊断为重度慢性肝炎。

慢性肝炎的实验室检查异常程度参考指标见表 2-3。

表 2-3　实验室检查异常程度参考指标

项 目	轻 度	中 度	重 度
ALT 和(或)AST (IU/L)	≤3×UNL	＞3×UNL	＞3×UNL
胆红素(μmol/L)	≤17.1～34.2	＞34.2～85.5	＞85.5
白蛋白(g/L)	≥35	34～33	≤32
白蛋白/球蛋白	≥1.4	1.4～1.0	＜1.0
电泳 γ 球蛋白(％)	≤21	22～26	≥26
PTA(％)	＞70	70～60	60～40

UNL 为正常值上限水平。

3. 重型肝炎(肝衰竭) 重型肝炎(肝衰竭)的临床诊断需要依据病史、临床表现和辅助检查等综合分析而确定。

1) 急性肝衰竭 急性起病,2 周内出现Ⅱ度及以上肝性脑病(按Ⅳ度分类法划分)并有以下表现者:①极度乏力,并有明显厌食、腹胀、恶心、呕吐等严重消化道症状;②短期内黄疸进行性加深;③出血倾向明显,PTA≤40%,且排除其他原因;④肝脏进行性缩小。

2) 亚急性肝衰竭 起病较急,15 d～26 周出现以下表现者:①极度乏力,有明显的消化道症状;②黄疸迅速加深,血清总胆红素大于正常值上限 10 倍或每日上升≥17.1 μmol/L;③凝血酶原时间明显延长,PTA≤40%,并排除其他原因者。

3) 慢加急性(亚急性)肝衰竭 在慢性肝病基础上,短期内发生急性肝功能失代偿的主要临床表现。

4) 慢性肝衰竭 在肝硬化基础上,肝功能进行性减退和失代偿。诊断要点:①有腹水或其他门静脉高压表现;②可有肝性脑病;③血清总胆红素升高,白蛋白明显降低;④有凝血功能障碍,PTA≤40%。

4. 淤胆型肝炎 起病类似急性黄疸型肝炎,但自觉症状常较轻,常有明显肝大、皮肤瘙痒、大便发白或呈陶土色。肝功能检查血清胆红素明显升高,以直接胆红素为主,表现为梗阻性黄疸如 AKP、γ-转肽酶、胆固醇均明显增高。梗阻性黄疸持续 3 周以上,并排除其他肝外梗阻性黄疸者,可诊断为急性淤胆型肝炎。在慢性肝炎基础上发生上述临床表现者可诊断为慢性淤胆型肝炎。

5. 肝炎肝硬化

1) 肝炎肝纤维化 主要根据组织病理学检查结果诊断,B 超检查结果可供参考。目前尚缺乏能确切反映肝纤维化程度的血清学指标,血清透明质酸(HA)、Ⅲ型胶原前肽(PⅢP)、Ⅳ型胶原(Ⅳ-C)、层黏蛋白(LN)及脯氨酸肽酶(PCD)等项检测可以反映胶原合成状态,有条件者可积极开展并根据其异常程度结合病理来判断慢性肝炎纤维化的轻、中、重度。

2) 肝炎肝硬化 是慢性肝炎的发展结果,肝组织病理学表现为弥漫性肝纤维化及结节形成,两者必须同时具备才能诊断。

(1) 代偿期肝硬化:指早期肝硬化,虽有轻度乏力、食欲减少或腹胀症状,但无明显肝功能衰竭以及门静脉高压征,可伴有肝脏肿大。

(2) 失代偿期肝硬化:指中晚期肝硬化,肝脏体积缩小,有明显肝功能异常及失代偿表现,如血清白蛋白<35 g/L,白蛋白/球蛋白<1.0,明显黄疸,胆红素>35 μmol/L,ALT 和 AST 升高,PTA<60%。患者可出现腹水、肝性脑病或上消化道出血。

根据肝脏炎症活动情况,可将肝硬化分为:①活动性肝硬化,慢性肝炎的临床表现依然存在,特别是转氨酶升高、黄疸、白蛋白减低、肝脏质地变硬、脾进行性增大伴有门静脉高压征;②静止性肝硬化,有或无肝病病史,转氨酶正常,无明显黄疸,肝质硬,脾大,伴有门静脉高压征、血清白蛋白低。

(三)病原学诊断

目前病毒性肝炎的病原至少有 5 型,即 HAV、HBV、HCV、HDV 和 HEV。关于 HGV 和 TT 病毒(TTV)等一些新发现病毒的致病性问题尚有争议,且目前国内外尚无正式批准的诊断试剂盒可供检测,因此,未将这些病毒纳入常规病毒性肝炎的实验室检测。

各型病毒性肝炎病原学诊断依据如下。

1. 甲型肝炎 急性肝炎患者血清抗-HAV IgM 阳性,可确诊为 HAV 近期感染。在慢性乙型肝炎或自身免疫性肝病患者血清中检测抗-HAV IgM 阳性时,判断 HAV 重叠感染应慎重,须排除 RF 及其他原因引起的假阳性。接种甲型肝炎疫苗后 2～3 周,8%～20%接种者可产生抗-HAV IgM,应注意鉴别。

2. 乙型肝炎 有以下任何一项阳性,可诊断为 HBV 感染:①血清 HBsAg 阳性;②血清 HBV DNA 阳性;③血清抗-HBc IgM 阳性;④肝内 HBcAg 和(或)HBsAg 阳性,或 HBV DNA 阳性。

1) 急性乙型肝炎 必须与慢性乙型肝炎急性发作鉴别。诊断急性乙型肝炎可参考下列动态指标:①HBsAg 效价由高到低,HBsAg 消失后,抗-HBs 阳转;②急性期抗-HBc IgM 效价高,抗-HBc IgG 阴性或低水平。

2) 慢性乙型肝炎 临床符合慢性肝炎,并有一种以上现症 HBV 感染标志阳性。依据治疗前患者 HBeAg 可分为 HBeAg 阳性慢性乙型肝炎和 HBeAg 阴性慢性乙型肝炎。

(1) HBeAg 阳性慢性乙型肝炎:血清 HBsAg、HBV DNA 和 HBeAg 阳性,抗-HBe 阴性,血清 ALT 持续或反复升高,或肝组织学检查有肝炎病变。

(2) HBeAg 阴性慢性乙型肝炎:血清 HBsAg、HBV DNA 和 HBeAg 阴性,抗-HBe 阳性或阴性,血清 ALT 持续或反复升高,或肝组织学检查有肝炎病变。

3) 慢性 HBsAg 携带者 无任何临床症状和体征,肝功能正常,HBsAg 持续阳性 6 个月以上者。可分为慢性 HBV 携带者和非活动性 HBsAg 携带者。

(1) 慢性 HBV 携带者:HBsAg 和 HBV DNA 阳性,HBeAg 或抗-HBe 阳性,但 1 年内随访 3 次以上,血清 ALT 和 AST 正常,肝组织学检查一般无明显异常。对血清 HBV DNA 阳性者,应动员其做肝穿刺检查,以便进一步确诊和进行相应治疗。

(2) 非活动性 HBsAg 携带者:HBsAg 阳性,HBeAg 阴性,抗-HBe 阳性或阴性,HBV DNA 检测不到(PCR 法);1 年内随访 3 次以上,ALT 均正常。肝组织学检查显示,Knodell 肝炎活动指数(HAI)<4 或其他半定量计分系统病变轻微。

4) 隐匿性慢性乙型肝炎 血清 HBsAg 阴性,血清和(或)肝组织中 HBV DNA 阳性,有慢性乙型肝炎的临床表现。可有血清抗-HBs、抗-HBe 和(或)抗-HBc 阳性。约 20%隐匿性慢性乙型肝炎患者除 HBV DNA 阳性外,其余 HBV 血清学标志均为阴性。诊断需排除其他病毒及非病毒因素引起的肝损伤。

3. 丙型肝炎

1) 急性丙型肝炎 临床符合急性肝炎,血清或肝内 HCV RNA 阳性;或抗-HCV 阳性,但无其他型肝炎病毒的急性感染标志。

2) 慢性丙型肝炎 临床符合慢性肝炎,除外其他型肝炎,血清抗-HCV 阳性,或血清和肝内 HCV RNA 阳性。

4. 丁型肝炎

1) 急性丁型肝炎 ①急性 HDV、HBV 同时感染:急性肝炎患者除急性 HBV 感染标志阳性外,血清抗-HDV IgM 阳性,抗-HDV IgG 低效价阳性;或血清和肝内 HDVAg 及 HDV RNA 阳性;②HDV、HBV 重叠感染:慢性乙型肝炎患者或慢性 HBsAg 携带者、血清 HDV RNA 和(或)HDV Ag 阳性,或抗-HDV IgM 和抗-HDV IgG 阳性,肝内 HDV RNA 和(或)肝内 HDVAg 阳性。

2) 慢性丁型肝炎 临床符合慢性肝炎,血清抗-HDV IgG 持续高效价,HDV RNA 持续阳性,肝内 HDV RNA 和(或)HDV Ag 阳性。

5. 戊型肝炎 急性肝炎患者血清抗-HEV 阳转或效价由低到高,或抗-HEV 阳性>1:20,斑点杂交法或 RT-PCR 检测血清和粪便 HEV RNA 阳性。目前抗-HEV IgM 的检测试剂尚未标准化,仍需继续研究,但抗-HEV IgM 检测可作为急性戊型肝炎诊断的参考。

凡临床诊断为急性、慢性、重型、淤胆型肝炎或肝炎肝硬化病例,经病原学或血清学特异方法确定为某一型肝炎时即可确诊。两种或两种以上肝炎病毒同时感染者称为同时感染(co-infection)。在已有一种肝炎病毒感染基础上,又感染另一型肝炎病毒称为重叠感染(super-infection)。

(四) 组织病理学诊断

组织病理学检查在肝脏疾病的诊断、分类及预后判定上占有重要地位,是明确诊断、衡量炎症活动度、纤维化程度以及判定药物疗效的金标准。根据需要可开展肝组织内病毒抗原或核酸的原位检查。但肝穿刺活检如标本取材不满意,可能影响病理诊断的准确性。如肝硬化病例,当活检组织中不包括完整的假小叶,或没有汇管区时,则可能造成诊断上的困难。组织病理学诊断标准详见病理解剖。

鉴别诊断

(一) 其他原因引起的肝炎

1. 其他病毒引起的肝炎 EB 病毒和巨细胞病毒都可引起肝炎,但一般不称为病毒性肝炎。鉴别诊断应根据原发病的临床特点和血清学检查结果。

2. 感染中毒性肝炎 细菌、立克次体、钩端螺旋体感染都可引起肝大、黄疸及肝功能异常,应根据原发病的临床特点和实验室检查加以鉴别。

3. 酒精性肝炎 长期嗜酒可导致慢性肝炎、肝硬化,可根据个人史和血清学检查加以鉴别。

4. 药物性肝炎 有用过能引起肝损害药物的病史。如为中毒性药物,肝损害程度常与药物剂量有关。如为变态反应性药物,多同时伴有发热、皮疹、关节痛、嗜酸性粒细胞增多等变态反应表现。初次应用至出现肝损害之间有一段潜伏期,再次接触同一药物时则肝损害迅速发生。

5. 自身免疫性肝病 包括自身免疫性肝炎、原发性胆汁性肝硬化、硬化性胆管炎。患者血清 AKP、γ-GT 常异常升高,血清中可出现抗核抗体、抗线粒体抗体等多种自身抗体,有时需肝穿刺进行组织病理学检查才能明确诊断。

6. 肝豆状核变性(Wilson 病) 血清铜及铜蓝蛋白降低,眼角膜边缘可检出凯-弗环(Kayser-Fleiseher ring)。

7. 其他 脂肪肝、寄生虫病(如血吸虫病、华支睾吸虫病)等亦可引起肝功能异常,需注意鉴别。

(二) 其他原因引起的黄疸

1. 溶血性黄疸 诱因有药物或感染,有贫血、血红蛋白尿、网织红细胞增多,血清间接胆红素升高,大、小便中尿胆原增多等表现。

2. 肝外梗阻性黄疸　肝大较常见,胆囊肿大常见,肝功能改变较轻,有原发病的症状和体征,如胆绞痛、Murphy 征阳性、腹内肿块、血清 AKP 和胆固醇显著上升、X 线及超声检查发现结石症、肝内胆管扩张等情况。

预后

　　急性肝炎患者预后大多良好,尤其是甲型和戊型肝炎。一般于病后 3～6 个月内痊愈,很少发展为慢性。乙型肝炎和丙型肝炎患者发展为慢性者,大多呈隐匿性经过,首次出现临床症状时,常被误认为"急性肝炎",经随访这些患者大多为慢性肝炎。中、重度慢性肝炎患者预后较差,易发展为肝硬化。重型肝炎预后尤其差,病死率达 70% 以上,幸存者可发展为坏死后肝硬化。

　　慢性乙型肝炎和丙型肝炎与原发性肝癌的发生关系密切。从病理学观察发现,原发性肝癌患者的肝病理切片中,80% 以上伴有结节性肝硬化的改变,且多数是从慢性乙型和丙型肝炎(中度和重度)发展而来。原发性肝癌患者肝组织中 HBsAg 检出率达 75%,血清中抗-HCV 阳性率为 70%。因此减少慢性肝炎的发生,对降低肝癌的发病率具有重要意义。

治疗

　　病毒性肝炎目前尚无可靠而满意的特效治疗方法。一般采用综合疗法,以适当休息和合理营养为主,根据不同病情给予适当的药物辅助治疗,同时避免饮酒、使用肝毒性药物及其他对肝脏不利的因素。

　　(一)急性肝炎

　　多为自限性疾病。若能在早期得到及时休息、合理营养及一般支持疗法,大多数病例能在 3～6 个月内临床治愈。

　　1. 休息　发病早期必须卧床休息,至症状明显减轻、黄疸消退、肝功能明显好转后,可逐渐增加活动量,以不引起疲劳及肝功能波动为度。在症状消失、肝功能正常后,再经 1～3 个月的休息观察,可逐步恢复工作。但仍应定期复查 1～2 年。

　　2. 营养　发病早期宜给易消化、适合患者口味的清淡饮食,但应注意含有适量的热量、蛋白质和维生素,并补充维生素 C 和 B 族维生素等。若患者食欲缺乏,进食过少,可由静脉补充葡萄糖液及维生素 C。食欲好转后,应给含有足够蛋白质、糖类及适量脂肪的饮食,不强调高糖、低脂饮食,不宜摄食过多。

　　3. 中药治疗　可因地制宜,采用中草药治疗或中药方剂辨证治疗。急性肝炎的治疗应清热利湿、芳香化浊、调气活血。热偏重者可用茵陈蒿汤、栀子柏皮汤加减,或龙胆草、板蓝根、金钱草、金银花等煎服;湿偏重者可用茵陈四苓散、三仁汤加减。淤胆型肝炎多与湿热淤胆肝胆失泄有关,在清热解毒利湿的基础上,重用消淤利胆法,如赤芍、黛矾、硝矾散等。

　　(二)慢性肝炎

　　慢性肝炎目前尚缺乏特效治疗,由于发病原理可能与病毒毒力、受感染肝细胞的数量和患者免疫系统的效应等因素有一定关系,故应用广谱抗病毒药物和调整机体免疫功能的药物治疗可能有较好的作用。临床上多采用中西医结合治疗。

　　1. 休息　在病情活动期应适当卧床休息;病情好转后应注意动静结合;至静止期可从事

轻工作;症状消失,肝功能恢复正常达 3 个月以上者,可恢复正常工作,但应避免过劳,且须定期复查。

2. 营养 应进高蛋白饮食;热量摄入不宜过高,以防发生脂肪肝;也不宜食过量的糖,以免导致糖尿病。

3. 抗病毒药物的应用 抗病毒药物治疗的目的在于抑制病毒复制,减少传染性;改善肝功能;减轻肝组织病变;提高生活质量;减少或阻止肝硬化和原发性肝癌的发生。目前,临床上常用的抗病毒药物主要有干扰素、核苷类似物两大类。

1) IFN 为一种糖蛋白,Mr 为 2 万~9 万,平均 5 万。IFN 不被免疫血清中和,无抗原性,但有种族特异性,即人细胞产生的 IFN 只对人有保护力。IFN 由人体白细胞、成纤维细胞及致敏淋巴细胞所产生,依次称为 IFN α、IFN β 和 IFN γ,以 IFN α抗病毒作用最强。应用健康人白细胞来源的 IFN 基因克隆和表达的基因工程 IFN,又称重组 IFN α。按照不同剂型 IFN 的半寿期长短,IFN 可分为普通 IFN 和长效 IFN(PEG - IFN)两类。IFN 不直接与靶分子发挥作用,而首先要与靶细胞表面的特异性受体相结合,通过信号传递,引发一系列特定的生化反应,刺激细胞内多种效应蛋白质分子合成,从而发挥 IFN 的功能。

(1) IFN α 治疗慢性乙型肝炎

● 适应证:①HBV DNA≥10^5 拷贝/ml(HBeAg 阴性者≥10^4 拷贝/ml);②2×ULN≤ALT≤10×ULN,血总胆红素水平<2×ULN;③如 ALT<2×ULN,但肝组织学显示 Knodell HAI≥4,或≥G2 炎症坏死。具有①并有②或③的患者应进行抗病毒治疗。对达不到上述治疗标准者,应监测病情变化;如持续 HBV DNA 阳性,且 ALT 异常,也应考虑抗病毒治疗。

● 禁忌证:绝对禁忌证包括妊娠、精神病史(如严重抑郁症)、未能控制的癫痫、未戒掉的酗酒/吸毒者、未经控制的自身免疫性疾病、失代偿期肝硬化、有症状的心脏病、治疗前中性粒细胞计数<1.0×10^9/L 和治疗前血小板计数<50×10^9/L。相对禁忌证包括甲状腺疾病、视网膜病、银屑病、既往抑郁症史、未控制的糖尿病、未控制的高血压、总胆红素>51 μmol/L 特别是以间接胆红素为主者。

● 剂量及疗程:①HBeAg 阳性患者:普通 IFN α,5 MU(可根据患者的耐受情况适当调整剂量),每周 3 次或隔日 1 次,皮下或肌内注射,一般疗程 6 个月。如有应答,为提高疗效亦可延长疗程至 1 年或更长。或使用 PEG - IFN α - 2a 180 μg,或 PEG - IFN α - 2b 80 μg,每周1次,皮下注射,疗程 1 年。②HBeAg 阴性患者:普通 IFN α,5 MU,每周 3 次或隔日 1 次,皮下或肌内注射,疗程至少 1 年。或使用 PEG - IFN α - 2a 180 μg,或 PEG - IFN α - 2b 80 μg,每周1次,皮下注射,疗程至少 1 年。

应当注意的是,使用 IFN 的剂量应根据具体患者的耐受性等因素决定。应注意剂量及疗程的个体化。如治疗 6 个月仍无应答,可改用其他抗病毒药物治疗。

● IFN 治疗的监测和随访:治疗前应检查:①生化学指标,包括 ALT、AST、胆红素、白蛋白及肾功能;②血常规、甲状腺功能、血糖及尿常规;③病毒学标志,包括 HBsAg、HBeAg、抗 - HBe 和 HBV DNA 的基线状态或水平;④对于中年以上患者,应做心电图检查和测血压;⑤排除自身免疫性疾病;⑥尿人绒毛膜促性腺激素(HCG)检测及排除妊娠。治疗过程中应检查:①开始治疗后的第 1 个月,应每 1~2 周检查 1 次血常规;以后每月检查1次,直至治疗结束。②生化学指标,包括 ALT、AST 等,治疗开始后每月 1 次,连续 3 次,以后随病情改善可每 3 个月 1 次。③病毒学标志,治疗开始后每 3 个月检测 1 次 HBsAg、HBeAg、抗-HBe 和 HBV DNA。④其他,每 3 个月检测 1 次甲状腺功能、血糖和尿常规等指标;如治疗前就已存在甲状腺功能异常,最好先用药物控制甲状腺功能异常,然后再开始 IFN 治疗,同时应每月检查甲状腺功能;治疗前已患糖尿病者,也应先用药物控制糖尿病,然后再开始 IFN 治疗。⑤应定期评估精神状态,尤其对出现明显抑郁症和有自杀倾向的患者,应立即停药并密切监护。

- 慢性乙型肝炎的疗效评定标准:①完全应答:ALT 恢复正常,HBV DNA、HBeAg、HBsAg 均阴转;②部分应答:ALT 恢复正常,HBV DNA 和 HBeAg 阴转,但 HBsAg 仍阳性;③无应答:未达到上述指标者;④持续应答:完全应答或部分应答者,停药 6～12 个月仍为显效或有效者;⑤复发:治疗结束时为显效和有效,停药 6～12 个月内出现 ALT 异常及 HBV DNA 阳转者。

- IFN 的不良反应及其处理:IFN 的不良反应较多,主要包括:①流感样症状,表现为发热、寒战、头痛、肌肉酸痛和乏力等,可在睡前注射 IFN α,或在注射 IFN 同时服用解热镇痛药,以减轻流感样症状。随疗程进展,此类症状可逐渐减轻或消失。②一过性骨髓抑制,主要表现为外周血白细胞(中性粒细胞)和血小板减少。如中性粒细胞绝对计数≤1.0×10^9/L,应降低 IFN α 剂量;1～2 周后复查,如恢复,则逐渐增加至原量。如中性粒细胞绝对计数≤0.75×10^9/L,血小板＜30×10^9/L,则应停药。对中性粒细胞明显降低者,可使用粒细胞集落刺激因子(G-CSF)或粒细胞巨噬细胞集落刺激因子(GM-CSF)治疗。③精神异常,可表现为抑郁、妄想症、重度焦虑等精神病症状。因此,使用 IFN 前应评估患者的精神状况,治疗过程中也应密切观察。抗抑郁药可缓解此类不良反应,但对症状严重者,应及时停用 IFN α。④IFN 可诱导产生自身抗体和自身免疫性疾病,包括抗甲状腺抗体、抗核抗体和抗胰岛素抗体。多数情况下无明显临床表现,部分患者可出现甲状腺疾病(甲状腺功能减退或亢进)、糖尿病、血小板减少、银屑病、白斑、类风湿关节炎和系统性红斑狼疮样综合征等,严重者应停药。⑤其他少见的不良反应,包括肾脏损害(间质性肾炎、肾病综合征和急性肾衰竭等)、心血管并发症(心律失常、缺血性心脏病和心肌病等)、视网膜病变、听力下降和间质性肺炎等。发生上述反应时,应停止 IFN 治疗。

(2) IFN 治疗丙型肝炎:目前多主张 IFN 与利巴韦林联合应用。

- 治疗指征:①血清 HCV RNA 阳性和(或)抗-HCV 阳性;②血清 ALT 升高(除外其他原因),或肝活检证实为慢性肝炎。具备上述两项指征即可进行 IFN α 治疗。急性丙型肝炎应早期抗病毒治疗,可减少慢性化。

- 剂量及疗程:IFN 治疗应答率与 HCV 基因型有明显相关性,故治疗前应进行 HCV RNA 基因分型(1 型和非 1 型)和血中 HCV RNA 定量,以决定抗病毒治疗的疗程和利巴韦林的剂量。①HCV RNA 基因为 1 型,和(或)HCV RNA 定量≥2×10^6 拷贝/ml 者,可选普通 IFN α 联合利巴韦林治疗方案:IFN α 3～5 MU/次,隔日 1 次肌内或皮下注射,联合口服利巴韦林 1 000 mg/d,疗程 48 周;或应用 PEG-IFN α 联合利巴韦林治疗方案:PEG-IFN α-2a 180 μg 或 PEG-IFN α-2b 80 μg,每周 1 次皮下注射,联合口服利巴韦林 1 000 mg/d,至 12 周时检测 HCV RNA。如 HCV RNA 下降幅度＜2 个对数级,则考虑停药;如 HCV RNA 定性检测为阴转,或低于定量法的最低检测限,继续治疗至 48 周;如 HCV RNA 未转阴,但下降≥2 个对数级,则继续治疗到 24 周;如 24 周时 HCV RNA 转阴,可继续治疗到 48

周;如果 24 周时仍未转阴,则停药观察。不能耐受利巴韦林不良反应者治疗方案:可单用普通 IFN α、复合 IFN 或 PEG - IFN,方法同上。②HCV RNA 基因为非 1 型,和(或)HCV RNA 定量<$2×10^6$ 拷贝/ml 者,可采用以下治疗方案之一:PEG - IFN α 联合利巴韦林治疗方案,PEG - IFN α - 2a 180 μg 或 PEG - IFN α - 2b 80 μg,每周 1 次皮下注射,联合应用利巴韦林 800 mg/d,治疗 24 周;普通 IFN α 联合利巴韦林治疗方案,IFN α,3 MU/次,每周 3 次肌内或皮下注射,联合应用利巴韦林 800～1 000 mg/d,治疗 24～48 周。不能耐受利巴韦林不良反应者可单用普通 IFN α 或 PEG - IFN α。

● 疗效判断标准:根据治疗结束时以及停药后 6～12 个月患者 ALT、HCV RNA 等指标可判定疗效。完全应答:ALT 恢复正常及 HCV RNA 转阴;部分应答:ALT 恢复正常但 HCV RNA 未转阴,或 HCV RNA 转阴但 ALT 未恢复正常;无应答:ALT 仍异常,HCV RNA 仍阳性;持续应答:停药 6～12 个月内仍完全应答者;复发:治疗结束时为完全应答,停药 6～12 个月内出现 ALT 异常及 HCV RNA 阳转者。

2) 核苷(酸)类似物 核苷(酸)类似物通过抑制 HBV DNA 反转录酶的活性,抑制病毒复制循环中的反转录过程,终止 DNA 链的延伸,阻断病毒 DNA 的合成。由于这类药物不能抑制及清除肝细胞内病毒的共价闭合环 DNA(cccDNA),难以彻底清除病毒,故需要长期用药。核苷(酸)类似物不良反应较少,主要是在长期用药的过程中可能发生耐药突变,故长期治疗和耐药突变监测是成功治疗的关键。

目前已应用于临床的核苷(酸)类似物包括拉米夫定(lamivudine)、阿德福韦酯(adefovir dipivoxil)、恩替卡韦(entecavir)、特比夫定(telbivudine,L - dT)等,主要用于慢性乙型肝炎的治疗,初次应用适应证与应用 IFN 时相类似。

(1) 剂量与疗程:口服拉米夫定 100 mg/d;或阿德福韦酯 10 mg/d;或恩替卡韦 0.5 mg/d(拉米夫定耐药患者为 1 mg/d);或替比夫定 600 mg/d。每日 1 次口服,疗程至少 1～2 年以上。

(2) 疗效:血清 HBV DNA 水平明显下降,一般在治疗 2～4 周就明显下降,治疗 1 年后的转阴率为 70%～80%;随 HBV DNA 下降而血清 ALT 复常率为 60%～70%;肝组织病变改善率为 50%～70%;HBeAg 血清转换率 20%左右。

(3) 监测和随访:治疗前应做各项指标的基线水平检测,包括:①生化指标,包括 ALT、AST、胆红素、白蛋白等;②病毒学标志,包括 HBeAg、抗- HBe 和 HBV DNA 的基线状态或水平;③根据病情需要,检测血常规、磷酸肌酸激酶和血清肌酐等。另外,有条件的单位治疗前后可做肝组织学检查。

治疗过程中应对相关指标定期监测和随访,以评价疗效和提高依从性:①生化指标治疗开始后每月 1 次,连续 3 次,以后随病情改善可每 3 个月 1 次;②病毒学标志开始后每 3 个月检测 1 次 HBsAg、HBeAg、抗- HBe 和 HBV DNA;③根据病情需要,检测血常规、血清磷酸肌酸激酶和肌酐等。

不论有无治疗应答,治疗结束停药后都应定期随访。建议停药后前 3 个月每月 1 次,以后每 3～6 个月 1 次检测 ALT、AST、HBV 血清标志物和 HBV DNA,以及临床表现和不良反应。随访至少 12 个月。如随访中病情变化,应缩短随访间隔时间;如确定病情复发,应选用适当药物进行再治疗。

无论治疗前 HBeAg 阳性或阴性患者,于治疗 1 年时仍可检测到 HBV DNA,或 HBV DNA 下降<2 个对数级者,应改用其他抗病毒药物治疗。但对肝硬化或肝功能失代偿患者,

可改用其他核苷（酸）类似物治疗，不可轻易停药。

不良反应：核苷（酸）类似物不良反应较少，可能出现的一些不适感，有头昏、头痛、肌痛、疲劳、皮疹、恶心、腹泻等，其中最常见的是胃肠道反应或疲劳，但这些不良反应轻微和短暂，几乎所有患者均可良好耐受长期用药。但长期应用核苷（酸）类似物可出现 HBV DNAP 基因变异、耐药，出现 HBV DNA 反跳，称为病毒学反跳（virologic rebound）。现已明确拉米夫定的耐药基因突变位点主要是 M204V/I 和（或）L180M，恩替卡韦的耐药突变位点主要是在 YMDD 变异基础上出现 S202I 和（或）184G，替比夫定的耐药突变位点是 M204I，阿德福韦酯的耐药突变位点主要是 N236T 和（或）181T/V，故不同核苷（酸）类似物间还可能存在交叉耐药。

3）抗病毒药物联合治疗　如核苷（酸）类似物与免疫调节剂（α1 胸腺肽等）的联合应用，可增强疗效。

4. 中医中药治疗

1）中医辨证论治　治疗原则为去邪、补虚及调理阴阳气血。湿热未尽者可参照急性肝炎治疗；肝淤脾虚者宜舒肝健脾，用逍遥散加减；肝肾阴虚者宜滋补肝肾，用一贯煎加减；脾肾阳虚者宜补脾肾，用四君子汤合金匮肾气丸等；气阴两虚者宜气阴两补，用人参养荣汤加减；气滞血淤者宜调气养血、活血化瘀，用鳖甲煎丸加减。

2）促进肝组织修复，改善肝功能，抗肝纤维化的中药治疗

（1）ALT 升高长期不降者：湿热偏重者可选用垂盆草、山豆根及其制剂；湿热不显者可选用五味子制剂。在酶值降至正常后应该逐步减量，继续治疗 2～3 个月后停药，以防反跳。丹参和毛冬青有活血化瘀作用，与上述药物合用可提高疗效。

（2）改善蛋白代谢：以益气养血滋阴为主，可选用人参、黄芪、当归、灵芝、冬虫夏草等，以及当归丸、乌鸡白凤丸、河车大造丸等。

（3）抗肝纤维化：以活血化瘀软坚为主，可选用桃红、红花、丹参、参三七、百合、山慈菇、柴胡、鳖甲、蛰虫等。

5. 免疫调节疗法　可选用以下制剂。

（1）特异性免疫 RNA：能传递特异性细胞免疫与体液免疫。剂量为 2～4 mg，每周 2 次。注射上臂内侧或腹股沟淋巴结远侧皮下，3～6 个月为 1 个疗程。

（2）特异性转移因子：能增强特异性细胞免疫。剂量为每次 2～4 u，每周 2～3 次。注射部位同上。

（3）普通转移因子：有增强细胞免疫功能及调节免疫功能的作用。剂量及注射部位与特异性转移因子相同。

（4）胸腺素（肽）：能提高细胞免疫功能及调节免疫系统。可选用胸腺肽，20 mg/次，每周 2～3 次；胸腺素 α1，1.6 mg/次，每周 2 次；胸腺喷丁（胸腺五肽），1.6 mg/次，每周 2 次。注射部位同上。

（5）其他：右旋儿茶素（四羟基黄烷醇）、左旋咪唑、人参、黄芪、灵芝、香菇等均可酌情采用。

6. 免疫抑制疗法　用于自身免疫指标阳性或有肝外系统表现，而 HBsAg 阴性，且经其他治疗无效的慢性活动型肝炎。可用泼尼松龙、地塞米松、硫唑嘌呤等。

7. 护肝药物

（1）维生素类：适量补充维生素 C 及 B 族维生素；维生素 E 有抗氧化、抗肝坏死作用，肝

功能障碍应予补充;凝血酶原时间延长者及黄疸患者应给予维生素 K。

（2）促进能量代谢的药物:如 ATP、辅酶 A、肌苷等。

（3）提高血清白蛋白、改善氨基酸代谢的药物:复方支链氨基酸注射液静脉滴注。

（4）促进肝细胞修复和再生的药物:胰高糖素（1 mg）及普通胰岛素（10 u）加于葡萄糖液内静脉滴注。

（5）其他:垂盆草、葡醛内酯（肝泰乐）、维丙胺等可酌情选用。

（三）重型肝炎（肝衰竭）

应及早采取合理的综合措施,加强护理,密切观察病情变化,及时纠正各种严重紊乱,防止病情进一步恶化。

1. 支持疗法

（1）严格卧床休息,精心护理,密切观察病情,防止继发感染。

（2）每日饮食中的蛋白质含量应严格限制（低于 20 g/d）,昏迷者禁食蛋白质。给予足量的维生素（维生素 E、维生素 C、B 族维生素、维生素 K）,并给予高渗葡萄糖液静脉滴注,其中可加能量合剂和胰岛素。入液量及摄糖量不可过多,以防发生低血钾及脑水肿。有条件可输入新鲜血浆、白蛋白或新鲜血。注意液体出入量平衡,每日尿量一般以 1 000 ml 左右为宜。

（3）维持电解质和酸碱平衡,根据临床和血液检查以确定电解质的补充量。低钾者每日应补钾 3 g 以上;低钠可酌予生理盐水,不宜用高渗盐水纠正。使用利尿剂时注意防止发生低钾血症及碱中毒。

2. 对症治疗

1）阻止肝细胞坏死,促使肝细胞再生

（1）胰高糖素-胰岛素疗法:胰高糖素 1 mg 及普通胰岛素 10 u,加于葡萄糖液内静脉滴注,每日 1～2 次。

（2）促肝细胞生长因子（p-HGF）静脉滴注,160～200 mg/d,初步报告疗效较好。

2）改善微循环　莨菪类药物有改善微循环障碍的作用,可采用东莨菪碱或山莨菪碱加于葡萄糖液内静脉滴注。丹参、右旋糖酐 40 亦有改善微循环的作用。

3）肝性脑病的防治

（1）预防和治疗氨中毒

减少肠道氨吸收:限制蛋白质摄入量（<0.5 g/kg）;口服肠道不易吸收的广谱抗生素〔如新霉素每日 2 g 和（或）甲硝唑 0.2 g 每日 4 次〕;口服乳果糖 15～20 g,每日 3 次;或食醋 30 ml＋温水 100 ml 保留灌肠;禁用含氨药物。

降低血氨:谷氨酸盐（钠、钾等）及醋谷胺（乙酰谷酰胺）等药物静脉滴注;精氨酸或天冬氨酸钾镁静脉滴注。

给予脲酶拮抗剂（如乙酰氧肟酸等）以减少尿素分解产氨。

（2）纠正氨基酸比例失衡:提高血中 BCAA、亮氨酸、异亮氨酸的比例,可竞争性地减少 AAA 通过血-脑屏障,从而减少神经抑制介质 5-羟色胺的形成,有利于防治肝性昏迷。可予复方支链氨基酸制剂 500 ml/d 静脉滴注。

（3）抗假神经传导介质:左旋多巴进入脑组织,经多巴脱羧酶的作用转变为多巴胺后,与假性神经传导介质（羟苯乙醇胺、苯乙醇胺等）相拮抗竞争,可促使患者苏醒。用法:左旋多巴每次 100～150 mg 加于 10％葡萄糖液内静脉滴注,每日 2～3 次;或每日 2～4 g,分 4 次口服。用本药过程中,禁用维生素 B_6 和氯丙嗪。

(4) 脑水肿的防治:如出现颅内压增高的征象,应及时静脉给予高渗脱水剂(如 20％甘露醇、25％山梨醇等)及利尿剂,并可给东莨菪碱或山莨菪碱以改善微循环。使用脱水剂时应注意维持水与电解质平衡,以及防止心功能不全。

4) 防治出血 给予维生素 K_1 肌内注射或静脉滴注、凝血酶原复合物或新鲜血浆静脉滴注等。如有胃肠道大出血,可给予新鲜全血静脉滴注,胃黏膜糜烂或溃疡引起渗血者可予三七粉或云南白药口服。

5) 防治肝肾综合征 注意避免各种诱发因素,如大量放腹水、过度利尿、消化道大出血导致血容量逐降、低钾血症、重度黄疸、继发感染、DIC 以及肾毒性药物的使用等。当出现少尿时,可静脉给予右旋糖酐 40、白蛋白或血浆等以扩充容量,并可给予小剂量多巴胺静脉滴注以增进肾血流量。有条件者早期采用透析疗法。

6) 防治腹水 静脉滴注白蛋白、新鲜血浆等以提高血清白蛋白水平;使用利尿剂时注意并用具排钾(如氢氯噻嗪)和潴钾(如螺内酯、氨苯蝶啶)作用者,以避免引起电解质失调。

7) 防治继发性感染 精心护理,诊疗操作尽可能做到无菌;在病程中注意观察有无腹膜炎、肺炎、尿路感染等征象;在使用肾上腺皮质激素的患者,感染的临床表现常不明显,尤应提高警惕。一旦发生感染,应及早选用敏感的抗感染药予以控制,且注意药物须对肝、肾无毒性或影响较小。

8) 肾上腺皮质激素 急性重型肝炎早期应用可能有益。可给予琥珀酰氢化可的松每日 300～500 mg 加于葡萄糖液内静脉滴注,5～7 d 为 1 个疗程。宜同时给予免疫调节剂。

9) 人工肝支持疗法 如血液透析、血浆交换、肝脏移植、交叉循环可部分除去血液中的有害物质,代偿肝脏功能。但尚存在不少问题。

10) 肝移植 对于肝衰竭及晚期肝硬化患者,可用肝移植手术治疗。手术前、后使用拉米夫定控制 HBV 复制有较显著疗效,但需要长期应用。肝移植手术是末期丙型肝炎患者的主要治疗手段,肝移植术后 5 年生存率可达 30％～40％。

(四) 淤胆型肝炎的治疗

酌情选用泼尼松龙每日 40～60 mg 口服或地塞米松每日 10～20 mg 溶于葡萄糖液内静脉滴注,2 周后如血清胆红素显著下降,则逐步减量。瘙痒明显者可口服阿利马嗪(异丁嗪) 5 mg,每日 2 次;或考来烯胺(消胆胺)每日 2～3 g。

预 防

(一) 控制传染源

1. 报告和登记 对疑似、确诊、住院、出院或死亡的肝炎病例均应分别按病原学进行传染病报告,专册登记和统计。

2. 隔离和消毒 急性甲型及戊型肝炎自发病日起隔离 3 周;乙型及丙型肝炎隔离至病情稳定后可以出院。各型肝炎宜分室住院治疗。对患者的分泌物、排泄物、血液以及污染的医疗器械和物品均应进行消毒处理。

3. 对儿童接触者管理 对急性甲型或戊型肝炎患者的儿童接触者应进行医学观察 45 d。

4. **献血员管理** 献血员应在每次献血前进行体检,检测 ALT 及 HBsAg(用 RPHA 或 ELISA),肝功能异常、HBsAg 阳性者不得献血。有条件时应开展抗-HCV 测定,抗-HCV 阳性者不得献血。

5. **HBsAg 携带者的管理** HBsAg 携带者不能献血,可照常工作和学习,但要加强随防;应注意个人卫生和经期卫生,以及行业卫生,以防其唾液、血液及其他分泌物污染周围环境和感染他人;个人食具、刮刀修面用具、漱洗用品等应与健康人分开。HBeAg 阳性者不可从事饮食行业、饮用水卫生管理及托幼工作。HBsAg 阳性的婴幼儿在托幼机构中应与 HBsAg 阴性者适当隔离,HBeAg 阳性婴幼儿不应入托。

(二)切断传播途径

1. **甲和戊型肝炎** 加强饮食卫生管理、水源保护、环境卫生管理以及粪便无害化处理,提高个人卫生水平。

2. **乙、丙、丁型肝炎** 加强各种医疗器械的消毒处理,注射实行一人一管,或使用一次性注射器,医疗器械实行一人一用一消毒。加强对血液及血液制品的管理,做好血制品的 HBsAg 和抗-HCV 的检测工作,阳性者不得出售和使用。非必要时不输血或血液制品。漱洗用品及食具专用。接触患者后,用肥皂和流动水洗手。保护婴儿,切断母婴传播是预防重点。对 HBsAg 阳性尤以 HBeAg 亦呈阳性的产妇所产婴儿,出生后须即注射 HBIG 和(或)乙型肝炎疫苗。

(三)保护易感人群

1. **甲型肝炎**

(1)被动免疫:市售人血丙种球蛋白和人胎盘血丙种球蛋白对甲型肝炎接触者具有一定程度的保护作用,主要适用于接触甲型肝炎患者的易感儿童。剂量为 0.02～0.12 ml/kg,可按学龄前儿童 1 ml、学龄儿童 2 ml、成人 3 ml 接种。可预防或减少临床病例的发生,亦能预防大部分亚临床感染,阻断甲型肝炎传播。注射时间越早越好,不得迟于接触后 7～10 d。免疫效果可维持 35 d。

(2)主动免疫:甲型肝炎活疫苗的研究已取得重大进展。在甲型肝炎流行期间,易感人群(婴幼儿、儿童和血清抗 HAV-IgG 阴性者)都应注射甲型肝炎减毒活疫苗(甲型肝炎活疫苗),保护率可达到 65.5%。

2. **乙型肝炎**

(1)被动免疫:HBIG 主要用于母婴传播的阻断。新生儿应与乙型肝炎疫苗联合使用,可提高保护率至 95%。剂量一般为 0.05～0.07 ml/kg。HBsAg 阳性孕妇在怀孕后 3 个月注射 HBIG,可能对母婴传播起预防作用。HBIG 亦可用于已暴露于 HBV 的易感者。

(2)主动免疫:乙型肝炎基因工程疫苗主要用于阻断母婴传播和新生儿预防,凡新生儿出生后 24 h 内都应立即接种,注射 3 次后保护率约为 85%。如加用 HBIG,保护率可提高到 95%。免疫效果可维持 5～8 年。但需注意,孕妇的血清 HBV DNA 含量在 2.5 pg/10 μl 以上时,免疫效果较差。乙型肝炎基因工程疫苗亦可用于高危人群中易感者的预防。preS2、preS1 与 S 基因联合的基因工程疫苗亦已研制成功。

(施光峰)

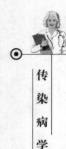

第六节 脊髓灰质炎

脊髓灰质炎(poliomyelitis)俗称小儿麻痹症,是由脊髓灰质炎病毒(poliovirus)引起的急性传染病。主要影响中枢神经系统,以脊髓前角灰质神经细胞受累为主,部分病例可发生分布不规则的弛缓性瘫痪(以下肢瘫痪为多见)。本病常见于5岁以下儿童。脊髓灰质炎是全球继消灭天花以后第2种被要求消灭的疾病。1988 WHO提出在全球范围内消灭脊髓灰质炎的目标后,世界各国大力开展口服脊髓灰质炎减毒活疫苗(OPV)的计划免疫,脊髓灰质炎发病率明显下降。本病的流行国家已由1988年超过125个国家降至2006年的4个(尼日利亚、印度、阿富汗和巴基斯坦),病例数由35万下降至2005年的1 951起报告病例,减少了99%以上。我国于1994年报告最后1例本土脊髓灰质炎野病毒株病例,随着2000年我国所在的西太平洋地区宣布无脊髓灰质炎,标志着中国进入了维持无脊髓灰质炎阶段。

病原学

脊髓灰质炎病毒属微小RNA病毒科的肠道病毒属。病毒颗粒呈球形,立体对称,直径27～30 nm。本病毒裸露无包膜,外衣不含类脂质,故能抵抗乙醚、乙醇和氯仿等脂溶剂。病毒在外界生活力很强,在pH 3～10的环境中活性稳定,能耐胃酸。在室温20℃至少可活1年,污水和粪便中可存活4～6个月,低温下可长期存活。但对高温及干燥十分敏感,加温56℃ 30 min可灭活,煮沸100℃立即死亡,紫外线0.5～1 h可使之灭活,各种氧化剂(过氧化氢、高锰酸钾、漂白粉等)都可使病毒死亡,2%碘酊可迅速灭活病毒。

与其他肠道病毒如柯萨奇病毒、埃可病毒等为同属,在肠道内可相互排斥。组织培养可分离病毒,在猴肾细胞、HeLa细胞、人胚肾和人羊膜细胞均能增殖。

病毒有3种血清型:Ⅰ型、Ⅱ型及Ⅲ型,型间偶见交叉免疫。3型都可分别感染人类而致病。人体受病毒感染后可产生较持久的同型特异免疫力,血清中最早出现特异性IgM抗体升高,2周后出现IgG抗体,唾液及肠道内产生分泌型IgA抗体。中和抗体水平在起病2～3周后达高峰,1～2年内逐步下降,但持续一定低水平,不仅可保护机体免遭同型病毒侵袭,对异型病毒也具有低度保护力。

流行病学

(一) 传染源

人类是脊髓灰质炎病毒唯一的天然宿主。患者、隐性感染者及带病毒者是本病的传染源,由于后两种人人数多且不易被发现和受到控制,故为主要传染源,在本病的播散和流行中起着重要作用。

(二) 传播途径

以粪-口途径传播为主。粪便中排毒不仅量多而且在发病前2～3 d即可排毒,持续排毒3～6周,少数长达3～4个月。口咽分泌物在疾病早期也可排出病毒,但病毒量较少,时间短,大多只在病初第1周,故飞沫传播不如粪-口传播重要。污染的双手、用品、玩具、衣服及苍蝇等均可成为传播媒介。污染的水源可引起暴发流行。

（三）人群易感性

人群对脊髓灰质炎病毒普遍易感，感染后可获得对同型病毒的持久免疫力。抗体能经胎盘及初乳传给胎儿和新生儿，所以 4 个月以内的婴儿很少患病。1～5 岁小儿发病率高，年长儿大多呈隐性感染。成人大多已具有免疫力。

（四）流行特征

脊髓灰质炎流行未控制前，全球各国均有发病。以温带地区为多，终年散发，但以夏、秋季节为多，热带则四季相似。普种疫苗地区发病率大大降低。流行时以隐性感染及无瘫痪轻症为多，瘫痪病例只占 1/60～1/1 000。

发病机制与病理

（一）发病机制

脊髓灰质炎病毒经口咽部及肠道侵入人体，病毒在局部淋巴组织如扁桃体、咽壁集合淋巴组织等处增殖，并于数小时至 1 d 内播散至深部淋巴组织及淋巴结，产生第 1 次病毒血症，将病毒播散到全身网状内皮组织。对于隐性感染者，病毒的侵入被限制在此阶段，并在体内产生型特异性抗体；然而在少数病例，病毒在网状内皮组织大量增殖后进入血流，产生第 2 次病毒血症，侵犯各种非神经组织和器官如呼吸道、肠道、心、肾、肝、脾、肾上腺等，临床上出现前驱期症状如咽痛、轻咳、腹泻等。如果此时机体产生足够的抗体限制病毒复制，则疾病停止发展，临床表现为顿挫型感染；若病毒量多、毒力强或机体免疫力不足以抑制病毒增殖，则病毒可通过血-脑屏障侵犯中枢神经系统，临床出现瘫痪前期症状，神经组织病变严重者引起弛缓性瘫痪。血液中特异性抗体出现的早、晚和量多少是决定疾病发展过程及病毒能否侵入中枢神经系统的重要因素。

有人做动物实验证实，病毒可从肌肉-神经通路直达中枢神经系统。

许多因素如肌肉疲劳、受凉、创伤、手术、局部刺激和注射等均可能促使瘫痪发生。免疫力低下和缺陷可增加对本病的易感性。OPV 口服后发生相关性脊髓灰质炎就是与机体免疫缺陷有关。

（二）病理

脊髓灰质炎病毒具有嗜神经毒性，最突出的病理变化在中枢神经系统运动神经细胞和自主神经细胞。病灶分布特点为多发、散在和不对称性。主要病变部位在脊髓前角的灰质，其次为脑桥和延髓的脑干运动神经细胞，中脑和小脑神经核受损较轻，大脑皮质很少被累及。

镜检可见神经细胞胞质内染色体溶解，重者细胞核浓缩，细胞坏死，最后被吞噬细胞清除。病灶周围组织炎性改变，有充血、水肿，血管周围以单核细胞浸润为主。

急性期软脑膜及蛛网膜均可见散在炎性病灶，脑脊液可有炎性改变。

神经系统以外的病变最多见为淋巴组织广泛的退行性和增生性改变，以肠壁、肠系膜和呼吸道淋巴组织为主。偶见局灶性心肌炎、间质性肺炎，以及肝、肾等脏器充血和细胞混浊肿胀。

临床表现

潜伏期一般为 9～12 d（5～35 d）。

临床症状轻重不等,以隐性感染即临床无症状但有病毒排出和特异性抗体产生,以及轻症或顿挫型居多。有临床症状者发热的高低,神经系统损害的部位、范围及程度也不相同。病程大致可分为前驱期、瘫痪前期、瘫痪期、恢复期和后遗症期 5 期。

(一)前驱期

起病大多以发热开始,低至中等度发热,体温可达 38～39℃,伴食欲缺乏、全身不适、恶心、呕吐、腹泻、腹痛等症状,或有咽痛、咳嗽、流涕等上呼吸道症状,但神经系统无明显异常。经过 1～4 d,大多数患者热退,症状消失。病程终止于此阶段者为顿挫型。

(二)瘫痪前期

本期可紧接前驱期热退后出现,也可发生于热退后 1～6 d,体温再次上升,以双峰热型进入本期。此类病例占 10%～30%。另有不少病例无前驱期,直接进入瘫痪前期。临床上除发热外,出现明显的神经系统症状。体温多在 39℃左右,偶可高达 40℃,表现头痛、烦躁不安、肢体疼痛、感觉过敏。婴幼儿常哭闹不安、脸红多汗、拒抱,年长儿主诉背、颈、四肢疼痛,起坐时以上肢向后支撑躯干,呈特殊的三脚架体态。可出现脑膜刺激征,颈有阻力,克氏征、布氏征阳性。此时脑脊液多有改变。一般经 3～4 d 体温下降,症状消失,迅速康复,表现为无瘫痪型。少数病例在本期末出现瘫痪而进入瘫痪期。

(三)瘫痪期

一般在瘫痪前期的第 2～4 天发生瘫痪,偶尔可早至第 1 天或晚至第 7 天出现。呈双峰热者瘫痪往往在第 2 峰开始后 1～2 d 内发生。瘫痪可突然发生或先有短暂肌力减弱。轻症 1～2 d 后停止进展。一般病例在 1～3 d 内相继出现不同部位的瘫痪,并逐渐加重,随着体温下降瘫痪不再继续进展。根据瘫痪的部位及范围,分为以下几种临床类型。

1. 脊髓型 此型最多见。常累及四肢肌群、膈肌、肋间肌、颈肌、腹肌、腰肌等,呈弛缓性瘫痪,肌张力低下,深浅反射减弱或消失。瘫痪肌群分布不规则、不对称为其特点。可累及任何肌肉或肌群。

由于脊髓病变大多在颈段及腰段,故瘫痪常涉及四肢肌群,下肢尤为多见,其次为上肢。近端大肌群如三角肌、胫前肌等较远端手、足小肌群瘫痪出现较早,也较重。以一侧下肢瘫痪最为常见,严重时涉及两个肢体,甚至四肢都瘫痪。

肢体瘫痪的程度分为 6 级:0 级(完全瘫痪),肌肉被刺激时无任何收缩现象;1 级(次全瘫痪),肌腱或肌肉略见有收缩或触之有收缩感,但不能引起动作;2 级(重度瘫痪),肢体不能向上抬举,只能在平面上移动;3 级(中度瘫痪),可以向上抬举,但不能承受任何压力;4 级(轻度瘫痪),可以自动向上抬举,并能承受一定压力;5 级,肌力完全正常。

躯干肌群如颈、背、腰肌瘫痪,则头不能竖直,不能坐起和翻身。若颈、胸段脊髓受损严重引起膈肌和肋间肌瘫痪而影响呼吸运动时,则出现呼吸浅速、咳嗽无力、声音低微、讲话断续、鼻翼扇动等。体检时发现胸廓运动受限制(肋间肌瘫痪),吸气时上腹部反而内陷(膈肌瘫痪)等体征。用手紧束胸部或按压上腹部可分别观察上述体征,也可在 X 线透视下见到吸气时横膈上抬的反常运动。

偶见肠与腹肌瘫痪而引起便秘、腹胀及腹壁反射消失;膀胱肌瘫痪则发生尿潴留和尿失禁。如果脊髓后角及神经根受累,则可出现感觉障碍。

2. 脑干型(延髓型或球形) 系中脑、脑桥及延髓等部位病变引起脑神经麻痹,其所支配的肌群发生瘫痪。常见第Ⅶ对脑神经受损,表现为中枢性面瘫:不能皱眉及闭目,口角歪向健侧;第Ⅹ、Ⅻ对脑神经受损尤为重要,因其常引起软腭、咽部、声带、舌头等肌肉瘫痪,导致吞咽困难、咽部痰液滞留,易阻塞呼吸道引起窒息和吸入性肺炎,危及生命。患者发音嘶哑,带鼻音,饮水易发生呛咳并从鼻腔反流。体检可见软腭不能上提,悬雍垂歪向健侧,咽喉壁反射消失,伸舌时偏向患侧;第Ⅲ、Ⅳ、Ⅵ对脑神经麻痹表现为动眼肌瘫痪,眼睑下垂。

延髓腹面外侧网状结构病变时,发生呼吸中枢麻痹,患者出现呼吸节律不规则,双吸气或屏气,甚至呼吸暂停,发绀缺氧,烦躁不安,最终出现呼吸衰竭;病变发生在延髓腹面内侧网状结构时,血管运动中枢发生障碍,患者出现脉搏细弱,心律不齐,心音低钝,四肢湿冷,血压下降,最终循环衰竭,可致死亡。

3. 脑型 极为少见。患者以神志改变和上运动神经细胞功能改变为主,出现烦躁、嗜睡、惊厥,重者昏迷,病理反射阳性,可发生痉挛性瘫痪。

4. 混合型 上述数型并存,以脊髓和脑干型同时出现最多见。

(四)恢复期

常见于瘫痪后1～2周。急性期过后瘫痪肌功能逐渐恢复正常,一般从肢体远端开始,腱反射也逐渐恢复。最初3～6个月恢复较快,此后速度减慢,重者常需12～18个月,甚至更久才能恢复。

(五)后遗症期

因神经细胞损伤严重,某些瘫痪肌群功能不能恢复,导致顽固性瘫痪,成为后遗症。由于肌肉挛缩,导致骨骼发育异常如脊柱的侧凸或前凸,足马蹄状内翻,导致跛行,甚至不能站立。

并发症

呼吸道并发症多见,由于呼吸肌或吞咽肌麻痹,导致呼吸道不通畅,易引起肺炎、肺不张、肺气肿等。瘫痪肢体静脉血流淤滞可引起肺血管栓塞。尿潴留者常并发泌尿道感染。急性期有些病例可有心电图异常表现,提示有心肌损害,可能是病毒直接侵犯或心肌缺氧所致。严重瘫痪患者由于长期卧床不起,导致骨骼脱钙,可并发高血钙症及泌尿道结石。

实验室检查

(一)外周血象

外周血白细胞数大多正常,早期及继发感染时可增高,分类以中性粒细胞为主。急性期红细胞沉降率(血沉)可增快。

(二)脑脊液检查

瘫痪前期脑脊液检查有助于诊断。多数患者脑脊液外观清澈或略混浊,压力稍高;细胞数稍增加,一般为$(50～300)×10^6/L$或更高,早期以中性粒细胞为主,以后则以单核细胞占优势,热退后细胞数较快恢复正常;脑脊液蛋白略增加,糖和氯化物大多正常。少数患者脑脊液可始终正常。

(三)病毒分离

急性期从血液、脑脊液中分离到病毒是最可靠的病原诊断,但分离阳性率较低。尽管在病程第 1 周从咽分泌物及整个患病期从粪便中可分离到病毒,但其诊断价值不如从血或脑脊液中分离病毒,因为咽或粪便病毒分离阳性不能排除带病毒者。应用 PCR 方法测定标本中的脊髓灰质炎病毒,方法便捷,特异性及敏感性高。

（四）血清学检查

特异性抗体在病程第 1 周末即可很快升高,尤以特异性 IgM 上升更快。可用血凝抑制试验、ELISA、中和试验和补体结合试验等方法进行检测,其中以中和试验和补体结合试验最为常用,双份血清效价 4 倍以上增高有诊断意义。补体结合试验特异性高,常作为临床确诊依据;中和抗体持续时间长,具有型特异性,仍被广泛应用。

诊断与鉴别诊断

在流行季节、流行地区,特别是未接种过疫苗的易感者,有与本病或弛缓性瘫痪患者接触史者,或近期口服过减毒活疫苗或接触过服活疫苗者,如果出现发热、咽痛、多汗、烦躁、肌痛、颈背强直、肌张力减退、腱反射减弱至消失等症状应疑为本病。前驱期应与上呼吸道感染、急性胃肠炎等鉴别,瘫痪前期应与各种病毒性脑膜炎、化脓性脑膜炎、结核性脑膜炎、乙型脑炎等鉴别。若出现弛缓性瘫痪应与以下疾病进行鉴别。

1. 感染性多发性神经根炎（格林-巴利综合征）　多见于年长儿,一般在上呼吸道症状以后出现,多无发热,弛缓性瘫痪的特点是上行性、对称性,多伴有感觉障碍。脑脊液中细胞数增加不多而蛋白质显著增高为其特点。瘫痪可恢复,后遗症少。

2. 周围神经炎　局部神经损伤发炎,如肌内注射、带状疱疹病毒感染、白喉后神经炎、维生素 B_1 缺乏、铅中毒等均可导致局部肌肉瘫痪,但脑脊液正常。病史及体检有助鉴别。

3. 其他病毒感染所引起的瘫痪　如柯萨奇、埃可病毒感染等,临床不易鉴别。如果伴有皮疹、胸痛、结膜炎、疱疹性咽炎等特殊表现可助诊断,确诊有赖于病毒分离和血清学检查。

4. 婴幼儿假性瘫痪　因局部损伤、骨折、关节痛、维生素 C 缺乏引起骨膜出血等,婴幼儿常不愿移动病肢而被误认为肌肉瘫痪,应仔细检查病肢,结合 X 线摄片加以鉴别。

5. 家族性周期性麻痹　较为少见,常有家族史。往往突然发作,无发热,对称性瘫痪,进展迅速,可遍及全身。发作时血钾降低,补钾后很快恢复,但可复发。

预后

脊髓灰质炎瘫痪者的病死率一般为 5%～10%,大多死于呼吸衰竭。发热持续不退常预示可能发生瘫痪。体温的高低、症状的轻重、脑脊液细胞数的多少与瘫痪的发生及严重程度无关。早期诊断,及早隔离休养,避免不必要的刺激、损伤、手术等可以减轻瘫痪的发展。

瘫痪肌肉恢复早晚与神经病变的程度有关,一般在瘫痪静止后 1 个月内恢复。如果神经细胞已经坏死,其所支配的肌纤维功能不可能恢复,但可由未受损的肌群代偿。病后 1～2 个月内肌肉恢复最快,2～3 个月内无好转者往往发生肌肉萎缩。6 个月后仍不能恢复则成为后遗症。面、腭、咽、肠及膀胱的瘫痪易完全恢复。恢复期积极治疗可减少后遗症的发生。

治疗

（一）急性期治疗

尚无抗脊髓灰质炎病毒的特效药物。急性期治疗包括对症处理、支持疗法和并发症治疗。

1. 前驱期及瘫痪前期　必须卧床休息,即使无严重症状,早期休息可减少瘫痪的发生。尽量避免肌内注射和手术。发热、多汗者注意水及电解质平衡及充分的营养。肌痛和四肢颈背强直者可给予局部温湿热敷以缓解肌肉痉挛。维生素 C 1～2 g/d 可有助于减轻神经组织水肿。

2. 瘫痪期　瘫痪肢体应注意护理,避免外伤受压,置于舒适的功能位置。如下肢瘫痪时关节应略屈曲,下垫气袋或小枕头。用支架防止手、足下垂或置于功能位。在瘫痪静止后可应用地巴唑、加兰他敏等促进神经肌肉传导。

发生呼吸困难时,必须区分发生的原因,积极进行抢救。

(1) 延髓麻痹:由于吞咽困难,咽喉部分泌物潴留阻塞呼吸道,但呼吸运动、节律无异常。此时应清除咽喉部分泌物,保持气道通畅,可采取体位引流,经常抽吸口咽内分泌物,必要时施行气管切开。继发肺部感染时应用抗生素。

(2) 呼吸肌(肋间肌、膈肌)瘫痪:表现为呼吸浅速、鼻翼扇动、惊恐不安,但呼吸节律规则,无吞咽困难。应及早采用人工呼吸器。

(3) 呼吸中枢麻痹:表现为呼吸节律不规则,可给予呼吸中枢兴奋剂,严重者需气管插管应用人工呼吸器。

应随时检测血气分析,及时纠正电解质及酸碱平衡紊乱,积极维护心血管功能。

(二)恢复期及后遗症期的治疗

当体温下降至正常,肌痛消失,瘫痪停止发展后即可采用针灸、推拿、功能锻炼、理疗等促进肌力恢复。瘫痪时间长伴畸形者可施行矫形手术。

预 防

20 世纪 50 年代先后研制成功脊髓灰质炎灭活疫苗和减毒活疫苗,并逐渐在世界范围内被广泛应用。我国在 60 年代开始大规模生产 OPV 供全国儿童服用,发病率逐年降低,目前已处于无脊髓灰质炎状态。但是我国还面临周边国家输入野病毒病例的威胁,因此使我国这个人口大国维持无脊髓灰质炎状态的工作非常艰巨,而保持高水平的 OPV 常规接种率及在重点地区开展强化免疫活动是工作重点之一。

1. 应用 OPV　这种疫苗系脊髓灰质炎病毒在组织培养中多次传代,逐渐失去对人类神经系统的致病性,但仍保持活力,口服后如自然感染一样可诱发机体产生体液与肠道局部免疫,血清中产生中和抗体,肠道内产生分泌型 IgA 抗体。疫苗株病毒在肠道繁殖后可随粪便排出体外,传播给周围的易感者,从而扩大免疫人群。由于制备费用低,口服方便,引起的免疫力较持久,又可产生肠道局部免疫力,对接种者周围人群能产生免疫扩大效应,提高人群总体免疫水平,所以目前国际上采用 OPV 较多,尤其是经济落后的发展中国家。

我国目前采用 3 型混合的多价口服减毒活疫苗,由政府免费提供作为国家计划免疫疫苗之一。免疫程序为婴儿于出生后 2、3、4 个月时各口服 1 剂,4 岁时加强免疫 1 次。疫苗宜在冬、春季服用,以期在夏、秋季流行时获得保护,并免受其他肠道病毒干扰影响接种效果。服用时应空腹,忌用热水送服,以免使疫苗中的病毒被灭活而失去作用。口服疫苗一般无不良反应,偶有轻度发热、腹泻。遇有急性发热、严重佝偻病、活动性结核病,以及心、

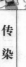

肝、肾等急慢性疾病患者暂不宜服用此疫苗。免疫低下的易感者,无论为原发性或继发性,均应禁忌口服减毒活疫苗,也应避免与接受活疫苗者接触。

2. 应用灭活脊髓灰质炎疫苗(IPV) 因不含活病毒,没有发生疫苗相关病例的危险,故十分安全,尤其适合于免疫缺陷或免疫抑制者应用。在高收入国家,按免疫程序接种后的保护率达99%,3次接种后产生的中和抗体可维持5年。疫苗制备费用高于OPV。IPV不诱生肠道黏膜的局部免疫,但诱生的咽部黏膜免疫力似与OPV诱生的相仿。目前主要是一些高收入国家只采用IPV预防脊髓灰质炎。一些国家采取了先用IPV再用OPV的序贯免疫程序,以减轻疫苗相关麻痹性脊髓灰质炎(VAPP)的负担。这种序贯免疫程序的优点在于血清阳转率最高,并在比全用IPV免疫程序成本更低的情况下能获得所有3型脊髓灰质炎病毒的高效价抗体,同时利用了两种疫苗在体液和黏膜免疫方面的优点。

3. 预防疫苗衍生脊髓灰质炎病毒的传播 在全球消灭脊髓灰质炎的过程中,OPV计划免疫起到了决定性作用,但也产生了一些问题。如口服OPV后,疫苗病毒可在服苗者肠道内复制,并可排出体外感染易感的接触者;该疫苗病毒在服苗者和接触者肠道内复制时,可发生病毒突变、各型疫苗病毒重组、疫苗病毒与脊髓灰质炎野病毒及非脊髓灰质炎肠道病毒重组等,从而形成各种不同的疫苗变异株或重组株。如这些变异株或重组株与相应疫苗株的VP1核苷酸序列差异<1%,则称为疫苗相关脊髓灰质炎病毒(VRPV或VAPV)或类疫苗病毒;如果VP1核苷酸序列差异≥1%,则称为疫苗衍生脊髓灰质炎病毒(VDPV)。循环型疫苗衍生脊髓灰质炎病毒(cVDPV)可引起人类脊髓灰质炎样麻痹,并导致人与人之间的传播。cVDPV分离株的神经毒力与脊髓灰质炎野病毒相同,感染后可引起永久性麻痹。目前报道的所有cVDPV均是OPV病毒株与基因型C组肠道病毒的重组体,重组位点位于非衣壳区。至今全球已报道多起cVDPV流行,2000~2005年先后报告60例,其中包括我国2例。所有患者均未进行脊髓灰质炎疫苗全程免疫。cVDPV暴发最重要的危险因素是人群免疫力低。消灭本土脊髓灰质炎野病毒后发生cVDPV暴发的危险性增加,因为在无脊髓灰质炎自然感染及疫苗覆盖率低的情况下,无免疫力的易感人群增多。当无免疫力的易感人群达到一定水平时,即可发生cVDPV传播,并引起暴发。cVDPV暴发的地区均为OPV覆盖率低的地区,在疫苗覆盖率高的地区尚未发现cVDPV流行。因此,预防cVDPV传播首先要加强儿童常规OPV计划免疫,提高常规免疫覆盖率。一旦发生cVDPV暴发,应及时在当地和邻近地区开展大规模OPV免疫,以终止cVDPV的传播。在全球证实消灭脊髓灰质炎后,应有计划地尽早停止使用OPV,所以在我国从OPV过渡到IPV势在必行。

4. 急性弛缓性麻痹的监测 由于有许多导致麻痹的疾病影响脊髓灰质炎的临床诊断,因此最终诊断依赖于实验室结果。为消灭脊髓灰质炎,全球建立了一个急性弛缓性麻痹(acute flaccid paralysis, AFP)监测网络系统来报告15岁以下儿童出现的所有AFP病例,并建立了一个完整的实验室监测网络来检测脊髓灰质炎病毒。通过临床检查、流行病学资料、双份血清(病初和恢复期)和双份粪便标本的病毒学检验对这些病例进行诊断,目的是及早发现病例,及时采取干预措施,控制疾病的传播流行。因此,目前临床上一旦发现AFP病例,需及时报告当地疾病控制中心并采集合格粪便标本2份(合格粪便的条件是麻痹14 d之内,两份粪便间隔24~48 h,粪便量5 g以上,标本送递时需冷藏)和双份血清标本。如果致病型病毒中和抗体4倍增高,可以明确诊断。

5. 被动免疫 在脊髓灰质炎流行地区,未接受过疫苗的易感儿童若与脊髓灰质炎患者有密切接触,可尽早应用人免疫球蛋白进行被动免疫保护,但被动免疫力仅可维持 3 周左右。

(王晓红)

第七节　流行性乙型脑炎

　　流行性乙型脑炎(epidemic encephalitis B)简称乙型脑炎,是由嗜神经的乙型脑炎病毒(encephalitis B virus)引起,经蚊等吸血昆虫传播的一种急性传染病。本病毒于 1934 年首次在日本分离成功,故也称为日本脑炎(Japanese encephalitis)。我国是乙型脑炎高发流行区,早在 1921 年我国就有本病记载,1938 年自乙型脑炎死亡患者脑组织中分离出乙型脑炎病毒,证实本病存在。临床以高热、意识障碍、惊厥、呼吸衰竭和脑膜刺激征为特征。病死率高,重症者可留下神经系统后遗症。本病流行于夏、秋季,儿童发病率高。1970 年后我国广泛进行了乙型脑炎疫苗的接种,发病率和病死率有明显下降。

病原学

　　乙型脑炎病毒属于虫媒病毒黄病毒科黄病毒属(即 B 组虫媒病毒)。电镜下病毒颗粒呈球形,直径为 20～30 nm,壳体为二十面体结构,表面有糖蛋白突起,其中有血凝素。乙型脑炎病毒核内含单股正链 RNA,长约 11 kb,病毒基因组编码的结构蛋白:核衣壳蛋白(C 蛋白)、膜蛋白(M 蛋白)、包膜蛋白(E 蛋白)和非结构蛋白(NS1～NS5)。E 蛋白为糖基化蛋白,具有特异性抗原决定簇,在诱生保护性免疫中起重要作用,其血凝素活性能凝集鸡、鸽、鹅红细胞。

　　乙型脑炎病毒抵抗力不强,对温度、乙醚和酸均很敏感。加热 100℃ 2 min,56℃ 30 min均可灭活。常用的含氯消毒剂、氧化消毒剂、碘酊等均可消毒。病毒对低温和干燥的抵抗力强,用冷冻干燥法在 4℃ 冰箱中可保存数年。乙型脑炎病毒为嗜神经病毒,在细胞质内增生,能在小鼠脑内传代,也可在鸡胚、猴肾及 HeLa 细胞中生长及增殖,抗原性比较稳定,可利用这些细胞来分离病毒。人和动物感染本病毒后,均可产生补体结合抗体、中和抗体和血凝抑制抗体。已知在蚊体内繁殖的适宜温度为 25～30℃。自然界中存在不同毒力的乙型脑炎病毒,而且毒力受到外界多种因素的影响可发生变化。

流行病学

(一) 传染源

　　乙型脑炎是人兽共患的自然疫源性疾病。人和动物(包括猪、牛、羊、马、鸭、鹅、鸡等)感染乙型脑炎病毒后,呈显性或隐性感染,并可出现病毒血症成为传染源。人感染后病毒血症期短暂,血中病毒含量少,故不是主要传染源;而动物中家畜及家禽,特别是猪感染后血中病毒数量多,其血中病毒效价可高达 1∶1 000,传染性强,因此猪是主要传染源。乙型脑炎病毒在人群中流行前 1～2 个月常会先出现猪病毒感染高峰期,因此目前以检测猪自然感染率的动态变化,作为预测人群乙型脑炎流行的依据。

(二)传播途径

蚊虫是乙型脑炎的主要传播媒介,国内传播乙型脑炎病毒的蚊种有库蚊、伊蚊和按蚊的某些亚种,其中三带喙库蚊是主要传播媒介,它是同种蚊科中传播乙型脑炎病毒最多的蚊种。国外资料表明对来自 13 种蚊体中分离出乙型脑炎病毒,其中 90% 为三带喙库蚊。蚊吸血后,乙型脑炎病毒可在其肠道增殖,然后移行至涎腺增殖,可繁殖增长 5 万~10 万倍,且在唾液中保持高浓度,于感染后 10~12 d 即能传播乙型脑炎病毒。蚊感染乙型脑炎病毒后不发病,但可带病毒越冬或经卵传代,成为乙型脑炎病毒的长期储存宿主。此外,受感染的候鸟、蠛蠓、蝙蝠也是乙型脑炎病毒的长期储存宿主。

(三)人群易感性

人群对乙型脑炎病毒普遍易感,但感染后出现典型乙型脑炎症状的多数为隐性感染,乙型脑炎患者与隐性感染者之比为 1∶1 000~2 000。成人多因隐性感染而获得免疫力。通常流行区以 10 岁以下的儿童发病较多,但因儿童计划免疫的实施,近年来报道发病年龄有增高趋势。病后免疫力强而持久。

(四)流行特征

乙型脑炎仅分布在亚洲。我国疫区分布在兰州-长春连线以南的地区,东北北部、青海、新疆及西藏等地未见报告。本病有严格的季节性,80%~90% 病例集中在 7、8、9 月的 3 个月内。因地理环境的不同,季节性略有上下,华南地区的流行高峰在 6~7 月,华北地区为 7~8 月,而东北地区则为 8~9 月,均与蚊虫密度曲线相一致。气温和雨量与本病的流行也有密切关系。乙型脑炎呈高度散发性,同一家庭有两个患者罕见。

发病机制与病理

当人体被带病毒的蚊虫叮咬后,病毒即进入人体,首先在单核-巨噬细胞内繁殖,随后进入血流,引起病毒血症,病毒通过血-脑屏障进入中枢神经系统,引起脑炎。发病与否,一方面取决于病毒的毒力与数量,另一方面取决于机体的反应性及防御功能。当机体应激免疫能力强时,只形成短暂的病毒血症,很快被中和及消灭,病毒不进入中枢神经系统,但可获得终身免疫能力。若受感染者免疫力降低,而感染病毒量大、毒力强时,病毒经血液循环可突破血-脑屏障侵入中枢神经系统,并在神经细胞内复制,导致中枢神经系统广泛病变。不同的神经细胞对病毒感受性不同,以及脑组织在高度炎症时可引起缺氧、缺血、营养障碍等,造成中枢病变部位轻重不均衡。如有的患者脑膜病变较轻,脑实质病变较重;也有间脑和中脑病变重,脊髓病变轻者。

乙型脑炎病毒感染常激发机体的免疫反应,早期为体液免疫亢进,特异性 IgM 与乙型脑炎抗原结合,沉积于脑实质与血管内皮细胞,激活补体系统,产生免疫损伤。乙型脑炎病毒抗原可刺激 T 细胞产生 IL-2、TNF 及 IFN-γ 等细胞因子,继之促使 Tc 细胞分化与成熟,攻击感染细胞,也是脑损伤机制之一。此外,乙型脑炎病毒还具有嗜淋巴细胞的特征,可感染、潜伏于 $CD4^+$ 和 $CD8^+$ 细胞,并引起细胞凋亡。有资料表明,乙型脑炎急性期脑脊液中 $CD4^+/CD8^+$ 细胞比值明显下降,并与病情加重相关。

病变广泛存在于大脑及脊髓,以大脑、中脑、丘脑的病变最严重,大脑顶叶、额叶、海马回受侵较显著,脊髓病变最轻。肉眼观察可见软脑膜大小血管高度扩张与充血,脑的切面上可见灰质与白质中的血管高度充血、水肿,有时见粟粒或米粒大小的软化坏死灶。

显微镜下可见如下病变。

1. 血管病变 脑内血管扩张、充血,小血管内皮细胞肿胀、坏死、脱落。血管周围环状出血,重者有小动脉血栓形成及纤维蛋白沉着。血管周围有淋巴细胞和单核细胞浸润,可形成"血管套"。

2. 神经细胞变性、肿胀与坏死 神经细胞变性,胞核溶解,细胞质虎斑消失,重者呈大小不等点、片状神经细胞溶解坏死形成软化灶。坏死细胞周围常有小胶质细胞围绕并有中性粒细胞浸润形成噬神经细胞现象(neuronophagia)。脑实质肿胀、变性、软化灶后可发生钙化或形成空洞。神经细胞病变严重者常不能修复而引起后遗症。

3. 胶质细胞增生 主要是小胶质细胞增生,呈弥漫性或灶性分布在血管旁或坏死崩解的神经细胞周围形成结节。

上述病变的程度及分布各不相同,故在临床上神经症状表现极不一致。

临床表现

潜伏期 4~21 d,一般为 10~14 d。病毒初期在单核-巨噬细胞内繁殖,再释放入血,多数人在感染后无症状,但血液中抗体可升高,称之隐性感染。部分人出现轻度的呼吸道症状。极少数患者,病毒通过血-脑屏障造成中枢神经系统病变,出现高热、意识障碍、惊厥等脑炎症状。典型患者的病程可分 4 期。

（一）初期或称初热期

病初第 1~3 天,此时为病毒血症期。常急性起病,1~2 d 内体温高达 38~39℃,伴头痛、恶心、呕吐,有意识障碍,如神情倦怠和嗜睡。小儿可有呼吸道症状或腹泻。极重型患者迅速出现高热、频繁抽搐,深度昏迷而进入极期。

（二）极期

病程第 4~10 天。进入极期后,突出表现为全身毒血症症状及脑部损害症状。

1. 高热 持续高热是乙型脑炎患者必有的表现。体温高达 39~40℃以上。轻者 3~5 d,一般 7~10 d,重者可达数周。体温越高,热程越长,示病情越重。

2. 意识障碍 大多数人在起病后 1~3 d 出现不同程度的意识障碍,如嗜睡、浅昏迷、深昏迷。昏迷越早、越深,常显示病情越重。意识障碍发生率可达 90%,为乙型脑炎早期特异性的表现,一般持续 1 周左右,重者可持续 1 个月以上。

3. 惊厥或抽搐 多见于第 3~5 天,是乙型脑炎严重症状之一。引起惊厥原因与脑部病变部位、损伤程度相关,可表现为轻度的手、足、面部抽搐或惊厥,也可为全身性阵发抽搐或全身强直性痉挛,持续数分钟至数十分钟。频繁的抽搐可加重脑缺氧和脑水肿,使病情进一步恶化。

4. 呼吸衰竭 是乙型脑炎主要的死亡原因。主要是中枢性的呼吸衰竭,可由呼吸中枢损害、脑水肿、脑疝、低钠性脑病等原因引起,表现为呼吸表浅,节律不齐、双吸气、叹息样呼吸、呼吸暂停、潮氏呼吸以致呼吸停止。外周性呼吸衰竭通常由脊髓病变引起呼吸道痰阻,或蛔虫反流堵塞气道,肺部感染所致。主要表现为呼吸困难、呼吸频率改变、呼吸动力减弱、发绀,但节律始终整齐。中枢性呼吸衰竭可与外周性呼吸衰竭同时存在。高热、抽搐及呼吸衰竭是乙型脑炎急性期的三联征,常互为因果,相互影响,加重病情。

5. 颅内压增高 主要表现为剧烈头痛、恶心、呕吐、血压增高、心率减慢。重症者可发生脑疝,以钩回疝(小脑幕切迹疝)较多见,表现为昏迷突然加深,呼吸节律异常,病侧瞳孔散大,上睑下垂,对侧肢体瘫痪和锥体束征阳性;最严重为枕骨大孔疝,表现为昏迷突然加重或极度躁动,眼球固定,双侧瞳孔散大或对光反应消失,呼收节律异常或血压下降,进而发展为呼吸、心跳停止。

6. 脑膜刺激征 较大儿童及成人均有不同程度的脑膜刺激征。婴儿多无此表现,但常有前囟隆起。

7. 其他神经系统症状和体征 若锥体束受损,常出现肢体痉挛性瘫痪、肌张力增强,巴宾斯基征阳性。少数人可呈软瘫。小脑及动眼神经受累时,可发生眼球震颤、瞳孔扩大或缩小,中枢性呼吸衰竭可与外周性呼吸衰竭同时存在,对光反应迟钝等;自主神经受损时常有尿潴留,大、小便失禁;浅反射减弱或消失,深反射亢进或消失。

8. 其他 部分乙型脑炎患者可发生循环衰竭,表现为血压下降,脉率细速。偶有消化道出血。

多数患者在本期末体温下降,病情改善,进入恢复期。少数患者因严重并发症或脑部损害重而死于本期。

(三)恢复期

极期过后体温在 2～5 d 降至正常,昏迷转为清醒。有的患者有一短期精神"呆滞阶段",以后言语、表情、运动及神经反射逐渐恢复正常。部分患者恢复较慢,需 1～3 个月以上。个别重症患者表现为低热、多汗、失语、瘫痪等,但经积极治疗,可在 6 个月内恢复。

(四)后遗症期

虽经积极治疗,部分患者在发病 6 个月后仍留有神经、精神症状,称为后遗症。发生率 5%～20%,以失语、强直性或扭转性痉挛、瘫痪、癫痫及精神障碍等最为多见。如继续积极治疗,仅部分患者可有一定程度的恢复。

根据病情轻重及特殊临床表现,乙型脑炎可分为以下 4 型。

1. 轻型 患者神志始终清晰,有不同程度嗜睡,一般无抽搐,轻度脑膜刺激征或不明显。体温通常在 38～39℃,多在 1 周内恢复,无后遗症。

2. 中型(普通型) 有意识障碍如昏睡或浅昏迷。腹壁反射和提睾反射消失。偶有抽搐。体温常在 40℃左右,病程约为 10 d,多无恢复期症状。

3. 重型 神志不清,体温在 40℃以上,有反射或持续性抽搐。深反射先消失后亢进,浅反射消失,病理反射强阳性,常有定位病变。可出现呼吸衰竭。病程多在 2 周以上,恢复期常有不同程度的精神异常及瘫痪表现,部分患者可有后遗症。

脑干型脑炎:为重型中的一种特殊类型。少数患者入院时神志清醒,属普通型,但表现呛咳,咽喉分泌物增加,吞咽困难,软腭麻痹,病情迅速进展。呼吸浅而不规则,发绀,甚至呼吸突然停止,提示发病以脑干症状为主。

4. 暴发型 少见。起病急骤,有高热或超高热,1～2 d 后迅速出现深昏迷并有反复强烈抽搐。如不积极抢救,可在短期内因中枢性呼吸衰竭而死亡。幸存者也常有严重后遗症。

乙型脑炎临床症状以轻型和普通型居多,占总病例数的2/3。流行初期重型多见,流行后期轻型多见。

重型乙型脑炎根据其脑部病变部位、临床表现、神经系统体征可分为:①脑干上位,病变累及大脑及间脑,未侵犯脑干。临床上有昏睡或昏迷,压眼眶时出现假自主运动或有上肢屈曲。眼球运动存在,早期瞳孔偏小或正常,颈部皮肤刺激试验时瞳孔可散大,呼吸始终正常。②上脑干部位,病变在中脑水平,同时第Ⅰ～Ⅷ对脑神经中的部分神经受影响。患者处于深昏迷,肌张力增高,眼球活动迟缓,瞳孔略大,对光反射差或消失。呼吸异常,呈中枢性换气过度,引起呼吸性碱中毒。颈部皮肤试验可见瞳孔有反应性扩大现象。③下脑干部位,病变相当于脑桥与延脑水平,伴第Ⅸ～Ⅻ对脑神经受影响。有深昏迷,压眼眶无反应,角膜反射及瞳孔反射消失,颈部皮肤刺激无反应,瞳孔不扩大,吞咽困难,喉部分泌物积聚,迅速发生中枢性呼吸衰竭。

实验室检查

（一）血象

白细胞计数一般在$(10\sim30)\times10^9/L$,中性粒细胞增至80%以上,核左移,嗜酸性粒细胞可减少。少数患者血象可正常。

（二）脑脊液检查

外观澄清或微混,白细胞计数增加,多数为$(0.05\sim0.5)\times10^9/L$,个别患者可达$1\times10^9/L$以上,或始终正常;病初以中性粒细胞占多数,以后逐渐以淋巴细胞为主。蛋白稍增加,糖定量正常或偏高,氯化物正常。脑脊液中免疫球蛋白的测定有助于鉴别诊断,化脓性脑膜炎患者脑脊液中的IgM明显升高,结核性脑膜炎患者则IgA、IgG升高显著,而病毒性脑膜炎患者在后期时IgG可升高。

（三）血清学检查

1. 血凝抑制试验 可测定IgM抗体及IgG抗体,敏感性高,方法简便、快速,但试验要求严格,偶见假阳性反应(如乙型脑炎的血凝素抗原可与登革热、黄热病病毒出现弱的交叉反应)。双份血清效价增长4倍以上可确诊,单份血清抗体效价1∶100为可疑,1∶320可作诊断,1∶640可确诊。

2. 二巯基乙醇(2ME)耐性试验 检测IgM抗体,患者血清标本在2ME处理前、后分别做血凝抑制试验,如处理后血凝抑制抗体效价下降1/2～3/4,表示特异性IgM已被2ME裂解,即为试验阳性。本法可在起病第4～8天呈阳性,且由于单份血清即有辅助价值,故可对乙型脑炎进行早期诊断。

3. 补体结合试验 特异性较高,但阳性大多出现在第4～7周,双份血清抗体效价有4倍或以上的增长即可诊断。若仅单份血清,1∶2为可疑,1∶4以上有助诊断。

4. 中和试验 病后1周血中出现中和抗体,效价增长4倍以上可确诊。早期为IgM,后期为IgG。此法特异性及敏感性均较高,抗体持续终身。一般用于流行病学调查。

5. 免疫荧光试验 发病初1～2d的血液或发热第2～4天的脑脊液及发热全程的脑室内脑脊液,均可采用本法检测乙型脑炎病毒抗原,方法快速,阳性率高,有早期诊断价值。

6. ELISA 一般用于测定血清中的乙型脑炎抗体,比较灵敏、特异。

（四）病毒分离

病初可取血清或脑脊液接种乳鼠以分离病毒，但阳性率较低。通常仅于死后尸检或以延髓穿刺取脑组织制成悬液，离心后取上清液接种乳鼠脑内，传代后做鉴定。若用免疫荧光技术在脑组织或细胞培养中检测抗原，或用分子诊断技术 RT－PCR 检测培养上清液乙型脑炎病毒基因，即可作出确诊。

鉴别诊断

（一）中毒型菌痢

本病亦多见于夏、秋季，多发。病初胃肠症状出现前即可有高热及神经症状（昏迷、惊厥），故易与乙型脑炎混淆。但本病早期即有休克，一般无脑膜刺激征，脑脊液无改变，大便或灌肠液可见红细胞、脓细胞及吞噬细胞，培养有痢疾杆菌生长，可与乙型脑炎相鉴别。

（二）化脓性脑膜炎

症状类似乙型脑炎，但冬、春季节多见，病情发展较速，重者病后 1～2 d 内即可昏迷。流脑早期即可见瘀点。肺炎链球菌脑膜炎、链球菌脑膜炎以及其他化脓性脑膜炎多见于幼儿，常先有或同时伴有肺炎、中耳炎、乳突炎、鼻窦炎或皮肤化脓病灶，而乙型脑炎则无原发病灶。必要时可查脑脊液加以鉴别。

（三）结核性脑膜炎

少数结核性脑膜炎患者发病急，早期脑脊液含量可不低，在乙型脑炎流行季节易误诊，但结核性脑膜炎病程长，有结核病灶或结核病接触史，结核菌素试验大多阳性。结核性脑膜炎脑脊液外观呈毛玻璃样，白细胞分类以淋巴细胞为主，糖及氯化物含量减低，蛋白可增加；放置后脑脊液出现薄膜，涂片可找到结核分枝杆菌。

（四）流行性腮腺炎、脊髓灰质炎、柯萨奇及埃可病毒等所致中枢神经系统感染

这类患者脑脊液白细胞可在 $(0.05～0.5)\times10^9/L$，但分类以淋巴细胞为主。部分流行性腮腺炎患者可先出现脑膜脑炎症状，以后发生腮腺肿胀，鉴别时应注意询问流行性腮腺炎接触史。少数乙型脑炎患者可有弛缓性瘫痪，易误诊为脊髓灰质炎，但后者并无意识障碍。柯萨奇病毒、埃可病毒、单纯疱疹病毒、水痘病毒等也可引起类似症状。应根据流行病学资料、临床特征及血清学检查加以区别。

（五）钩端螺旋体病

本病的脑膜炎型易与乙型脑炎混淆，但多有疫水接触史，乏力、腓肠肌痛、结膜充血、腋下或腹股沟淋巴结肿大，脑脊液变化轻微。可用血清学试验加以证实。

（六）脑型疟疾

发病季节、地区及临床表现均与乙型脑炎相似，但脑型疟疾的热型常不规则。病初先有发冷、发热及出汗，然后出现脑部症状。还可有脾大及贫血。血片查找疟原虫可确诊。

（七）其他

新型隐球菌性脑膜炎、中暑、脑血管意外、蛛网膜下隙出血、急性脑型血吸虫病、斑疹伤寒及败血症等所致脑病，亦应根据发病地区、临床表现以及实验室检查予以鉴别。

治 疗

乙型脑炎病情重,变化快,高热、抽搐、呼吸衰竭是本病的 3 个重要症状,可互为因果,形成恶性循环,因此必须及时发现,抓住主要矛盾,尽快采用中西医结合措施,促使矛盾转化,以利康复。

（一）一般治疗

病室应安静,对患者要尽量避免不必要的刺激。注意口腔及皮肤清洁,防止发生压疮。注意精神、意识、体温、呼吸、脉搏、血压以及瞳孔变化,给足够的营养及维生素。

（二）降温

使室温控制在 38℃ 以下,可采用室内放冰块、电风扇、空调等。物理降温可用 30％乙醇擦浴,室温降至 25℃ 以下,在腹股沟、腋下、颈部放置冰袋;也可用降温床或冷褥。泰诺片(对乙酰氨基酚)650 mg 或吲哚美辛(消炎痛)12.5～25 mg,每 4～6 h 一次或安乃近注射液。也可用牛黄清心丸、柴胡注射液等中药。上述方法效果不明显时,可采用亚冬眠疗法,肌内注射氯丙嗪及异丙嗪每次各 0.5～1 mg/kg,每 4～6 h 一次,同时物理降温,使体温降至 38℃ 左右。

（三）惊厥或抽搐处理

应根据惊厥、抽搐原因采取针对性的措施:①多数抽搐者,降温后即可止惊。②呼吸道分泌物阻塞所致缺氧者,应及时吸痰,保持呼吸道通畅。③脑水肿或脑疝者,应立即采用脱水剂治疗。一般可用 20％甘露醇 1～1.5 g/kg 静脉注射或快速静脉滴注。必要时作气管切开。④脑实质炎症引起的抽搐,可用中药、新针治疗。给予镇静剂或亚冬眠疗法。频繁的抽搐可同时加用氢化可的松治疗。⑤低血钙引起的抽搐应及时补充钙剂。⑥由脑性低血钠引起的抽搐可用 3％氯化钠液滴注。

镇静剂应用原则:宜早用,在有抽搐先兆、高热、烦躁、惊厥及肌张力增加时,即予应用;当肌肉松弛后应及时停药;掌握剂量,注意给药时间。

常用药物:①地西泮(安定),成人 10～20 mg/次,小儿每次 0.1～0.3 mg/kg,肌内注射,必要时静脉缓注,但不超过 10 mg。②水合氯醛,成人 1.5～2 g/次,小儿每次 50 mg/kg(每次不＞1 g),鼻饲或保留灌肠。③异戊巴比妥钠(阿米妥钠),成人 0.2～0.5 g/次,小儿每次 5～10 mg/kg,稀释后静脉缓注(1 ml/min),至惊厥缓解即停注。用时注意观察呼吸,如减慢则立即停止注射。④苯妥英钠,成人 0.1 g,每 6～8 h 肌内注射一次。有积蓄作用,不宜长时间应用。⑤苯巴比妥钠、副醛、冬非合剂等,可酌情选用。

（四）呼吸衰竭处理

(1) 保持呼吸道畅通:定时翻身拍背、吸痰、给予雾化吸入以稀释分泌物。

(2) 给氧:一般用鼻导管低流量给氧。

(3) 气管切开:凡有昏迷、反复抽搐、呼吸道分泌物堵塞而致发绀、肺部呼吸音减弱或消失、反复吸痰无效者,应及早气管切开。

(4) 应用呼吸兴奋剂:在自主呼吸未完全停止时使用效果较佳,可用洛贝林、尼可刹米(可拉明)、哌甲酯(利他林)等。

(5) 应用血管扩张剂:近年报道认为用东莨菪碱、山莨菪碱有一定效果。前者:成人 0.3～0.5 mg/次,小儿每次 0.02～0.03 mg/kg,稀释后静脉注射,20～30 min 一次;后者:成人 20 mg/次,小儿每次 0.5～1 mg/kg,稀释后静脉注射,15～30 min 一次。

(6) 应用脱水剂:脑水肿所致颅内高压是乙型脑炎常见的征象,亦为昏迷、抽搐及中枢性呼吸衰竭的原因,并可形成脑疝,故应及时处理。其具体方法为 20％甘露醇或 25％山梨醇,每次 1～2 g/kg,15～30 min 推完,每 4～6 h 一次。有脑疝者可用 2～3 g/kg。应用脱水疗法注意水与电解质平衡。

(7) 必要时应用人工呼吸机。

(五) 循环衰竭处理

重型乙型脑炎患者于疾病后期常与呼吸衰竭同时出现,可根据病情选用强心剂、升压药、利尿剂,补充血容量,注意电解质平衡。

(六) 其他

1. 皮质激素 多用于中、重型患者,有消炎、减轻脑水肿、解毒、退热等作用。氢化可的松 5～10 mg/(kg·d)或地塞米松 10～20 mg/d,儿童酌减。

2. 能量合剂 细胞色素 C、辅酶 A、ATP 等药物有助脑组织代谢,可酌情应用。

3. 应用免疫增强剂 乙型脑炎患者细胞免疫功能低下,近年使用转移因子、免疫 RNA、乙型脑炎疫苗、胸腺肽等对提高细胞免疫功能,防止疾病进展可能有一定疗效。

目前尚无抗病毒特异治疗,有人建议早期可采用 IFN 加上利巴韦林或膦甲酸钠等,可能有一定疗效。

(七) 恢复期及后遗症处理

1. 药物治疗 ①谷氨酸钠注射液、谷氨酸片、烟酸等促进血管神经功能恢复;②兴奋不安者可用地西泮、氯氮(利眠宁)或氯丙嗪;③有震颤或肌张力高者,可用苯海索(安坦)、东莨菪碱或左旋多巴,亦可使用盐酸金刚烷胺;④肌张力低者,可用新斯的明。

2. 针灸疗法 ①神志不清、抽搐、躁动不安者取穴大椎、安眠、人中、合谷、足三里。②上肢瘫痪者取穴安眠、曲池透少海,合谷透劳宫;下肢瘫痪者取穴大椎、环跳、阳陵泉透阴陵泉。③失语取穴大椎、哑门、增音。④震颤取穴大椎、手三里、间使、合谷、阳陵泉。

3. 超声波疗法 应用超声波机治疗 15～20 min/d,双侧交替,疗程 2 周,休息 3 d,可反复数疗程,据报道亦有一定疗效。

4. 功能锻炼

预 后

重型患者病死率仍在 20％以上,大多数发生在极期。由于重度脑水肿、中枢性呼吸衰竭、脑疝等致死,大多幼儿及老年重型患者病死率高,轻型及普通型大多数顺利恢复,重型存活者有 5％～10％发生后遗症。

预 防

乙型脑炎的预防主要采取两方面的措施,即灭蚊防蚊和预防接种。

(一) 灭蚊

三带喙库蚊是一种野生蚊种,主要孳生于稻田和其他浅地面积水中。成蚊活动范围较广,在野外栖息,偏嗜畜血。因此,灭蚊时应根据三带喙库蚊的生态学特点采取相应措施,如结合农业生产,重点控制稻田蚊虫孳生;在畜圈内喷洒杀虫剂等。

(二)人群免疫

目前被推荐的乙型脑炎疫苗有两种:日本的鼠脑提纯灭活疫苗和中国的地鼠肾细胞灭活疫苗。

日本鼠脑灭活疫苗的保护率为 80%～97%。我国正在试用减毒活疫苗,该疫苗系选用 20 世纪 60 年代 SA14 株经地鼠肾细胞连续传代、紫外线照射等措施后获得的 3 个减毒活疫苗株,远较国外的减毒株毒力低,免疫原性好。

疫苗注射的对象主要为流行区 6 个月以上、10 岁以下的儿童。在流行前 1 个月开始,首次皮下注射(6～12 个月每次 0.25 ml,1～6 岁每次 0.5 ml,7～15 岁每次 1 ml,16 岁以上每次 2 ml),间隔 7～10 d 复种一次,以后每年加强注射一次。预防接种后 2～3 周体内产生保护性抗体,一般能维持 4～6 个月。

(三)动物宿主的管理

猪是乙型脑炎传播的主要中间宿主。在乡村及饲养场要做好猪的环境卫生工作,管好家禽。对母猪及家禽有条件进行疫苗接种,能控制猪感染乙型脑炎病毒,可有效降低该地区乙型脑炎发病率。

(陆志檬)

第八节　流行性出血热

流行性出血热(epidemic hemorrhagic fever, EHF)属于病毒性出血热中的肾综合征出血热(hemorrhagic fever with renal syndrome, HFRS),为自然疫源性疾病。鼠为主要传染源。临床上以发热、休克、充血、出血和急性肾衰竭为主要表现。广泛流行于亚欧等许多国家,我国为重疫区。

病原学

流行性出血热病毒(EHFV)属布尼亚病毒科(*Bunyaviridae*)的汉坦病毒属。为负股单链 RNA 病毒,形态呈圆形或卵圆形,有双层包膜,外膜上有纤突。平均直径为 80～120 nm。其基因 RNA 可分为大、中、小 3 个片段,即 L、M 和 S。其中 S 基因编码核衣壳蛋白(NP);M 基因编码膜蛋白,这是一种糖蛋白,可分为 G_1 和 G_2;L 基因编码聚合酶。

EHFV 核蛋白有较强的免疫原性和稳定的抗原决定簇。宿主感染后核蛋白抗体出现最早,有利于早期诊断。膜蛋白中含中和抗原和血凝抗原,能诱导宿主产生具有保护作用的中和抗体。膜蛋白具有的血凝活性,能产生低 pH 依赖性细胞融合,有利于病毒颗粒黏附于受感染宿主的细胞表面,这对随后病毒脱衣壳进入胞质起重要作用。

根据血清学检查,汉坦病毒(Hantavirus)至少可分为 17 型,即 Ⅰ 型汉滩病毒(Hantann virus,野鼠型)、Ⅱ 型汉城病毒(Seoul virus,家鼠型)、Ⅲ 型普马拿病毒(Puumala virus,棕背鼾型)、Ⅳ型希望山病毒(Prospect hill virus,田鼠型)。以上 4 型是经 WHO 汉坦病毒参考中心认定。其余包括贝尔格莱德-多布拉伐病毒(Belgrade‑Dobrava virus)、Saaremaa 病毒、泰国病毒(Thai virus)、印度的索托帕拉雅病毒(Thottapalaym virus)和引起汉坦病毒肺综合征的辛诺柏病毒(Sin Nombre virus)、长沼病毒(Bayou virus)、黑渠港病毒(Black Creek Canal virus)、纽约病毒(New York virus)、安第斯病毒(Andes virus)等。其中引起人类 HFRS 的为汉滩病毒、汉城病毒、普马拿病毒、贝尔格莱德-多布拉伐病毒和 Saaremaa 病毒。我国所流行的主要是汉滩病毒和汉城病毒。鉴于目前我国东北地区的棕背鼠经 RT‑PCR 技术证实存在普马拿病毒感染,因而我国部分地区 HFRS 患者中是否有普马拿病毒感染所致者,需进一步证实。目前认为汉滩病毒感染者病情重于汉城病毒感染者,普马拿病毒感染者症状最轻,可能与病毒毒力的强弱有关。

EHFV 对乙醚、氯仿和去氧胆酸盐敏感。不耐热和不耐酸,37℃和 pH 5.0 以下易灭活,56℃ 30 min 和 100℃ 1 min 可灭活。对紫外线、乙醇和碘酒等消毒剂亦敏感。

流行病学

（一）宿主动物与传染源

据国内外不完全统计,有 170 多种脊椎动物能自然感染汉坦病毒属病毒。我国发现53 种动物携带本病病毒,主要是啮齿类如黑线姬鼠、大林姬鼠、褐家鼠、棕背鼠等,其他动物包括猫、猪、狗、家兔等。在我国黑线姬鼠和褐家鼠为主要宿主动物和传染源,林区则是大林姬鼠。由于 EHF 患者早期的血和尿中携带 EHFV,虽然有个别病例接触后感染,但人不是主要传染源。

（二）传播途径

1. 呼吸道传播 鼠类携带病毒的排泄物如尿、粪、唾液等污染尘埃后形成的气溶胶,能通过呼吸道感染人体。

2. 消化道传播 进食被鼠类携带病毒排泄物所污染的食物,可经口腔和胃肠黏膜而感染。

3. 接触传播 被鼠咬伤或破损伤口接触带病毒的鼠类血液和排泄物亦可感染。

4. 母婴传播 孕妇感染本病后,病毒可经胎盘感染胎儿。

5. 虫媒传播 曾有报告寄生于鼠类身上的革螨或恙螨具有传播作用。

（三）人群易感性

人群普遍易感,本病隐性感染率为 2.5%～4.3%。

（四）流行特征

1. 地区性 汉坦病毒属感染主要分布于亚洲,其次为欧洲和非洲,美洲病例较少。目前世界上 31 个发病国家和地区中,我国疫情最重,其次为俄罗斯、韩国和芬兰,其余国家病例较少。我国除青海和新疆外,其余 29 个省市和自治区均有病例报告。目前我国的流行趋势是老疫区病例逐渐减少,新疫区则不断增加。

2. 季节性和周期性 虽然本病四季均可发病,但有明显的高峰季节。其中黑线姬鼠传播者以 11 月至次年 1 月为高峰,5～7 月为小高峰。家鼠传播者以 3～5 月为高峰,林区姬鼠为传染源者流行高峰在夏季。本病发病率有一定周期性波动,黑线姬鼠和棕背鼠为主要传染的疫区,一般相隔数年有一次较大流行。家鼠为传染源的疫区,周期性尚不明确。

3. 人群分布 以男性青壮年农民和工人发病较多。其他人群亦可发病,不同人群发病的多少与接触传染源的机会多少有关。

发病机制与病理

(一)发病机制

EHFV进入人体后随血流到达全身,病毒首先与单核-巨噬细胞和内皮细胞表面表达的靶受体 β_3 整合素相结合,然后进入细胞内和骨髓、肝、脾、肺、肾及淋巴结等组织,进一步增殖后再释放进入血流引起病毒血症。由于病毒感染和感染后引起的免疫反应导致细胞变性、坏死或凋亡及器官功能损害。EHFV对人体呈泛嗜性感染,因而能引起多器官损害。其损害细胞和器官的机制包括如下。

1. 病毒直接作用 主要依据:①临床上患者有病毒血症期,且有相应的中毒症状。②不同血清型的病毒所引起的临床症状轻重也不同。它们对乳鼠的致病力也不同,说明EHF患者发病后临床症状的轻重和病毒抗原的差异与毒力强弱密切相关。③EHF患者几乎所有的脏器组织中,均能检出EHFV抗原,尤其是EHF基本病变部位血管内皮细胞中。而且有抗原分布的细胞,往往发生病变。④体外培养正常人骨髓细胞和血管内皮细胞,在排除细胞免疫和体液免疫作用的情况下,感染EHFV后出现细胞膜和细胞器损害,说明细胞损害是EHFV直接作用的结果。

2. 免疫作用

(1)体液免疫作用:包括Ⅰ型、Ⅱ型和Ⅲ型变态反应,损害靶细胞和靶器官。

(2)细胞免疫作用:实验证明CTL在汉坦病毒所致疾病的毛细血管损伤中起重要作用。

3. 各种细胞因子和介质的作用 EHFV能诱发机体的巨噬细胞和T细胞等释放各种细胞因子和介质,如IL-1、Th$_1$类细胞因子IFN γ、IL-2、α-肿瘤坏死因子(TNF-α),以及Th$_2$类细胞因子IL-10等引起临床症状和组织损害。其中IL-1和TNF能引起发热,一定量的TNF能引起休克和器官衰竭。此外,血浆内皮素、血栓素B$_2$、血管紧张素Ⅱ等的升高,能显著减少肾血流量和肾小球滤过率,促进肾衰竭的发生。

近年来也发现EHF的发病机制中,存在靶细胞凋亡而导致组织损害。

关于本病发生休克、出血和急性肾功能不全的机制如下。

1. 休克 病程的3~7 d常出现低血压休克称为原发性休克,少尿期以后发生的休克称为继发性休克。原发性休克发生的原因主要是血管通透性增加,血浆外渗于疏松组织,使血容量下降。此外,由于血浆外渗而使血液浓缩,血液黏稠度升高和DIC的发生使血液循环淤滞,因而进一步降低有效血容量。继发性休克主要是大出血、继发感染和多尿期水与电解质补充不够,导致有效血容量不足。

2. 出血 血管壁的损伤、血小板减少和功能障碍、肝素类物质增加和DIC所致的凝血机制异常是主要原因。

3. 急性肾衰竭 原因包括肾血流不足,肾小球和肾小管基膜的免疫损伤,肾间质水肿和出血,肾小球微血栓形成和缺血性坏死,肾素、血管紧张素的激活,以及肾小管管腔被蛋白、管型所阻塞等。

（二）病理解剖

1. 血管病变 基本病变是小血管（包括小动脉、小静脉和毛细血管）内皮细胞肿胀、变性和坏死；管壁呈不规则收缩和扩张，最后呈纤维素样坏死和崩解；管腔内可有微血栓形成。由于广泛性小血管病变和血浆外渗使周围组织水肿和出血。

2. 肾脏病变 脏器中肾脏病变最明显，肉眼可见肾脂肪囊水肿、出血。切面见皮质苍白，髓质暗红，极度充血、出血和水肿，并可见灰白色的缺血坏死区。镜检见肾小球充血，基膜增厚，肾小球囊内有蛋白和红细胞，肾近曲小管上皮有不同程度变性；肾间质高度充血、出血和水肿，使肾小管受压而变窄或闭塞。间质有细胞浸润。

3. 心脏病变 肉眼可见右心房内膜下广泛出血，甚至可达肌层或心外膜下。镜检见心肌纤维有不同程度的变性、坏死，部分可断裂。

4. 脑垂体及其他脏器病变 脑垂体肿大，前叶显著充血、出血和凝固性坏死。垂体后叶无明显变化。后腹膜和纵隔有胶冻样水肿。肝、胰和脑实质有充血、出血和细胞坏死。

5. 免疫组织化学检查 小血管、毛细血管内皮细胞，以及肺、肝、肾、肾上腺、脑、胸腺、淋巴结、胃、肠、胰等脏器组织中均能检出 EHFV 抗原。

临床表现

潜伏期 4～46 d，一般为 7～14 d，以 2 周多见。典型病例病程中有发热期、低血压休克期、少尿期、多尿期和恢复期的 5 期经过。非典型和轻型病例可出现越期现象，而重型患者则可出现发热期、休克期和少尿期之间互相重叠。近年来我国东北部分地区发现 EHF 的病情较以往轻，究竟是病毒变异抑或新的病毒株流行，尚有待进一步研究。

（一）发热期

除发热外，主要表现为全身中毒症状、毛细血管损伤和肾损害。患者起病多急骤，发热常在 39～40℃，以稽留热和弛张热多见。热程多数为 3～7 d，亦有达 10 d 以上者。一般体温越高，热程越长，则病情越重。少数患者以低热、出现胃肠道和呼吸道前驱症状开始。轻型患者热退后症状缓解，重症患者热退后病情反而加重。

全身中毒症状表现为全身酸痛、头痛和腰痛。少数患者出现眼眶痛，并以眼球转动时为甚。头痛、腰痛和眼眶痛一般称为"三痛"。头痛为脑血管扩张充血所致。腰痛与肾周围组织充血、水肿以及腹膜后水肿有关。眼眶痛是眼周围组织水肿所引起，重者可伴有眼压升高和视力模糊。多数患者可出现胃肠道症状，如食欲减退、恶心、呕吐或腹痛、腹泻。腹痛剧烈者腹部有压痛和反跳痛，易误诊为急腹症而手术，此类患者多为肠系膜局部极度充血和水肿。腹泻时粪便可有黏液和血而误诊为痢疾或肠炎。部分患者出现嗜睡、烦躁、谵妄或抽搐等神经精神症状，出现中毒性神经精神症状者多数发展为重型。

毛细血管损害主要表现为充血、出血和渗出水肿征。皮肤充血主要见于颜面、颈、胸等部位潮红，重者呈酒醉貌。黏膜充血见于眼结膜、软腭和咽部。皮肤出血多见于腋下和胸背部，常呈条索点状或搔抓样瘀点。黏膜出血常见于软腭呈针尖样出血点，眼结膜呈片状出血。少数患者有鼻出血、咯血、黑便或血尿。如病程 4～6 d 在腰、臀部或注射部位出现大片瘀斑和腔道大出血，可能为 DIC 所致。渗出水肿征表现在球结膜水肿，轻者眼球转动时结膜有漪涟波，重者球结膜呈水泡样，甚至突出睑裂。部分患者出现腹水。渗出水肿征越重，病情也越重。肾损害主要表现为蛋白尿和尿镜检发现管型等。

（二）低血压休克期

一般发生于 4～6 病日,迟者 8～9 病日出现。多数患者发热末期或热退同时出现血压下降,少数热退后发生。轻型患者可不发生低血压或休克。本期持续时间短者数小时,长者可达 6 d 以上,一般为 1～3 d。持续时间长短与病情轻重、治疗措施是否及时和正确有关。一般血压开始下降时四肢尚温暖,若血容量继续下降则表现为脸色苍白、四肢厥冷、脉搏细弱或不能触及、尿量减少。当脑供血不足时可出现烦躁、谵妄。少数顽固性休克患者,由于长期组织灌注不良而出现发绀,并促进 DIC、脑水肿、急性呼吸窘迫综合征(ARDS)和急性肾衰竭的发生。

（三）少尿期

常继低血压休克期而出现,亦可与低血压休克期重叠或由发热期直接进入此期。与休克期重叠的少尿,应和肾前性少尿相区别。一般以 24 h 尿量少于 500 ml 为少尿,少于 50 ml 为无尿。少数患者无明显少尿而存在氮质血症,称为无少尿型肾衰竭,这是肾小球受损而肾小管受损不严重所致。

少尿期一般发生于 5～8 病日。持续时间短者 1 d,长者可达 10 余天,一般为 2～5 d。少尿期的主要表现是尿毒症,酸中毒和水、电解质紊乱。严重患者可出现高血容量综合征和肺水肿。临床表现为厌食、恶心、呕吐、腹胀、腹泻,常有顽固性呃逆并出现头晕、头痛、烦躁、嗜睡,甚至昏迷、抽搐。此期一些患者由于 DIC、血小板功能障碍或肝素类物质增加而出血现象加重,表现为皮肤瘀斑增加、鼻出血、便血、呕血、血尿或阴道出血。少数患者出现颅内出血及其他内脏出血。酸中毒表现为呼吸增快或 Kussmaul 深大呼吸。水、钠潴留则使组织水肿加重,可出现腹水和高血容量综合征,表现为体表静脉充盈,脉搏洪大,脉压差增大,脸部肿胀和心率增快。电解质紊乱如低血钠、高血钾时可出现心律失常或脑水肿。

（四）多尿期

此期新生的肾小管吸收功能尚未完善,此外尿素氮等潴留物质引起高渗性利尿作用,使尿量明显增加。多数患者少尿期后进入此期,亦有从发热期或低血压期转入此期者。多尿期一般出现在 9～14 病日。持续时间短者 1 d,长者可达数月。根据尿量和氮质血症情况可分以下 3 期:①移行期,每日尿量由 500 ml 增加至 2 000 ml,此期虽尿量增加但血尿素氮(BUN)和肌酐(Cr)等反而上升,症状加重,不少患者因并发症而死于此期,需特别注意观察病情。②多尿早期,每日尿量超过 2 000 ml,氮质血症未见改善,症状仍重。③多尿后期,尿量每日超过 3 000 ml,并逐日增加,氮质血症逐步下降,精神、食欲逐日好转。一般每日尿量可达 4 000～8 000 ml,少数可达 15 000 ml 以上。此期若水和电解质补充不足或继发感染,可发生继发性休克,亦可发生低钠、低钾症状。

（五）恢复期

经多尿期后,尿量逐步恢复为 2 000 ml 以下,精神、食欲基本恢复。一般尚需 1～3 个月,体力才能完全恢复。少数患者可遗留高血压、肾功能障碍、心肌劳损和垂体前叶功能减退等症状。

根据发热高低、中毒症状轻重和出血、休克、肾功能损害的严重程度,本病可分为 5 型。①轻型:体温 39℃ 以下,中毒症状轻,除出血点外无其他出血现象,肾损害轻,无休克和少尿。

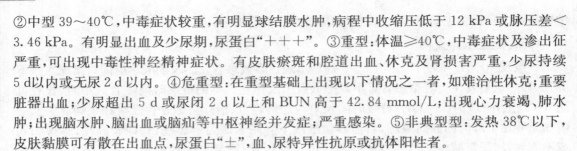

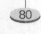

②中型 39～40℃，中毒症状较重，有明显球结膜水肿，病程中收缩压低于 12 kPa 或脉压差＜3.46 kPa。有明显出血及少尿期，尿蛋白"＋＋＋"。③重型：体温≥40℃，中毒症状及渗出征严重，可出现中毒性神经精神症状。有皮肤瘀斑和腔道出血、休克及肾损害严重，少尿持续 5 d 以内或无尿 2 d 以内。④危重型：在重型基础上出现以下情况之一者，如难治性休克；重要脏器出血；少尿超出 5 d 或尿闭 2 d 以上和 BUN 高于 42.84 mmol/L；出现心力衰竭、肺水肿；出现脑水肿、脑出血或脑疝等中枢神经并发症；严重感染。⑤非典型型：发热 38℃ 以下，皮肤黏膜可有散在出血点，尿蛋白"±"，血、尿特异性抗原或抗体阳性者。

实验室检查

1. 血常规检查 其变化与病期及病情轻重有关。白细胞计数第 3 病日后逐渐升高，可达(15～30)×10⁹/L，少数重症患者可达(50～100)×10⁹/L。发病初期中性粒细胞增多，重症患者可见幼稚细胞呈类白血病反应。第 4～5 病日后淋巴细胞增多，并出现较多的异型淋巴细胞。发热后期和低血压期血红蛋白和红细胞明显升高。血小板从第 2 病日开始减少，并可见异型血小板。

2. 尿常规检查 病程第 2 天可出现尿蛋白，第 4～6 病日尿蛋白常为"＋＋＋"～"＋＋＋＋"。部分患者尿中出现膜状物，为大量蛋白和脱落上皮细胞的凝聚物。尿沉渣中可发现巨大的融合细胞，此细胞能检出 EHFV 抗原，这是 EHFV 的包膜糖蛋白在酸性条件下引起泌尿系统脱落细胞的融合。尿镜检尚可发现管型和红细胞。

3. 血液生化检查 多数患者在低血压休克期，血 BUN 和 Cr 开始上升，少数发热期开始升高。发热期血气分析以呼吸性碱中毒多见，与发热换气过度有关。休克期和少尿期以代谢性酸中毒为主。血钠、氯、钙在各期中多数降低，而血钾在发热期和休克期处于低水平，少尿期升高，多尿期又降低。

4. 凝血功能检查 发热期开始血小板减少，黏附、凝聚和释放功能降低。若出现 DIC，血小板常在 50×10⁹/L 以下。高凝期则凝血时间缩短，消耗性低凝血期则纤维蛋白原降低，凝血酶原时间延长和凝血酶时间延长。进入纤溶亢进期则出现纤维蛋白降解物(FDP)升高。

5. 免疫学检查 特异性抗原检查常用免疫荧光或 ELISA，胶体金法则更为敏感。早期患者的血清及外周血中性粒细胞、单核细胞、淋巴细胞以及尿沉渣细胞均可检出 EHFV 抗原。特异性抗体检查包括血清 IgM 和 IgG 抗体，IgM 1∶20 为阳性；IgG 1∶40 为阳性，双份血清效价 4 倍上升有诊断价值。

6. PCR 技术 应用 RT - PCR 方法可以检出 EHFV RNA，敏感性较高。

7. 其他检查 约 50％患者血清 ALT 升高，少数血清胆红素也升高。心电图多数为窦性心动过缓，可有传导阻滞、心肌损害等表现。高血钾时出现 T 波高尖，低血钾时出现 U 波。眼压常增高，若明显增高者常为重症。脑水肿患者可见视神经乳头水肿。胸部 X 线约 30％患者有肺淤血和肺水肿表现，约 20％出现胸腔积液和胸膜反应。

并发症

1. 腔道出血 常见大量呕血、便血而引起继发性休克。大量咯血可导致窒息。腹腔出血、鼻出血和阴道出血等均较常见。

2. 中枢神经系统并发症 包括由 EHFV 侵犯中枢神经系统而引起脑炎和脑膜炎，因休克、凝血功能障碍、电解质紊乱和高血容量综合征等引起的脑水肿,高血压脑病和颅内出血等。CT 颅脑检查有助于以上诊断。

3. 肺水肿 是很常见的并发症,临床上有两种情况。

(1) ARDS 由于肺间质水肿导致低氧血症,患者呼吸急促,30～35 次/分,可出现发绀。X 线表现为双侧斑点状或片状毛玻璃样阴影,血气分析动脉氧分压＜7.98 kPa,肺泡动脉氧分压＞3.99 kPa。常见于休克期和少尿期。美国曾报道发生在新墨西哥州等地的汉坦病毒肺综合征,以 ARDS 为主要表现,常于发病 2～6 d 内,因呼吸窘迫导致急性呼吸衰竭而死亡。病死率高达 67%。

(2) 心力衰竭性肺水肿 由高血容量或心肌受损所引起,主要为肺泡内渗出。

4. 其他 包括继发性呼吸系统和泌尿系统感染、自发性肾破裂、心肌损害和肝损害等。近年来发现肝损害患者较普遍,肝损害程度与疾病的严重程度相关。

诊断与鉴别诊断

1. 诊断依据 主要依靠临床特征性症状和体征,结合实验室检查,参考流行病学史进行诊断。

临床特征包括早期 3 种主要表现和病程的 5 期经过。前者为发热中毒症状,充血、出血、外渗征和肾损害;后者为发热期、低血压休克期、少尿期、多尿期和恢复期。不典型者可以越期或前 3 期之间重叠。患者热退后症状反而加重,是与其他感染性疾病不同的特点,有助于诊断。

实验室检查包括血液浓缩、异型淋巴细胞出现、血小板减少和尿蛋白大量出现等均有助于诊断。血清、白细胞和尿沉渣细胞中检出 EHFV 抗原和血清中检出特异性 IgM 抗体或间隔 1 周以上血清 IgG 抗体 4 倍上升可以确诊。RT-PCR 检测 EHFV RNA,有助于早期和非典型患者快速诊断。

2. 鉴别诊断 发热期应与上呼吸道感染、败血症、急性胃肠炎和菌痢等鉴别。休克期应与其他感染性休克鉴别。少尿期则与急性肾炎及其他原因引起的急性肾衰竭相鉴别。出血明显者需与消化性溃疡出血、血小板减少性紫癜和其他原因所致的 DIC 鉴别。以 ARDS 为主要表现者应注意与其他病因引起者鉴别。腹痛为主者应与外科急腹症鉴别。

预 后

预后与病型轻重、治疗迟早及措施是否正确相关。近年来通过早期诊断和治疗措施改进,病死率已由 10% 降为 3%～5%。

治 疗

治疗以综合疗法为主,早期应用抗病毒治疗,中晚期则针对病理生理进行对症治疗。"三早一就"仍为本病治疗原则,即早期发现、早期休息、早期治疗和就近治疗。治疗中要注意防治休克、肾衰竭和出血。

(一) 发热期

治疗原则:控制感染,减轻外渗,改善中毒症状和预防 DIC。

1. 控制感染 发病 4 d 以内患者可应用利巴韦林 1 g/d,加入 10% 葡萄糖液中静脉滴注,持续 3～5 d,进行抗病毒治疗。国内曾有应用 IFN α 治疗有效的报告,但国外有报告认为汉滩病毒能抑制所有 IFN(α、β、γ 及 Ⅲ 型)的抗病毒效果。

2. 减轻外渗 早期卧床休息,为降低血管通透性可给予芦丁(路丁)、维生素 C 等。每日输注平衡盐液和葡萄糖盐水 1 000 ml 左右,高热、大汗或呕吐、腹泻者可适当增加。发热后期给予 20％甘露醇 125～250 ml 静脉滴注,以提高血浆渗透压,减轻外渗和组织水肿。

3. 改善中毒症状 高热以物理降温(冰敷)为主。忌用强烈发汗退热药,以防大汗而进一步丧失血容量。中毒症状重者可给予地塞米松 5～10 mg 静脉滴注。呕吐频繁者给予甲氧氯普胺(灭吐灵)10 mg 肌内注射。

4. 预防 DIC 适当给予右旋糖酐 40 或丹参注射液静脉滴注,以降低血液黏滞性。高热、中毒症状和渗出征严重者,应定期检测凝血时间,激活的部分凝血活酶时间(APTT)34 s 以内为高凝状态。可给予小剂量肝素抗凝,一般为 0.5～1 mg/kg,6～12 h 一次缓慢静注。再次用药前宜做凝血时间检查,疗程 1～3 d。

(二) 低血压休克期

治疗原则:积极补充血容量,注意纠正酸中毒和改善微循环功能。

1. 补充血容量 宜早期、快速和适量。争取 4 h 内血压稳定。液体应晶体液、胶体液结合。以平衡盐液为主,切忌单纯输入葡萄糖液。平衡盐液所含电解质、酸碱度和渗透压与人体的细胞外液相似。常用复方醋酸钠液每升含氯化钠 5.85 g、氯化钙 0.33 g、氯化钾 0.3 g、醋酸钠 6.12 g(即每升含钠 145 mmol、钾 4 mmol、氯 108.5 mmol、钙 2.25 mmol)。胶体液常用右旋糖酐 40、甘露醇、血浆和白蛋白。由于本期存在血液浓缩,故不宜应用全血。补容期间应密切观察血压变化,血压正常后输液仍需维持 24 h 以上。

2. 纠正酸中毒 代谢性酸中毒主要用 5％碳酸氢钠溶液,可根据二氧化碳结合力(CO_2CP)分次补充,或每次 60～100 ml,根据病情给予 1～4 次/d。由于 5％碳酸氢钠溶液渗透压为血浆的 4 倍,不但能纠正酸中毒,尚有扩容作用。

3. 血管活性药物与肾上腺皮质激素的应用 经补液、纠正酸中毒后,血红蛋白已恢复正常。但血压仍不稳定者可应用血管活性药物,如多巴胺可按 10～20 mg/100 ml 液体静脉滴注,同时亦可用地塞米松 10～20 mg 静脉滴注。

(三) 少尿期

治疗原则为"稳、促、导、透",即稳定机体内环境、促进利尿、导泻和透析治疗。

1. 稳定内环境 少尿早期需与休克所致的肾前性少尿相鉴别,若尿比重＞1.20,尿钠＜40 mmol/L,尿 BUN 与血 BUN 之比＞10∶1,应考虑肾前性少尿。可输注电解质溶液 500～1 000 ml,并观察尿量是否增加,或用 20％甘露醇 100～125 ml 静脉注射。观察 3 h 尿量,若少于 100 ml,则为肾实质损害所致少尿,宜严格控制输入量。

本期每日补液量为前 1 日尿量和呕吐量加 500～700 ml。补液成分除纠正酸中毒所需 5％碳酸氢钠溶液外,主要输入高渗葡萄糖液(含糖量 200～300 g),以减少体内蛋白质分解,控制氮质血症。必要时加入适量胰岛素。

由于本期常伴有代谢性酸中毒,因此需根据 CO_2CP 结果应用 5％碳酸氢钠溶液纠正酸中毒。

2. 促进利尿 本病少尿的原因之一是肾间质水肿压迫肾小管,因此少尿初期可应用 20％甘露醇 125 ml 静脉注射,以减轻肾间质水肿。用后利尿效果明显者可重复应用一次,但不宜长期大量应用。常用的利尿药物为呋塞米(速尿),可从小量开始,逐步加大剂量至100～300 mg/次,直接静脉注射。效果不明显时尚可适当加大剂量,4～6 h重复一次或改用托拉塞米(torsemide)注射。亦可应用血管扩张剂如酚妥拉明10 mg,或山莨菪碱10～20 mg,2～3次/d,静脉注射。

3. 导泻和放血疗法 为防止高血容量综合征和高血钾,少尿期可进行导泻,常用甘露醇25 g,口服,2～3次/d。亦可应用硫酸镁或中药大黄煎水口服。放血疗法目前已少用,对少尿伴高血容量综合征所致肺水肿、心力衰竭患者可以放血300～400 ml。

4. 透析疗法 明显氮质血症、高血钾或高血容量综合征患者,可应用血液透析或腹膜透析。

（四）多尿期

治疗原则:移行期和多尿早期的治疗同少尿期。多尿后期主要是维持水和电解质平衡,防治继发感染。

1. 维持水与电解质平衡 给予半流质和含钾食物。水分补充以口服为主,不能进食者可以静脉注射。

2. 防治继发感染 由于免疫功能下降,本期易发生呼吸道和泌尿道感染,因此需注意口腔卫生,必要时进行室内空气消毒。发生感染后应及时诊断和治疗。忌用对肾有毒性作用的抗菌药物。

（五）恢复期

治疗原则为补充营养,逐步恢复工作。出院后应休息1～2个月。定期复查肾功能、血压和垂体功能,如有异常应及时治疗。

（六）并发症

1. 消化道出血 应注意病因治疗,若DIC消耗性低凝血期,宜补充凝血因子和血小板。DIC纤溶亢进期则应用6-氨基己酸或对羧基苄氨静脉滴注。肝素类物质增加所致出血,可应用鱼精蛋白或甲苯胺蓝静脉注射。尿毒症所致出血则需透析治疗。局部治疗可应用凝血酶4 000 u,用生理盐水100 ml稀释后口服,2～3次/d。

2. 中枢神经系统并发症 出现抽搐时应用地西泮(安定)或异戊巴比妥钠静脉注射,脑水肿或颅内高压则应用甘露醇静脉滴注,无尿时应考虑透析治疗。

3. 心力衰竭、肺水肿 应停止或控制输液,应用毛花苷C(西地兰)强心,地西泮镇静,以及扩张血管和利尿药物。若为少尿或无尿期,应进行导泻或透析治疗。

4. ARDS 可应用大剂量肾上腺皮质激素静脉注射,进行高频通气或应用呼吸机进行人工终末正压呼吸。亦可应用体外膜氧合作用(ECMO)治疗。

5. 自发性肾破裂 进行手术缝合。

预 防

1. 疫情监测 由于新疫区不断扩大,因此应做好鼠密度、鼠带病毒率、易感人群等监测工作。

2. 防鼠灭鼠 应用药物、机械等方法灭鼠。一般认为灭鼠后由家鼠型病毒引起本病的发病率能较好地控制和下降。

3. 做好食品卫生和个人卫生 防止鼠类排泄物污染食品,不用手接触鼠类及其排泄物。动物实验时要防止被大、小鼠咬伤。

4. 疫苗注射 我国研制的沙鼠肾细胞疫苗(Ⅰ型汉滩病毒)和地鼠肾细胞疫苗(Ⅱ型病毒)每次 1 ml,共注射 3 次(间隔时间按说明书),保护率达 88%～94%。1 年后应加强注射 1 针。有发热、严重疾病和过敏者忌用。关于重组疫苗和 DNA 疫苗,国内外已进行研究。

(罗端德)

第九节　登革热和登革出血热

登革热(dengue fever,DF)和登革出血热(dengue hemorrhagic fever,DHF)是由登革病毒引起、经伊蚊传播的一种急性传染病。临床特征为起病急骤,高热,全身肌肉、骨髓及关节痛,极度疲乏,可有皮疹、淋巴结肿大、白细胞减少。有出血倾向者可出现高热、皮疹、出血、休克、血液浓缩、血小板减少,死亡率较高。

病原学

登革病毒属黄病毒科黄病毒属,颗粒呈哑铃状 700 nm×(20～40)nm、棒状或球形(直径为 20～50 nm)。髓核为单股线状 RNA。基因组主要编码包膜蛋白、核衣壳蛋白和膜蛋白 3 个结构蛋白及另外 7 个非结构蛋白。包膜含有型和群特异性抗原,用中和试验可鉴定其型别。登革病毒可分为 4 个血清型,与其他 B 组虫媒病毒如乙型脑炎病毒可交叉免疫反应。各型登革病毒均可引起登革出血热,其中以Ⅱ型最为常见。

登革病毒对低温的抵抗力强,在人血清中贮存于普通冰箱可保持传染性数周,−70℃可存活 8 年;但不耐热,50℃ 30 min 或 100℃ 2 min 皆能灭活;不耐酸、不耐醚。用乙醚、紫外线或 0.05% 甲醛溶液也可以灭活。

流行病学

(一)传染源

登革病毒的自然宿主是人、低等灵长类动物和蚊。患者和隐性感染者为主要传染源,未发现健康带病毒者。患者在发病前 6～8 h 至病程第 6 天,具有明显的病毒血症,可使叮咬伊蚊受染。流行期间,轻型患者数量为典型患者的 10 倍,隐性感染者为人群的 1/3,可能是重要传染源。丛林山区的猴子和城市中某些家畜虽然有感染登革病毒的血清学证据,但作为传染源,尚未确定。

(二)传播途径

蚊虫是主要传播媒介,已知 12 种伊蚊可传播本病,最主要的是埃及伊蚊和白伊蚊。广东、广西省多为白纹伊蚊传播,而雷州半岛、广西省沿海、海南省和东南亚地区以埃及伊蚊为主。伊蚊只要与有传染性的液体接触一次,即可获得感染。病毒在蚊体内复制 8～14 d 后即具有传染性,传染期长者可达 174 d。因在捕获伊蚊的卵巢中检出登革病毒颗粒,推测伊蚊可能是病毒的储存宿主。埃及伊蚊的卵对干燥有很强的抵抗性,能长期存活。这些事实可解释登革热突然暴发的原因。

（三）人群易感性

在新疫区普遍易感。1980 年在广东流行中,最小年龄 3 个月,最大 86 岁,但以青壮年发病率最高。在地方性流行区,20 岁以上的居民 100% 在血清中能检出抗登革病毒的中和抗体,因而发病者多为儿童。

感染后对同型病毒有免疫力,并可维持多年,对异型病毒也有 1 年以上免疫力。同时感染登革病毒后,对其他 B 组虫媒病毒也产生一定程度的交叉免疫。如登革热流行后,乙型脑炎发病率随之降低。

（四）流行特征

1. 地方性 凡有伊蚊孳生的自然条件及人口密度高的地区,均可发生地方性流行。在城市中流行一段时间后,可逐渐向周围城镇及农村传播。在同一地区,城镇的发病率高于农村。

2. 季节性 发病季节与伊蚊密度、雨量相关。在气温高而潮湿的热带地区,蚊子常年繁殖,全年均可发病。我国广东、广西省为 5～10 月,海南省为 3～10 月。

3. 突然性 流行多突然发生,不少国家在本病消匿 10 余年之后突然发生流行。我国 20 世纪 40 年代在东南沿海曾有散发流行,至 1978 年在广东佛山又突然流行。

4. 传播迅速,发病率高,病死率低 疫情常由一地向四周蔓延。如 1978 年 5 月广东省佛山市石湾镇首先发生登革热,迅速波及几个市、县。1980 年 3 月海南开始流行,很快席卷全岛,波及广东、内地几十个省市。病死率 0.016%～0.13%。本病可通过现代化交通工具远距离传播,故多发生在交通沿线及对外开放的城镇。

发病机制与病理

（一）发病机制

登革病毒通过伊蚊叮咬进入人体,在网状内皮系统增殖至一定数量后,即进入血液循环,即形成第 1 次病毒血症。然后再定位于网状内皮系统和淋巴组织中,在外周血液中的大单核细胞、组织中的巨噬细胞、组织细胞和肝脏的库普弗细胞内进一步复制,到一定程度后释放到血流中,引起第 2 次病毒血症。体液中的抗登革病毒抗体,可与登革病毒形成免疫复合物,激活补体系统,导致血管通透性增加,血浆外渗。同时抑制骨髓中的白细胞和血小板系统,导致白细胞、血小板减少和出血倾向。

登革出血热的发病原理有 3 种假说:一是病毒株的毒力不同,Ⅱ型病毒引起登革出血热,其他型病毒引起登革热。二是病毒变异,认为病毒基因变异后导致毒力增强,但目前病毒变异的证据尚不充分。三是二次感染学说,认为第 1 次感染任何型登革病毒,只发生轻型或典型登革热,而当第 2 次感染后,不论哪一型病毒,即表现为登革出血热。其机制是,当第 2 次感染时,机体出现回忆反应,产生高效价的 IgG,与抗原形成免疫复合物,并与单核细胞或巨噬细胞表面 Fc 受体结合,激活这些细胞释放可裂解补体 C3 的蛋白酶、凝血活酶和血管通透因子。这些酶和因子再激活补体系统和凝血系统,导致血管通透性增加、血浆蛋白及血液有形成分渗出,引起血液浓缩、出血和休克等病理生理改变。

（二）病理

1. 登革热 病理变化有肝、肾、心和脑的退行性变;心包膜、心内膜、胸膜、胃肠黏膜、肌肉、皮肤及中枢神经系统不同程度的出血;皮疹内小血管内皮肿胀,血管周围水肿,伴有单核细胞浸润。重症患者可有肝小叶中央坏死及胆汁淤积、小叶性肺炎、肺小脓肿形成等。

2. 登革出血热 病理变化为全身微血管内皮损伤,导致血浆蛋白渗出及出血。消化道、心内膜下、皮下、肝包膜下、肺及软组织等处均有渗出和出血,内脏小血管及微血管周围水肿、出血和淋巴细胞浸润。脑型患者尸检可见蛛网膜下隙及脑实质灶性出血、脑水肿及脑软化。

临床表现

潜伏期 5～8 d,平均为 4 d,其长短与侵入的病毒量有一定关系。按 WHO 标准分为典型登革热、登革出血热和登革休克综合征 3 型。

（一）登革热

我国近年来所见的登革热可分为典型登革热、轻型登革热和重型登革热。

1. 典型登革热

（1）发热:所有患者均发热。起病急,先寒战,随之体温迅速升高,24 h 内可达 40℃。一般持续 5～7 d,然后骤降至正常,热型多不规则,部分病例于第 3～5 天体温降至正常,1 d 后又再升高,称为双峰热或鞍形热。儿童病例起病较缓,热度也较低。

（2）全身毒血症状:发热时伴全身症状,如头痛、腰痛,尤其骨、关节疼痛剧烈,似骨折样或碎骨样,严重者影响活动,但外观无红肿。消化道症状可有食欲下降、恶心、呕吐、腹痛、腹泻。脉搏早期加快,后期变缓。严重者疲乏无力呈衰竭状态。

（3）皮疹:于病程 3～6 d 出现,为斑丘疹或麻疹样皮疹,也有猩红热样皮疹、红色斑疹,重者变为出血性皮疹。皮疹分布于全身、四肢、躯干和头面部,多有痒感。皮疹持续 5～7 d,疹退后无脱屑及色素沉着。

（4）出血:25%～50%病例有不同程度出血,如牙龈出血、鼻出血、消化道出血、咯血、血尿等。

（5）其他:多有浅表淋巴结肿大。约 1/4 病例有肝脏肿大及血清 ALT 升高,个别病例可出现黄疸,束臂试验阳性。

2. 轻型登革热 表现类似流行性感冒,短期发热,全身疼痛较轻,皮疹稀少或无疹,常有表浅淋巴结肿大。因症状不典型,容易误诊或漏诊。

3. 重型登革热 早期具有典型登革热的所有表现,但于 3～5 病日突然加重,出现剧烈头痛、呕吐、谵妄、昏迷、抽搐、大汗、血压骤降、颈强直、瞳孔散大等脑膜脑炎表现。有些病例表现为消化道大出血和出血性休克。

（二）登革出血热

在典型登革热症状的基础上,伴有出血表现。登革热症状有发热、肌痛、腰痛等,但骨、关节痛可以不显著。病程 5～8 d 出现严重的出血倾向,如鼻出血、呕血、咯血、尿血、便血、阴道出血等。常有两个以上器官大量出血,出血量＞100 ml。血液浓缩,血细胞比容(红细胞压积)增加 20%以上,血小板计数＜100×10⁹/L。有的病例出血量虽小,但出血部位位于脑、心脏、肾上腺等重要脏器而危及生命。

（三）登革休克综合征

具有典型登革热的表现，在病程中或退热后，病情突然加重，有明显出血倾向伴周围循环衰竭。表现为皮肤湿冷，脉快而弱，脉压差进行性缩小，血压下降甚至测不到，烦躁，昏睡、昏迷等。病情凶险，如不及时抢险，可于 4～6 h 内死亡。

实验室检查

（一）常规检查

病后白细胞即减少，第 4～5 天降至低点（$2×10^9$/L），退热后 1 周恢复正常。分类中性粒细胞减少，淋巴细胞相对增高，可见中毒颗粒及核左移和少量异常淋巴细胞。1/4～3/4 病例血小板减少，最低可达 $13×10^9$/L。

登革出血热病例中可见血液浓缩，出、凝血时间延长，各种凝血因子轻度降低，纤维蛋白原减少，纤维蛋白原降解产物轻度增加，半数以上的休克病例有 DIC 证据；血清转氨酶升高，电解质紊乱，代谢性酸中毒等。

部分病例尿及脑脊液可轻度异常。

（二）血清学检查

1. 抗原检测　主要有免疫荧光法（IFA）、ELISA、放射免疫技术（RIA）、对流免疫电泳、SPA 协同凝集试验、固相免疫电镜法、登革免疫印迹法（DBA）等。目前检测登革病毒抗原的方法已从过去的细胞或蚊虫培养，改进为直接从血液标本中检出抗原，可做到早期诊断。荧光 ELISA（F - ELISA）直接检测患者血液中的抗原，敏感性达 90%，特异性达 99%，与细胞培养法的一致率达 98%。

2. 抗体检测

（1）总抗体/IgG 的检测：传统的血凝抑制、补体结合、中和试验需双份血清检测，恢复期抗体效价有 4 倍以上升高有助于诊断。这些试验可与其他黄病毒属病毒有交叉反应，敏感性低，操作繁琐。1991 年建立了酶免疫斑点法（DEIA），在稀释 1∶1 000 的血清中，该法能敏感地检出再次感染者近期感染产生的抗体，特异性达 97.3%，检出的抗体最高效价为 1∶16 000，其中 5 d 内检出阳性人数占总阳性人数的 95.1%，有利于早期诊断。1997 年建立了斑点免疫金渗滤法（dot immunogold filtration assay, DIGFA），敏感性与 DEIA 相近，阳性一致率为 96.6%。整个检测过程只需 5 min 左右，不需特殊设备，适于在基层实验室推广应用。

（2）IgM 的检测：有抗体捕捉 RIA、酶标抗原免疫法、血细胞吸附的免疫吸附技术（HSIST）及 IgM 抗体捕获 ELISA（MAC - ELISA）。在以上各种方法中，以 MAC - ELISA 最优。1994 年改进并建立了 MAC - AB - ELISA，具有更高的敏感性和特异性，仅需单份血清，最早在病程第 2 天或第 3 天即可检出特异性 IgM，检出效价可高达 1∶3 200～1∶25 600。可用于早期诊断，且与其他黄病毒属病毒和类风湿因子的阳性血清无交叉反应。

（三）RNA 的检测

分核酸杂交技术和 PCR 技术。核酸杂交法需依赖于病毒的分离培养，从标本采集到出结果一般需 3 d，所以对早期诊断意义有限。PCR 技术经过几年的发展已日臻完善，是目前最敏感的登革病毒感染诊断技术，能直接从患者血液中检出病毒 RNA，可做到早期确诊。但它只能在病毒血症期才能出现阳性结果,在标本的采集、运送和处理过程中导致核酸降解者也不能出现阳性结果。

(四)病毒分离

将急性期患者血清接种于新生(1～3 d龄)小鼠脑内、猴肾细胞株或白纹伊蚊胸肌内分离病毒,第1天阳性率可达40％,以后逐渐减低,在病程第12天仍可分离出病毒。最近采用白纹伊蚊细胞株C6/36进行病毒分离,阳性率高达70％。用C6/36细胞培养第2代分离材料作为病毒红细胞凝集素进行病毒分型的红细胞凝集抑制试验,或作为补体结合抗原做补体结合试验分型,可达到快速诊断的目的。

诊断与鉴别诊断

在流行季节,来自流行区15 d内的患者或在当地感染发病的患者,临床表现为突然起病,发热24～36 h达高峰,有面部潮红、皮疹、表浅淋巴结肿大、白细胞和血小板减少等特点,结合流行病学资料可作出登革热的临床诊断。首例(批)患者和新发疫区患者的确诊必须以血清学和病原学作为依据。

登革热患者中凡出现1个器官以上出血、肝大、血小板减少($100×10^9$/L以下)、血液浓缩者可诊断为登革出血热;登革出血热患者如出现休克症状、脉压低或血压低、血细胞比容增高者,可诊断为登革休克综合征。

登革热需与流行性感冒、黄热病、钩端螺旋体病、斑疹伤寒、疟疾、伤寒、麻疹、猩红热、药疹等鉴别。登革出血热需与流行性出血热、脑膜炎球菌败血症、立克次体病等鉴别。基孔肯雅(Chikungunya)病毒属于A组虫媒病毒,可引起登革热样临床表现,但病情一般较轻,鉴别主要有赖于病毒分离和血清学试验。

预 后

感染后只对同型毒株有相应稳固的免疫力,并可维持多年,但对其他血清型没有交叉保护性免疫。

登革热为自限性疾病,预后良好,病死率在0.1％以下。老年人有动脉硬化及严重出血的预后较差。登革出血热有较高的病死率,尤其是出现休克者,病死率可高达10％～40％;如休克或出血处理得当,则病死率可降至5％～10％。登革出血热与登革热不同,恢复迅速而完全,很少有后遗抑郁和软弱者。血小板低于$50×10^9$/L者,应警惕有发生大出血的可能,脉搏增快和脉压降低为休克的预兆。

治 疗

登革热和登革出血热无特效疗法,主要采用综合治疗措施。

急性期患者宜卧床休息,恢复期时不宜过早活动,饮食以流质或半流质为宜,食物应富于营养并容易消化。高热患者可酌情静脉输液,1 000～1 500 ml/d,但需注意防止输液反应,有输液反应时,立即给予氢化可的松200 mg或地塞米松10 mg静脉滴注,并密切观察病情变化。

登革出血热有休克、出血等严重症状,需积极处理。休克者应及时补充血容量,可选用右旋糖酐40、平衡盐液、葡萄糖盐水等。首次300～500 ml,应快速静脉输入,必要时可输血浆或加用血管活性药物。大出血患者应输新鲜血液。上消化道出血者可静脉推注酚磺乙胺

（甲氰咪胍）、奥美拉唑、卡巴克洛（安络血）、西咪替丁（止血敏）等，严重者可用冰盐水或去甲肾上腺素稀释后灌胃。对子宫出血者，可用宫缩剂。脑水肿者，用 20％甘露醇 250 ml 和地塞米松 10 mg 静脉滴注。抽搐者可用地西泮缓慢静脉注射。对肾上腺皮质激素的应用价值，意见尚不一致。

预 防

灭蚊、防蚊是预防登革热和登革出血热的主要措施。灭蚊主要在于消灭蚊虫孳生地，伊蚊常在小积水中产卵孳生。对盆缸、罐、岩洞等进行翻盆、倒罐，填平洼地、疏通沟渠等。喷洒各种有机磷杀虫剂，把蚊虫的密度降到最低水平。

对可疑患者应进行医学观察。患者应隔离在有纱窗、纱门的病室内，隔离时间不少于 5 d。

疫苗应用方面，意见尚未统一。但 3′UTR 缺失突变疫苗已经在 1 期、2 期临床试验中取得了较为理想的结果。DNA 改组技术有望把 4 个型的保护性抗原组合在一起，是未来理想疫苗的方向。

（龚启明 张欣欣）

第十节 狂 犬 病

狂犬病（rabies）又名恐水症（hydrophobia），是一种古老的传染病。有文字记载的可追溯到公元前 3000 年，并认识到犬和动物也可患病，以动物咬伤人的方式传给人。狂犬病是由狂犬病病毒所致，以侵犯中枢神经系统为主的急性人兽共患传染病。临床表现为特有的恐水、怕风、恐惧不安、咽肌痉挛、进行性瘫痪等。病死率几乎达 100％。预防措施主要包括犬的管理、人被咬伤后伤口正确处理和及时预防注射。

病原学

狂犬病病毒属弹状病毒科（*Rhabdoviridae*）拉沙病毒属（*Lyssa virus*），形似子弹，直径 70～80 nm，长 175～200 nm，是一有包膜的 RNA 病毒。病毒核心为单股负链 RNA 和由核壳蛋白组成的核衣壳，外表是由含脂蛋白及糖蛋白组成的包膜。病毒基因组为单股负链 RNA，全长 11 932 个核苷酸，其中 90％左右为编码基因，编码 5 种主要结构蛋白和 2 个微小的非结构蛋白。5 种结构蛋白包括糖蛋白（glycoprotein，GP）、核蛋白（nucleoprotein，NP）、具 RNA 聚合酶活性的大蛋白（large protein，LP）、磷蛋白（NS）又称壳体基质蛋白（matrix protein 1，M1P）和膜基质蛋白（matrix protein 2，M2P）。GP 是病毒表面棘突成分，能与乙酰胆碱受体结合，决定了狂犬病病毒的嗜神经性；能刺激抗体产生保护性中和抗体和诱导细胞免疫反应；NP 构成核酸的衣壳，保护核酸免受核酸酶的降解，是荧光免疫法检测的靶抗原，有助临床诊断；NS 或 M1P 位于核衣壳与包膜之间，与核衣壳一起构成狂犬病病毒的群特异性抗原；M2P 在病毒结构中起到连接包膜上 GP 和核衣壳的作用。

根据病毒的 NP 抗原将病毒分为 5 个血清型。根据基因的变异将病毒分为 6 个基因型。

血清型和基因型有良好的对应关系，即 1、2、3、4 血清型与 1、2、3、4 基因型完全对应；5、6 基因型分别与 5 血清型中 EB1 和 EB2 型相对应。除 1 血清型/基因型外，其他血清型和基因型病毒称狂犬病相关病毒，其中 2、3、4 型病毒多在野外动物体内分布。

乳鼠接种能分离狂犬病病毒，也能用地鼠肾细胞、人二倍体细胞等细胞株培养分离和增殖。从自然条件下感染的人或动物体内分离到的病毒称野毒株（wild strain）或街毒株（street strain），特点为致病力强，动物接种后发病潜伏期长。自脑外途径接种病毒可侵犯脑组织，在感染的神经细胞中可发现内基小体（Negri bodies）。固定毒株（fixed strain）是街毒株连续在家兔脑内多次传代获得的毒株，特点为毒力减弱，自然感染不能侵犯中枢神经系统，但仍保持其免疫原性，可供制备疫苗。

病毒易被紫外线、季胺化合物、碘酒、高锰酸钾、乙醇、甲醛等灭活，加热 100℃ 2 min 可灭活。

流行病学

狂犬病呈全球性分布，主要流行于东南亚、亚洲及拉丁美洲地区。由于疫苗的预防接种，发达国家的狂犬病得到了基本的控制，人群患病率很低，仅在野生动物中流行。我国的狂犬病发病率也有明显的下降，但近年来有所回升。由于狂犬病发病后的病死率很高，据最近我国疾病预防控制中心（CDC）发布 2007 年 4～9 月的传染病疫情统计，狂犬病所致的死亡人数和病死率分别为 1 510 人和 80.97%，居传染病之首。

（一）传染源

带狂犬病病毒的动物是本病的传染源，家畜中以犬为主，其次为猫、猪和牛、马等；野生动物包括蝙蝠、浣熊、臭鼬、狼、狐狸等均能传播狂犬病，是发达国家和基本控制了犬狂犬病地区的主要传染源。我国狂犬病的主要传染源是病犬，80%～90% 狂犬病均由犬咬伤所致。某些貌似健康的犬唾液中可带病毒，带毒率可达 22.4%，也能传播狂犬病。

（二）传播途径

病毒主要通过咬伤传播，也可由带病毒犬的唾液，经各种伤口侵入。少数可在宰杀病犬，剥皮、切割等过程中被感染。蝙蝠群居洞穴中的含病毒气溶胶也可经呼吸道传播。有报告角膜移植可传播狂犬病。

（三）人群易感性

人群普遍易感。人被犬咬伤后的发生率为 15%～30%，被病狼咬伤后为 50%～60%。被病兽咬伤后是否发病与下列因素有关：①咬伤部位，头、面、颈、手指处被咬伤后发病机会多；②咬伤的严重性，创口深而大者发病率高；③局部处理情况，咬伤后迅速彻底清洗者发病机会较少；④及时、全程、足量注射狂犬疫苗者发病率低；⑤被咬者免疫功能低下或免疫缺陷者，发病机会多。

发病机制与病理

狂犬病病毒自皮肤或黏膜破损处入侵人体后，对神经组织有强大的亲和力。致病过程可分 3 个阶段：①组织内病毒小量增殖期，病毒先在伤口附近的肌细胞内小量增殖，再侵入近处的外周神经。从局部伤口侵入周围神经一般需 3 d 左右。②侵入中枢神经系统期，病毒沿神经的轴索浆向中枢神经作向心性扩展，至脊髓的背根神经节再大量繁殖，入侵脊髓并很快到达脑部，主要侵犯脑干、小脑等处的神经细胞。③向各器官扩散期，病毒从中枢神经向周围神经扩展，侵入各器官组织，尤以涎腺、舌部味蕾、嗅神经上皮等处病毒量较多。由于迷走、舌咽及舌下脑神经核受损，致吞咽肌及呼吸肌痉挛，出现恐水、吞咽和呼吸困难。交感神经受累时出现唾液分泌和出汗增多。迷走神经节、交感神经节和心脏神经节受损时，可引起患者心血管功能紊乱或猝死。

病理变化主要为急性弥漫性脑脊髓炎，脑膜通常无病变。脑实质的炎症病变以大脑基底面海马回和脑干部位（中脑、脑桥和延髓）及小脑损害最为明显，外观有充血、水肿、微小出血等。镜下脑实质有非特异的神经细胞变性和炎性细胞浸润。具特征性的病变是嗜酸性包涵体，称内基小体，为狂犬病病毒的集落，位于细胞质内，呈圆形或椭圆形，直径 $3\sim10\ \mu m$，染色后呈樱红色，具有诊断意义。内基小体最常见于海马及小脑 Purkinje 细胞中。除中枢神经系统的病理变化外，涎腺肿胀，腺泡细胞变性，腺组织周围有单核细胞浸润。胰腺、腺泡、胃黏膜壁细胞、肾上腺髓质细胞、肾小管上皮细胞也可有类似的细胞急性变性。

临床表现

潜伏期长短不一，5 d～19 年或更长，一般 1～3 个月。临床表现可分为狂躁型（脑炎型）和麻痹型（静型）。

（一）典型狂犬病（狂躁型）临床经过分为 3 期。

1. 前驱期　常有低热、倦怠、头痛、全身不适，少数有恶心、呕吐等似感冒样症状，继而恐惧不安，烦躁失眠，对声、光、风等刺激敏感而有喉头紧缩感。在愈合的伤口及其神经支配区有痒、痛、麻及蚁走等异样感觉。本期持续 2～4 d。

2. 兴奋期　表现为高度兴奋，突出为极度恐惧表情、恐水、怕风。体温常升高（38～40℃）。恐水为本病的特征，典型表现为虽渴极而不敢饮，见水、闻流水声、饮水或仅提及饮水时均可引起咽喉肌严重痉挛。外界多种刺激如风、光、声也可引起咽肌痉挛。常因声带痉挛伴声嘶、说话吐词不清，严重发作时可出现全身肌肉阵发性抽搐，因呼吸肌痉挛致呼吸困难和发绀。患者交感神经功能常呈亢进，表现为大量流涎、乱吐唾液、大汗淋漓、心率加快、血压上升。患者神志多清晰，但可出现精神失常、幻视、幻听、幻想等表现。本期病情进展迅速，持续 1～3 d。

3. 麻痹期　患者趋于安静，肌肉痉挛停止，进入全身弛缓性瘫痪，以肢体软瘫最为常见，伴有感觉减退、反射消失等。患者渐由安静进入昏迷状态，最后因呼吸、循环衰竭死亡。本期持续时间较短，一般 6～18 h。

（二）麻痹型狂犬病

较为少见。临床上无兴奋期表现，无恐水和吞咽困难。以发热、头痛、呕吐、咬伤部位疼痛开始，继之出现肢体软瘫、腱反射消失、腹胀、共济失调、部分或全部肌肉瘫痪，以及大、小便失禁，呈横断性脊髓炎或上行性麻痹等症状，最终因瘫痪死亡。

实验室检查

（一）外周血象及脑脊液

白细胞总数轻至中度增多，中性粒细胞占 80% 以上。脑脊液压力正常或轻度增高，细胞

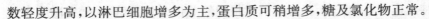

数轻度升高,以淋巴细胞增多为主,蛋白质可稍增多,糖及氯化物正常。

（二）病原学检查

（1）可取患者的唾液、脑脊液、泪液或脑组织接种鼠脑分离病毒。

（2）取动物或死者的脑组织做切片染色,镜检找内基小体。

（3）用 RT－PCR 检测上述体液和组织中狂犬病病毒核酸。

（4）可取角膜印片、发根皮肤组织或脑组织通过免疫荧光抗体技术检测病毒抗原,阳性率可达 98％。以上任一项阳性时可确诊。

（三）病毒抗体检测

现 WHO 和美国 CDC 推荐用快速荧光焦点抑制试验（rapid fluorescent focus inhibition test，RFFIT）检测血清或脑脊液中和抗体,方法快捷,特异性和敏感性均较高。当血清中和抗体阳性,但不足以作出诊断时可测脑脊液中和抗体来确认。国内多采用 ELISA 检测血清中特异性抗体,主要用于流行病学调查,也可用于证实狂犬病诊断。

诊断与鉴别诊断

依据有被犬或病兽咬伤或抓伤史,出现典型症状如恐水、怕风、咽喉痉挛,或怕光、怕声、多汗、流涎和咬伤处出现麻木、感觉异常等即可作出临床诊断。确诊有赖于检查病毒抗原、病毒核酸、尸检脑组织中的内基小体或病毒分离等实验室检查。

本病需与以下疾病进行鉴别诊断。

1. 破伤风　有外伤史,潜伏期较短,有牙关紧闭、角弓反张、苦笑面容等表现,无兴奋和恐水症状。

2. 病毒性脑膜脑炎　有神志意识改变和脑膜刺激征,脑脊液检查、免疫学试验、病毒分离和临床病情的转归等有助诊断。

3. 脊髓灰质炎　一般症状轻,肌肉疼痛明显,无恐水表现,肢体瘫痪后其他症状消失。

4. 类狂犬病性癔症　有被犬咬伤史。患者也可有兴奋、喉头紧缩感、不能饮水等症状,但无怕风、流涎、发热等,也无瘫痪,经对症治疗和心理治疗后可恢复。

5. 狂犬病疫苗接种后反应　可有发热、关节酸痛、肢体麻木、运动失调和各种瘫痪等表现,与麻痹型狂犬病不易区别,但疫苗接种后反应经停止接种、应用激素治疗后多数可恢复。

预后

本病发病后缺乏有效治疗手段,病死率几乎 100％。一般于发病 3～6 d 后死于呼吸、循环衰竭。

治疗

临床曾应用多种药物如 IFN α、阿糖腺苷、转移因子和大剂量人抗狂犬病免疫球蛋白治疗,均告失败。

狂犬病发病后以对症综合治疗为主,包括:①单室严格隔离患者,防止唾液污染,尽量保持患者安静,减少光、风、声等刺激。②加强监护治疗,包括给氧,必要时气管切开,纠正酸中毒,维持水、电解质平衡。③积极对症处理,狂躁明显时用镇静剂,有心动过速、心律失常、高

血压等可用 β 受体阻滞剂或强心剂,有脑水肿时给予脱水剂等。

预防

(一)管理传染源

以犬的管理为主。已有 50 多个国家和地区采取捕杀野犬、管理和免疫家犬和对进口动物检疫等措施,已达到消灭或基本消灭了人狂犬病。病死动物应予焚毁或深埋处理。

(二)伤口处理

应尽快用 20%肥皂水或 0.1%苯扎溴胺(季胺类消毒液)反复冲洗至少半小时(季胺类与肥皂水不可合用),力求去除犬涎,挤出污血。冲洗后用 70%乙醇擦洗及浓碘酒反复涂拭,伤口一般不予缝合或包扎,以便排血引流。如有抗狂犬病免疫球蛋白或免疫血清,则应在伤口底部和周围行局部浸润注射。此外,尚要注意预防破伤风及细菌感染。

(三)预防接种

1. 疫苗接种 狂犬病疫苗接种是预防狂犬病发生的最好措施。疫苗接种可用于暴露后预防,也可用于暴露前预防。我国为狂犬病流行地区,凡被犬咬伤者,或被其他可疑动物咬伤、抓伤者,或医务人员的皮肤破损处被狂犬病患者唾液沾污时均需做暴露后预防接种。暴露前预防主要用于高危人群,即兽医、山洞探险者、从事狂犬病病毒研究的实验人员和动物管理人员。目前主要使用安全有效的细胞培养疫苗,特别是无佐剂疫苗,能在接种早期产生有效的保护性抗体,且安全性优于佐剂疫苗。国外经美国 FDA 批准和广泛使用的细胞培养疫苗有 3 种,为人二倍体细胞疫苗(HDCV)、吸附狂犬疫苗(RVA)和原代鸡胚细胞疫苗(PCECV)。国内主要采用 Vero 细胞疫苗和地鼠肾细胞疫苗。暴露前预防:接种 3 次,每次 2 ml,肌内注射,于 0、7、21 d 进行;2～3 年加强注射 1 次。暴露后预防:共接种 5 次,每次 2 ml,肌内注射,于 0、3、7、14 和 30 d 完成;如严重咬伤,可全程注射 10 针,于当天至第 6 天每天 1 针,随后于 10、14、30、90 d 各注射 1 针。

2. 免疫球蛋白注射 有马或人源性抗狂犬病病毒免疫球蛋白和免疫血清,以人抗狂犬病病毒免疫球蛋白(HRIG)为佳。HRIG 用量为 20 IU/kg,马抗狂犬病毒免疫血清(简称马抗血清)为 40 IU/kg,总量一半在伤口行局部浸润注射,剩余剂量作臂部肌内注射。为避免马血清的过敏反应,注射前应做皮肤过敏试验,过敏者可脱敏注射。

(谭德明)

第十一节 传染性单核细胞增多症

传染性单核细胞增多症(infectious mononucleosis,IM)是一种由 Epstein - Barr virus(EBV)引起的急性单核-巨噬细胞系统增生性疾病。临床上表现为不规则发热、淋巴结肿大、咽痛;外周血液单个核细胞显著增多,并出现异型淋巴细胞;血清中可检测到嗜异性凝集抗体和抗 EBV 抗体;病程常呈自限性等。1889 年 Pfeiffer 首先描述了"咽炎、发热、淋巴结肿大"三联征,当时被称为"腺热"(glandular fever)。1920 年 Sprunt 及 Event 正式提出了"传染性单核细胞增多症"的命名。EBV 引起 IM 外,还可导致慢性潜伏性感染,与鼻咽癌、Burkitt 淋巴瘤、霍奇金病、B 细胞淋巴瘤(见于 HIV 感染者)、器官移植后淋巴增殖性疾病(posttransplantation lymphoproliferative disorder, PTLD)等发生有关。本节仅介绍 EBV 引起的急性或原发性感染。

病原学

EBV 是 Epstein 和 Barr 于 1964 年从非洲 Burkitt 淋巴瘤细胞中发现和分离的,于 1968 年 Henle 和 Niederman 证实 EBV 为 IM 的病原。EBV 属于疱疹科病毒。电镜下 EBV 的结构和形态与疱疹病毒科的其他病毒相似,但抗原性不同。EBV 为 DNA 病毒,完整的病毒颗粒由核心部位的线性双链 DNA、核衣壳和包膜组成。基因组全序列平均长约 172 kb,含 90 个以上读码框架。EBV 在增殖性感染状态时,可产生早期抗原(early antigen, EA)、病毒衣壳抗原(viral capsid antigen, VCA)、膜抗原(membrane antigen, MA)。VCA 和 MA 属于 EBV 的结构抗原。在潜伏感染状态时,可产生 6 种核抗原[Epstein - Barr virus nuclear antigen (EBNA),包括 EBNA - 1、EBNA - 2、EBNA - 3A～3C、- LP]、3 种潜伏膜蛋白[latent membrane protein (LMP),包括 LMP - 1、LMP - 2A、LMP - 2B]。EBNA(不包括 EBNA - 3B)和 LMP 参与细胞转化。

流行病学

本病的分布呈世界性,多为散发,亦可引起流行。全年均有发病,似以晚秋初冬为多。

(一) 传染源

隐性感染者和患者是本病的传染源。EBV 在血液中的半寿期平均为 3 d,但从唾液中可持续排毒 32 周以上(EBV DNA 水平 ≥ 10^4 拷贝/ml)。

(二) 传播途径

经唾液传播,口-口传播(如接吻)是主要传播途径。飞沫和输血传播虽有可能,但并不重要。

(三) 人群易感性

多发于儿童及青少年,6 岁以下多呈隐性或轻型感染。90% 成年人已被 EBV 感染过,并有抗 EBV 抗体。一次得病后可获较持久的免疫力。

发病机制与病理

EBV 进入口腔后,可感染口咽部上皮细胞和唾液腺,并不断排出病毒。扁桃体隐窝处的淋巴细胞也可直接被病毒感染。由于 B 细胞表面具 EBV 的受体 CD21,故 EBV 容易感染 B 细胞,并在其中潜伏。B 细胞往往在与上皮细胞接触后受到感染。病毒在淋巴细胞内进行复制,排出的病毒侵入血循环而致病毒血症,并进一步累及各组织脏器的淋巴系统。受染 B 细胞的增殖与 T 细胞反应性增加,导致淋巴组织增生。B 细胞的多克隆性激活导致抗宿主细胞及病毒蛋白抗体的产生。在急性期,约 1% B 细胞受到 EBV 感染,40% $CD8^+$ T 细胞是针对 EBV 抗原的。由于 $CD4^+$ T 细胞减少,$CD8^+$ T 细胞增多,引起 $CD4^+$/$CD8^+$ T 细胞比例倒置。

在控制 EBV 感染过程中,细胞免疫比体液免疫更为重要。在 EBV 感染初期,抑制性 T 细胞、NK 细胞和非特异性 CTL 可控制 EBV 感染 B 细胞的增殖。在 EBV 感染后期,HLA 限制的 CTL 增生,可识别 EBNA 和 LMP,破坏受 EBV 感染的细胞。外周血中的异型淋巴细胞主要是 T 细胞。

本病的基本病理特征是淋巴组织的良性增生。淋巴结肿大但并不化脓,肝、脾、心肌、肾、肾上腺、肺、中枢神经系统均可受累,主要为异型淋巴细胞浸润。

临床表现

潜伏期在儿童为 5～15 d,大多数为 9 d;成人通常为 4～7 周。婴幼儿感染常无明显症状,或仅有轻微症状(如轻度咽炎)。75% 的青少年原发性感染可表现为 IM。在出现典型临床症状前,近半数患者有乏力、头痛、鼻塞、恶心、食欲减退等前驱症状(1～2 周,多为 1 周)。常见临床表现如下。

(一) 发热

除极轻型病例外,均有发热,多见于病程的最初 2 周。体温为 38.5～40℃,多数表现为低至中等程度的发热。热型可呈弛张、不规则或稽留型,热程自数日至数周。

(二) 淋巴结肿大

95% 患者有浅表淋巴结肿大。全身淋巴结皆可被累及,以颈淋巴结肿大最为常见,腋下、腹股沟次之,胸廓、纵隔、肠系膜淋巴结偶亦可累及。直径为 1～4 cm,呈中等硬度,分散而不粘连,无明显压痛,不化脓,两侧不对称。肿大淋巴结通常在 3 周内消退,偶可持续较长时间。

(三) 咽峡炎

约 82% 患者有咽、悬雍垂、扁桃体等充血及水肿或肿大,故咽痛较为常见和明显。少数有溃疡或假膜形成。腭部可见小出血点,齿龈也可肿胀,并有溃疡。喉及气管阻塞罕见。

(四) 肝、脾大

约 10% 病例有肝大,肝功能异常者可达 2/3,约 5% 患者出现黄疸。约一半病例有脾大,大多仅在肋缘下 2～3 cm,偶可发生脾破裂(0.2%)。

(五) 皮疹

约 10% 病例出现皮疹,呈多形性,有斑丘疹、猩红热样皮疹、结节性红斑、荨麻疹等,偶呈出血性。多见于躯干部及上肢,常在起病后 1～2 周内出现,3～7 d 消退,不留痕迹,未见脱屑。比较典型者为黏膜疹,表现为多发性针尖样瘀点,见于软、硬腭的交界处。

(六) 神经系统症状

神经系统偶可被累及,表现为急性无菌性脑膜炎、脑膜脑炎、脑干脑炎、周围神经炎等,临床上可出现相应的症状。脑脊液中可有中等度蛋白质和淋巴细胞增多,并可见异型淋巴细胞。预后大多良好,一般不留后遗症。

病程自数日至 6 个月,但多数为 1～3 周。少数病例的病程可＞6 个月,甚至数年之久,称之为慢性活动性 EBV 感染。

并发症

并发症较为少见。神经系统并发症包括 Guillain-Barre 综合征、脑神经瘫痪（尤其是第Ⅶ脑神经）、急性横断性脊髓炎等；血液系统并发症包括自身免疫性溶血性贫血、嗜血细胞综合征、红细胞再生障碍、严重的粒细胞减少、血小板减少等。其他并发症还有咽峡部继发细菌感染、心肌炎、心包炎、血管炎等。

实验室检查

（一）血象

病初时外周血白细胞计数可正常。此后白细胞计数逐渐升高，在发病后第 2～3 周可达峰值，高者可达 $(30～60)×10^9$/L。淋巴细胞增多明显，所占比例可在 60% 以上，异型淋巴细胞所占比例可达 10%～20% 或更多。异型淋巴细胞依其细胞形态可分为泡沫型、不规则型、幼稚型 3 型，多为 T 细胞，并以 $CD8^+$ T 细胞为主。中性粒细胞和血小板计数可减少。

（二）骨髓象

缺乏诊断意义，但可排除其他疾病如血液病等。可有异型淋巴细胞出现（可能为外周血液稀释所致）。中性粒细胞核左移。

（三）嗜异性凝集试验

其原理是本病患者血清中常含有属于 IgM 的嗜异性抗体，又称 Paul-Bunnell 嗜异性抗体（heterophile antibody，HetAb），于 1932 年首先被 Paul 和 Bunnell 发现。Paul-Bunnell 抗原是一种位于 EBV 感染细胞表面的复合糖蛋白。Paul-Bunnell 嗜异性抗体不与 EBV 蛋白发生作用，但可使绵羊红细胞或马红细胞凝集，并且这种凝集作用在患者血清被豚鼠肾吸附后仍存在；而正常人及其他疾病患者血清中的 HetAb 可被豚鼠肾吸收。HetAb 在出现症状 7 d 内产生，2～5 周达高峰，体内持续时间平均为 2～5 个月。嗜异性凝集试验（heterophile antibody test，HAT）第 1 周的阳性率为 40%；到第 3 周，阳性率可达 80%～90%。在急性感染的儿童中，50%～75% 为阴性。较晚出现 HetAb 者常常恢复较慢。少数病例（约 10%）的 HAT 始终阴性，大多属轻型，尤以患儿为多。目前已有商业化的单滴试验（monospot test）试剂盒，敏感性可达 75%，特异性可达 90%。

（四）EBV 特异性抗体检测

适用于临床上怀疑本病、HAT 阴性患者的诊断。抗 VCA-IgM 在起病后即开始升高，可持续 2～3 个月，因此，对急性 IM 有很好的诊断价值。抗 VCA-IgG 也在起病后即开始升高，但效价较低，此后可持续终身。因此，对诊断急性 IM 无太大的价值，仅适用于诊断既往 EBV 感染或 EBV 的暴露。抗 EBNA 抗体出现较晚，可在发病 3～6 周后出现，并可持续终身。如抗 EBNA 抗体由阴性转为阳性，也提示急性 IM。常用的 EBV 特异性抗体的检测方法有间接免疫荧光法、酶联免疫法等。

（五）EBV DNA 检测

免疫低下的患者常不能产生抗体。临床上可检测 EBV DNA。已有研究者用实时荧光定量 PCR 方法检测 EBV DNA，以辅助诊断急性 IM。但 EBV DNA 阳性仅提示存在 EBV

感染,但不能确定 EBV 感染的临床类型,需结合临床及其他资料判断。

（六）EBV 培养

目前很少用于临床。

诊断与鉴别诊断

典型的 IM 较易诊断,临床上表现为发热、咽痛、淋巴结肿大、脾大,外周血淋巴细胞增多(>50%),并出现异型淋巴细胞(>10%～20%),HAT 阳性(>1∶40)。对于 HAT 阴性的可疑患者,可检测 EBV 特异性抗体。如抗 VCA－IgM 阳性,则提示 IM。EBV DNA 检测有助于免疫低下患者 EBV 感染的诊断。

在临床上,其他病原或诱因可引起与 IM 类似的症状和体征,统称为"单核细胞增多症样疾病(mononucleosis－like illness,MLI)",其病因包括 HIV、巨细胞病毒、人疱疹病毒－6、腺病毒、链球菌或淋球菌、弓形体等引起的感染,药物反应,非白血性白血病,淋巴瘤等。IM 应与这些临床情况鉴别。

治 疗

（一）一般治疗

大多数 EBV 感染者不需治疗,也不需隔离。在急性期注意休息,然后再慢慢恢复正常活动。脾大的患者应在发病后 4 周内限制剧烈运动(如接触性及冲撞性活动),以防外伤性的脾破裂。

（二）糖皮质激素

对于无并发症的 IM 患者,并无使用糖皮质激素的指征。糖皮质激素可用于有以下情况的患者:①伴有扁桃体显著肿大,应用糖皮质激素以防止气道阻塞;②自身免疫性溶血性贫血;③严重血小板减少;④有神经系统并发症;⑤发热、不适等症状严重。可用泼尼松 40～60 mg/d,口服 2～3 d,随后在 1～2 d 内逐渐减量,以至停用。对于自身免疫性溶血性贫血及血小板减少患者,糖皮质激素的治疗时间可能需要更长。

（三）阿昔洛韦及衍生物

在体外对 EBV 有抑制作用,但对 IM 没有确切的疗效,目前不推荐用于 IM 的治疗。

（四）静脉用免疫球蛋白

对于少数用激素治疗无效的血小板减少患者,可用静脉用免疫球蛋白,每天 400 mg/kg,静脉滴注,每天一次,疗程 4～5 d。

（五）对症治疗

对肝功能正常或轻度异常的患者,可以用对乙酰氨基酚(扑热息痛)或阿司匹林以解热及解除咽痛。当合并链球菌性咽峡炎时,可用抗菌药物。但阿莫西林和氨苄西林禁忌,因为可引起麻疹样皮疹(morbilliform rash)。

预 后

本病系自限性疾病,预后大多良好。死亡病例极少见。

预防

应避免与患者及隐性感染者的口腔、鼻咽部分泌物接触。EBV 预防性疫苗多以 EBV 膜抗原 gp350 为靶抗原。在动物实验中,该疫苗已显示出较理想的效果,临床试验正在进行中。

(张继明)

第十二节　巨细胞病毒感染

人巨细胞病毒(human cytomegalovirus，HCMV)感染指从患者血液、体液或其他组织中检出 HCMV。HCMV 感染者大多数无临床症状,表现为隐性或亚临床感染,但免疫低下或免疫缺陷者感染 HCMV 后则根据累及部位不同而出现相应症状,称为巨细胞病毒病(HCMV disease，HCMV 病)。巨细胞病毒感染在免疫缺陷者如器官移植受者、艾滋病患者中可引起严重的感染,甚至可致死。特征性病理表现为受染细胞体积增大,胞核和胞质内可见包涵体,故又称为巨细胞包涵体病(cytomegalic inclusion disease，CID)。

病原学

HCMV 为人疱疹病毒 5 型,属 β 疱疹病毒亚科,直径约 200 nm,呈球形。核心为双股线状 DNA。其外为蛋白质衣壳,由 162 个壳粒构成对称的二十面体。衣壳周围为含类脂包膜。基因组全长 240 kb,至少有 200 个 ORF,除少数主要 ORF 外,大多数 ORF 的功能尚不清楚。

HCMV 的主要结构蛋白为衣壳蛋白、被膜蛋白和胞膜蛋白。衣壳蛋白约 90% 为 pUL86。被膜蛋白中 pp65 蛋白已用于 HCMV 病的诊断。包膜蛋白中的 gpUL55(gB)含有中和抗体的主要识别位点,可作为亚单位疫苗的优选表位。

HCMV 仅在人胚胎细胞和人二倍体成纤维细胞中缓慢生长和传代,有严格的种特异性。一般在感染后 4 ～ 6 周可见细胞致病变作用(CPE),表现为细胞变圆增大,细胞质与细胞核内可出现包涵体。HCMV 的复制具有时相性。HCMV 不耐酸,亦不耐热,56℃ 30 min、紫外线照射 5 min、20% 乙醇中 2 h 可灭活。

HCMV 目前仅发现 1 个血清型,可分为 3 个亚型,即 1、2、3 亚型,前两者为抗原性最广泛的病毒株。

流行病学

HCMV 病遍及全球,人是 HCMV 的唯一宿主。非流行性传染,无季节性,社会经济条件与感染率明显相关。

(一) 传染源

患者和无症状感染者是传染源,可长期或间歇地从唾液、泪液、乳汁、尿液、精液、血液、宫颈和阴道分泌物中排出病毒。

（二）传播途径

1. 母婴传播　在传播途径中,围生期母婴传播的意义最大。HCMV 可经胎盘、产道及乳汁由母体传染给子代。HCMV 抗体阳性母亲母乳喂养 1 个月以上新生儿感染率可达 40%～60%。

2. 水平传播　接触 HCMV 阳性患者的血液、体液和分泌物而感染。病婴从口腔、呼吸道、尿中排放病毒是造成本病在婴儿间水平传播的重要方式。性接触为成年人间传播途径之一。

3. 医源性感染　HCMV 可通过输血、器官移植、体外循环、手术等传播。免疫功能正常者发生医源性 HCMV 感染,95% 以上呈无症状感染,而免疫功能低下者的医源性感染多为严重感染,甚至危及生命。

（三）人群易感性

人群对 HCMV 的易感性是普遍的,年龄越小,易感性越高,症状也较重。胎儿最易感,可致多种畸形。随年龄增长,隐性感染增多,青年妇女受染率达 20%～50%。另外机体免疫功能下降,体内潜伏病毒活化,隐性感染可转为显性感染。根据血清流行病学调查,抗体阳性率：<4 岁为 10%,10 岁儿童为 10%～30%,18 岁青少年为 53%,>60 岁为 60%～90%。

发病机制与病理

HCMV 主要通过与细胞膜融合或经吞饮作用进入细胞,可见于各组织器官。HCMV 能借淋巴细胞或单核细胞散播,分布于各种体液。在健康人中,HCMV 在宿主体内呈潜伏状态,但在免疫受损、缺陷等情况下则可活化并复制,引起间质炎症或灶性坏死等病变。若侵入脑内可形成坏死性肉芽肿及广泛钙化。

HCMV 可通过直接和间接途径引起细胞损害。直接损伤如艾滋病患者,HCMV 可致视网膜细胞坏死,引起严重的视网膜炎,导致失明,但抗病毒治疗有明显的疗效。间接损伤主要见于免疫介导的细胞损害,如器官移植受者发生 HCMV 肺炎时,临床症状极为严重但仅有低水平的病毒复制。

从宫颈癌、前列腺癌、成纤维细胞癌等组织中发现 HCMV 序列和相应抗原成分,提示 HCMV 与致癌有关。HCMV 基因组具有诱导细胞形态转化的区域,即形态转化区Ⅰ、Ⅱ、Ⅲ（morphological transforming region, mtrⅠ、Ⅱ、Ⅲ）。

HCMV 感染后,人体可产生中和抗体,但仅有一定的保护作用。血清中的 IgM 和 IgG 一般在 2～4 周相继出现。HCMV IgM 特异性抗体是 HCMV 进入机体后最先产生的抗体,它在体内持续时期一般不超过 4 个月。IgM 抗体能与毒粒包膜及内部某些成分相作用。HCMV 的结构蛋白和一些非结构蛋白,如 DNA 结合磷蛋白和即刻早期磷蛋白等均可引起较强的体液免疫应答。

HCMV 感染后可使机体的免疫功能下降,其免疫抑制与病毒在免疫细胞中的复制有关。HCMV 可在单核-巨噬细胞、T 细胞、B 细胞中复制,造成淋巴细胞的多种免疫功能损害。当病毒感染外周血淋巴细胞时,淋巴细胞产生 IL-1、IL-2 的能力下降。HCMV 感染亦可严重影响单核-巨噬细胞、NK 细胞及 CTL 的功能,并且可抑制 Th 细胞而干扰特异性 CTL 的活性。HCMV 感染可引起受染细胞表面的 MHC-Ⅰ类、Ⅱ类抗原表达下降,造成 HCMV 的持续感染。

有些原发性 HCMV 感染可引起淋巴细胞的强烈反应,出现类似 EBV 感染的单核细胞增多症,表现为外周血出现异常淋巴细胞,主要为活化的 $CD8^+$ T 细胞。HCMV 也可引起 B 细胞的多克隆活化,产生类风湿因子(RF)及其他自身抗体。

HCMV 感染的组织病理学明显的特征为受染细胞体积增大 3～4 倍,直径为 25～40 μm。胞内首先出现嗜碱性包涵体,直径为 2～4 μm,大多位于边缘,蓝色深染;继而出现直径为 10～15 μm 的嗜酸性包涵体,位于核中央,染红色,周围有一透亮晕与核膜分开,酷似猫头鹰眼。通过免疫组织化学染色显示核内包涵体为 HCMV DNA 阳性;高碘酸-希夫(PAS)染色阳性证实胞质内包涵体有糖类。

临床表现

HCMV 感染分为原发性和复发性感染。原发性感染(primary infection)指原先 HCMV 血清学检查阴性者首次出现 HCMV 感染。复发性感染(recurrent infection)指既往发生过 HCMV 感染,积极监测,HCMV 检测持续阴性 4 周以上,再次检出 HCMV。复发性感染多为潜伏于体内的 HCMV 被激活而引起的,如果再次监测到的 HCMV 与以前不同,则称为 HCMV 再感染(HCMV reinfection)。

根据感染的时期可分为以下。

(一) 先天性感染

1% 新生儿出生前已在宫内感染 HCMV。先天性感染(congenital infection)在婴儿中的表现轻重不一。轻者出生后数月始发现,而重者在出生数天就可出现临床症状,其母亲几乎都有孕期原发性 HCMV 感染史。典型重症先天性 CID 患者临床表现为黄疸伴肝大、脾大、瘀点状皮疹、小头畸形、运动障碍、脉络膜视网膜炎、血小板减少性紫癜、视神经萎缩、肺炎,大脑钙化亦可见到。中枢神经系统、内耳及眼脉络膜被累及是先天性 HCMV 感染的独特性表现。临床上患婴出现嗜睡、惊厥、呼吸窘迫综合征等,可在数天或数周内死亡。合并肺炎所致的呼吸衰竭是致死的主要原因,幸存者可出现智力障碍、运动障碍、耳聋等后遗症。心血管受累多见于房间隔缺损、室间隔缺损、二尖瓣狭窄、法洛四联症等,其他还可见消化系统、泌尿生殖系统、骨髓等畸形。先天性感染还可导致流产、死产、早产等。重症先天性感染者的实验室检查都有血小板减少、淋巴细胞增多,并有大量异常淋巴细胞、红细胞增多和肝功能损害。脐带血特异性 IgM 阳性或新生儿 1 周内尿 HCMV 分离阳性。

(二) 围生期感染

围生期感染是指胎儿分娩时经产道或出生后通过吸入带毒的母乳及多次输入受染血制品而获得的感染。大多数无症状,在生长、知觉功能或精神运动发育方面无不良影响。这种感染可能是由母体内潜在病毒激活所致,因此患儿在出生时有不同水平的母亲抗体。

围生期感染 HCMV 也有一些患儿表现较重,HCMV 肺炎的临床表现为气促、窒息、咳嗽(有时为阵发性)、鼻炎、鼻塞、肋间凹陷等,偶有发热和呼气性喘鸣音,X 线可见弥漫性下气道疾病(肺气肿、支气管壁肥厚伴明显肺纹理增强和不同程度肺膨胀不全),对早产儿和体弱儿危险性较大。听力障碍、小头畸形、脉络膜视网膜炎少见。

(三) 后天获得性感染

大多无症状,但血清抗体可呈阳性,病毒可自尿中排出,偶尔可发生间质性肺炎。儿童感染后多无症状,正常成人多表现为隐性感染。少数 HCMV 感染者呈嗜异性抗体阴性的单核细胞增多症,有发热、淋巴细胞计数相对或绝对增多,并出现异形淋巴细胞。与 EBV 引起的综合征不同的是咽扁桃体炎、淋巴结病、脾大等少见,多表现为身体不适、肌痛、发热、肝功能异常和异形淋巴细胞增多等,预后良好。偶尔可持续高热或伴有明显的肝炎症状,以及全身淋巴结肿大,但肺炎、心肌炎、心包炎、神经炎和神经根炎、脑炎、无菌性脑膜炎、血小板减少性紫癜、溶血性贫血和视网膜炎等并发症较少见。

(四) 免疫缺陷者的 HCMV 感染

可无症状,但多出现各种不同的临床表现。某些器官感染在正常人中少见,如肺炎、肝炎、胃肠道溃疡、视网膜炎、大脑病变、内分泌系统与生殖腺受累等(包括糖尿病、肾上腺功能不全、附睾炎、卵巢炎、甲状腺炎、甲状旁腺活性降低等)。艾滋病患者多见,其严重程度与 CD4 T 细胞受抑制的程度相关。HCMV 感染可增加移植排斥,其发病率取决于免疫抑制的程度以及器官移植的种类。临床上存在 HCMV 的重复感染,但以原发性感染出现临床症状以及播散性病症较多且严重。

实验室检查

(一) 血常规和其他检查

因基础疾病各异,故血常规改变不同。原发性感染和部分复发性感染者可出现外周血白细胞数升高,淋巴细胞增多,并出现异形淋巴细胞,而且常占白细胞总数的 10% 以上。尿常规检查可发现蛋白尿,并有少量红、白细胞。胸部 X 线检查早期可见双下肺炎症改变,肝功能检查可示 ALT 升高。

(二) 细胞学检查

可自受累组织和尿液中检出含包涵体的巨大细胞。

(三) 病毒分离

分离 HCMV 是诊断 HCMV 感染的最直接方法。将受检材料(尿、血液、唾液、乳汁、组织等)接种到人成纤维细胞,24 h 后可见包涵体,2 ～ 6 周后可见细胞病变。缺点为花费时间长,技术条件要求高,不能区分潜伏感染和 HCMV 病。近年发展的快速培养法(shell viral assay)在接种后 24 h 用荧光标记的单克隆抗体检测即刻早期抗原 α、β 蛋白,能在 16～40 h 诊断 HCMV 感染。

(四) HCMV 抗原检测

用单克隆抗体检测外周血白细胞中 HCMV 抗原。HCMV 的即刻早期抗原、早期抗原和晚期抗原都可在外周血白细胞中检出。最常用的是检测 pp65 抗原,活动性 HCMV 感染时该抗原表达于外周血白细胞和血管内皮细胞。已有用流式细胞仪代替常规镜检,可快速准确检测 pp65 抗原阳性细胞。抗原检测是早期诊断免疫抑制和免疫缺陷患者的活动性 HCMV 感染的重要手段。

(五) 抗体检测

血清中 HCMV 特异性 IgG 和 IgM 可为 HCMV 感染提供间接证据。血清 HCMV IgG 阳性提示既往感染,6 个月以内婴儿不除外胎传抗体,从阴性转为阳性表明原发性感染,双份血清抗体效价＞4 倍增高表明病变活动，严重免疫抑制患者可出现假阴性。血清 HCMV IgM 阳性提示 HCMV 活动性感染，若 HCMV IgM 阳性而 HCMV IgG 阴性表明原发性感染。新生儿和小婴儿产生 IgM 能力较差，即使感染了 HCMV，仍可出现假阴性。HCMV 活动性感染的好发人群为免疫低下者，抗体产生受抑制，故阴性也多见。

（六）HCMV 的核酸检测

血清中 HCMV DNA 阳性则提示 HCMV 感染。PCR 技术为最常用方法，但不能区分潜伏性感染和活动性感染。定量 PCR 技术的应用有助于诊断活动性感染，并可监测抗病毒治疗的效果。

检测结果判断：①生后 2 周内从新生儿唾液或尿液中分离到 HCMV，是先天性感染最可靠的诊断依据；若生后 2 周为阴性，生后 3～4 周分离为阳性，说明围生期感染。②新生儿血或脐血 HCMV IgM 阳性为先天性感染。③急性期和恢复期双份血清 HCMV IgM 4 倍以上升高，表示近期感染；单份血清 HCMV IgG 阳性，表示既往感染。④新生儿仅 HCMV IgG 阳性为母传抗体。⑤免疫功能抑制者可出现假阴性。

诊断与鉴别诊断

（一）诊断

凡有以下情况者应考虑为本病：母亲妊娠期有可疑 HCMV 感染史（如有肝炎、肺炎、异常淋巴细胞增多症等）的婴幼儿出现先天畸形；新生儿黄疸消退延迟、肝大、脾大、重度溶血性贫血；白细胞增多伴异常淋巴细胞增多；有脑部症状原因不明者。年长儿及成人单细胞增多而 HAT 阴性者。HIV 感染者或器官移植后接受免疫抑制剂治疗者出现传染性单核细胞增多症表现但血清 HAT 阴性者，或发生间质性肺炎、原因不明的肝炎者。但确诊有赖于实验室检查证据。

（二）鉴别诊断

先天性 HCMV 感染应与弓形虫病、风疹、单纯疱疹、新生儿败血症等鉴别；后天获得性 HCMV 感染应与传染性单核细胞增多症、病毒性肝炎、肺炎等鉴别。

预 后

取决于患者的年龄和免疫功能状态。重症先天性感染者以及免疫缺陷者的 HCMV 感染易发生严重或全身性感染，而 HCMV 感染本身亦可造成免疫抑制，诱发其他机会性感染，预后差。正常健康人感染 HCMV 后，病情常为自限性，一般无后期并发症。

治 疗

HCMV 对阿糖腺苷、阿糖胞苷、阿昔洛韦和氟去氧尿苷敏感性低，这些药物的不良反应较大，不宜作为本病的病原学治疗。

1. 更昔洛韦（ganciclovir，丙氧鸟苷） 对免疫受抑制的 HCMV 感染者有效率达 80%，是目前首选的抗 HCMV 治疗药物。常用静脉滴注，剂量 5 mg/kg，2 次/d，疗程 14～21 d；继以 5～6 mg/(kg·d)，5～7 d。更昔洛韦的主要不良反应是肝脏损伤、白细胞及血小板降低，停药后可恢复。

2. 膦甲酸钠（foscarnet sodium） 非竞争性 HCMV DNA 聚合酶抑制剂，并能抑制 HIV-1的反转录酶活性，常用于更昔洛韦治疗无效或不能耐受者。治疗艾滋病患者并发 HCMV 视网膜炎的剂量为 60 mg/kg，3 次/d，疗程 3 周；继以 90 mg/（kg·d）维持。主要不良反应有恶心、呕吐、头痛、乏力、电解质紊乱、肾毒性、贫血和轻度血肌酐升高等。

3. IFN 器官移植受者用 IFN α 300 万 u，肌内注射，每 2 d 1 次，共 5 周，可抑制 HCMV 复制。但 HCMV 对 IFN 的敏感性低，一般不宜用作 HCMV 病的病原治疗。

4. 阿昔洛韦（acyclovir，无环鸟苷） 是一种抑制疱疹病毒的广谱抗病毒药物。由于 HCMV 缺乏病毒特异性胸腺嘧啶核苷激酶，因而该药治疗 HCMV 感染无效，但能减少器官移植后显性 HCMV 病的发生率。

目前已发现 HCMV 通过其磷酸转移酶基因（UL97）和（或）DNA 聚合酶基因（UL54）突变引起对更昔洛韦耐药。缬更昔洛韦（valganciclovir）和膦甲酸钠对以上耐药株有效，西多福韦（cidofovir）对 UL97 变异株有效。缬更昔洛韦和西多福韦尚未在临床广泛应用，前者口服吸收好，有可能取代更昔洛韦；后者的肾毒性限制了它的应用。根据 HCMV mRNA 的核苷酸序列合成反义寡核苷酸片段，当它与 HCMV mRNA 结合时，可阻止 HCMV 复制。曾经对更昔洛韦及膦甲酸钠治疗都无效的 HCMV 视网膜炎患者进行静脉滴注，每 2 周 1 次，初步显示有疗效且安全。

正常人群的原发性 HCMV 感染一般不需抗病毒治疗。免疫抑制者 HCMV 病应行抗病毒治疗。器官移植受者的 HCMV 肺炎需更昔洛韦和膦甲酸钠联合应用，并同时静脉滴注免疫球蛋白，方能降低病死率。对艾滋病患者 HCMV 视网膜炎诱导治疗后改为维持治疗以防复发。抗反转录病毒治疗后如 CD4 细胞计数恢复正常，可考虑停药。

预 防

（一）管理传染源

由于隐性感染者甚多，传染源的管理非常困难。对已有宫内感染的新生儿应进行适当隔离。

（二）切断传播途径

消毒处理患者的分泌物和排泄物。孕早期发现原发性 HCMV 感染应终止妊娠。HCMV 阳性母亲应避免母乳喂养。重视献血者和器官移植供者的筛查，尽可能选用 HCMV 血清抗体阴性者的血液和器官供体。此外，良好的卫生和生活习惯也有助于防止 HCMV 感染。

（三）保护易感者

业已证实，口服更昔洛韦和缬更昔洛韦可有效预防骨髓及器官移植受者的 HCMV 感染。可用高效价 HCMV 免疫球蛋白以降低器官移植后的 HCMV 感染，应用本品可阻断母婴传播，但价格昂贵难以推广。

鉴于传染源广泛且多为隐性感染，传播途径复杂不易控制，预防重点为研发疫苗。目前主要研制和应用的是减毒和亚单位疫苗。

（叶　峰　张树林）

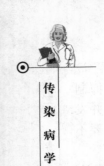

第十三节　艾滋病

　　获得性免疫缺陷综合征(AIDS,即艾滋病)是由人类免疫缺陷病毒(HIV)感染导致 $CD4^+T$ 细胞破坏,细胞免疫破坏,进而发生某些以机会性感染和肿瘤为特征的疾病。由 HIV-1 引起的大多数病例主要在西半球、欧洲、亚洲,以及非洲的中部、南部、东部。由 HIV-2 引起的大多数病例主要在非洲西部的部分地区,病毒的毒性较 HIV-1 小。反转录病毒是有被膜的 RNA 病毒,其中数种可导致人类感染。自 1981 年 6 月 5 日报道本病以来,全球 HIV 感染者与艾滋病患者已超过 7 000 万(包括已死亡者)。截至 2007 年底,我国现存艾滋病病毒感染者和患者约 70 万,全人群感染率为 0.05%,其中艾滋病患者 8.5 万人。2007 年,新发艾滋病病毒感染者 5 万,因艾滋病死亡 2 万人。在 5 万新发感染者中,异性性传播占 44.7%、男男性传播占 12.2%、注射吸毒传播占 42%、母婴传播占 1.1%。

病原学

　　1981 年美国首先报道一组男性同性恋中临床上出现了后天获得的免疫缺陷,以后相继因各种感染死亡。1983 年 5 月法国学者蒙太尼首先从 1 例艾滋病患者的淋巴结中分离出一种病毒,称为淋巴结相关病毒。1984 年 5 月美国学者盖勒亦从艾滋病患者的组织中分离出病毒,称为人类 T 细胞病毒Ⅲ型。1986 年 5 月国际病毒分类委员会将艾滋病病毒称为人类免疫缺陷病毒。WHO 在第 39 届会议上宣布,今后将沿用人类免疫缺陷病毒(human immunodeficiency virus,HIV)作为艾滋病病毒的命名。HIV 是单链 RNA 病毒,属反转录病毒科慢病毒属,分两个型,即 HIV-1 和 HIV-2,两者均能引起 AIDS。但多数艾滋病由 HIV-1 引起。HIV-1 是引起艾滋病的主要毒株,呈圆形或椭圆形,直径 90~140 nm,外层为类脂包膜,表面有球状突起,此为外膜蛋白 gp120。gp120 的下端与贯穿病毒包膜的运转蛋白 gp41 相连接,gp120 在分子构型上有一个小凹陷是与 CD4 分子结合的部位。gp41 起协同 HIV 进入宿主细胞的作用。病毒的核心部分呈圆柱状,位于中央,含有两条完全相同的单链 RNA,以及 Mg^+ 依赖性反转录酶、DNA 聚合酶、整合酶和结构蛋白等。病毒基因组长约 9.7 kb,有 9 个基因片段。3 个基因编码结构蛋白(gag 编码核心蛋白 P24、P17、P9、P7;env 编码包膜蛋白 gp120 及 gp41;pol 编码反转录酶、内切核酸酶和蛋白酶),另外 6 个基因中 3 个为调节基因。HIV-2 也选择性地侵犯 $CD4^+T$ 细胞,但毒力弱,从感染到发展成 AIDS 所需时间要长得多。HIV 既有嗜淋巴细胞性又有嗜神经性,主要感染 $CD4^+T$ 细胞,也能感染单核-巨噬细胞、B 细胞和小神经胶质细胞、骨髓干细胞等。

　　HIV 对外界抵抗力较弱,对热敏感,56℃ 30 min 能灭活。25% 以上浓度的乙醇即能杀灭病毒,70% 的效果最好;0.2% 次氯酸钠、5%~8% 甲醛及有机氯溶液等均能灭活病毒。但对 0.1% 甲醛溶液、紫外线和 γ 线不敏感。

　　HIV 侵入人体数周至 6 个月后产生抗 HIV 抗体,此抗体不是中和抗体。

流行病学

（一）传染源

人是本病的传染源，无症状 HIV 感染者及艾滋病患者均具有传染性。已从艾滋病患者的血液、精液、阴道分泌物、宫颈黏液、唾液、眼泪、脑脊液、乳汁、羊水和尿液中分离出 HIV，但流行病学研究仅证明血液和精液有传播作用，乳汁也可使婴儿受感染。

（二）传播途径

本病的传播途径多种多样，但一般日常生活接触不会感染 HIV。已证实的传播途径主要有下述 3 种。

1. 性接触传播 是本病的主要传播途径。无论是同性还是异性之间的性接触都会导致艾滋病的传播。艾滋病感染者的精液或阴道分泌物中有大量的病毒，在性活动（包括阴道性交、肛门性交和口交）时，由于性交部位的摩擦，很容易造成生殖器黏膜的细微破损。这时，病毒就会乘虚而入，进入未感染者的血液中。由于直肠肠壁较阴道壁更容易破损，所以肛门性交的危险性比阴道性交的危险性更大。虽然中国目前经性接触途径感染 HIV 的比例较低，但由于卖淫、嫖娼等丑恶现象相当严重，且为隐蔽或半隐蔽的状况，缺乏监管，因而性病的发病率高，通过性接触途径感染 HIV 的危险性正在增加，不容忽视。

2. 血源传播 输入被 HIV 污染的鲜血、血浆或其他血制品，如血友病患者经常输入第 Ⅷ 因子、再生障碍性贫血患者经常输血等。在我国中部一些地区，因不规范和非法采供血活动，造成艾滋病的传播，感染者多呈以村或家庭为单位的高度聚集状况。

静脉注射吸毒者之间共用针头或注射器；医院消毒隔离措施不严或使用非一次性注射器，造成医源性传播；医护或科研人员意外地被 HIV 污染的针头、手术刀或其他物品刺伤等均可造成传播。

3. 围生期传播 感染本病的孕妇可在妊娠期间通过胎盘将 HIV 传播给胎儿。在分娩期，由于胎盘血及阴道分泌物均含有病毒，可使新生儿受染。约 1/3 的儿童是在出生后通过与受染母亲的密切接触被感染。据报道 HIV-1 的母婴传播感染率为 $30\%\sim50\%$，而 HIV-2 的母婴传播感染率较低，不到 10%。可能与感染者血中 HIV-2 的效价低于 HIV-1 有关。

其他少见传播途径还有经破损皮肤、牙刷、刮脸刀片、口腔科操作以及应用 HIV 感染者的器官移植或人工授精等。

（三）人群易感性

人群普遍易感，但与个人的生活方式、卫生习惯及社会因素的影响等有关。成人高危人群包括：静脉注射吸毒者，同性恋、性滥交或卖淫嫖娼者，血友病或经常接受输血、血制品患者，器官移植者，非法采供血者。感染者中男女性别差异已趋接近。发病年龄主要为 40 岁以下的青壮年。中国由于多种原因，女性 HIV 的感染率尚较低，但女性 HIV 感染人数正在增加。

发病机制

HIV 通过 $CD4^{+}T$ 分子和趋化因子辅助受体进入宿主 T 细胞。病毒脱壳后，HIV RNA

及其具有活性的酶释放进入宿主细胞。病毒复制需要进行反转录,一种 RNA 依赖的 DNA 聚合酶复制 HIV RNA 产生前病毒 DNA,这种复制因缺乏校正酶具有产生错误的倾向,造成病毒频繁变异。前病毒 DNA 进入宿主细胞核,并且经包括 HIV 整合酶在内的一系列作用整合进入宿主 DNA。随着每一次细胞的分裂,被整合的前病毒 DNA 随着宿主 DNA 一起被复制出来。前病毒 HIV DNA 可被转录成病毒 RNA,并且也可被翻译成为包括包膜糖蛋白 40 和 120 在内的蛋白质。HIV 蛋白质在细胞内膜上被装配后形成 HIV 病毒体,并且以出芽的方式从细胞表面释放;每一个宿主细胞可能产生几千个病毒体。蛋白酶是另一种 HIV 酶,使病毒蛋白质裂解,使病毒体转化成为有传染性的形式。

>98% 的血浆 HIV 病毒体由被感染的 CD4+ T 细胞产生。被感染的 CD4+ T 细胞的亚群构成了 HIV 的病原体储存库,可能被再次活化(如当抗病毒治疗停止后)。病毒体在血浆中的半寿期大约为 6 h。HIV 数量在体内保持相对稳定,每天有 $10^8 \sim 10^9$ 的病毒体产生并被破坏。因为有如此多的病毒复制,所以通过 HIV 反转录产生的转录错误非常频繁,造成许多病毒变异,增加了病毒株对宿主免疫和药物产生抵抗的机会。

HIV 感染后的主要后果是破坏免疫系统,尤其是 CD4+ T 细胞减少,也包括细胞介导的轻度体液免疫破坏。HIV 复制所致的直接细胞毒性作用、细胞介导的免疫细胞毒性以及胸腺损害造成淋巴细胞产生减少是造成 CD4+ T 细胞缺失的原因。此外,HIV 感染/艾滋病患者 CD4+ T 细胞在体内的异常分布也是使外周血 CD4+ T 细胞数量减少的一个重要原因。被感染的 CD4+ T 细胞半寿期约为 2 d。CD4+ T 细胞破坏的速度与血浆 HIV 水平有关,通常在感染的初期 HIV 水平是最高的($>10^6$ $\log_{10}$ 拷贝/ml),并且循环中的 CD4+ T 细胞计数快速下降。正常的 CD4+ T 细胞计数大约是 750×10^6/L($750/\mu$l),若计数 $>500 \times 10^6$/L($500/\mu$l)对免疫功能的影响非常小。

代表 HIV 病毒体在血浆中浓度的数值(病毒载量)相对稳定,其数值在不同患者中的变化范围很大,但是平均数为 $4 \sim 5$ $\log_{10}$ 拷贝/ml。可通过核酸扩增测定法测量,并且用血浆 HIV RNA 拷贝/ml 表示。较高的病毒载量使得 CD4+ T 细胞计数较快地下降至免疫力严重受损的程度[$<200 \times 10^6$/L($200/\mu$l)],并且导致艾滋病。在未接受治疗的患者中,血浆 HIV RNA 每上升 3 倍(0.5 $\log_{10}$ 拷贝),则在此之后的 $2 \sim 3$ 年内不经治疗,进展为艾滋病或者死亡的危险性将超过约 50%。

机会感染是艾滋病患者主要的死亡原因,机会感染发生的危险性和严重度由 2 个因素决定,即 CD4+ T 细胞计数和潜在条件病原体的种类:比如,CD4+ T 细胞计数在 200×10^6/L 时有发生肺孢子菌性肺炎、弓形虫脑炎和隐球菌脑膜炎的危险性,CD4+ T 细胞计数在 100×10^6/L($100/\mu$l)以下时有发生 HCMV 和鸟型分枝杆菌(MAC)感染的危险性。在感染的最初 $2 \sim 3$ 年,如果不经治疗由 HIV 感染进展成艾滋病的危险性每年增加 $1\% \sim 2\%$,之后每年为 $5\% \sim 6\%$,最后几乎均发展为艾滋病,而进入艾滋病期后如不治疗则几乎 100% 的患者会在 $1 \sim 2$ 年内死亡。

HIV 也感染非淋巴细胞,比如树突细胞、巨噬细胞、脑小胶质细胞,以及心脏、肾脏等器官细胞,在相应的器官系统中导致损伤。

临床表现

从初始感染 HIV 到艾滋病期是一个较为漫长、复杂的过程,在此过程的不同阶段,与

HIV 相关的临床表现也是多种多样的。国内将艾滋病的全过程分为急性期、无症状期和艾滋病期。

（一）急性期

HIV 感染可能是无症状或者仅引起短暂非特异性症状（急性反转录病毒综合征）。急性反转录病毒综合征通常在感染后 1～4 周内出现，持续 3～14 d，部分感染者出现 HIV 病毒血症和免疫系统急性损伤所产生的临床症状。大多数患者临床症状轻微。临床表现以发热最为常见，可伴有咽痛、盗汗、恶心、呕吐、腹泻、皮疹、关节痛、淋巴结肿大及神经系统症状。上述症状常被误认为传染性单核细胞增多症或者非特异性的病毒感染综合征。

（二）无症状期

可从急性期进入此期，或无明显的急性期症状而直接进入此期。此期持续时间一般为 6～8 年。时间长短与感染病毒的数量、型别、感染途径以及机体免疫状况的个体差异、营养条件及生活习惯等因素有关。在无症状期，由于 HIV 在感染者体内不断复制，免疫系统受损，$CD4^+T$ 细胞计数逐渐下降，同时具有传染性。

（三）艾滋病期

此期为感染 HIV 后的最终阶段。患者 $CD4^+T$ 细胞计数明显下降，多 $< 200 \times 10^6/L$，血浆 HIV 病毒载量明显升高。此期主要临床表现为 HIV 相关症状、各种机会性感染及肿瘤。主要表现为持续 1 个月以上的发热、盗汗、腹泻；体重减轻常超过 10%。部分患者表现为神经精神症状，如记忆力减退、精神淡漠、性格改变、头痛、癫痫及痴呆等。另外还可出现持续性全身性淋巴结肿大，其特点为：①除腹股沟以外有 2 个或 2 个以上部位的淋巴结肿大；②淋巴结直径 $\geqslant 1$ cm，无压痛，无粘连；③持续时间 3 个月以上。各系统常见的机会性感染及肿瘤如下：呼吸系统有肺孢子菌肺炎，肺结核，复发性细菌、真菌性肺炎。中枢神经系统有隐球菌脑膜炎、结核性脑膜炎、弓形虫脑病、各种病毒性脑膜脑炎。消化系统有白念珠菌食管炎，巨细胞病毒性食管炎，肠炎，沙门菌、痢疾杆菌、空肠弯曲菌及隐孢子虫性肠炎。口腔有鹅口疮、舌毛状白斑、复发性口腔溃疡、牙龈炎。皮肤有带状疱疹、传染性软疣、尖锐湿疣、真菌性皮炎、甲癣。眼部有巨细胞病毒性及弓形虫性视网膜炎。肿瘤为恶性淋巴瘤、卡波西肉瘤。

诊 断

早期发现 HIV 是 HIV 感染/艾滋病预防和治疗的关键。对于有高危行为者应该定期进行抗体筛查。对于有极度高危行为尤其是与多个性伙伴发生不安全性行为者，应该每隔 6 个月重复进行一次检测。这种检测可靠且成本低廉。

对于有持续、全身范围的腺体病变者应怀疑是否感染了 HIV。由于艾滋病患者最常见的症状为发热、气短、咳嗽、咳痰、消瘦、口腔溃疡、腹泻，故对临床上有上述症状的患者，尤其是在发热待查的患者中，本病应是考虑的鉴别诊断之一。对处于高度危险中、不伴有可以提示为 HIV 感染急性期症状的患者也应该怀疑是否感染了 HIV。当确诊为 HIV 感染时，应该进一步检测血浆 HIV 水平以及 $CD4^+T$ 细胞计数。$CD4^+T$ 细胞计数是通过将白细胞计数和淋巴细胞在白细胞中所占的百分比相乘计算而得，淋巴细胞百分比提示 $CD4^+T$ 细胞计数的情况。成年人中正常的 $CD4^+T$ 细胞计数为 $(750 \pm 250) \times 10^6/L$。

治疗

　　包括抗 HIV 治疗与抗各种机会感染与肿瘤治疗。高效联合抗反转录病毒治疗（HAART）的目的是最大限度抑制病毒复制。如果患者按时服用药物总量的>95%，通常可使病毒被抑制至检测水平以下，但是维持这一程度需要长期服药。若病毒仅部分抑制（血浆病毒水平没能降至可检测水平以下）可能是 HIV 耐药造成，并且可造成以后的治疗更易失败。患者开始 HAART 后有时会出现 CD4$^+$T 细胞计数上升，但是临床症状恶化的情况，这是机体对亚临床机会感染或者机会感染成功治疗后所残留的微生物抗原发生免疫反应造成的。若表现为严重的反应被称为免疫重建炎症综合征（IRIS）。

　　可通过最初几个月内每 4～8 周一次，之后每 3～4 个月一次测量血浆病毒（RNA）水平来评价 HAART 成功与否。如果治疗成功，大部分患者血浆中的 HIV RNA 在 3～6 个月内降至可检测水平以下。病毒水平上升是治疗失败最早出现的迹象。如果治疗失败，药敏（耐药性）测定可以确定占优势的 HIV 毒株对所有可用药物的敏感性，以此作为调整治疗的指导依据。继续给予患者失败的药物组合有助于产生对更多药物耐药的 HIV 突变准种。但是与 HIV 野生株相比，突变株使 CD4$^+$T 细胞计数下降的能力较弱。

　　HAART 中的抗病毒药物分 5 类，有 3 类具抑制反转录酶，阻断 RNA 依赖的和 DNA 依赖的 DNA 聚合酶活性。核苷类反转录酶抑制剂（NRTI）是磷酸化活性代谢产物，能竞争性整合进入病毒 DNA。其抑制 HIV 反转录酶的竞争力使 DNA 链的合成终止。核苷酸类反转录酶抑制剂（nRTI）作用类似于 NRTI，抑制 HIV 反转录酶，但是不需要起始磷酸化。非核苷类反转录酶抑制剂（NNRTI）直接抑制反转录酶。蛋白酶抑制剂（PI）抑制病毒的蛋白酶，蛋白酶对于 HIV 突变体成熟并且从宿主细胞中以出芽方式释放起着至关重要的作用。融合抑制剂（FI）阻断 HIV 和 CD4$^+$T 细胞受体结合，该步骤是 HIV 进入细胞所必需。

　　抗反转录病毒药物之间的相互作用可能是相互协同增加功效。比如，低于治疗剂量的利托那韦（100 mg）可以和另外一种 PI 如洛匹那韦、安泼那韦、茚地那韦、阿扎那韦（atazanavir）、替拉那韦（tipranavir）进行组合。利托那韦具有通过抑制引起其他 PI 代谢的肝脏酶活性来提高其他药物水平的功效。另外一个例子是拉米夫定（3TC）和齐多夫定（ZDV）的组合。使用任何一种药物进行单药治疗都将很快出现耐药，但是针对 3TC 发生突变而产生的耐药却增加了 HIV 对 ZDV 的敏感性。因此，它们存在相互协同作用。目前国际艾滋病联盟推荐的治疗方案组合有 NRTI 类，包括：TDF+FTC、ABC+3TC、ZDV+3TC，替代药物 d4T+3TC、ddI+3TC；NNRTI 类：EFV、NVP（选择适合患者）；PI 类：LPV/rtv、ATV/rtv、fosAMP/rtv、SQV/rtv。国内推荐的一线治疗方案是 AZT（或 d4T）+3TC+EFV（或 NVP）。若药物组合不当，抗反转录病毒药物之间的相互作用也可能降低彼此的功效。一种药物可能使另一种药物的清除速度加快（如由细胞色素 P450 酶所催化的清除反应）。其次，一些 NRTI 组合[如 ZDV 和司坦夫定（d4T）]可以在不增加药物清除率的情况下使抗病毒活性降低，其作用机制尚不清楚。

（卢洪洲）

第十四节 天 花

天花(smallpox variola)为天花病毒所致的一种烈性传染病。临床表现初期为全身病毒血症,继而皮肤成批出现斑疹、丘疹、疱疹、脓疱疹,最后结痂、脱痂,病愈后留下终身瘢痕。天花传染性强,病死率高。

早在 3 000 年前,人类就有了天花这种烈性传染病,古代中国、印度和埃及都有相关记录。大约 6 世纪,欧洲也出现了天花;16 世纪初,欧洲殖民者又把天花带到了美洲大陆。17～18 世纪,天花在西半球肆虐,当时欧洲的天花病死率为 10%,而美洲高达 90%。一些历史统计认为,天花曾造成至少 1 亿人死亡,另外 2 亿人失明或留下终身瘢痕。

病原学

天花病毒属正痘病毒属,呈砖形,大小为 300 nm×200 nm×100 nm。核心致密,含双链DNA 和两个侧体所组成的哑铃状核心,外层为双层的脂蛋白包膜。

天花病毒在体外生活力较强,耐干燥及低温,痘痂、尘土及衣被上的病毒在室温中可存活数月或更久,−10～15℃可存活 4～5 年,但在热带气温中则 3 周内感染性逐渐消失。对20%乙醚、1%苯酚有耐受力,可存活数月;但对阳光、紫外线、75%乙醇、氯化汞、高锰酸钾等极敏感。不耐湿热,液体中 60℃ 10 min 灭活,蒸汽消毒也易于杀灭病毒。

流行病学

(一)传染源

患者是唯一的传染源,从前驱期至结痂期均有传染性。出疹期的皮疹、渗出液、黏膜疹和痂皮内均含有病毒,但以黏膜疹小溃疡所含的病毒随飞沫传播为重要传染源。

(二)传播途径

主要为空气飞沫传播,也可通过污染的尘埃,破裂后的皮疹渗出液,被污染的衣物、食品、用具等传播,孕妇可通过胎盘传染胎儿。

(三)人群易感性

凡未种痘或未及时复种者,对天花病毒普遍易感。种痘成功者获得的免疫力可维持 6 年左右。患天花后有持久免疫力,再患者罕见。

(四)流行特征

天花多见于冬、春季节。天花在世界各地流行已有数千年历史,几乎无一国家能避免天花的侵袭。自 1796 年英国乡村医生 Janner 发现并推广接种牛痘以后,天花的发病率明显下降。1966 年 WHO 号召开展全球性大规模消灭天花运动;1975 年亚洲消灭了天花;1979 年在全球消灭天花证实委员会第 2 次会议上,鉴定证实全球消灭了天花;1980 年 WHO 宣布天花已从世界上消灭并停止种痘。目前只有美国 CDC 和俄罗斯柯索夫分子生物学研究所保存和研究天花病毒毒株。

发病机制及病理

　　天花病毒通过飞沫吸附于呼吸道上皮细胞,在局部淋巴结、扁桃体等繁殖后进入血流,形成第1次短暂的病毒血症;随后在单核-巨噬细胞大量繁殖释放入血液循环,并广泛播散到全身皮肤、黏膜及内脏器官,形成第2次病毒血症。病毒在皮肤、黏膜中增殖,产生特征性痘疹。天花病毒繁殖的最高温度为38.5℃,故患者发热后病毒可能只在温度较低的皮肤组织中增殖,因而病毒血症期短暂。除凶险病例外,发热的次日,血液中一般不再能检出病毒。

　　病毒早期在真皮层增殖致真皮层毛细血管扩张,胞质出现空泡,核浓缩、消失,临床上出现斑疹;后在表皮层细胞大量增殖致皮层增厚,出现丘疹;继而细胞变性、坏死,细胞间有液体渗入形成疱疹。疱疹中因破坏不完全的细胞形成间隔致成许多小房,由于深层细胞壁的牵引而形成脐凹状。疱疹周围的上皮细胞胞质内可见小圆形、周围清晰的包涵体。当大量炎性细胞渗入水疱内即成脓疱疹,以后脓疱疹内液体吸收形成硬痂。脓疱疹易继发细菌感染,加重全身和局部脓毒反应,使皮肤深层病变加重。如脓疱只侵及表皮层,脱痂后不留瘢痕;如侵及真皮层或继发感染,则形成凹陷性小瘢痕。脓疱疹期,肝、脾可肿大。口腔、咽喉、气管、食管、泌尿道、阴道等处黏膜均可受累,口腔、咽喉部继发感染可致颈部淋巴结肿大;如波及眼角膜可引起角膜混浊、溃疡以致溃破,或因继发感染而失明。临床上皮肤反应的高潮期也是抗体产生的时期,早在病程第4天血清中即可出现抗体。

临床表现

　　潜伏期一般为8～12 d。典型天花病程可分为前驱期、发疹期及结痂期。

　　(一)前驱期

　　急起寒战、高热、乏力、畏光、头痛、腰背部及四肢酸痛,高热可持续2～5 d。发热第1～2天可出现一过性前驱疹,呈麻疹样、猩红热样、荨麻疹样或出血疹,多见于下腹部、大腿内侧、腋窝及腰部,数目不多而易被忽视。患儿呕吐、痉挛较多见;呈重病容,表情痛苦,结膜充血,有时流泪。

　　(二)出疹期

　　出疹有一定的时间、顺序及部位。病程3～4 d,体温下降,症状减轻,同时出现离心性分布的皮疹。皮疹自颜面部开始出现于额、颞、面及腕部,以后迅速蔓延至颈部、前臂、手、上臂、胸腹,最后为下肢及脚底,1～2 d内遍及全身,以头部、四肢等暴露部位为多,身体上部较下部为多。皮疹先为斑疹,很快变为直径为2～4 mm的丘疹。病程6～7 d,丘疹变为疱疹,呈多房性;周围隆起,有发硬的红晕、中心凹陷,称为"痘脐"。病程8～9 d,疱疹继续充盈,疱内液体浑浊转为脓疱;体温再度上升,中毒症状加重,如合并细菌感染则症状更重。可并发肺炎、心力衰竭或外周循环衰竭而死亡。

　　皮疹出现的同时,口腔及上呼吸道黏膜也有黏膜疹出现。黏膜疹转为疱疹阶段时,上皮层破裂形成炎症小溃疡,产生流涎、声音嘶哑、畏光、鼻塞、流泪、咽痛、吞咽困难,以及大、小便激惹等症状。

　　(三)结痂期

　　病程10～12 d,脓疱逐渐皱缩干枯,结成黄绿色厚痂。自觉皮肤剧烈瘙痒,体温逐渐下降,全身情况好转。病程2～4周后开始脱痂。若皮肤损害较深则形成终身存在的凹陷性瘢痕,尤以面部较为明显。

天花皮疹自头面部出现后,按先后顺序出现斑疹、丘疹、疱疹、脓疱与结痂,通常自出疹至结痂,大约8 d;同一时期、同一部位,皮疹常为同一形态。皮疹有时可在某一阶段停止发展,不一定出现脓疱与结痂。

实验室检查

（一）血常规

前驱期白细胞总数偏低,淋巴细胞相对增多;脓疱期白细胞总数及中性粒细胞增多;结痂期白细胞总数恢复正常。

（二）病原学检查

1. 直接涂片检查天花病毒包涵体 取疱疹液或疱疹底部上皮细胞涂于载玻片上,经HE染色后显微镜下观察,上皮细胞内可见天花病毒嗜酸性包涵体。但涂片染色阴性不能排除天花。

2. 电镜检查 从病变部位取材,电镜观察见呈砖型的天花病毒,即可确诊。

3. 鸡胚接种 取疱疹液、痂皮悬液、血液或鼻咽部分泌物,接种于鸡胚绒毛尿囊膜分离病毒。

4. 细胞培养 取皮疹内容物或呼吸道分泌物接种猴肾细胞或羊膜细胞培养,12 h即可见多数微小包涵体,48 h后包涵体显著增大,有时可见核内包涵体。

（三）血清学检查

用补体结合试验、血凝抑制试验、中和试验可检测患者血清中是否存在特异性抗体。若患者以往曾种痘,病程后期血清抗体效价比早期增长4倍才具诊断意义。

诊断与鉴别诊断

（一）诊断

根据天花皮疹的形态、分布、发展与消退过程等特点,结合流行病学资料,典型病例诊断不难。疑难病例的确诊则有赖于病原学与血清学检查。

（二）鉴别诊断

典型天花在前驱期应与流感、钩端螺旋体病、败血症等鉴别;出疹期应与麻疹、风疹、药疹、猩红热、脓疱病及水痘鉴别;早期出血性天花应与出血性疾病鉴别;目前天花消灭后则应与猴痘鉴别。

治 疗

（一）严格隔离

天花或疑似患者应立即送传染病院隔离,隔离期至病后40 d,患者痂壳脱落,病愈为止。

（二）一般及对症治疗

加强护理,保持口腔、眼睛清洁,维持水、电解质平衡;预防与治疗继发感染;高热可予物理降温或小剂量退热药物,烦躁者用镇静剂。

预后与预防

(一) 预后

取决于患者的年龄、营养状况、免疫状态、病毒的毒力、临床类型及治疗措施等,重型天花病死率达 20%～50%。

(二) 预防

虽然 1980 年 WHO 宣布全世界已经消灭天花并停止强迫性种痘,但医务工作者仍应高度警惕,能认识万一出现的早期典型或非典型天花病例,进行早期正确处理。对可疑或患者,一经发现应严格隔离,并严格消毒患者接触过的所有衣物、用具等。所有接触者一律单独隔离检疫 16 d,并立即种痘,同时口服抗病毒药物美替沙腙(methisazone);对不能种痘的接触者,应肌内注射高价抗天花免疫球蛋白。为防止扩散,应实行交通检疫。

(易建华　罗端德)

第十五节　严重急性呼吸综合征

严重急性呼吸综合征(severe acute respiratory syndrome,SARS)为一种传染性强的呼吸系统疾病,是由一种冠状病毒亚型变种引起。我国在本病流行期间曾将其命名为传染性非典型肺炎,目前国际上将引起本病的病原命名为 SARS 冠状病毒(SARS-Cov)。

病原学

在发现 SARS-Cov 之前,就发现冠状病毒科的成员可感染脊椎动物,引起人和动物呼吸道、消化道、肝脏和神经系统疾病。根据其血清学特性、复制特点以及核苷酸序列的同源性,传统上把冠状病毒科分为 2 个属,即冠状病毒属(*Coronavirus*)和环曲病毒属(*Yorovirus*)。人类冠状病毒分别属于 OC43 和 229E 2 个抗原型。本次发现的 SARS-Cov 在分类上为人类冠状病毒增加了一个新的亚型变种。SARS-Cov 在电镜下可见病毒颗粒周围有典型的鼓槌状突起,突起间间隙较宽。正规病毒呈日冕状,为冠状病毒的典型特征。

SARS-Cov 比已知的普通人冠状病毒要稳定,在干燥的塑料表面最长能存活 4 d。在粪便中至少能存活 2 d,在尿液中至少能存活 1 d,而在酸度较低的腹泻患者粪便中则能生存 4 d。在 4℃和－80℃,经过 21 d 后,病毒浓度仅有极微量的减少,表明病毒在这些条件下比人类已知的其他冠状病毒稳定。当暴露于通常使用的各种消毒剂和固定剂后,病毒即失去感染性。加热到 56℃15 min 可杀死 10 000 u 的冠状病毒。

冠状病毒基因组为正单链 RNA,是所有 RNA 病毒中最大的,长 27～32 kb。SARS-Cov 基因组与其他冠状病毒的结构相似,预测得到的主要蛋白质有 RNA 聚合酶蛋白(聚合酶 1a、1b)、S 蛋白(突起蛋白)、E 蛋白(小膜蛋白)、N 蛋白(核衣壳蛋白)等。

发病机制与病理

在自然条件下所有冠状病毒感染都以呼吸道或消化道作为原发复制场所,它们引起临床症状的病理生理变化主要为靶细胞发生急性杀细胞感染,因此局部免疫反应产生的分泌抗体可以限制这些感染。但 SARS－Cov 造成的严重临床后果显示它与普通冠状病毒有截然不同的致病特性。SARS 的组织病理改变并非由病毒直接侵犯肺脏组织所致损害,而是由于病毒感染引发的细胞因子或其他因素所致的继发性损害。目前倾向于认为 SARS－Cov 感染引发的免疫损伤是发生急性呼吸窘迫综合征(ARDS)的原因。SARS 患者免疫系统过度反应,释放了细胞因子等物质,产生强烈的免疫反应,对肺泡造成弥漫性的损伤,诱导产生 ARDS 的一系列病理变化。实验室检测还发现在大多数患者的病程中出现了淋巴细胞减少,CD3、CD4 以及 CD8 细胞数均降低,提示 SARS－Cov 对免疫细胞有直接的损伤作用,可以导致暂时性的继发免疫缺陷,易引起 SARS 患者的二重感染。

SARS－Cov 引起典型的 ARDS 病理改变,弥漫性肺泡损害是 SARS 所致死亡病例的主要病理学特征。从 SARS 死亡病例的尸体解剖显示,早期两肺存在不同程度的弥漫性肺泡损害,发现透明膜形成,肺间质泡沫形成细胞与多核合体细胞多见。多核合体细胞内未见明显的病毒包涵体。在肺泡间隙中见肺泡细胞脱落碎片。部分死亡病例的小气道内可见局灶型肺泡内出血与坏死炎症碎片。在电镜下亦未发现多核合体细胞存在病毒包涵体。肺泡灌洗标本在电镜下可见被病毒感染的细胞。肺间质内淋巴细胞炎症浸润少见。疾病后期观察肺泡腔内出现细胞纤维黏液渗出物、肺间质纤维化、Ⅱ型肺泡细胞增生以及肺泡间隔增厚等改变。

流行病学

普通的冠状病毒主要发生于冬季和初春,并且在一个流行季节通常只由单一血清型引起。冠状病毒的传播方式可分为两种:侵犯呼吸道的冠状病毒是通过呼吸道飞沫传播;侵犯肠道的冠状病毒经口传播,并且排毒时间较长。急性上呼吸道感染一般在 4～10 岁的儿童最为常见,在成年人则多为普通感冒,常在一个家庭内传播。Monto 等报道,人冠状病毒 229E 和 OC43 病毒感染有一定的周期性,一般间隔 2～3 年,出现一次较大规模的流行。229E 和 OC43 病毒有交替流行的现象。冠状病毒因为感染获得性免疫差,所以再感染较为常见。值得注意的是,在冠状病毒感染流行期,鼻病毒感染却不常见。但 SARS－Cov 从一开始就表现出与普通冠状病毒迥异的流行病学特征。人类首次发现 SARS－Cov 感染是在 2002 年 11 月中旬,表现为重症急性呼吸综合征。首先在中国广东出现,当时由于与典型肺炎有着显著性的区别,故暂时命名为非典型肺炎。其后,在中国香港、中国台湾、越南、加拿大、新加坡、美国以及欧洲相继出现本病,此后很快演变为一场席卷全球的风暴。极强的传染性是本病的主要特点。在短短的几个月内,迅速蔓延。截至 2003 年 5 月 2 日,全球累积病例数已经达到 6 054 例。全球 90% 的病例在中国和东南亚地区,加拿大和美国也有累及。此后随着对病原体认识的深入,采取了严格的传染病隔离和疑似病例隔离观察制度,本病的蔓延在全球逐渐得以控制。此后除偶有实验室工作人员在实验室内感染的零星病例外,全球未再有暴发和散发病例。

虽然目前已经证实本病由新型的冠状病毒即 SARS－Cov 所致,但本病毒的天然宿主及其在自然界中的循环方式仍不清楚。虽然在广东地区的果子狸体内分离到 SARS－Cov,但基因序列与导致人间暴发的 SARS－Cov 并不一致,也就是说未寻找到导致此次人间 SARS 暴发的最终病原宿主。本次新发传染病的流行病学特征显示患者是重要的传染源,主要是急性期患者。由于此时患者体内的病毒含量高,并有明显症状,如打喷嚏、咳嗽等可造成易感者感染。疾病的潜伏期短,目前的流行病学调查显示后发患者总是与首发患者发病期有过接触机会。急性期患者是主要的传染源,尚无健康病毒携带者的证据。

SARS－Cov 主要通过短距离飞沫、接触患者呼吸道分泌物及密切接触传播,也就是人-人接触的主要方式。急性期患者呼吸道分泌物、血液里病毒含量十分高,患者的飞沫、排泄物、结膜分泌物都具有高度的危险性。本次疫情初发时,医护人员的防护不够,造成因医护人员检查、治疗和护理与病人密切接触,导致很高的发病率。本病的传播尤以飞沫传播为主,亦称呼吸道传播。由于 SARS－Cov 存在于呼吸道黏膜表面的黏液中或黏膜纤毛上皮细胞的碎片里,当感染者打喷嚏、咳嗽及大声谈话时,形成气溶胶颗粒排入空气中。飞沫颗粒直径一般为 10 μm 左右,最初的移动速度约 100 m/h,甚至可达 200 m/h。一般大的飞沫迅速落到地上,小的飞沫则可在空气中悬浮一段时间。飞沫传播是指感染者喷出的飞沫直接被易感者吸入而发生感染。由于飞沫在空气中停留时间相对较短,且移动距离也较短,一般不超过 1 m,因此,通过此种途径只能传染给周围的密切接触者。这也与本病传播多限制在短距离接触者身上的现象有关。但也不能认为超过 1 m 就不会被传播,事实上本次也有部分医护人员未参加密切的医疗护理工作,只是与患者同处一室也获得了感染。

宿主(个体)易感性与人群易感性是两个不同的概念。所谓宿主易感性是指个体而言,与病原体的致病性(毒力)及宿主本身的特异性和非特异性免疫力有关。对于本次 SARS 感染,宿主不具免疫力。但发病在宿主易感性上似乎有些值得注意的特点,即从年龄看青壮年占 70%,儿童少见,与既往的呼吸道传染病患者老少较多不同;因最初起病时防护措施不够,医务人员属非典型肺炎高发人群;在家庭和医院有聚集现象。

相对于宿主易感性,人群易感性则是指整个人群对疾病的易感程度,它与人群中每个个体的特异性免疫状况有关,常以人群中非免疫人口占全部人口的百分比来表示。因此,人群易感性与人群免疫水平呈反比,人群易感性高表示该人群的免疫水平低。所谓人群的免疫水平是指人群中具有特异性免疫力的人口占全人口的百分比。如果人群中具有免疫力的人口比例很高,则疾病就不可能流行,整个人群就能得到保护。一般致病力高和传染期长的病毒需要较高比例的免疫力人群才能防止其流行;而致病力弱和传染期短的病毒只需较低比例的免疫力人群即可防止其流行。

SARS－Cov 是一种人类中新出现的病毒,人群不具免疫力,因而在人群中易造成流行。是否将来通过成功的疫苗接种或大流行后获得较高的人群免疫力来防止其流行还存在诸多不确定因素。其一是由于采取了有效的传染病控制手段,此次 SARS 流行虽然影响巨大但患病人数占整个人群比例仍很低,应该说人群免疫力在相当长的时间内将维持在较低水平。是否存在感染却不发病又同时获得免疫力的情况,还有待对此次流行后做血清感染率调查才能明确。

临床表现

SARS 的潜伏期,各地报道稍有差异,但中位潜伏期多为 4～7 d。根据广州、中国香港、加拿大和新加坡有确切流行病学记录的病例来看,潜伏期长者可达 16 d。

(一)前驱期

本病开始时一般先出现发热(＞38℃)前驱症状,发热通常为高热,有时伴有畏寒和寒战。广州报道热程 4～12 d,新加坡报道 10～20 d,有时还伴有其他症状包括头痛、疲乏和肌痛。发病期间,一些患者有轻度的呼吸系统症状。典型病例通常没有皮疹和神经系统或胃肠道表现,但有些患者在出现发热前驱症状期间发生了腹泻。患者前驱症状中较为常见的为发热,几乎占 100％。但还发现有不以发热为首发症状的患者,特别是在接受手术或免疫低下的 SARS 患者中可以见到。因此卫生部修订的临床诊断标准中特别指出有不以发热为首发表现的患者。在广州的 85 例病例中也发现 2 例无发热表现,而此 2 例有确切的近距离密切接触史(1 例为护理过 SARS 患者的护士,另 1 例为家庭聚集性发病患者之一)。与普通的上呼吸道感染不同,SARS 患者中卡他症状与咽喉痛患者比例较低,但头痛、肌痛、乏力等全身表现颇为常见。值得注意的是,有相当的患者出现了腹泻,中国香港报道为 19.6％,广州报道为 22.3％,提示本病可累及消化道,消化道黏膜可能是病毒侵犯的靶器官之一。

(二)下呼吸道期

3～7 d 后,开始进入下呼吸道期,出现干咳或呼吸困难,少数患者可伴有少量血丝痰。肺部体征不明显,少数患者可有细湿啰音。可能伴有或发展为低氧血症。10％～20％患者的呼吸系统表现非常严重,需要插管和机械通气。若符合以下任何一条标准可定义为 SARS 重症病例:①多叶病变或 X 线胸片 48 h 内病灶进展＞50％;②呼吸困难,呼吸频率＞30 次/分;③低氧血症,吸氧 3～5 L/min,血氧饱和度(SaO_2)＜93％,或氧合指数＜300 mmHg;④出现休克 ARDS 或多器官功能障碍综合征(MODS)。病情符合 WHO 有关疑似 SARS 病例与我国临床诊断病例患者的病死率为 5％左右。出现以上重症表现甚至呼吸窘迫的仍为少数,各地报道多低于 20％。多数患者虽然胸片或胸部 CT 显示较严重的炎症,但症状较轻。也就是说不同于普通的细菌性肺炎,许多 SARS 患者的呼吸道症状及体征与肺部炎症病变并不一致。往往症状不严重时,肺部已有严重的炎症,而且进展迅速。中国香港 Nelson 报道,重症患者中位时间 6.5 d(3～12 d)时出现肺部炎症病灶进展、呼吸困难以及低氧血症;而 80％～90％的患者则在此时可出现症状与体征的改善,并未发展至重症。

(三)恢复期

当病程度过极期,患者的症状与体征开始缓解,肺部炎症吸收,体温逐渐恢复正常,就预示着进入恢复期。SARS 患者的肺部炎症吸收较为缓慢,广州报道,发病至肺部炎症完全吸收的平均时间为(20.3±8.4)d,最长为 36 d。体温恢复正常后平均仍需(13.1±6.9)d 才能达到肺部炎症完全吸收,最长达 21 d。虽然绝大多数患者能够完全恢复,但在发病 6 个月后仍可发现 25％患者存在肺功能异常以及胸部 X 线检查肺部仍有毛玻璃样改变。

实验室检查

(一)影像学检查

在出现发热前驱症状期间和整个病程中,胸部 X 线检查可能正常。但是,大量患者在呼吸道受累期间出现下列特征性表现:早期局灶性渗出,发展为更弥漫的斑片状间质性渗出,可表现为不同程度的片状、斑片状浸润性阴影或呈网状改变。部分重症患者进展迅速,呈大片状阴影;常为多叶或双侧改变,阴影吸收消散较慢;肺部阴影与症状、体征可不一致。但大部分病例的表现仅是早期发现模糊阴影,5～8 d 后开始吸收。事实上,早期的胸片表现与其他原因引起的支气管肺炎无显著性区别。耐人寻味的是从胸片看,似乎周边区域累及较为常见,而胸腔渗出、空洞形成以及肺门淋巴结增大表现罕见。某些重症患者的炎症进展极快,多叶病变或 48 h 内病灶进展可超过 50%。CT 表现与支气管肺炎相似,可呈毛玻璃样改变。严重患者可见炎症渗出的实变病灶,支气管扩张表现不明显。

(二)血常规

在发病初期,外周血白细胞计数通常正常或下降,绝对淋巴细胞计数常下降。在呼吸道症状高峰期,高达半数患者有白细胞和血小板减少或血小板计数为正常低值。在临床上不应只观察外周血白细胞计数的改变,要特别重视低淋巴细胞血症。在中国香港与加拿大的患者中发现淋巴细胞降低者更是多达 70%～90%。

(三)生化检测

血气分析可发现 SaO_2 降低,对广州 260 例患者的分析发现 $SaO_2 < 95\%$ 者占 38.8%。在呼吸道受累早期,可有肌酸磷酸激酶(CPK)与乳酸脱氢酶(LDH)水平升高,CPK 升高甚至可达 3 000 IU/L。ALT 与天冬氨酸转氨酶(AST)升高,一般为正常值上限的 2～6 倍。大多数患者的肾功能正常,但少数患者可有 BUN 升高。中国香港 Nelson 等对 CPK 升高者进一步做 CPK - MB 以及肌原蛋白 T 测定,发现均正常,提示 CPK 上升可能与心肌损伤无关。生化指标异常提示可能出现多器官功能的累及,具体累及的器官与严重程度、病理机制还有待进一步研究。在重症患者中,低钠与低钾血症亦常见。

(四)病原学检测

目前已经明确 SARS 系由一种新的冠状病毒,即 SARS - Cov 感染所致,可进一步对患者的标本进行病毒分离,用酶联免疫法(EIA)检测抗原(病毒的 N 蛋白)或间接荧光抗体检测法检测急性期与恢复期的抗体,或以 RT - PCR 法检测病毒 RNA。由于人群中绝大多数人无 SARS 抗体,因此对疑似患者检测到 SARS - Cov IgG 有很高的诊断价值。此外,可进行组织培养以及对组织标本进行电镜观察病毒颗粒,用免疫组织化学分析方法检测病毒抗原及在组织中的分布。

诊 断

由于大部分的临床单位缺乏对 SARS - Cov 的特异性病原诊断技术,因此可以根据以下标准的符合程度分别诊断为医学观察病例、疑似诊断病例和临床诊断病例。

1. 流行病学史

(1)与发病者或者病原体有密切接触史,或属受传染的群体发病者之一,或有明确传染他人的证据。

(2)发病前 2 周内曾到或居住于报告有 SARS 患者并出现继发感染疫情的区域。

2. 症状与体征 起病急,以发热为首发症状,体温一般 > 38℃,偶有畏寒;可伴有头痛、关节酸痛、肌肉酸痛、乏力、腹泻;常无上呼吸道卡他症状;可有咳嗽,多为干咳、少痰,偶有血丝痰;可有胸闷,严重者出现呼吸加速,气促,或明显呼吸窘迫。肺部体征不明显,部分患者可闻少许湿啰音,或有肺实变体征。少数患者不以发热为首发症状,尤其是有近期手术史或有基础疾病的患者。

3. 实验室检查 外周血白细胞计数一般不升高,或降低;常有淋巴细胞计数减少。

4. 胸部 X 线检查 肺部有不同程度的片状、斑片状浸润性阴影或呈网状改变,部分患者进展迅速,呈大片状阴影;常为多叶或双侧改变,阴影吸收消散较慢;肺部阴影与症状、体征可不一致。若检查结果阴性,1～2 d 后应予复查。

5. 抗菌药物治疗无明显效果

符合上述 1(2)＋2＋3 条可以诊断为医学观察病例;符合上述 1(1)＋2＋3 条或 1(2)＋2＋4 条或 2＋3＋4 条可以诊断为疑似诊断病例;符合上述 1(1)＋2＋4 条及以上,或 1(2)＋2＋4＋5 条,或 1(2)＋2＋3＋4 条可诊断为临床诊断病例。符合医学观察标准的患者,如条件允许应在指定地点接受隔离观察;也可允许患者在家中隔离观察。观察中的患者病情符合疑似或临床诊断标准时,要立即由专门的交通工具转往集中收治 SARS 和疑似患者的医院进行隔离治疗。若由中国 CDC 病原学诊断明确是 SARS–Cov 感染,则可确诊。

鉴别诊断

当临床上怀疑 SARS 时,应注意排除以下疾病。

1. 流感 有流感接触史和集体发病史,临床上表现全身症状较重而呼吸道症状并不严重,X 线胸片表现正常或仅有肺纹理增粗等非特异性表现。

2. 细菌性肺炎 细菌性肺炎除发热外,咳嗽、咳痰多见,早期为干咳,渐有咳痰,痰液多呈脓性或铁锈色。实验室检查白细胞总数增高及中性粒细胞升高。对抗生素治疗一般有效。

3. 真菌性肺炎 真菌性肺炎的病原在我国以白念珠菌和曲霉最为常见,念珠菌肺炎多见于免疫抑制或全身情况极度衰弱的患者,临床上有畏寒、发热、咳嗽、咳白色黏液胶胨样痰或脓痰,肺组织、胸腔积液、血、尿等直接涂片或培养可发现念珠菌。侵袭性肺曲霉病患者往往病情凶险,但有反复咯血和咳嗽。肺内孤立的新月形透亮区球型灶为其典型的 X 线表现。肺 CT 的典型表现为晕轮征和新月征。

4. 军团病 多见于夏、秋季,除呼吸道症状外,常有消化道症状、肝肾综合征。实验室检查白细胞数升高,痰、胸腔积液、肺活组织等可分离出病原菌,也可在涂片中用直接免疫荧光法检测病原菌,亦可检测到恢复期抗体效价较早期有 4 倍上升。红霉素、利福平等对本病治疗有效,亦有助于诊断。

5. 肺结核 起病多隐袭,常有机体免疫功能下降的诱因。临床症状常有发热,但以低热为主。X 线胸片常有特征性表现,痰及胸腔积液做结核杆菌涂片、培养可呈阳性,抗结核治疗有效。

6. 非感染性间质性疾病 以特发性肺纤维化(IPF)多见,临床以劳力性呼吸困难并进行性加重为主要症状,全身症状较少见。X 线胸片多表现为间质改变;肺功能检查呈限制性通气功能障碍,弥散功能降低;纤维支气管镜下做经支气管肺活检(TBLB)有助诊断。

7. 肺嗜酸性粒细胞浸润症 单纯性肺嗜酸性粒细胞浸润症的临床表现多轻微。急性肺嗜酸性粒细胞肺炎可呈急性起病,表现为发热、咳嗽、气急、胸痛等,但患者白细胞总数及嗜酸性粒细胞分类明显增高,或支气管肺泡灌洗液中嗜酸性粒细胞明显增高。

8. 肺血管炎 肺变应性肉芽肿与血管炎也常有发热、哮喘样发作,但常伴有全身多系统器官受累的表现。实验室检查外周血嗜酸性粒细胞计数及血清 IgE 增高,抗中性粒细胞胞质抗体常呈阳性。诊断有困难时应做支气管肺活检或开胸肺活检。

治 疗

（一）常规对症治疗

适当补充液体及维生素,避免用力和剧烈咳嗽。密切观察病情变化(多数患者在发病后 14 d 内都可能属于进展期)。定期复查胸片(早期复查间隔时间不超过 3 d),心、肝、肾功能等。每天检测 SpO_2。

（二）对症治疗

发热超过 38.5℃、全身酸痛明显者,可使用解热镇痛药。高热者给予冰敷、乙醇擦浴等物理降温。心、肝、肾等器官功能损害,应该做相应的处理。出现气促或 $PaO_2 < 70$ mmHg 或 $SpO_2 < 93\%$,给予持续鼻导管或面罩吸氧。抗生素对 SARS 本身无效,但为预防和治疗继发细菌感染,可根据临床情况加用。

（三）氧疗

由于 SARS 的肺部病变,许多患者出现呼吸困难、低氧血症等,故应早期积极给予氧疗。氧疗可以增加未充分通气肺泡的血氧合,纠正通气血流比例失调,也可以改善弥散功能降低引起的低氧血症,最终改善组织缺氧。

（四）抗病毒治疗

目前尚无特异性的抗病毒治疗药物。SARS 暴发早期,有小规模的病例报道应用利巴韦林(核苷类抗病毒药)和大剂量的糖皮质激素似乎有效,此后又有报道用 SARS 恢复期患者血清中分离的免疫球蛋白、IFN α,以及 lopinavir/ritonavir(蛋白酶抑制剂类抗病毒药),但由于 SARS 的死亡率高,暴发速度快,又缺乏大规模的再暴发,因此这些治疗方法的疗效均未得到临床试验验证。今后还需通过动物试验,其他病因导致的 ARDS,甚至 SARS 如果再次暴发时,设计良好的临床试验对这些治疗方法的安全性和疗效进行评价。

预后与转归

大部分患者经过综合治疗后出现缓解或临床治愈出院。少数患者可进展至 ARDS(20% 以下),并出现死亡。各地报道的病死率有差异,对影响预后的因素进行单变量分析发现,高龄、男性、高 CPK 水平、高 LDH 水平,发病时中性粒细胞绝对计数低等因素是出现重症以及死亡的预测因子。在多变量分析中发现,只有高龄(超过 40 岁的患者更易发展至重症)、高 CPK、高 LDH 以及中性粒细胞绝对计数低是预后差的预测因子。

预 防

预防 SARS 的原则与其他传染病一样,主要是针对传染病的传染源、传播途径和易感人群等 3 个环节,采取综合性的预防措施。

目前已知急性期患者是主要传染源,尚无足够证据证实潜伏期患者或隐性感染的传染性,因此控制与管理传染源主要是隔离急性期患者以及管理可能感染而处于潜伏期的人群。控制传染源,首先要对患者做到早期发现、早期诊断,根据临床症状与流行病学史及早发现临床诊断病例、疑似病例以及临床观察病例,分别进行不同等级的隔离观察,防止疾病的进一步传播。

由于 SARS 的传播途径以飞沫传播为主,患者在发病早期就有高度传染性,大多数易感者在患者隔离前已有充分机会受到感染,因此切断呼吸道病毒疾病传播途径的预防措施所取得的作用相对有限。弥补的方法是加大切断传播途径的力度,从医院、社区、公共场所、个人多个环节做好切断传播途径的预防措施。医院切实做好切断传播途径的工作。医护人员个人防护对于预防 SARS 感染至关重要,医务人员佩戴口罩、手套、隔离衣以及经常洗手均可降低 SARS 的院内感染。

社区内要开展冬、春季呼吸道传染病预防的科普宣传,使群众了解本病特征与预防方法,争取做到早发现、早报告、早隔离治疗患者。保持良好的个人卫生习惯,打喷嚏、咳嗽和清洁鼻子后要洗手,洗手后用清洁的毛巾和纸巾擦干,不要共用毛巾。出现病例较多的局部地区要加强卫生宣传,要在患者周围加强监测,避免前往空气流通不畅、人口密集的公共场所,减少群众性集会。要保持空调设备的良好运行,并经常清洗隔尘网,保证商场、超市、影剧院等场所中央空调系统的送风安全,必要时应对供送气设备进行消毒。根据季节变化,尽可能开窗通风换气。

对于 SARS 这种首次在人类中出现的病毒感染,目前不具备现成可用的疫苗,也没有肯定有效的预防药物可供选择。

(张文宏)

第三章　立克次体病

第一节　流行性斑疹伤寒

流行性斑疹伤寒(epidemic typhus)又称虱传斑疹伤寒(louse - borne typhus)或典型斑疹伤寒,是普氏立克次体(*Rickettsia prowazekii*)通过体虱传播的急性传染病;以稽留高热、头痛、瘀点样皮疹(或斑丘疹)和中枢神经系统症状为特点,自然病程为2～3周。

病原学

病原体为普氏立克次体,为一种专性细胞内寄生的微小球杆菌,大小为$(0.3～1)\mu m \times (0.3～0.4)\mu m$,革兰染色阴性,但不易着色,常用Giemsa染色。寄生于人体小血管内皮细胞胞质内和体虱肠壁上皮细胞内,在立克次体血症时也可附着于红细胞和血小板上。病原体的抗原有两种:一种是可溶性耐热抗原,为群特异性抗原;另一种是不耐热的型特异性颗粒抗原,为型特异性抗原,用于区分两型斑疹伤寒。普氏立克次体与变形杆菌OX19有部分共同抗原,可用变形杆菌OX19与患者血清发生凝集反应,用于本病诊断。

病原体对热、紫外线、一般化学消毒剂均很敏感,56℃ 30 min和37℃ 5～7 h即可灭活,但对低温和干燥有较强的耐受力。

流行病学

本病呈世界性发病。1918～1922年,前苏联和东欧有3 000万人患本病,约300万人死亡。我国在1850～1934年,由于灾荒、战争等原因,曾发生15次较大的流行,波及全国大部分地区。近年来,流行性斑疹伤寒的发病已大为减少,主要见于非洲,尤以埃塞俄比亚为多。

(一) 传染源

患者是本病的唯一传染源。患者自潜伏期末至热退后数天均具传染性,整个传染期约3周,但以第1周的传染性为最强。病原体在某些患者体内可长期潜伏于单核-吞噬细胞系统,在人体免疫力相对降低时即增殖而导致复发。最近发现东方鼯鼠、牛、羊、猪也是该病原体的贮存宿主,但尚未证实为传染源。

(二) 传播途径

体虱是主要媒介,头虱和阴虱虽也可作为媒介,但意义不大。蜱主要在动物间传播普氏立克次体,是否可传播人有待进一步研究。

体虱以吸血为生,在适宜温度(29℃左右)下行动活跃,易在人群中散布。当患者高热时,即迅速逃离而另觅新主。叮咬患者后,立克次体在虱肠壁细胞内繁殖,胀破细胞后排入肠腔。受染体虱的唾液中并不含有立克次体,但吮吸人血的同时排泄含病原体的粪便于皮肤上,或者因搔抓而压碎体虱,此时立克次体可通过穿刺或抓痕而进入体而感染。干燥虱粪内的立克次体偶可通过呼吸道或眼结膜感染人体。实验室工作人员易发生气溶胶感染。

迄今为止,以患者为传染源,体虱为传播媒介的"人-虱-人"传播方式,仍是本病流行病学的基本概念。

(三)人群易感性

人群普遍易感,15 岁以下的儿童病情较轻。病后可获持久免疫力,除复发型斑疹伤寒外,复发极少见。

(四)流行特征

本病的流行以冬、春季为多见,因气候寒冷,衣着较厚,且少换洗,故有利于虱的寄生和繁殖。本病以往较多发生于寒冷地区,但近年来热带如非洲等地也有较多病例报道。

发病机制与病理

本病的主要发病机制为病原体所致的血管病变、毒素引起的毒血症和变态反应。立克次体侵入人体后,主要侵犯小血管及毛细血管内皮细胞。细胞溶解破裂,立克次体进入血循环引起立克次体血症,进一步侵入更多的脏器引起血管病变。其释放的内毒素样物质可以引起全身的毒血症状,病程第 2 周出现的变态反应可加重病变的程度。

基本病变是小血管炎,典型病变为增生性、血栓性、坏死性血管炎及其周围炎性细胞浸润而形成的立克次体肉芽肿,称为斑疹伤寒结节。病变可以遍布全身,尤以皮肤真皮、心肌、脑、脑膜、睾丸间质、肾、肾上腺、肺泡壁等处较显著。皮疹部位的表皮毛细血管及小血管内皮细胞肿胀,可引起坏死及血栓形成,血管周围有单核细胞浸润,一般不侵犯血管平滑肌。心肌细胞水肿,灶性或弥漫性心肌炎症,有斑疹伤寒结节,间质有炎性细胞浸润。肺为间质性肺炎,肺泡壁有充血、水肿及单核细胞浸润。肾主要是间质性肾炎,可并发肾小球肾炎。肾上腺有出血、水肿及斑疹伤寒结节。脑及脑膜也可见斑疹伤寒结节,以小脑、大脑皮质多见。脾可因单核-巨噬细胞、淋巴母细胞及浆细胞增生而呈急性肿大。

临床表现

一般分为典型和轻型两种,另有复发型斑疹伤寒。

(一)典型斑疹伤寒

潜伏期5~21 d,平均为 10~12 d。少数患者有 2~3 d 的前驱症状,如疲乏、头痛、头晕、畏寒、低热等。大多起病急骤,伴寒战、剧烈持久头痛、周身肌肉疼痛、眼结膜及脸部充血等。

1. 发热 体温于第 2~4 天即达高峰(39~40℃以上),第 1 周呈稽留热,以后可为弛张热。高热持续 2~3 周后,于 3~4 d 内迅速降至正常。近年来报告的病例中,热型多为弛张或不规则,可能与抗生素的应用有关。伴有寒战、乏力、全身疼痛,特别是肌痛严重、剧烈头痛、面部及眼结膜充血等全身毒血症状。

2. 皮疹　为重要体征，见于 80％ 以上的病例。于病程第 4～6 天出现，1～2 d 内皮疹由躯干遍及全身，而手掌、足底无皮疹，面部也通常无疹。疹呈圆形或卵圆形，直径 2～4 mm。初为鲜红色斑丘疹，压之退色，继转为暗红色或瘀点样，也可为出血性皮疹，多孤立存在。皮疹于 5～7 d 消退，瘀点样疹可持续 1～2 周，遗有棕黄色色素沉着或有脱屑。

3. 神经系统症状　持续剧烈头痛是本病突出的症状。绝大多数患者发病早期出现明显的神经系统症状，且持续时间长，表现为惊恐、兴奋、剧烈头痛，发病时可伴神志迟钝、谵妄，偶有脑膜刺激征，肌肉和舌震颤，昏迷，大、小便失禁，吞咽困难，听力减退等。

4. 心血管系症状　心率增速与体温升高一般成正比，有中毒性心肌炎时可出现奔马律、心律失常等。休克或低血压乃是失水、微循环障碍、心血管及肾上腺功能减退等的综合后果。

5. 其他症状　有咳嗽、胸痛、呼吸急促、纳差、食欲缺乏、呕吐、便秘、腹胀等，偶有黄疸、发绀、肾功能减退。脾大多轻度肿大，部分病例有肝大。

（二）轻型斑疹伤寒

国内近年来轻型病例较多见，散发病例多为此型。特点为：①病程较短（8～9 d），热度较低（39℃左右），呈弛张热型；②毒血症症状较轻，但仍有明显周身疼痛；③皮疹呈充血性斑丘疹，1～2 d 消退，见于胸、腹部，无疹者也占一定比例；④神经系症状轻，持续时间短，主要表现为头痛、兴奋等，很少出现意识障碍；⑤肝、脾大少见。

（三）复发型斑疹伤寒

也称 Brill - Zinsser 病，是指初次感染流行性斑疹伤寒后因复发所引起的疾病，多呈轻型表现。国内很少有本病报道，国外多见于东欧及东欧人移居美国者。主要临床表现可归纳：①呈轻型经过，毒血症状及中枢神经系症状较轻；②呈弛张热，热程 7～11 d；③无皮疹，或仅有稀少斑丘疹；④散发，无季节性，大年龄组发病率明显较高。

并发症

支气管肺炎是流行性斑疹伤寒的常见并发症，其他尚有中耳炎、腮腺炎、脑膜脑炎等，偶见趾、指、阴囊、耳垂、鼻尖等坏死或坏疽，以及坏疽性口炎（又称走马疳）等。轻型病例和复发型斑疹伤寒很少有并发症。

实验室检查

（一）血、尿常规

白细胞计数多在正常范围内，中性粒细胞常增高，嗜酸性粒细胞减少或消失，血小板数一般下降。蛋白尿常见，偶有红、白细胞及管型。

（二）血清免疫学试验

宜取双份或 3 份血清标本（初入院、病程第 2 周和恢复期），效价有 4 倍以上增长者具诊断价值。

1. 外斐反应（Weil-Felix reaction）　其原理为某些立克次体与变形杆菌 OX19 抗原部分相同，故患者血清对有关变形杆菌株可产生凝集反应。多在第 1 周出现阳性，第 2～3 周达高峰，持续数周至 3 个月。效价＞1：160 或病程中有 4 倍以上增高者有诊断意义。阳性率 70％～85％，但特异性较差。不能与地方性斑疹伤寒相鉴别，并且可与其他疾病如回归热、伤寒、病毒性肝炎和布鲁菌病等发生凝集反应而出现假阳性。

2. 补体结合试验 用普氏立克次体与患者血清做补体结合试验,效价≥1：32 有诊断意义。第 1 周阳性率为 50%～70%,第 2 周可达 90% 以上。低效价可维持 10～30 年,故可用于流行病学调查。以提纯的普氏立克次体颗粒性抗原做补体结合试验,不仅具组特异性,且有种特异性,可用以区别流行性和地方性斑疹伤寒。复发型斑疹伤寒患者的补体抗体出现也较早,大多在病后第 8～10 天达高峰,其组成以 IgG 为主,而流行性斑疹伤寒则主要是 IgM。

3. 立克次体凝集试验 用普氏立克次体与患者血清做血清凝集试验,阳性率高,特异性高,操作简便,微量法更可节省抗原。病程第 5 天即可有 80% 以上病例呈阳性,2～3 周时阳性率几乎达 100%,效价于病程 1 个月左右达高峰,继而迅速下降而于数月内消失,因而不适用于追溯性研究。本试验具组特异性,可用以与其他组立克次体病鉴别。地方性斑疹伤寒患者可出现效价较低的阳性反应。流行性斑疹伤寒患者的凝集抗体为 IgM,而复发型斑疹伤寒则主要为 IgG。

4. 微量间接血凝试验 用患者血清与被致敏的绵羊红细胞(用普氏立克次体的抗原成分)进行凝集反应,阳性反应出现早,仅用于与其他群立克次体感染鉴别,但不能鉴别流行性和地方性斑疹伤寒。

5. 其他 其他尚有间接免疫荧光试验、火箭免疫电泳、葡萄球菌蛋白 A(SPA)玻片协同凝集法等。

（三）病原体分离

一般不用于临床诊断。取急性期尚未经抗生素治疗的患者血液 3～5 ml 注入雄性豚鼠腹腔内,经 7～10 d 后动物出现发热反应,取鞘膜和腹膜做刮片,或取脑、肾上腺、脾等组织做涂片后镜检,可找到位于胞质内的大量立克次体。豚鼠阴囊反应呈阴性,或仅有轻度发红而无明显肿胀,可供与地方性斑疹伤寒鉴别时的参考。也可接种于鸡胚卵黄囊内,经多次传代后分离立克次体。

（四）分子生物学检查

用 DNA 探针或 PCR 方法检测普氏立克次体特异性 DNA,具快速、特异、敏感等优点。

诊断与鉴别诊断

（一）诊断

流行区居民或 1 个月内去过流行区,有与带虱者接触史或被虱叮咬可能性的患者出现发热,第 4～5 天出现出血性皮疹;剧烈头痛及意识障碍;实验室检查外斐反应效价＞1：160 或效价逐渐升高即可诊断。有条件者可以做补体结合、微量凝集、间接血凝等试验。

（二）鉴别诊断

本病除与地方型斑疹伤寒、复发型斑疹伤寒等鉴别外,尚需与伤寒、恙虫病、麻疹、流行性脑脊髓膜炎(简称流脑)、回归热、钩端螺旋体病(简称钩体病)、流行性出血热等鉴别。伤寒的特殊并发症、血粪培养等;恙虫病的局部焦痂和淋巴结肿大、血清免疫学试验等;麻疹的典型皮疹及黏膜斑等;流脑的脑脊液发现、皮疹涂片等;回归热的热型、腓肠肌压痛、外周血涂片等;钩体病的全身出血倾向、特殊后发症、血清凝溶试验等;流行性出血热的球结膜出血、尿蛋白与发热不成正比、血清免疫学试验等,结合流行病学资料均有助于鉴别。回归热和本病有可能发生于同一患者。

预后

本病预后与病情轻重、年龄大小及治疗早晚有关。未经治疗的典型斑疹伤寒患者死亡率为10％～60％。60岁以上患者死亡率最高。早期诊断、及时应用有效抗生素,多可治愈,死亡率在1.4％以下。

治疗

(一)一般治疗

卧床休息,保证足够的水分及热量,做好护理,防止并发症。

(二)病原治疗

氯霉素、四环素、多西环素等对本病及复发型斑疹伤寒均具特效。多西环素,成人0.2～0.3 g/d,顿服或分2次;小儿用量酌减。若合用甲氧苄啶疗效更好。治疗需持续至体温正常后2～3 d。

(三)对症治疗

剧烈头痛和严重神经症状给予止痛剂和镇静剂,出现心功能不全时采用强心剂。有严重毒血症症状伴低血容量者可考虑补充血浆、右旋糖酐等,并短期应用肾上腺皮质激素。慎用退热剂,以防大汗虚脱。有继发细菌感染,按发生部位及细菌药敏试验给予适宜抗菌药物。

预防

本病在历史上曾发生过多次大流行,造成重大危害。目前流行性斑疹伤寒仍是WHO流行病学监测项目之一。预防应采取以灭虱为中心的综合措施,灭虱是控制流行及预防本病的关键。

(一)管理传染源

及时发现、早期隔离、正确治疗患者和医学观察密切接触者。患者应给予灭虱处理,沐浴、更衣,毛发部位需要多次清洗。

(二)切断传播途径

加强卫生宣教,鼓励群众勤沐浴、勤更衣。衣被等可用干热、湿热、煮沸等灭虱,温度需保持在85℃以上30 min;也可用环氧乙烷熏蒸法,20～30℃熏蒸6～24 h。

(三)保护易感者

应对疫区居民及新入疫区人员注射疫苗,常用鸡胚或鼠肺灭活疫苗,皮下注射2次;减毒E株活疫苗已在某些国家广泛应用,皮下注射1次,免疫效果可维持5年。人工免疫只能减轻病情,不能完全阻止发病,故无法代替灭虱。

（谢 青）

第二节 地方性斑疹伤寒

地方性斑疹伤寒(endemic typhus)也称鼠型斑疹伤寒(murine typhus)或蚤传斑疹伤寒(flea-borne typhus),是由莫氏立克次体(*Rickettsia mooseri*,或 *Rickettsia typhi*)引起,以鼠蚤为传播媒介的急性传染病。临床特征与流行性斑疹伤寒相似,但病情较轻、病程较短,皮疹很少呈出血性,病死率低。

病原学

病原为莫氏立克次体,其形态、染色特点、生化反应、培养条件及其对热和消毒剂的抵抗力与普氏立克次体相似,但莫氏立克次体多为短丝状,很少呈长链排列。DNA 同源性比较提示两者无密切关系,两者有共同的耐热可溶性抗原,存在交叉反应;而不耐热的颗粒性抗原稍不同,可用补体结合试验及立克次体凝集试验相区别。莫氏立克次体接种雄性豚鼠可引起阴囊及睾丸明显肿胀,对小鼠和大鼠的致病性也很强,可用于分离及保存病原体。

流行病学

(一)传染源

家鼠为本病的主要传染源,以鼠→鼠蚤→鼠的循环方式传播。鼠感染后不立即死亡,鼠蚤在鼠死后才叮咬人而传播。此外,患者及牛、羊、猪、马、骡等也可能作为传染源。

(二)传播途径

主要通过鼠蚤的叮咬传播。立克次体可寄生在蚤肠壁细胞内大量繁殖,鼠蚤叮咬人时不是直接将病原体注入人体,而是通过同时排出含病原体的粪便和呕吐物污染伤口,或因蚤被压碎,其体内病原体通过抓痕和伤口感染人体。进食被病鼠排泄物污染的食物也可患病。干蚤粪内的病原体偶可形成气溶胶经呼吸道和眼结膜感染人体。虱、螨、蜱等节肢动物也可带有病原体而成为传播媒介。

(三)人群易感性

人群普遍易感,感染后可获持久免疫力,与流行性斑疹伤寒有交叉免疫。

(四)流行特征

本病全球散发,多见于热带和亚热带,属自然疫源性疾病。本病以晚夏和秋季谷物收割时发生较多,并可与流行性斑疹伤寒同时存在于某些地区。国内以河南、河北、云南、山东、北京、辽宁等地发病较高。

发病机制

与流行性斑疹伤寒相似,但血管病变较轻,小血管中有血栓形成者少见。

临床表现

潜伏期为 1～2 周,临床表现与流行性斑疹伤寒相似,但病情较轻,病程较短。

（一）发热

大多起病急骤,呈稽留热或弛张热,多于病程第 1 周达高峰,一般为 39℃,热程一般 9～14 d,伴全身酸痛、头痛、发冷及结膜充血。

（二）皮疹

50％～80％患者出现皮疹,多见于发病第 4～7 天。初发生于胸腹,24 h 内遍布背、肩、臂、腿等处,足底和手掌有时可见,多为充血性,出血性皮疹极少见。皮疹多于数日内消退,一般不留瘢痕。

（三）中枢神经系统症状

症状较轻,表现为头痛、头晕、失眠、听力减退、烦躁不安等。脑膜刺激征,谵妄,昏迷,大、小便失禁等均少见。

（四）其他

咳嗽见于过半数病例,大多有便秘,恶心、呕吐、腹痛等也有所见。约 50％患者有轻度脾大,其他脏器很少受累。并发症以支气管炎最多见。偶见淋巴结病、腓肠肌触痛和长久坐立所致的静脉血栓。

实验室检查

（一）血象

白细胞总数及分类多正常,偶见血小板减少。

（二）血清学检查

多数患者血清 ALT、AST、ALP 和 LDH 轻度升高。

（三）免疫学检查

外斐反应变形杆菌 OX19 凝集试验阳性,但效价较流行性斑疹伤寒低,需依赖补体结合试验及立克次体凝集试验来鉴别。

（四）分子生物学检查

用 DNA 探针或 PCR 方法检测普氏立克次体特异性 DNA,可用于早期诊断。

（五）病原体分离

见流行性斑疹伤寒。

诊　断

本病临床表现无特异性,病情轻,易漏诊,诊断需结合流行病学资料。外斐反应变形杆菌 OX19 凝集试验阳性可作出临床诊断。确诊应做补体结合试验或立克次体凝集试验。

鉴别诊断

本病需与流行性斑疹伤寒鉴别,具体参见流行性斑疹伤寒。

预　后

症状轻,并发症少,预后良好,经抗生素及时治疗后很少死亡。

治 疗

与流行性斑疹伤寒基本相同。

预 防

（1）灭鼠灭虱，早发现、早隔离、早治疗。

（2）本病散发，一般不需预防接种。但对从事动物实验人员及灭鼠人员应进行预防接种。

（谢　青）

第四章 细菌性疾病

第一节 白 喉

白喉(diphtheria)是由白喉棒状杆菌引起的急性呼吸道传染病。临床特征为咽、喉、鼻部黏膜充血肿胀,局部形成不易脱落的灰白色假膜和外毒素所致的全身中毒症状,严重者可并发心肌炎和周围神经炎。

病原学

白喉棒状杆菌(*Corynebacterium diphtheriae*)简称白喉杆菌,属于棒状杆菌属(*Corynebacterium*),是无芽胞、无荚膜、无动力的革兰阳性杆菌,其名称来源于其鼓槌状末端。菌体长 $3\sim4\ \mu m$,宽 $0.5\sim1\ \mu m$,细长稍弯,呈"V"、"L"、"Y"字形排列。用亚甲蓝(美蓝)液染色,菌体着色不均匀,呈深色的颗粒称为异染颗粒;奈瑟染色菌体染成黄褐色,异染颗粒呈深蓝色,是本菌形态特征之一。白喉杆菌为需氧或兼性厌氧菌,最适温度为 $37\,^{\circ}\!C$,最适 pH 为 $7.2\sim7.8$,在含血液、血清或鸡蛋的培养基上生长良好。菌落呈灰白色、光滑、圆形凸起。在含有 0.033% 亚碲酸钾血清培养基上生长繁殖能吸收碲盐,并还原为金属碲,使菌落呈黑色。因亚碲酸钾能抑制标本中其他细菌的生长,故亚碲酸钾血琼脂平板可作为选择培养基。根据在此培养基上白喉杆菌菌落的特点、发酵反应和溶血能力,可将白喉杆菌区分为重型(gravis)、中间型(intermedus)和轻型(mitis)3 型。3 型白喉杆菌的分布有所不同,常随地区和年份有别,有流行病学意义。3 型均能产生外毒素,中间型产毒株多,重型次之,轻型较少。

白喉杆菌侵袭力不强,仅限于黏膜或皮肤有损伤处生长繁殖。白喉外毒素是主要致病物质,毒性强,人的致死量为 130 ng/kg。外毒素为含两个二硫键的多肽链,Mr 为 62 000,经蛋白酶水解后,可分为 A 和 B 两个片段,中间仍由二硫键连接。A 片段具有酶活性,B 片段无酶活性,后者与宿主易感细胞表面特异性受体结合,通过易位作用使 A 片段进入细胞,将氧化型烟酰胺腺嘌呤二核苷(NAD^+)水解为烟酰胺及腺嘌呤二磷酸核糖(ADPR)两部分;并催化延伸因子-2(elongation factor-2, EF-2)与 ADPR 共价结合,使 EF-2 失去转位活性,从而中止肽-tRNA 及 mRNA 在核糖体上由受位转移至供位,肽链不能延长,细胞蛋白质合成受阻,导致细胞死亡。白喉杆菌只有感染了携带产毒基因的 β-噬菌体,才具有合成外毒素的能力,称为产毒株,反之则称无毒株。

本菌对干燥、寒冷及阳光抵抗力较其他无芽胞菌强。在干燥假膜内存活 3 个月,可在牛奶、玩具中存活数周。但对湿热的抵抗力不强,对一般化学消毒剂敏感,58℃ 10 min 或直射阳光下数小时可被杀灭。

流行病学

（一）传染源

传染源为患者和带菌者。白喉患者在潜伏期末即有传染性。不典型及轻症和鼻白喉患者易漏诊而成为重要传染源。健康带菌者一般占人口 1% 以下,流行时可达 10%～20%,90% 有咽部带菌。由于抗生素的应用,恢复期带菌时间大大缩短,约 90% 患者的细菌在 4 d 内消失。

（二）传播途径

主要通过呼吸道飞沫传播,可通过被污染的手、玩具、文具、食具及手帕等经口鼻间接传播,亦可通过破损的皮肤和黏膜受染,偶可通过污染牛奶而引起流行。

（三）人群易感性

人群普遍易感,易感性的高低取决于体内针对外毒素的抗体水平,血清中含有 0.01 IU/ml 即有保护作用。患病后可获得持久性免疫,偶有数次发病者。新生儿通过胎盘及母乳获得免疫力,6 个月以下婴儿患病少,到 1 岁时发病渐多。但由于白喉预防接种的广泛开展,儿童免疫力普遍增强,疾病高发年龄后移。近年疫情资料分析表明,≥15 岁病例约占总病例的 40%,其中≥25 岁所占比例从 1991 年的 10% 上升到 1997 年的 20% 左右。白喉的发病率和死亡率均表现为男性高于女性。虽然目前我国白喉的发病率和死亡率显著下降,但大部分研究表明,随着年龄增长,白喉抗毒素阳性率和几何平均滴度有降低趋势,≥15 岁人群白喉抗体阳性率 50%～60%,为白喉暴发或重新流行的潜在危险。

（四）流行特征

在发病率较高的年代,我国白喉发病具有明显的季节性,一般自秋季发病数开始增加,11 月为高峰,并延续到次年 3 月,夏季病例最少。但近年全国每年仅报告少数病例,发病的季节性不明显,全年均可散发。

发病机制与病理

白喉的病变分为局部假膜性炎症及外毒素引起的全身毒血症两方面。白喉杆菌侵入咽部黏膜后不侵入深层组织和血流,即在黏膜表层组织中生长繁殖,致局部黏膜上皮细胞坏死,并逐渐扩大融合;同时局部黏膜血管扩张充血,大量纤维蛋白渗出。渗出的纤维蛋白与坏死细胞、白细胞和细菌凝结在一起,覆盖在黏膜表面,形成本病的特征性假膜。假膜一般为灰白色,有混合感染时呈黄色,伴出血时呈黑色。假膜质地致密,开始薄,继之变厚,边缘较整齐,不易脱落,强剥时可出血。假膜形成处及周围组织呈轻度充血肿胀。假膜可由扁桃体向咽峡、鼻、喉、气管、支气管等处扩展,鼻咽、气管处的假膜易于脱落造成呼吸道梗阻和窒息。假膜范围越广泛,毒素吸收量越大,中毒症状亦越重。如毒素开始时吸附于细胞表面,可被抗毒素中和;若已进入细胞内,则不能被抗毒素中和。

外毒素随血流到达全身各脏器,与组织细胞结合致中毒性和退行性变,其中以心肌、外周神经、肾上腺受损最为显著。心肌细胞混浊肿胀,有脂肪变性、玻璃样及颗粒样变性,间质水肿,重者肌纤维可断裂、心肌坏死及单核细胞浸润,传导束可受累。神经病变多见于外周神经,髓鞘常呈脂肪变性,神经轴索肿胀、断裂,感觉神经和运动神经均可受累,但以运动神经为主。肌麻痹多发生于眼、咽、喉部,也可发生于四肢。肾脏可呈混浊肿胀及肾小管上皮细胞脱落。肝细胞可呈脂肪变性,肝小叶呈中央坏死。

临床表现

潜伏期1～7 d,一般为2～4 d。根据假膜所在部位及中毒症状轻重,可分为咽白喉、喉白喉、鼻白喉和其他部位白喉等临床类型。

（一）咽白喉

最常见,流行时占发病人数的80%左右,根据假膜范围大小及症状轻重,又可分为4型。

1. 无假膜的咽白喉（轻型）　白喉流行时,部分患者全身中毒症状较轻,仅有低热、咽痛等上呼吸道症状,咽部只有轻度炎症。扁桃体可肿大,但无假膜形成,或仅有少量纤维蛋白性渗出物,细菌培养阳性。此型患者易被误诊和漏诊。

2. 局限型咽白喉（普通型）

（1）扁桃体白喉:起病徐缓,全身症状轻,中度发热、乏力、食欲缺乏、轻度咽痛。扁桃体充血、稍肿胀。假膜局限于一侧或双侧扁桃体,初呈点状后融合成片,7～10 d脱落而康复。颌下淋巴结可肿大、微痛。

（2）咽门白喉:假膜局限于腭弓、悬雍垂等处,全身症状较轻。

3. 播散型咽白喉（重型）　假膜由扁桃体迅速扩展至悬雍垂、软腭、咽后壁、鼻,甚至喉、气管、支气管。色灰白或黄白,边界清楚,周围组织红肿。双侧扁桃体Ⅲ度肿大,颈部淋巴结肿大。此型全身中毒症状重,有高热、乏力、厌食、咽痛等症状,重症病例可引起循环衰竭及外周神经麻痹。

4. 中毒型咽白喉（极重型）　主要由局限型及播散型转变而成。假膜多因出血而呈黑色,扁桃体及咽部高度肿胀、阻塞咽部,或有坏死而形成溃疡,具特殊腐臭味。颈部淋巴结肿大,周围软组织水肿,以致颈部增粗,呈现所谓"牛颈"。全身中毒症状严重,有高热、气促、唇发绀、脉细而快、心律失常等。如不及时治疗,病死率极高。

（二）喉白喉

喉白喉约占20%。少数为原发性,约3/4为咽白喉继发而成。原发性喉白喉由于毒素吸收少,全身中毒症状轻,而以喉部症状及喉梗阻为主要表现。但少数由于假膜延及气管、支气管,可造成程度不等的梗阻现象,特征性表现为"犬吠样"咳嗽、声音嘶哑,甚至失声。吸气性呼吸困难,严重者吸气时出现"三凹现象"（锁骨上窝、肋间和剑突下凹陷）,出现发绀,可因窒息而死亡。继发性喉白喉常发生于咽白喉基础上,全身中毒症状严重。

（三）鼻白喉

常与咽白喉同时发生,原发单纯鼻白喉较少见,多见于婴幼儿。全身症状轻微或无,局部症状有鼻塞、流浆液血性鼻涕,鼻孔周围可见表皮剥脱或浅溃疡,鼻前庭可见白色假膜。

（四）其他部位的白喉

眼结膜、口腔、外耳道、外阴部、新生儿脐带及皮肤损伤和手术伤口处形成假膜。可继发于咽白喉或为原发,但都很少见。特征为局部慢性炎症,有灰污色假膜,经久不愈,用白喉抗毒素后很快痊愈。患者很少有全身中毒症状,但可发生外周神经麻痹。偶有咽白喉患者吞入脱落假膜致肠白喉,大便见血性黏膜及整片假膜。

并发症

（一）中毒性心肌炎

最多见,其发生率在10%以下,为本病的主要死因。分为早期和晚期两型,早期多发生于第3～5天,晚期常见于第6～14天。毒血症越重,心肌炎发生越早,亦越重。表现为高度乏力、面色苍白、烦躁不安、心前区疼痛、心脏可扩大、心律失常、心力衰竭,25%～65%心电图出现异常。

（二）外周神经麻痹

以运动神经受损为主,多发生于病程3～4周。临床上以软腭麻痹最多见,表现为言语不清,呈鼻音,进流质饮食常从鼻孔呛出,悬雍垂反射消失。其次可见于眼、咽、喉、面、颈、四肢、肋间及膈肌麻痹,引起相应部位的运动障碍,经数周或数月恢复,不留后遗症。有些人可出现感觉神经受损的症状,但较少见。

（三）支气管肺炎

多见于幼儿,常为继发感染。喉白喉患者尤其是假膜向下延伸至气管和支气管时,导致肺炎发生。气管切开后,若护理不当,也易并发。

（四）其他细菌继发感染

可并发急性咽喉炎、化脓性中耳炎、淋巴结炎、败血症等。少数患者可并发中毒性肾病及中毒性脑病。早期足量应用抗毒素和抗生素可减少并发症。

实验室检查

（一）一般检查

外周血白细胞总数可达$(10～20)×10^9/L$,中性粒细胞增高($\geqslant80\%$),并有中毒颗粒。重症者出现蛋白尿。神经麻痹时,脑脊液蛋白含量增加。

（二）病原学检查

1. 涂片检查　在假膜与黏膜交界处取标本,涂片染色镜检可见排列不规则的细长微弯的棒状杆菌,两端有异染颗粒,但不易与类棒状杆菌鉴别,可进一步做细菌培养。

2. 细菌培养　取假膜边缘组织或分泌物接种于Löffler血清培养基中培养8～12 h即可发现白喉杆菌,进一步做分型和毒力试验。

3. 亚碲酸钾快速诊断法　用20%亚碲酸钾溶液涂抹于患者假膜上,10～20 min后假膜变为黑色或深灰色则为阳性。阳性率可达92%,但不能与其他棒状杆菌鉴别。

4. 荧光抗体法　用荧光标记的特异性抗体染色后,在荧光显微镜下检查细菌,特异性强,阳性率高,可作出早期诊断。

诊　断

依据流行病学资料和典型临床表现,可作出临床诊断,结合病原学检查则可确诊。

（一）流行病学资料

包括年龄、季节、白喉接触史、过去是否接种全程预防注射,周围人群有无白喉流行。

（二）临床特点

白喉的初步诊断主要依据临床表现，有以下表现应怀疑白喉：①起病缓慢，发热和咽痛不明显，但全身中毒症状较重，咽部有特征性假膜；②咽部有渗出性病变伴进行性呼吸困难或鼻腔有血性分泌物；③咽部渗出性病变，伴颈淋巴结肿大、周围组织水肿及明显中毒症状。

（三）病原学检查

凡临床表现典型，同时找到白喉杆菌者可确诊。如临床表现很不典型，但找到了细菌，应视为可疑病例，需做白喉杆菌毒素试验及细菌毒力试验。如毒素试验和毒力试验都阳性则可诊为白喉；毒素试验阴性而毒力试验阳性则为带菌者；两者均为阴性，则可除外白喉。

鉴别诊断

（1）咽白喉应和产生咽部渗出物的其他感染鉴别，如急性扁桃体炎、奋森（Vincent）咽峡炎、传染性单核细胞增多症、鹅口疮、腺病毒感染等。

（2）喉白喉应与急性喉炎、变态反应性喉水肿以及气管异物等鉴别。

（3）鼻白喉应与鼻内异物、鼻中隔溃疡等鉴别。

治 疗

（一）一般治疗

白喉患者一律卧床休息，轻症者 2 周，重症者 4 周。有心肌炎则需延长到 6 周以上。中毒症状严重者，应给予恰当的对症处理。如烦躁时可给镇静剂、高热时可给激素类药物，并补充大量的 B 族维生素、维生素 C。喉梗阻严重者尽早做气管插管或气管切开。

（二）病原治疗

1. 抗毒素　抗毒素为治疗白喉的特效药，只能中和血中的游离毒素，不能中和已进入细胞的毒素，故应早期注射足量白喉抗毒素。剂量根据中毒症状轻重，假膜范围的大小、部位及治疗早晚而定，与年龄大小无关，一次足量。咽白喉假膜局限在扁桃体者给 2 万～4 万 u，假膜范围广泛，症状重者给 4 万～10 万 u，咽白喉和鼻白喉患者给 2 万～4 万 u。发病 3 d 后方治疗者剂量加倍。用法以静脉注射作用最快，注射 30 min 后，血清内即达到最高浓度，而肌内注射最少需要 48 h。轻型可半量静脉滴注、半量肌内注射。常用抗毒素溶于 5% 葡萄糖液 100 ml 中静脉点滴，15 滴/min，无反应时可增快速度。静脉滴注血清量，成人不超过 40 ml，小儿不超过 0.8 ml/kg。

白喉抗毒素为马血清制剂，注射前应询问过敏史，并做皮试。皮试阴性者方可应用，阳性者应做脱敏注射。病情危急时，可在用抗毒素前静脉滴注氢化可的松 25～59 mg，能预防过敏反应。

通常在应用白喉抗毒素后 12 h，假膜停止蔓延，边缘退缩、变厚、脱落，体温下降，病情好转。经 24 h 假膜仍有发展，应重复注射 1 次抗毒素，采用全量或半量。

2. 抗生素　青霉素 G 为首选药物，能杀灭白喉杆菌并可控制继发感染。青霉素 G 80 万～160万 u，肌内注射，2～4 次/d，疗程 7～10 d。青霉素过敏者可用红霉素，剂量 30～40 mg/(kg·d)，分 4 次口服。抗生素不能替代抗毒素，联合应用可提高疗效，缩短病程。

（三）中医中药治疗

辨证施治，以清热解毒、去邪为主。抗白喉合剂用地黄、玄参、黄芩、连翘、麦冬、土牛膝根等，水煎服。

（四）并发症治疗

1. 心肌炎 应绝对卧床休息 6 周以上。静脉注射葡萄糖加能量合剂和维生素 C，肌内注射 B 族维生素。严重者可每日给泼尼松（强的松）20～40 mg，分 4 次口服，症状好转后逐渐减量。

2. 神经麻痹 多无需特殊治疗而能自愈。软腭及咽麻痹者给予鼻饲，呼吸肌麻痹可用人工呼吸器。

预 防

（一）控制传染源

早期发现、及时隔离治疗患者，直至连续 2 次咽拭子白喉杆菌培养阴性，方可解除隔离。如无培养条件，隔离至症状消失后 30 d。对密切接触者，观察 7 d。带菌者应予青霉素或红霉素治疗 5～7 d，细菌培养 3 次阴性始能解除隔离。

（二）切断传播途径

呼吸道隔离，患者接触过的物品及分泌物，必须煮沸 15 min 或用 10% 漂白粉乳剂或 5% 苯酚溶液浸泡 12 h。

（三）保护易感者

对易感者普遍接种白喉类毒素是最有效的预防措施。有 3 种制剂：①百白破疫苗（DPT，为百日咳菌苗、白喉类毒素、破伤风类毒素三联混合制剂）。3 足月起皮下注射 0.25、0.5、0.5 ml共 3 次，间隔 4～6 周。第 2 年和 4 足岁时各加强 1 次，0.5 ml/次。②单价吸附精制白喉类毒素。③白破二联疫苗（TP，为吸附精制白喉类毒素与破伤风类毒素）。后两者所含白喉类毒素剂量仅为 DPT 的 1/20，适用于年长儿加强免疫。入学后及此后每 10 年可用 TP 0.5 ml/次加强。未接受过基础免疫者可用单价白喉类毒素或 TP 进行首次免疫，0.5 ml/次皮下注射；第 1 年 2 次，间隔 4～8 周；第 2 年加强 1 次；之后每隔 3～5 年加强 1 次。对 DPT 反应严重者，可用单价精制白喉类毒素或 TP。

（牛迎花　张树林）

第二节　百　日　咳

百日咳（pertussis）是由百日咳杆菌引起的小儿急性呼吸道传染病，通过飞沫传播。临床特征为阵发性、痉挛性咳嗽，终末鸡鸣吸气声。病程较长，重者出现肺或脑部并发症。自从广泛应用疫苗接种后，小儿发病率明显降低，青年及老年人发病增加。

病原学

病原菌是鲍特菌属（Bordella）中的百日咳杆菌（B. pertussis），系革兰阴性、短小卵圆形杆菌，呈单个或成对存在，长 $1.0\ \mu m$，宽 $0.3\sim0.5\ \mu m$。有荚膜，没有芽胞及鞭毛，不能游动，专性需氧。最适生长温度为 $35\sim37\text{℃}$，pH $6.8\sim7.0$，含 $15\%\sim25\%$ 的新鲜血液培养才能良好繁殖。不耐干燥，暴晒 1 h 或加热 60℃ 15 min 即灭活。对紫外线及常用消毒剂均敏感，但在 $0\sim10\text{℃}$ 存活较长。本菌能产生丝状血凝素（FHA）和凝集原、腺苷酸环化酶毒素、表皮坏死毒素、百日咳毒素（pertussis toxin，PT）和气管细胞毒素等致病的生物活性物质。百日咳毒素即淋巴细胞增多因子。PT 是百日咳杆菌致病的主要毒力因子，同时也是其所产生的诸多生物活性物质中唯一不受争议的保护性抗原。在鲍特菌属中，百日咳杆菌是唯一能产生 PT 的细菌。PT 是有 S1、S2、S3、S4 和 S5 5 个亚单位，以 $1:1:1:2:1$ 的比例组成，M_r 为 117×10^3，为一个典型的"A - B 核糖基转移酶"模式的细菌毒素。FHA M_r 为 220×10^3 左右。与百日咳杆菌黏附和定植在呼吸道器官的上皮细胞有关，也是百日咳杆菌致病的重要毒力因子；同时还具有较强免疫原性，能刺激机体免疫系统产生特异的保护性抗体。使本菌黏附在带有纤毛的呼吸道上皮细胞，百日咳粘着素（pertactin，Prn）为一种非纤毛性的凝集原，存在于百日咳杆菌表面，它在百日咳杆菌侵袭宿主呼吸系统上皮细胞的感染定植过程中发挥着重要的作用，也具有较强免疫原性。凝集原（agglutinogens，AGG）达 8 种之多，其中 6 种为百日咳杆菌所特有的，研究证实 AGG2 和 AGG3 在细菌感染过程中对宿主支气管细胞有黏附作用，也是致病因子之一。其他生物活性物质包括脂多糖、腺苷酸环化酶毒素、皮肤坏死毒素和气管细胞毒素，在百日咳的致病机制中也发挥重要作用。

副百日咳杆菌和支气管败血性杆菌与百日咳杆菌同属鲍特菌属，形态很相似，但凝集反应不同，无交叉免疫，副百日咳杆菌亦能引起百日咳症状。而作为动物病原的支气管败血性鲍特杆菌可引起极为罕见的人类慢性咳嗽。副百日咳杆菌和支气管败血性杆菌含有 PT 基因但不表达。此外，腺病毒、副流感病毒在婴儿可引起类似百日咳的临床表现。

本菌具有两类抗原，即耐热的菌体 O 抗原和不耐热的表面 K 抗原（荚膜物质）。外层具多种凝集因子，根据因子分布不同，可分为 1、2、3 型，1、2 型和 1、3 型 3 个血清型。百日咳杆菌常发生光滑至粗糙变异，变异后毒力减低，抗原性减弱，I 相菌为光滑型（S 型），只有改型致病产生症状。

流行病学

本病呈世界性分布。全年散发，以冬、春季多见。尽管现在世界上绝大多数国家实施百日咳疫苗的免疫接种，使百日咳感染率和病死率大大下降，但据 WHO 统计报道，现在全世界每年仍有 3 500 万患者，高达 29.4 万的儿童死于百日咳及其并发症，且 90% 病例来自不发达国家和发展中国家。我国自 1978 年实施接种 DPT 以来，发病率和死亡率大幅度下降，发病率由 20 世纪 60、70 年代的 100/10 万~200/10 万，降至目前的 1/10 万以下。成人发病增多。患者是唯一传染源。从发病前 1~2 d 至病程 6 周内均有传染性，以病初 2~3 周卡他期内传染性最强。本病通过飞沫传播，传播范围一般在患者周围 2.5 m 以内，很少通过玩具、衣服等间接传播。任何年龄都可发病，新生儿也不例外。目前仍以儿童发病为主，95% 以上的病例仍集中在 15 岁以下，其中 7 岁以下占 80%，60% 左右的病例≤5 岁，有病例报告的县占全国总县数的 30% 左右，农村发病率高于城市。近年发现 6 岁前接种过疫苗的成人和医院工作人员可成为轻症患者和带菌者。

发病机制与病理

百日咳发病一般可分为黏附阶段、局部阶段和全身性阶段 3 个阶段。百日咳杆菌进入呼吸道后依赖菌毛血凝素黏附在呼吸道上皮细胞上,繁殖并产生支气管细胞毒素,引起局部炎症,纤毛麻痹、运动障碍、细胞坏死,黏液分泌增多、黏稠,排出困难,刺激黏膜感觉神经末梢,反射性地引起剧烈的连续咳嗽。咳嗽时患儿处于呼气状态,痉挛暂停吸气时,大量空气急速通过痉挛的声门,发出高调鸡鸣样吸气声。长期咳嗽可在大脑皮质形成兴奋灶,在恢复期,一旦受外界因素刺激,可诱发痉咳。病菌产生的 PT,可致淋巴细胞增多,产生多种细胞产物如组胺致敏因子、胰岛活性蛋白,进一步引起细胞坏死和全身症状。

本病的病理表现为气管、支气管、毛细支气管、肺泡壁的上皮细胞坏死、脱落,间质有淋巴细胞及中性粒细胞浸润。分泌物的聚积可引起不同程度的下呼吸道梗阻,导致肺不张、肺气肿。重症患儿脑组织可见充血、水肿和散在性点状出血,神经细胞变性和胶质细胞增生。此时常可见到肝脏脂肪浸润等变化。

临床表现

潜伏期 3~21 d,大多为 7~14 d。如无适当治疗,病程持续 3 个月,甚至更长时间。典型临床病程分 3 期。

(一)卡他期

1~2 周,一般为 7~10 d,自发病至阵咳出现。病初有咳嗽、打喷嚏、低热等上呼吸道感染表现;3~4 d 后上述症状逐渐消失,热退,但咳嗽日益加重,日轻夜重,并发展成阵发性痉挛性咳嗽。本期传染性最强。

(二)痉咳期

一般 2~6 周,也有长达 2 个月左右。本期特点为阵发性接连不断的痉挛性短咳,每天 6~7 次至数十次,每次连续数十声。患者面红唇紫,张口伸舌,涕泪俱下,颈静脉怒张,紧接痉咳后有一次深长吸气,伴高调鸡鸣样吼声。痉咳时舌外伸,舌系带反复摩擦门齿,发生舌系带溃破,眼睑水肿,结膜出血,面部有出血点。新生儿和婴幼儿则以屏气、发绀、窒息,甚至惊厥,心率减慢乃至骤停猝死。患儿体温正常,肺部无阳性体征。

(三)恢复期

阵发性痉咳逐渐减轻直至停止,2~3 周好转、痊愈,精神、食欲恢复正常。新生儿及婴幼儿可无典型痉咳,常有阵发性屏气、发绀、窒息和惊厥,甚至心跳停止。值得注意的是成人和已经接种 DTP 的年长儿童症状相对较轻且不典型,痉咳不明显,慢性咳嗽是最主要的临床表现,最易误诊为支气管炎等疾病,故对慢性咳嗽患儿应当警惕百日咳的可能。

并发症

(一)肺炎

为最常见的并发症,多为细菌继发感染所致,多见于痉咳期。并发肺炎时,除发热外,可有呼吸困难、肺部出现细湿啰音等。

（二）百日咳脑病

此为最严重的并发症，发病率为 2％～3％，主要发生于痉咳期。剧咳引起脑血管痉挛，使脑缺氧、脑出血，加上毒素作用均可引起脑病，表现为意识障碍、惊厥、呼吸衰竭，可危及生命。存活者部分留有偏瘫、智力低下、癫痫等后遗症。

（三）结核病恶化

百日咳可使肺结核恶化或引起播散而发生粟粒性肺结核或结核性脑膜炎。

此外，尚有肺气肿、肺不张、支气管扩张、气胸、纵隔和皮下气肿、颅内出血、鼻出血、结膜出血、腹股沟疝、脱肛等。

实验室检查

（一）血象

卡他期末至痉咳早期，白细胞计数增高可达（20～50）×10^9/L，淋巴细胞 60％～80％。甚至出现类白血病反应。

（二）细菌培养

病初用鼻咽拭子，采用特殊的炭末培养基细菌培养，分离率可达 80％。如果患者接受了抗生素治疗，进行过免疫或在咳嗽持续 2 周以后阳性率则显著下降。痉咳期用咳碟法进行培养，阳性率低于 50％。

（三）免疫荧光抗体检查

取鼻咽分泌物涂片，用荧光标记的特异性抗体染色，在荧光显微镜下找病原体，可作为早期快速诊断，但也有假阳性。

（四）血清学检查

（1）鼻咽拭子直接免疫荧光法检测抗原。

（2）抗体检测：早期及恢复期双份血清百日咳杆菌抗体效价递升 4 倍以上；酶联免疫吸附试验检测百日咳特异型抗体；鼻咽拭子间接免疫荧光法检测抗体。发病后 2 周阳性。

此外，用酶联斑点免疫印迹法、单克隆抗体印迹试验、荧光抗体法检测作为百日咳的早期诊断。

诊断与鉴别诊断

根据流行病学资料及典型痉咳可作出临床诊断，无痉咳时辅以细菌学等实验室检查以助诊断。本病应与下列疾病相鉴别，如副百日咳杆菌感染，百日咳综合征，腺病毒1、2、5型感染，以及呼吸道合胞病毒等感染，亦可引起类似百日咳症状，可根据流行病学史及病原学检查确诊。约 20％病例属百日咳以外的病原引起。此外，需与急性支气管炎、肺炎、气管内异物、肺门淋巴结核等鉴别。

预 后

与年龄、原有健康状况及有无并发症等有关。年龄越小，预后越差。婴幼儿患病预后不良，并发百日咳脑病及肺炎预后较差。

治 疗

（一）一般治疗

呼吸道隔离至病后 40 d。保持空气新鲜,避免诱发痉咳因素。注意营养,保证充分休息等。

（二）抗生素治疗

百日咳杆菌对许多抗生素敏感,疗效与用药的迟早有关,在潜伏期和卡他期开始治疗,能缩短病程,减轻症状,消除细菌,降低传染性。可选用红霉素、氯霉素、阿莫西林等抗生素,疗程 7～10 d。

（三）对症治疗

主要是祛痰止咳,痰黏稠者可用 α-糜蛋白酶和碳酸氢钠混合液雾化吸入。痉咳期可用异丙嗪,尤其在睡前,维生素 K_{14} 肌内注射可减轻剧咳。盐酸普鲁卡因每次 3～5 mg/kg 加入葡萄糖液内静脉滴注,有解痉作用,可减少窒息和惊厥。婴儿屏气窒息时应及时做人工呼吸,给氧,吸痰。百日咳脑病患者可用脱水剂及短期糖皮质激素及莨菪碱类药物。

对严重的患儿百日咳,可采用静脉滴注抗 PT 免疫球蛋白,有较好效果。

预 防

（一）隔离患者

隔离期从起病到 7 周,或痉咳开始后 4 周。对密切接触的易感儿童应检疫 3 周。保持室内通气,衣物在阳光下暴晒,对痰液及口、鼻分泌物应进行消毒处理。

（二）保护易感人群

1. 主动免疫 全球范围已普遍开展,目前常用的 DPT(如全细胞百日咳疫苗、无细胞百日咳疫苗)对出生 3～6 个月的婴儿进行基础免疫,有效率达 90% 以上。

2. 被动免疫 婴幼儿或体弱者在接触患者后可予百日咳高价免疫球蛋白,减少发病和减轻症状,但效果不显著。

3. 药物预防 接触百日咳的易感儿童,口服红霉素的最佳时机为痉咳发作前 21 d,尤其是在接触百日咳患者后至发病前。剂量为 40～50 mg/(kg·d),成人 250～500 mg/d,分 3 次给药,持续 10～14 d。

（赵国昌）

第三节 猩 红 热

猩红热(scarlet fever)是由 A 群 β 型溶血性链球菌引起的一种急性呼吸道传染病。临床特征为发热、咽峡炎、全身弥漫性鲜红色皮疹和疹退后皮肤脱屑。少数患者病后可发生变态反应性心、肾、关节并发症。

链球菌感染后,因机体免疫反应不同而呈现不同的临床表现,对细菌产生的红疹毒素不具免疫力者可发生猩红热样皮疹,否则仅表现为咽峡炎。

病原学

A 群 β 型溶血性链球菌(group A - β hemolytic streptococcus)直径为 0.6～1.0 μm,呈链状排列,革兰染色阳性,球形或卵圆形,培养早期多数菌株有荚膜,晚期被分解消失,无鞭毛、无芽胞,但有菌毛样结构。本菌在含有血或血清的培养基中生长良好,并能产生完全(β型)溶血反应,故也被称为乙型溶血性链球菌。β 型溶血性链球菌按其菌体细胞壁上所含多糖抗原(C 抗原)的不同,可分为 A～U(无 I、J)19 个群。其中 A 群是猩红热的主要病原体,有 M、T、R、S 4 种表面蛋白抗原及核蛋白抗原 P。根据其表面蛋白抗原 M 又可分为 80 个血清型。M 蛋白是链球菌菌体成分中有致病能力的重要因素,对中性粒细胞和血小板都有免疫毒性作用,且具有抵抗机体白细胞吞噬的作用。机体感染后可获得对 M 蛋白的特异性免疫力,可保持数年,但只对同型菌株具有免疫力。近年证明链球菌产生的脂壁酸(LTA)对生物膜有高度亲和力,可使链球菌黏附于人的上皮细胞。β 型溶血性链球菌的致病性在于能产生多种毒素和酶类,其中红疹毒素(erythrogenic toxin)引起发热和猩红热样皮疹,还能抑制吞噬系统的功能,影响 T 细胞功能及触发 Schwartzman 反应(内毒素出血性坏死);溶血素 O 和 S 能溶解红细胞,杀伤白细胞和血小板,并能引起组织坏死;透明质酸酶能溶解组织间质的透明质酸,利于细菌在组织中扩散;链激酶能使血液中的纤维蛋白溶酶原转变为纤维蛋白溶酶,从而阻止血液凝固或溶解已凝固的血块;链道酶能溶解具有黏稠性的 DNA;烟酰胺腺嘌呤二核苷酸酶,能杀灭白细胞并能分解某些组织成分而破坏机体的防御能力。

A 群 β 型溶血性链球菌对热及干燥的抵抗力较弱,加热 56℃ 30 min 及一般消毒剂均能将其杀灭,但在痰及脓液中可存活数周。

流行病学

(一)传染源

主要是患者和带菌者,自发病前 1 d 至出疹期传染性最强,恢复期传染性消失。A 群 β 型溶血性链球菌引起的咽峡炎,排菌量大且不被隔离,是重要的传染源。其他 β 型溶血性链球菌感染性疾病(如扁桃体炎、中耳炎、丹毒等)患者和带菌者也可作为传染源,但传染性远不如猩红热。

(二)传染途径

主要经空气飞沫传播。患者的咽部、鼻咽部和唾液中含有大量细菌,可通过谈话、咳嗽和打喷嚏等方式传染易感者。亦可经皮肤伤口或产道等处感染,引起"外科型"或"产科型"猩红热。通过被污染的食物、餐具、书籍等间接传播较少。

(三)人群易感性

普遍易感。感染后人体产生抗菌免疫力和抗毒免疫力。抗菌免疫力产生缓慢、较弱、持续时间短暂,具有型特异性。因 A 群 β 型溶血性链球菌中各型 M 蛋白的抗原性不同,产生不同的抗体,故只对同型菌株具有免疫力,遇有其他型别的菌株,仍可反复感染,导致咽峡炎和扁桃体炎。抗毒免疫力产生较快、较强,而且持久,主要由红疹毒素刺激机体产生抗毒抗体。

红疹毒素有 5 种不同的血清型,相互无交叉免疫,故患猩红热后再感染不同型红疹毒素的毒株,仍可再患猩红热;另外近年来猩红热轻型病例增多,这与早期应用抗生素使人体免疫力产生不足有关,这也是猩红热复发和再感染增多的原因之一。

（四）流行特点

全年均可发病,以冬、春季节多见,夏季偶尔有流行。流行多见于温带,而寒带及热带少见。我国北方可见流行,长江流域多为散发,华南少见。5～15 岁为好发年龄,尤其是学龄前儿童发病率最高,6 个月以下乳儿及 50 岁以上老人发病率较低。

（五）流行菌型和病情变迁

据近年来流行病学调查表明,不同年代、不同地区的流行菌型不尽相同,病情有日趋缓和的倾向,轻型病例增多,中毒型少见,病死率显著下降。轻症化的原因目前认为主要是:①敏感抗生素的广泛应用及长时间外界环境作用,引起链球菌变异;②早期应用抗生素致使链球菌很快被抑制或杀灭,控制了症状进一步加重。

发病机制与病理

病原体侵入人体后,主要产生以下 3 种病变。

（一）感染性（化脓性）病变

A 群 β 型溶血性链球菌借助 LTA 黏附于人的黏膜上皮细胞,其 M 蛋白保护细菌不被吞噬并很快繁殖,产生的溶血素使宿主细胞分解死亡,通过透明质酸酶、链激酶的作用使细菌扩散。此时机体出现炎症反应,引起感染部位的化脓病变,如咽峡炎、扁桃体炎。细菌经淋巴向周围扩散,引起扁桃体周围脓肿、鼻窦炎、中耳炎、乳突炎、颈淋巴结炎、蜂窝织炎等。进而引起菌血症、败血症,出现其他部位的迁徙性化脓性病灶。

（二）中毒性病变

病原菌所产生的红疹毒素及其他产物经咽部丰富的血管进入血流,引起发热、头痛、食欲缺乏等全身中毒症状。红疹毒素使皮肤和黏膜血管弥漫性充血、真皮层充血水肿、上皮细胞增生,白细胞浸润以毛囊周围最明显,形成典型猩红热样皮疹。严重者血液渗出,形成出血性皮疹。恢复期表皮细胞角化、坏死而脱落,形成脱屑和脱皮。肝、脾、淋巴组织等则充血水肿、脂肪变性和单核细胞浸润。心肌浑浊肿胀及变性,重者可坏死。肾脏常呈间质性炎症改变。

（三）变态反应性病变

病后 2～4 周,个别患者可出现变态反应性病变。主要表现在心、肾及关节滑膜等部位。可能因 A 群链球菌某些型的 M 蛋白与被感染者的心肌、心瓣膜、肾小球基膜的抗原有交叉免疫反应,或可能因抗原抗体复合物沉积而致。病理表现为心肌浑浊肿胀和脂肪变性,以及心内膜炎、肾小球肾炎及关节滑膜的浆液性炎症。风湿热患者一般发生于咽部 β 型溶血性链球菌感染。

临床表现

潜伏期多数为 2～3 d(1～7 d),由于细菌毒力的强弱不同,侵入部位的差异,年龄和机体反应性不同,本病临床表现差异较大。患者临床表现轻重不同,一般分为下列几种类型。

（一）普通型（典型猩红热）

典型病例起病急骤并具有发热、咽峡炎、第 2 病日出现皮疹三大特征性表现。

1. 发热　多为持续性,体温可达 39℃左右,伴有头痛、头晕、全身不适、食欲缺乏等一般中毒症状,小儿多有恶心和呕吐。发热的高低及热程均与皮疹的多寡及其消长相一致。自然病程约 1 周。

2. 咽峡炎　咽痛明显,常影响吞咽。咽部充血,扁桃体肿大,表面常附有点片状黄白色脓性分泌物,甚至呈大片假膜状,但较松软,易抹去。软腭黏膜也充血水肿,并常先于皮疹出现点状充血或出血性黏膜内疹。

3. 皮疹　多数在发热后第 2 天开始出疹,皮疹始于耳后、颈部及上胸部,24 h 内迅速蔓延至全身。典型皮疹是在弥漫性充血的皮肤上出现分布均匀的与毛囊一致的大头针帽样大小的密集丘疹,压之褪色,伴有痒感。少数患者可见有黄白色脓头且不易破溃的皮疹,称为"粟粒疹",严重者可见出血性皮疹。在皮肤皱褶处如颈部、肘窝、腋窝、腹股沟等处,皮疹密集或因压迫摩擦引起出血,形成紫红色线条,称为"线状疹"(亦称 Pastia 线)。颜面部位仅有充血而无皮疹,而口鼻周围常无充血或充血不明显,与颜面其他部位相比显得相对苍白,称为"口周苍白圈"。皮疹经 1～2 d 达高峰,继之依出疹顺序开始消退,2～3 d 退尽,重者可持续 1 周。疹退后开始皮肤脱屑,历时 1～4 周。皮疹越多越密,脱屑越明显,以粟粒疹为重,多呈片状脱皮,面部及躯干常为糠屑状,手、足掌、指(趾)处由于角化层较厚,片状脱皮常较完整,而呈套状。于发疹同时出现舌乳头肿胀,初期舌被白苔,肿胀的舌乳头凸出覆以白苔的舌面,称为"草莓舌"。2～3 d 后舌苔脱落,舌面光滑呈绛红色,舌乳头凸起,称为"杨梅舌"。此可作为猩红热的辅助诊断条件。

(二) 轻型

近年多见,表现为轻至中等度发热,咽峡炎轻微。皮疹亦轻且仅见于躯干部,疹退后脱屑不明显。病程短,但仍有发生变态反应并发症的可能,应予以注意。

(三) 重型(中毒型)

本型患者毒血症症状明显,高热者可达 40% 以上,头痛和呕吐均严重,可出现程度不等的意识障碍。皮疹多且重,出血性皮疹增多。可出现中毒性心肌炎、中毒性肝炎和中毒性休克等。近年少见。

(四) 脓毒型

少见,多为营养不良的儿童。主要表现为咽部严重的化脓性炎症、坏死及溃疡,常可波及邻近组织,引起颈淋巴结炎、中耳炎、鼻窦炎等;亦可侵入血液循环引起败血症及迁徙性化脓性病灶。

(五) 外科型和产科型

病原菌经伤口或产道侵入所致,咽峡炎缺如。皮疹首先在伤口或产道周围出现,而且较为明显,然后遍及全身。邻近淋巴结炎症显著,中毒症状较轻。

实验室检查

(一) 血象

白细胞总数增高,为$(10～20)×10^9/L$,中性粒细胞常在 80% 以上,严重患者胞质中可见中毒颗粒。

（二）尿液检查

尿常规常无明显异常改变。若发生肾脏变态反应并发症，则尿蛋白增加，并出现红、白细胞及管型。

（三）细菌学检查

咽拭子或其他病灶分泌物培养可有 A 群 β 型溶血性链球菌生长，也可用免疫荧光法检测咽拭子涂片以进行快速诊断。

并发症

治疗越早，并发症越少。初期可发生化脓性和中毒性并发症，如化脓性淋巴结炎、中耳炎及中毒性心肌炎、中毒性肝炎等。后期可有变态反应性并发症，如肾小球肾炎、风湿病和关节炎。近年来研究证明，并发肾炎与流行菌型有关，多数由 A 群 β 型溶血性链球菌 A_{12}、A_4、A_{25} 等引起，而风湿病则一般与链球菌菌型无关。

诊断与鉴别诊断

当地有本病流行，有接触史，骤起发热、咽峡炎、病后 2 d 内出现特征性皮疹，则应考虑本病。若疹退后皮肤有脱屑，则临床诊断可能性更大。患者咽拭子或脓液培养分离出 A 群溶血性链球菌，或上述标本涂片用免疫荧光法检测到 A 群溶血性链球菌则可证实诊断。

另外，多价红疹毒素试验也有助于诊断。其在发病早期呈阳性，而恢复期转为阴性。红疹毒素又称狄克(Dick)毒素，以其 0.1 ml 做皮内注射，24 h 后局部红肿直径＞1 cm 者为阳性，提示无抗毒免疫力，对猩红热易感；如为阴性，则表示有抗毒免疫力，此称为狄克试验(Dick test)。

猩红热需与下列疾病鉴别。

1. 麻疹 病初有明显的上呼吸道卡他症状，第 3～4 病日出疹，皮疹形态与猩红热不同，常为大小不等、形状不一的暗红色斑丘疹，疹间皮肤正常，面部皮疹较多。颊黏膜麻疹黏膜斑及白细胞计数减少为重要区别。

2. 风疹 起病第 1 天即出皮疹。开始呈麻疹样，第 2 天躯干部增多且可融合成片，类似猩红热，但无弥漫性皮肤潮红。此时四肢皮疹仍为麻疹样，面部有皮疹。皮疹多于发病 3 d 后消退，无脱屑。耳后及枕下淋巴结常肿大。风疹病毒特异抗体效价上升等有助诊断。

3. 药疹 有用药物史，皮疹有时呈多样化表现，分布不均匀，出疹顺序由躯干到四肢。全身症状轻，与皮疹的严重程度不相称。本病无咽峡炎、杨梅舌、颈部淋巴结肿大等，白细胞计数正常或减少，停药后皮疹迅速消退。

4. 金黄色葡萄球菌感染 有些金黄色葡萄球菌亦能产生红疹毒素，可以引起猩红热样的皮疹。与猩红热的鉴别点主要为金黄色葡萄球菌感染皮疹多在起病 3～5 d 出现，持续时间短，消退较快；无皮肤脱屑；全身中毒症状重，皮疹消退后全身症状不减；查体常有局部或迁徙性感染灶；病灶分泌物可培养出金黄色葡萄球菌。

5. 川崎病(皮肤黏膜淋巴结综合征) 本病好发于 4 岁以下婴幼儿，病理特征为血管炎。主要表现为以急性发热起病，热程 1～2 周；眼结膜充血，舌似猩红热的草莓舌，口腔黏膜充血；颈、颌下、腹股沟淋巴结肿大，但不化脓、不粘连；指(趾)末端对称性水肿；皮疹呈多形性，主要见于躯干部，表现为猩红热样，不痒或轻度瘙痒，红疹消退后有糠状或膜状脱屑。本病往往伴有心血管、消化道、泌尿系统等损害。实验室检查示白细胞总数及中性粒细胞数增高,有时血小板增加,红细胞沉降率增快。

6. 其他咽峡炎 在出皮疹前咽峡炎与一般急性咽峡炎较难鉴别。白喉患者的咽峡炎比猩红热患者轻,假膜较坚韧且不易抹掉,猩红热患者咽部脓性分泌物容易被抹掉。但有时猩红热与白喉可合并存在,细菌学检查有助于诊断。

7. 病毒感染 有些病毒感染也能引起高热、咽喉充血及猩红热样皮疹,如柯萨奇病毒感染;传染性单核细胞增多症也有明显的咽喉炎及皮疹;流感有时皮肤普遍出现红晕,近似猩红热。对此类疾病需依赖病史,详细观察皮疹特点,通过白细胞计数和分类检查及咽拭子培养进行鉴别。

治疗

(一)一般治疗

进行呼吸道隔离,直至咽拭子培养阴性为止。无咽拭子培养的情况下,隔离 6 d。居室内注意通风及保持空气新鲜。

(二)病原治疗

早期病原治疗可缩短病程,减少并发症。青霉素为首选药物,成人每次 60 万~80 万 u,2~4 次/d,儿童 2 万~4 万 u/(kg·d),分 2~4 次。根据病情选择肌内注射或静脉给药途径,疗程 5~7 d。中毒型或脓毒型者可加大用药剂量。通常用药 24 h 后热退,皮疹亦随之逐渐消退。近年 A 群链球菌对青霉素耐药菌株有所增多,值得关注。对青霉素过敏者可选用红霉素,20~40 mg/(kg·d),分 3 次给药,疗程同青霉素,亦可选用第 1 代头孢菌素等。

(三)并发症治疗

化脓性病灶若发生在青霉素治疗前,可加大青霉素的剂量;若发生在青霉素治疗后,则应考虑改用其他抗生素。并发风湿热、肾小球肾炎和关节炎可予相应治疗。

预防

应对患者进行 6 d 隔离治疗,至咽拭子培养连续 2 次阴性为止。对接触者医学观察 7 d,并可用苄星青霉素 120 万 u 肌内注射一次进行预防,可防止风湿热和肾小球肾炎的发生。儿童机构内有本病流行时,对咽峡炎或扁桃体炎患者,亦应按猩红热隔离治疗。流行期间应避免到人群密集的公共场所,接触患者应戴口罩。目前尚无疫苗可供使用。

(张 郢 张树林)

第四节 伤寒与副伤寒

一、伤 寒

伤寒(typhoid fever)是由伤寒沙门菌引起的急性传染病,以全身单核-巨噬细胞系统增生性反应,肠道淋巴组织发生明显炎症、坏死及小溃疡为基本病理特征。典型的临床表现包括持续高热,腹部不适,肝、脾大和白细胞低下,部分患者有玫瑰疹和相对缓脉。肠出血和肠穿孔为其严重的并发症。

病原学

伤寒的病原是伤寒沙门菌($S.\ typhi$),又名伤寒杆菌。在自然条件下,伤寒沙门菌不感染动物,只感染人类,属肠杆菌科沙门菌属中的 D 群。革兰染色阴性,呈短杆状,长为 $1\sim3.5\ \mu m$,宽为 $0.5\sim0.8\ \mu m$,周有鞭毛,能活动,不产生芽胞,无荚膜。在普通培养基上能生长,在含有胆汁的培养基中生长较好。伤寒沙门菌在自然界中的生活力较强,在水中一般可存活 $2\sim3$ 周,粪便中能维持 $1\sim2$ 个月,牛奶中不仅能生存,且可繁殖,能耐低温,在冰冻环境中可持续数月,但对光、热、干燥及消毒剂的抵抗力较弱,日光直射数小时、加热至 60℃ 后 30 min 即可死亡,对 3％苯酚、饮水中的余氯等一般性消毒剂均敏感。

伤寒沙门菌主要含菌体(O)、鞭毛(H)和表面(Vi)3 种抗原,O 及 H 抗原性较强,常用于血清凝集试验(肥达反应)以辅助临床诊断,但 O 及 H 抗原所诱生的抗体并非保护性抗体。Vi 抗原见于新分离(特别是从患者血液分离)的菌株,能干扰机体免疫系统的杀菌效能和吞噬功能,是决定伤寒沙门菌毒力的重要因素。但其抗原性不强,所产生的 Vi 抗体凝集效价一般较低,持续时间甚短。当病原菌从人体中清除后,Vi 抗体效价迅速下降,故 Vi 抗体的检出虽对本病的诊断无多大帮助,但有助于发现带菌者。近年来,对 Vi 抗原的功能有了新的认识,证实 Vi 抗体具有保护性,Vi 多糖疫苗已用于伤寒的预防,并取得满意的效果。

通过对伤寒沙门菌进行噬菌体分型,发现我国有 28 个型,其中 M1、A、D2 流行较广。

最近,一株伤寒沙门菌(CT18)的全基因组序列已经测定完毕,全长 4 809 kb,约有 4 599 个编码基因,含有近 10 个与致病性有关的毒力岛。此外,另一特征是包含 204 个假基因。伤寒沙门菌全基因组序列的确定有助于进一步研究其致病性和耐药机制。

伤寒沙门菌是一种能在细胞内生长的细菌。在侵入宿主细胞后可形成"含沙门菌液泡"(Salmonella‐containing vacuole,SCV),并能在其中繁殖。伤寒沙门菌的致病性与多种毒力因子有关,其中研究较多和较为明确的毒力因子是沙门菌两种不同的Ⅲ型分泌系统(type Ⅲ secretion system,TTSS)。TTSS 的主要功能是介导细菌与宿主细胞之间的相互作用。第 1 种 TTSS 是由毒力岛 1 编码的,可将细菌侵入所需的蛋白移位至细胞内,同时还对 SCV 的形成起重要作用。第 2 种 TTSS 由毒力岛 2 编码,可将数种效应蛋白移位至液泡外。其中,功能较为明确的效应蛋白为 SifA,它是沙门菌保持毒力的必需蛋白,主要功能是促进沙门菌丝状结构的形成,维持 SCV 结构的稳定,后者是伤寒沙门菌能在细胞内繁殖而不被破坏的关键。

流行病学

(一) 传染源

为患者及带菌者。患者从潜伏期开始即可从粪便排菌,病程的 $2\sim4$ 周时排菌最多,此后逐渐减少。恢复期后仍排菌,持续时间不超过 3 个月者称为暂时带菌者。有 2％$\sim$5％患者病后排菌超过 3 个月,称为慢性带菌者。偶有慢性排菌超过 1 年以上,甚至终身的长期带菌者。慢性带菌者是本病不断传播或流行的主要传染源。慢性带菌者体内的细菌多寄生于胆囊及胆管中,主要见于40岁以上的妇女及老年人。原有慢性胆道疾患(如胆囊炎、胆石症等)的伤寒者则更易成为慢性带菌者。

(二)传播途径

本病经消化道传播。伤寒沙门菌随患者或者带菌者的粪、尿排出后,通过污染的水和食物、日常生活接触、苍蝇和蟑螂等传播。其中,水源污染是本病传播的重要途径,也是暴发流行的主要原因。食物污染也可引起本病流行,而散发病例一般以日常接触传播为多。

(三)人群易感性

人群对伤寒普遍易感。病后可获得持久性免疫力,再次患病者极少,与副伤寒无交叉免疫力。

(四)流行特征

世界各地均有本病发生,以热带、亚热带地区多见,主要发生于经济欠发达的国家或地区,可散发、地方性流行或暴发流行。本病终年可见,但以夏、秋季最多。患者以儿童和青壮年居多。据估计,1984年全球约有1600万人患伤寒,导致60万人死亡。2004年,全球约有2165万人患伤寒,541万人患副伤寒,共导致约22万人死亡。近年来,我国各地的发病率明显降低。据我国卫生部统计,2002~2006年伤寒、副伤寒年发病数从59 796人降低至25 986人。

发病机制与病理

(一)发病机制

伤寒沙门菌随污染的水或食物进入消化道后,一般可被胃酸杀灭。若入侵病菌数量较多($10^3 \sim 10^6$ CFU/次以上),或胃酸缺乏时,致病菌可进入小肠,侵入肠黏膜,此时部分病菌即被巨噬细胞吞噬并在其胞质内繁殖,部分则经淋巴管进入回肠集合淋巴结、孤立淋巴滤泡及肠系膜淋巴结,并在其中生长繁殖,然后再由胸导管进入血流而引起短暂的菌血症,即原发菌血症期。此阶段患者并无症状,相当于临床上的潜伏期。细菌随血流进入肝、脾、胆囊、肾和骨髓后继续大量繁殖,再次进入血流,引起第2次菌血症,临床上出现发热,全身不适,肝、脾大,玫瑰疹等症状和体征。此时相当于病程的第1~2周,血培养常为阳性,骨髓培养阳性率更高。病程第2~3周,细菌继续随血流播散至全身各脏器,在胆囊、胆管内大量繁殖后进入肠道随粪便排出,同时,细菌也部分经肾脏随尿液排出,此时粪便、尿液培养可获阳性。经胆管进入肠道的细菌,部分穿过小肠黏膜再度侵入肠壁淋巴组织,在原已致敏的肠壁淋巴组织中产生严重的炎症反应(Arthus反应),引起局部肠壁组织坏死、脱落而形成溃疡。若波及病变部位血管可引起出血,侵及肌层与浆膜层则可引起肠穿孔。此外,细菌也可在其他组织引起化脓性炎症如骨髓炎、肾脓肿、胆囊炎、脑膜炎、心包炎等,但较为少见。病程第4周开始,人体产生的免疫力逐渐增强,在血流及脏器中的细菌逐渐被清除,肠壁溃疡渐趋愈合,疾病最终获得痊愈。少部分患者胆囊内的细菌继续生长、繁殖而成为带菌者,还有少数患者可能由于免疫功能不足等原因,潜伏在体内的细菌可再度繁殖,并侵入血流引起复发。

伤寒患者持续发热的原因主要与TNF等细胞因子的释放有关。由于患者血清的内毒素水平并无明显增加,故内毒素与伤寒患者发热等症状之间的关系仍需进一步研究。

(二)病理

伤寒的主要病理特征是全身单核-巨噬细胞系统的增生性反应,以回肠末段的集合淋巴结和孤立淋巴滤泡最为显著。病程第 1 周,肠道淋巴组织增生肿胀,呈纽扣样突起。少数病例的结肠起始段亦有同样变化,肠系膜淋巴结也显著增生与肿大,其他部位的淋巴结、脾脏、骨髓、肝窦星形细胞亦增生。至病程的第 2 周,肠道淋巴组织炎症水肿加剧,局部出现坏死,形成黄色结痂。病程第 3 周,结痂脱落形成溃疡。若波及病变部位血管可引起出血,侵入肌层与浆膜层可引起肠穿孔。因回肠末段的淋巴结较大且多,病变最严重,故穿孔多见于此部位。病程第 4~5 周,溃疡愈合,不留瘢痕,也不引起肠道狭窄。肠道病变不一定与临床症状的严重程度成正比,伴有严重毒血症者,尤其是婴儿,其肠道病变可能不明显;反之,毒血症状轻微或缺如的患者却可突然发生肠出血与肠穿孔。

显微镜下检查可见大量单核-巨噬细胞浸润而少见中性粒细胞,常大量聚集在小肠溃疡的底部及周围,具有强大的吞噬能力。胞质内含被吞噬的淋巴细胞、红细胞、伤寒沙门菌及坏死组织碎屑,是本病的相对特征性病变,故又称"伤寒细胞"。若伤寒细胞聚集成团,则称为伤寒肉芽肿或伤寒小结。其他脏器中,脾和肝的病变最为显著。脾脏肿大明显,红髓明显充血、灶性坏死、巨噬细胞增生及伤寒肉芽肿形成。肝的最常见病变是肝细胞局灶性坏死,伴有单核细胞浸润。胆囊可呈轻度炎症,急性炎症少见。心肌及肾脏浑浊,是毒血症的一种表现。极少发生心内膜炎和心包炎。偶见血栓性静脉炎(多发生于左股静脉)、骨膜炎、骨髓炎(胫骨多见)、脊椎炎及伤寒沙门菌脑膜炎。呼吸系统以支气管炎为常见,但亦可出现继发性支气管肺炎和大叶性肺炎。斑丘疹即玫瑰疹的镜下检查显示毛细血管扩张和单核细胞浸润,有时可见伤寒沙门菌。

临床表现

潜伏期一般为 7~23 d,平均 10 d 左右,其长短与感染菌量有关。不同个体的临床表现有较大的差异。

(一)伤寒的典型临床表现

自然病程约 4 周,可分为 4 期。

1. 初期 相当于病程第 1 周,起病大多缓慢。发热是最早出现的症状,常伴有全身不适、乏力、食欲减退、咽痛和咳嗽等症状。病情逐渐加重,体温呈阶梯形上升,于 5~7 d 内达 39~40℃。发热前可有畏寒而少寒战,热退时出汗不显著。

2. 极期 相当于病程第 2~3 周,常出现伤寒的典型表现。

(1)高热:高热持续不退,多数(50%~75%)呈稽留热型,少数呈弛张热型或不规则热型,持续 10~14 d。

(2)消化系统症状:食欲缺乏较前更为明显,舌尖与舌缘的舌质红,苔厚腻(即所谓伤寒舌),腹部不适,腹胀,多有便秘,少数则以腹泻为主。由于肠道病变多在回肠末段和回盲部,右下腹可有轻度压痛。

(3)神经系统症状:与疾病的严重程度成正比,患者精神恍惚,表情淡漠、呆滞,反应迟钝,听力减退,重者可有谵妄、昏迷或出现脑膜刺激征(虚性脑膜炎)。以上神经系统症状多随体温下降而逐渐恢复。

（4）循环系统症状：常有相对缓脉（20％～73％）或有时出现重脉是本病的临床特征之一，但小儿和并发中毒性心肌炎时，常无相对缓脉。

（5）肝、脾大：病程第 6 天开始，在左季肋下常可触及脾大（60％～80％），质软或伴压痛。少数患者肝脏亦可肿大（30％～40％），质软或伴压痛，可出现肝功能异常者。重者可出现黄疸，称为中毒性肝炎。

（6）皮疹：病程 7～13 d，部分患者（20％～40％）皮肤出现淡红色小斑丘疹（玫瑰疹），直径 2～4 mm，压之退色，为数 12 个以下，分批出现，主要分布于胸、腹部，也可见于背部及四肢，多在 2～4 d 内消失。

3. 缓解期　相当于病程第 3～4 周，人体对伤寒沙门菌的抵抗力逐渐增强，体温出现波动并开始下降，食欲逐渐好转，腹胀逐渐消失，脾大开始回缩。但本期内仍有发生肠出血或肠穿孔的危险，需特别警惕。

4. 恢复期　相当于病程第 4～5 周，体温恢复正常，食欲进一步好转，精神、体力等一般在其后 1 个月内完全恢复。

（二）临床类型

伤寒可分为下列几种类型。

1. 普通型　具有上述典型临床表现者。

2. 轻型　全身毒血症状轻，病程短，1～2 周内痊愈。多见于发病前曾接受伤寒菌苗注射，或发病初期已应用过有效抗菌药物治疗者，在儿童病例中亦非少见。由于病情轻，症状不典型，易致漏诊或误诊。

3. 暴发型　起病急，毒血症状严重，有畏寒、高热、腹痛、腹泻、中毒性脑病、心肌炎、肝炎、肠麻痹、休克等表现，也可并发 DIC。

4. 迁延型　起病与典型伤寒相似，但发热持续不退，可长达 45～60 d 或更久，肝、脾大明显，多见于合并慢性血吸虫病者。

5. 逍遥型　症状轻微或无症状，可照常工作或学习，常因发生肠出血或肠穿孔等并发症才来就诊。

（三）小儿及老年人伤寒的特点

患儿年龄越小，症状越不典型。常急性起病，发热多为弛张热型，消化道症状重，神经系统症状也较明显，而相对缓脉和玫瑰疹少见，白细胞和嗜酸性粒细胞计数常不减少。病程较短，有时仅 2～3 周即自然痊愈。由于小儿肠道淋巴组织发育未全，故肠道病变轻，肠出血、肠穿孔等并发症也较少，但并发支气管炎或肺炎颇为常见。随着年龄增长，临床症状逐渐与成人相同。

老年人伤寒的临床表现也不典型，发热多不高，虚弱现象明显，胃肠道症状持续时间长，易并发支气管肺炎和心功能不全，病程易迁延，恢复缓慢，病死率较高。

（四）复发与再燃

症状消失后 1～2 周再次发病，临床表现与初次发作相似，血培养又转为阳性，故称之为复发（relapse），复发率约 5％。复发者的症状较轻，病程较短。复发的原因与抗菌治疗疗程不足、机体抵抗力低下有关。未被完全清除的细菌在体内重新繁殖，释放入血，引起复发。偶可复发 2～3 次。再燃（recrudescence）是指体温开始逐渐下降，但未至正常时再度升高，血培养也常阳性。发生机制与复发相似。

（五）并发症

随着有效抗菌药物的应用，伤寒的并发症已显著减少，各种并发症的发生率为10％～15％，多见于病程超过2周者，其中以肠出血、肠穿孔和中毒性脑病最为严重。

1. 肠出血 为最常见的并发症，发生率接近10％，多见于病程第2～3周。大多数仅为少量出血，可无症状或仅有轻度头晕、脉搏增快，不需输血即可缓解。2％患者有大量出血，表现为热度骤降，脉搏细速，并有头晕、面色苍白、烦躁、出冷汗及血压下降等休克表现。有腹泻者并发肠出血机会较多。病程中随意起床活动、进食含固体及纤维渣滓较多的食物、过量饮食、排便时用力过度以及治疗性灌肠等均可为肠出血诱因。

2. 肠穿孔 为最严重的并发症，发生率为1％～3％，多见于病程第2～3周。肠穿孔常发生于回肠末段，但亦可见于结肠或其他肠段；肠穿孔数目大多为1个，少数为2～3个，表现为突感右下腹剧痛，伴有恶心、呕吐、出冷汗、脉搏快速、呼吸急促、体温与血压下降（休克期），经1～2 h后腹痛及其他症状暂时缓解（平静期）。不久体温又迅速上升，并出现腹胀、持续性腹痛、腹壁紧张、广泛压痛及反跳痛、肠鸣音减弱或消失、肝浊音界消失等。X线检查可见膈下游离气体，白细胞较原先增加并伴核左移（腹膜炎期）。肠穿孔的诱因大致与肠出血相同，有的病例肠出血、肠穿孔可同时发生。

3. 中毒性心肌炎 发生率为3.5％～5％，常见于病程2～3周，多见于伴有严重毒血症者。临床特征为心率加快、心律不齐、第一心音减低、血压偏低等。心电图显示 PR 间期延长、T 波改变、ST 段下降等。

4. 中毒性肝炎 发生率为12.8％～60％，常见于病程1～2周，主要特征为肝大，ALT升高，少数出现轻度黄疸。随着病情好转，肝大及肝功能可于2～3周后恢复正常。

5. 支气管炎及肺炎 支气管炎多见于发病初期，肺炎则常发生于极期和病程后期，多为继发感染。

6. 溶血性尿毒综合征 多见于国外的报告。一般见于病程第1～3周，约半数发生于第1周。主要表现为溶血性贫血和肾衰竭，并有纤维蛋白降解产物增加、血小板减少、红细胞破碎现象。

7. 中毒性脑病 不同国家所报告的发生率有较大的差异。在印度尼西亚，中毒性脑病的发生率可达10％～40％，但多数国家在2％以下。主要表现为烦躁不安、谵妄、意识模糊，也可表现为表情淡漠、反应迟钝。完全昏迷者少见。

8. 其他 偶可引起急性胆囊炎、溶血性贫血、中毒性肾炎、血栓性静脉炎、DIC 等。

实验室检查

（一）常规检查

血白细胞总数大多为$(3～4)\times10^9/L$，伴中性粒细胞减少和嗜酸性粒细胞减少乃至消失，后者随病情的好转逐渐回升。极期嗜酸性粒细胞＞2％，绝对计数超过$4\times10^9/L$者可基本除外伤寒。高热时可有轻度蛋白尿。粪便隐血试验可呈阳性。

（二）细菌学检查

1. 血培养 是确诊的依据。对于临床上诊断为伤寒的患者，血培养的阳性率为30％～

90%。对于未经治疗的患者,病程早期即可阳性,第 7～10 病日阳性率可达 90%,第 3 周降为 30%～40%,第 4 周时常阴性。较长的发热时间、较少的采血量(少于 10 ml)、用过抗菌药物等均可降低阳性率。

2. 骨髓培养 1 ml 骨髓液的培养阳性率相当于 10 ml 以上血液标本的培养阳性率,故骨髓培养的阳性率较血培养高,可达 85%～90%。尤其适合于已用抗菌药物治疗、病程较长而血培养阴性者。

3. 粪便培养 病程后期粪便培养的阳性率较高,第 3～4 周可高达 80%。但单独粪便培养不能满足伤寒的诊断,其主要价值是发现带菌者。

4. 尿培养 病程后期阳性率可达 25%,但应避免粪便污染。

5. 玫瑰疹的检查 玫瑰疹刮取物或活检切片做培养也可获阳性结果。

(三)免疫学检查

1. 肥达反应(Widal reaction) 是用伤寒沙门菌的 O 抗原、H 抗原,副伤寒甲、乙、丙的 H 抗原测定患者血清中相应抗体的凝集效价,对伤寒、副伤寒有辅助诊断价值。O 抗原为部分沙门菌的共同抗原,与其他部分肠杆菌科细菌也有交叉抗原反应。抗 O 抗体为 IgM 型,出现较早,持续时间也较短。H 抗原为不同的沙门菌所特有,检测抗 H 抗体可鉴别伤寒、副伤寒。抗 H 抗体属 IgG 型,出现较晚,但持续时间较长。抗体效价:O≥1:80,H≥1:160 时被认为阳性,对伤寒有辅助诊断价值,而双份血清的抗体效价呈 4 倍以上升高者则更具参考价值。肥达反应最早可于病程第 1 周末出现阳性反应,一般从第 2 周开始阳性率逐渐增高,至第 4 周可达 70%,病愈后阳性反应可持续数月之久。有少数患者在整个病程中抗体效价均很低或阴性,故肥达反应阴性不能排除本病。同样由于肥达反应的特异性较差,其阳性也不能作为确诊的依据。单独抗 O 抗体升高见于疾病早期或其他沙门细菌感染;而单独抗 H 抗体升高多见于伤寒的恢复期、既往感染或有伤寒疫苗接种史者。

肥达反应在临床上已沿用百余年,对其应用价值仍有争议。由于血培养技术的改进,培养阳性率已达 90% 以上,故目前伤寒的诊断主要依靠血培养,而肥达反应仅作为诊断时的参考。

2. 其他免疫学检查 已有国家用被动血凝试验(PHA)、对流免疫电泳(CIE)、协同凝集试验(COA)、免疫荧光试验(IFT)、酶联免疫吸附试验(ELISA)等检测伤寒沙门菌的抗原或抗体,敏感性和特异性在 80% 左右,对伤寒的诊断有一定的价值,主要在东南亚一些国家使用。Vi 抗原的凝集试验可用于带菌者的检测,敏感性和特异性可分别达 70%～80% 和 95%。

(四)分子生物学检查

可用分子杂交和聚合酶链反应(PCR)的方法检测标本中伤寒沙门菌特异的核苷酸序列,其敏感性和特异性均较高,但目前尚难常规用于伤寒的临床诊断。

诊断与鉴别诊断

依据流行病学资料、临床经过及实验室检查结果,伤寒的临床诊断一般并不困难,但确诊则应以血液中培养出伤寒沙门菌为依据。

(一)诊断

1. 流行病学资料 当地有本病流行、夏秋季发病、有不洁饮食史、与伤寒患者有接触史等,均提示有患伤寒的可能。既往有无伤寒病史、近期有无伤寒疫苗接种史等,则可判断有无发病的可能。

2. 临床表现 凡持续性高热1周以上,伴有食欲减退,腹胀,肝、脾大等均应考虑伤寒的可能,如同时伴有伤寒面容、相对缓脉、皮肤玫瑰疹等,则伤寒的可能性更大。

3. 实验室检查 外周血白细胞总数低下,嗜酸性粒细胞减少或消失;骨髓象中有伤寒细胞;肥达反应阳性,恢复期效价增高4倍以上。如血或骨髓培养有伤寒沙门菌生长,可确诊为伤寒。

(二)鉴别诊断

应与其他发热时间长,伴有肝、脾大,外周血白细胞减少的疾病相鉴别。

1. 斑疹伤寒 流行性斑疹伤寒和地方性斑疹伤寒患者均有高热,但起病较伤寒急;皮疹数目多,呈暗红色充血性斑丘疹或出血性皮疹,压之不退色;头痛、烦躁等神经系统症状更为明显。流行性斑疹伤寒多发于冬、春季,地方性斑疹伤寒多发生于8～9月。外斐反应可为阳性。斑疹伤寒目前已较少见。

2. 病毒感染 各种病毒感染(包括SARS)均可有持续发热,且外周血白细胞不升高。多数病毒感染无明显中毒症状,热程多在2周以内。部分病毒感染者有肺部炎症和明显的呼吸道症状。

3. 结核病 急性血行播散型结核病,如粟粒性结核病可出现高热、明显的中毒症状、白细胞减少等,但常有咳嗽、气促、盗汗等症状。病程第2周时的胸部X线片可见粟粒性改变。

4. 疟疾 恶性疟疾可出现持续发热,肝、脾大,外周血白细胞不高等,但恶性疟疾有其特定的流行区域,临床上多伴有寒战和出汗,体温波动较大,血涂片可找到疟原虫。

5. 布鲁菌病 可持续发热,但热型多不规则,外周血白细胞不高,常有关节、肌肉疼痛和多汗,有病畜接触或饮用未经消毒的牛、羊乳或乳制品史。血清布氏杆菌凝集试验阳性,血或骨髓培养可分离出布氏杆菌。

6. 恶性淋巴瘤 也可有持续高热,肝、脾大,白细胞减少等,但恶性淋巴瘤表现为全血细胞减少,肝、脾大更显著,常伴有全身淋巴结肿大及多脏器的损害。骨髓细胞学检查有助于确诊,预后极差。

7. 结缔组织疾病 热型多不规则,可伴有皮肤、关节症状,自身抗体阳性,血培养阴性,对激素治疗有效。

预 后

有效抗菌药物应用前病死率约为20%,自应用氯霉素以来病死率明显降低。目前本病的总病死率在1%以下。但在某些国家,仍有较高的病死率,如在孟加拉国,病死率仍在10%左右。并发肠穿孔、肠出血者预后稍差。

治 疗

(一)一般治疗与对症治疗

1. 隔离和休息 患者入院后,即按消化道传染病隔离,临床症状消失后每隔5～7d送检粪便培养,连续2次阴性可解除隔离。发热患者必须卧床休息,热退后2～3d可在床上稍坐,热退后 2 周可轻度活动。

2. 饮食和营养 应给予高热量、高营养、易消化的食物,包括足量糖类、蛋白质及各种维生素,以补充发热期的消耗,促进恢复。发热期间宜用流质或细软无渣饮食,少量多餐。热退后,食欲增加,可逐渐进食稀饭、软饭,忌吃坚硬多渣食物,以免发生肠穿孔和肠出血。一般热退后 2 周,才恢复正常饮食。

3. 对症治疗 应鼓励患者多进水分,每日 2 000～3 000 ml(包括饮食在内)。因病重不能进食,可用 5% 葡萄糖生理盐水静脉滴注。有严重毒血症者,可在足量有效抗菌药物治疗下使用肾上腺皮质激素,疗程不超过 3 d。对兼有毒血症症状和明显鼓肠和腹胀的患者,肾上腺皮质激素的使用宜慎重,以免发生肠出血和肠穿孔。

（二）病原治疗

1. 对抗菌药物敏感伤寒的治疗

(1) 氟喹诺酮类药物:氟喹诺酮类药物对伤寒沙门菌(包括耐氯霉素菌株)有较强的抗菌作用,治疗伤寒退热快(退热时间平均为 4 d)、复发少(低于 2%),可作为伤寒治疗的首选药物。目前常用的有氧氟沙星 200 mg,3 次/d 口服;环丙沙星 250 mg,3 次/d;左氧氟沙星 200 mg,2 次/d。病情较轻者(门诊患者),疗程一般为 5～7 d。病情较重的住院患者及有并发症者,抗菌治疗的疗程一般为 10～14 d。因该类药物可能影响骨骼发育,孕妇、儿童和哺乳期妇女不宜应用。

(2) 头孢菌素类:第 3 代头孢菌素在体外对伤寒沙门菌有强大的抗菌活性,毒副作用小,尤其适用于孕妇、儿童、哺乳期妇女以及氟喹诺酮类耐药菌所致伤寒。但因价格较贵,可作为病情较重的成年人伤寒治疗的第二线药物。可选用头孢曲松、头孢噻肟、头孢哌酮、头孢他啶等,成人 2～4 g/d,儿童 100 mg/(kg·d),疗程为 10～14 d。

(3) 氯霉素:长期以来,氯霉素一直作为伤寒治疗的首选药物,但近 10 年来,随着耐氯霉素伤寒沙门菌株的增多以及疗效差于氟喹诺酮类药物,氯霉素已作为伤寒治疗的第二线药物。成人为 1.5～2 g/d,分 2～4 次口服或静脉滴注,体温正常后剂量减半,疗程 2～3 周。新生儿、孕妇和肝功能明显损害者忌用,对慢性带菌者疗效较差。治疗期间应复查血象,白细胞 $<2.5\times10^9$/L 时停药。

(4) 氨苄西林和(或)阿莫西林:两者可作为伤寒治疗的第二线药物,但可作为慢性带菌者的第一线药物。阿莫西林适合治疗病情较轻者,成人为 2～4 g/d,分 3～4 次口服,疗程 14 d。氨苄西林适合治疗病情较重的住院患者,成人为 2～6 g/d,儿童 100～150 mg/(kg·d),分 3～4 次口服或静脉滴注,疗程 10～14 d。

(5) 复方磺胺甲噁唑(SMZ-TMP):由于耐药菌株的出现,本药已成为伤寒治疗的第二线药物,适合治疗病情较轻者。剂量:成人 2 片,每日 2 次;儿童用 SMZ 40～50 mg/(kg·d),TMP 10 mg/(kg·d),分 2 次口服,疗程 14 d。

2. 多重耐药伤寒的治疗 自 1948 年氯霉素成为伤寒治疗的首选药物后 2 年,临床上就出现了耐药菌株。1972 年以来,耐氯霉素伤寒在世界多个国家流行。20 世纪 80 年代后期,多重耐药伤寒(同时对氯霉素、SMZ-TMP、氨苄西林耐药)开始出现。但近年来的发病率呈下降趋势,在血培养阳性标本中,多重耐药菌株的分离率已低至 1% 以下。这种多重耐药菌株的耐药是 pHCM1 质粒介导的。

氟喹诺酮类药物是耐氯霉素菌株和多重耐药菌株感染的首选药物。第 3 代头孢菌素也有显著的疗效,尤其适用于儿童和孕妇。剂量与疗程同敏感伤寒的治疗。对于病情较轻的患者,阿奇霉素也可作为第二线药物,疗程1周。

3. 对萘啶酸耐药伤寒的治疗 对敏感伤寒沙门菌的最低抑菌浓度(MIC)一般低于0.03 mg/L,它们对第1代喹诺酮类药物萘啶酸也敏感。几年来,在一些国家(如印度、越南等)发现,环丙沙星对有些分离株的 MIC 为0.125~1.0 mg/L。根据体外药敏试验,这些菌株对环丙沙星似乎是敏感的,但临床上采用环丙沙星治疗常常疗效较差。这种对环丙沙星敏感性下降的菌株在体外对萘啶酸耐药,称为萘啶酸耐药菌株。其发生机制是伤寒沙门菌或副伤寒沙门菌 gyrA 基因点突变,致使该基因编码的第83位或87位氨基酸变异,导致对环丙沙星敏感性下降。因此,美国临床实验室标准化委员会(Clinical Laboratory Standards Institution, CLSI)建议,对于从血液中分离的伤寒沙门菌,需用萘啶酸进行药敏试验,以发现萘啶酸耐药菌株。但此建议可能不适合于欧洲,因为在欧洲,11%的对环丙沙星敏感性下降的菌株在体外仍对萘啶酸敏感。对于萘啶酸耐药菌株所致伤寒的治疗,可选用第3代头孢菌素,疗程10~14 d。对于病情较轻的患者,也可选用阿奇霉素,疗程1周。

4. 带菌者的治疗 通常首选氟喹诺酮类抗菌药物,也可根据药敏试验结果选用抗菌药物,疗程一般为6周。对于无胆囊结石的患者,细菌的清除率可达80%以上。对于有胆囊结石的患者,如抗菌治疗无效,则需要行胆囊切除术。

(三)并发症的治疗

1. 肠出血 绝对卧床休息,严密观察血压、脉搏、神志和便血情况;暂禁食,或进少量流质;静脉滴注葡萄糖生理盐水,注意电解质平衡,应用卡巴克洛(安络血)、维生素K、云南白药等止血药。根据出血情况酌量输血。如患者烦躁不安,可注射镇静剂,如地西泮、苯巴比妥钠等。禁用泻剂及灌肠。经积极治疗仍出血不止者,应考虑手术治疗。

2. 肠穿孔 除局限者,肠穿孔并发腹膜炎者应及早手术治疗,同时足量应用强效抗生素,以控制腹膜炎。

3. 中毒性心肌炎 严格卧床休息,加用肾上腺皮质激素。如出现心力衰竭,可小剂量使用洋地黄制剂和利尿剂。

4. 中毒性肝炎 除护肝治疗外,病情较重者也可短时应用肾上腺皮质激素。

5. 溶血性尿毒综合征 在积极控制原发感染的基础上,使用肾上腺皮质激素如地塞米松、泼尼松龙等,可迅速缓解病情。同时可用小剂量肝素,0.5~1.0 mg/(kg·d),分次静脉注射或静脉滴注。必要时行腹膜或血液透析。

预 防

(一)管理传染源

(1)病人的隔离:早期诊断、早期隔离有助于控制伤寒的传播。每周做粪培养,连续2次阴性可解除隔离。

(2)对密切接触者应医学观察23 d。

(3)对饮食业工作人员进行定期检查,发现带菌者时给予积极抗菌治疗并调离工作。

(二)切断传播途径

这是预防伤寒最主要的环节。重点是加强饮食、饮水卫生和粪便管理,养成良好的卫生习惯。

（三）保护易感人群

目前用于预防伤寒的疫苗主要有 3 种。

1. 口服伤寒 Ty21a 活疫苗　保护率可达 50%～96%，副作用较少，可用于 6 岁以上人群，液体剂型可用于 2 岁以上人群。此疫苗在有些国家试用效果不理想，我国也较少应用。

2. 伤寒 Vi 多糖疫苗　是用纯化的伤寒沙门菌 Vi 多糖制备的疫苗，只需注射 1 次（30 μg）即可取得较好的免疫效果，保护率约为 70%，不良反应较伤寒-副伤寒甲-副伤寒乙（TAB）疫苗小，且不需冷链系统。目前我国已生产、应用伤寒 Vi 多糖疫苗，适宜人群为 2 岁以上者。

3. 伤寒 Vi 多糖结合疫苗　是将伤寒 Vi 多糖抗原与适宜的载体蛋白相连接，改变其免疫学特性，增强免疫应答强度，并对婴幼儿也能起到相应的免疫学效果。保护率可达 90% 以上，并可用于 2 岁以下儿童。

二、副 伤 寒

副伤寒是甲、乙或丙型副伤寒沙门菌（*S. paratyphi* A，*S. paratyphi* B，*S. paratyphi* C）引起的急性肠道传染病。3 种副伤寒沙门菌分别属沙门菌属的 A、B、C 群，生化特性类似伤寒沙门菌，具有共同的 O 抗原，但 H 抗原的成分不同，分别具有特异性的 H 抗原 A、B 和 C。丙型副伤寒沙门菌含有 Vi 抗原。各种副伤寒沙门菌在自然条件下只对人有致病作用。

副伤寒的流行病学特点与伤寒相同。易经食物传播，常呈地方性流行，也可散发，但发病率较伤寒低。小儿副伤寒相对较多，其中以丙型副伤寒占多数。成人以甲型副伤寒为多。

副伤寒的病理变化与伤寒相仿。肠道病变较少而表浅，故肠出血或肠穿孔的机会较少。但胃肠炎型者肠道炎症病变却较明显而广泛，常侵及大肠。败血症型副伤寒常有骨、关节、脑膜、心包、软组织等处化脓性病灶。

副伤寒的临床表现常难以与伤寒鉴别，较突出的区别有：潜伏期稍短，一般为 1～10 d；急性起病的较多，尤其是乙和丙型副伤寒，常有胃肠炎症状，2～3 d 后症状减轻，但出现发热等毒血症状；病程平均 1～3 周，明显的发热可持续数日，但热型不如伤寒典型，头痛、全身不适常见，玫瑰疹少见，肠道并发症少。丙型副伤寒的临床表现除伤寒型外，还有急性胃肠炎型和败血症型。

副伤寒的确诊有赖于血、骨髓、粪便、脓液等标本的细菌培养，血清凝集试验也有参考价值，但丙型副伤寒的凝集效价较低，少数患者甚至始终阴性。

副伤寒的预后较好，恢复后慢性带菌者较少见。病死率低于伤寒，治疗与伤寒相同。

TAB 疫苗可预防甲和乙型副伤寒。新一代伤寒疫苗对副伤寒无效，故副伤寒疫苗有待研制、开发。

（张继明）

第五节　细菌性食物中毒

细菌性食物中毒(bacterial food poisoning)是食用了被细菌污染的食物,细菌在食物内大量繁殖并产生毒素,引起以消化道或神经系统损害为主要症状的中毒性疾病。临床上可分为胃肠炎型食物中毒和神经型食物中毒。本病一年四季均可发生,以夏、秋季发病较多。常以集体单位同食者或家庭共食者同时发病为特点,亦有散发患者。

一、胃肠炎型食物中毒

病原学

引起胃肠炎型食物中毒的常见细菌有沙门菌属、副溶血性弧菌、变形杆菌、大肠埃希菌、金黄色葡萄球菌、蜡样芽胞杆菌、空肠弯曲菌和产气荚膜梭菌等。

(一)沙门菌属

为革兰染色阴性短杆菌,有鞭毛,不产生芽胞和荚膜。引起胃肠炎型食物中毒的沙门菌以鼠伤寒沙门菌、猪霍乱沙门菌和肠炎沙门菌较常见。沙门菌广泛存在于猪、牛、羊、狗、鸡、鸭等动物的肠道中,易引起动物内脏、肉、蛋和乳制品污染而引发疾病。沙门菌在自然界的抵抗力较强,能在水、肉、蛋和乳制品等中存活数月。本菌不耐热,60℃ 15～30 min 可杀灭。

(二)副溶血性弧菌

系弧菌科弧菌属,革兰染色阴性的荚膜杆菌,为多形态的球杆菌及稍弯曲弧菌。菌体一端有单根鞭毛,运动活泼。嗜盐生长,在 2‰～4‰的食盐水及 pH 7.4～8.5 的条件下繁殖迅速。广泛存在于海蟹、海蜇、海鱼、墨鱼等海产品和含盐较高的腌制品,如咸菜、咸蛋、腌肉中。常因食入被副溶血性弧菌污染了的这些食物引起食物中毒。

副溶血性弧菌对酸较敏感,pH 6 以下即不能生长,在普通食醋中 1～3 min 即死亡。对高温抵抗力小,65℃ 5～10 min 即死亡;室温自来水中,1 d 内死亡;在河水、塘水、井水中不超过 2 d 死亡,但在海水中 47 d 后仍可存活。在－20℃蛋白胨水中经 11 周,仍能继续存活。本菌对常用消毒剂敏感,可被低浓度的酚和煤酚皂溶液杀灭。

(三)变形杆菌

属肠杆菌科的革兰阴性杆菌,呈多形性,有周身鞭毛,无芽胞,无荚膜,运动活泼。兼性厌氧,营养要求不高,在营养琼脂和血琼脂上均可生长,适宜生长温度 10～43℃。引起细菌性食物中毒的变形杆菌主要有普通变形杆菌(*P. vulgaris*)、奇异变形杆菌(*P. mirabilis*)、产黏变形杆菌(*P. myxofaciens*)3 种。

(四)大肠埃希菌

为常见的肠道杆菌。引起细菌性食物中毒大肠埃希菌主要有 4 种,即产肠毒素大肠埃希菌、侵袭性大肠埃希菌、致病性大肠埃希菌和肠出血性大肠埃希菌,其中肠出血性大肠埃希菌 O157：H7 感染引起了广泛的关注。

（五）葡萄球菌

属细球菌科，为球形或椭圆形，革兰阳性细菌。典型的排列呈葡萄串状，无鞭毛，无芽胞。引起食物中毒仅限于产生肠毒素的金黄色葡萄球菌菌株。肠毒素是一种外毒素，为一组单股多肽，有 8 个血清型，即 A、B、C1、C2、C3、D、E 和 P。同一菌株能产生两型或以上的肠毒素，但常以一种类型毒素为主。各型肠毒素都可引起食物中毒，A、D 型肠毒素引起食物中毒最多见，B、C 型次之。

（六）蜡样芽胞杆菌

属于需氧杆菌，为革兰阳性粗大杆菌，$(3\sim5)\mu m\times(1\sim1.2)\mu m$，有芽胞，芽胞呈椭圆形，位于菌体中部或亚末端，无荚膜，有动力。芽胞能耐高温，至少需 100℃ 20 min 以上才能杀死。在 28～35℃适宜温度可大量繁殖。人进食被蜡样芽胞杆菌污染的隔夜或隔餐食物可引起食物中毒。

流行病学

（一）传染源

被致病菌感染的人或动物均可成为本病的传染源。副溶血性弧菌主要存在于浅海水中，附着海洋生物体表生长、繁殖。因此，海产品是副溶血性弧菌所致食物中毒的主要传染源之一。

（二）传播途径

经消化道传播，食入被细菌及其毒素污染的食物而发病。因此，不卫生和不恰当的食品加工和保管是食物被污染的主要原因。

（三）人群易感性

人群普遍易感，由于导致食物中毒的细菌和毒素种类较多，病后通常不会产生免疫力，可反复感染发病。

（四）流行特征

细菌性食物中毒与进食有关，进食同一食物者同时发病，常有群体发病或暴发的形式出现，在短时间内有数人或数十人发病。夏季温度高，适宜细菌的繁殖，因此是本病的高发季节。沿海地区易发生副溶血性弧菌、霍乱弧菌、沙门菌引起的细菌性食物中毒，而内陆省份的细菌性食物中毒常由葡萄球菌、大肠埃希菌、蜡样芽胞杆菌和沙门菌所致。

发病机制与病理

本病发病与否及病情轻重与摄入的细菌数量（一般认为达 10^5 个/g 以上）、产生的毒素以及人体防御功能等因素有关。除某些细菌，如沙门菌和副溶血性弧菌有侵袭能力致病外，主要由细菌产生的毒素所致。如变形杆菌可产生肠毒素、细胞结合溶血因子和溶血素，具有细胞毒效应。副溶血性弧菌能产生耐热和不耐热溶血素，具有肠毒素作用，均可致肠襻肿胀、充血和肠液潴留，而引起腹泻。蜡样芽胞杆菌产生不耐热肠毒素，能激活肠道上皮细胞内 cAMP，使液体外渗，产生腹泻。有的菌株产生耐热的催吐毒素，引起呕吐。葡萄球菌引起胃肠型细菌性食物中毒，也与细菌所产生的肠毒素有关。其肠毒素作用于肠壁上皮细胞，并与其受体结合,激活肠上皮细胞膜上的腺苷酸环化酶,使胞质中的腺苷三磷酸（ATP）脱去两个磷酸,转化为 cAMP。cAMP 量增加,促进胞质内蛋白质磷酸化过程,引起一系列酶促反应,抑制肠上皮细胞对钠、水的吸收,促进肠液与氯离子分泌,致消化道大量液体蓄积而引起吐、泻症状。

胃肠型细菌性食物中毒的病理变化主要为急性小肠炎,以十二指肠、空肠及回肠上部较明显,可见肠黏膜弥漫性充血、水肿,可深达肌层及浆膜层,有轻度糜烂,但无溃疡。严重者可有胃、肝、脾、肺、肾的中毒性病变。

临床表现

根据病原的不同临床表现各异（表 4-1）。沙门菌食物中毒多在食后 4~24 h 内发病,亦可短至 2 h 内,长可达 2~3 d。中毒症状有畏寒、发热、呕吐、腹泻,大便为水样、恶臭,含有黏液和血液。经治疗多在 3~5 d 可恢复正常。副溶血性弧菌主要由污染海产品（如鱼、虾、蟹）和肉禽类腌制品所致。多在食后数小时至 2 d 内发病。除有胃肠炎症状外,腹痛较明显,具有血水样大便。葡萄球菌容易污染淀粉类食物、乳类和肉类食品。一般在食后 2~5 h 发病。中毒症状有恶心、上腹痛和腹泻,以呕吐最为显著。经治疗可在 1~2 d 内恢复。变形杆菌食物中毒可分为过敏型及胃肠型两类,过敏型的潜伏期为 30~120 min,胃肠型的潜伏期为 3~20 h,多在 1~2 d 内迅速痊愈。大肠埃希菌 O157:H7 所致者可有水样泻、出血性结肠炎和溶血性尿毒综合征,重者死亡。呕吐、腹泻严重者可出现口干、皮肤弹性差等脱水表现,甚至出现酸中毒和休克。

表 4-1 常见不同病原所致细菌性食物中毒的鉴别要点

项 目	沙门菌、变形杆菌食物中毒	副溶血性弧菌食物中毒	大肠埃希菌食物中毒	蜡样芽胞杆菌食物中毒	金黄色葡萄球菌食物中毒
中毒食物	肉类、禽类、蛋类	海产品	隔夜剩饭菜、肉类及淀粉食物	隔夜剩饭菜、肉类及牛奶	肉类、淀粉食物、乳及乳制品
潜伏期	2~24 h,可长至 2~3 d	2~20 h,多在 10 h 左右	2~20 h,多在 4~6 h	1~2 h(肠毒素)；8~16 h(活菌)	0.5~5 h
起病情况	先有腹痛、恶心、呕吐,继之腹泻,伴畏寒、发热	先有腹痛、寒战,后有腹泻、呕吐	先有食欲下降、腹痛、腹泻,腹泻呈水样便、黏液便或血便	以呕吐为主,后有腹泻(肠毒素)；腹痛、腹泻(活菌)	先有头痛、恶心,迅速发生呕吐、腹痛
体 温	升高	升高	升高	少有发热	正常
脱 水	+~++	+~++	+		+
呕 吐	多数有	可有可无	少有	部分有,且较剧烈	较剧烈,有胆汁呕出
大便性状	水样便,臭而带黏液,量多,很少有脓血	水样或血水样便,部分可呈脓血便	水样便、软便、黏液便或血样便,有恶臭	水样便	黄水样便,量少,可有恶臭
腹 痛	+	+++	+	+~++	+

项 目	沙门菌、变形杆菌食物中毒	副溶血性弧菌食物中毒	大肠埃希菌食物中毒	蜡样芽胞杆菌食物中毒	金黄色葡萄球菌食物中毒
里急后重	±	±	—	—	—
大便培养	沙门菌或变形杆菌	副溶血性弧菌	大肠埃希菌	蜡样芽胞杆菌	金黄色葡萄球菌
流行情况	多突然集体发病	多突然集体发病	散发或集体发病	散发或集体发病	多一家庭或一单位集体发病
病死率	低(0%~2%)	低(0%~3%)	无	无	低

实验室检查

（一）血常规

大肠埃希菌、沙门菌等感染者血白细胞计数多在正常范围。副溶血性弧菌及金黄色葡萄球菌感染者,白细胞计数可增高达 $10 \times 10^9/L$ 以上,中性粒细胞比例增高。

（二）大便常规

稀水样便者镜检可见少量白细胞;血水样便者镜检可见多数红细胞,少量白细胞;血性黏液便可见到多数红细胞及白细胞,与痢疾样便无异。

（三）细菌培养

将患者的吐、泻物以及进食的可疑食物做细菌培养,如能获得相同病原菌有利于确诊。

诊断与鉴别诊断

（一）诊断

根据不洁饮食、群体发病等流行病学史,典型的呕吐、腹泻临床表现可得出临床诊断。可疑物、患者呕吐物或粪便培养出同一病原菌可确定诊断。

（二）鉴别诊断

夏、秋季有许多其他细菌、病毒、寄生虫引起的胃肠炎表现,如细菌性痢疾、阿米巴痢疾、霍乱、弯曲菌性肠炎、病毒性肠炎等,鉴别主要依据病原学诊断。还因特别注意非细菌性食物中毒,如化学性毒物(砷、有机磷农药等)和生物性毒物(如生鱼胆、毒菌和河豚等)引起的食物中毒。这类中毒的潜伏期更短,数分钟及数小时。除胃肠炎外往往伴有肝、肾和神经受损的表现。应详细询问进食毒物史,并从可疑食物及患者吐、泄物检查有关毒物,以协助诊断。

治 疗

（一）一般治疗

卧床休息,消化道隔离,早期给予易消化的流质或半流质饮食。病情好转后逐渐恢复正常饮食。

（二）对症治疗

恶心者可口服或肌内注射甲氧氯普胺（胃复安）每次 10 mg，3～4 次/d。呕吐、腹痛、腹泻严重者可皮下注射阿托品 0.5 mg 或山莨菪碱每次 10 mg。能口服者均应予口服补液盐，脱水明显者应予以静脉注射葡萄糖盐水。如出现电解质及酸碱失衡应予以纠正。

（三）抗菌治疗

细菌性食物中毒者多为自限性，病情不重者可不用抗菌治疗，但病情严重者应选用有效的抗菌药物。大肠埃希菌、沙门菌属、变形杆菌等感染，可用氟喹诺酮类、氯霉素。金黄色葡萄球菌及蜡样芽胞杆菌致病作用主要来自肠毒素，抗生素对毒素无任何作用，但严重感染者仍应给予抗菌药物以消灭致病菌。

预 防

注意饮食卫生、加强食品卫生管理是预防本病的关键。主要措施有：①加强卫生宣传，提高人们的卫生素质。②防止生熟食物交叉污染，不生吃不卫生的海产品。做到生菜和熟菜分开，防止交叉感染。③控制食品中细菌生长。食品应放在凉爽通风处，或保存在冰箱内。隔餐的剩菜，食前应充分加热。④严格做好炊具、食具及食物的清洁卫生和消毒。本病目前尚无可靠的预防性疫苗。

二、神经型食物中毒

神经型食物中毒（肉毒中毒）是食用了含有肉毒梭菌外毒素的食物而引起的食物中毒。临床上以神经系统症状为主要临床表现，临床表现轻重不一，轻者仅轻微不适，无需治疗，重者可于 24 h 内死亡。

病原学

肉毒梭菌（*Clostridium botulinum*）是严格厌氧的革兰阳性梭状芽胞杆菌。菌体长 2～4 μm，宽 0.5～2 μm，有 4～8 根鞭毛，能运动，无荚膜，在厌氧环境中生长，容易形成芽胞。芽胞耐热性强，煮沸 6 h 仍具有活性，高压灭菌 120℃需 20 min，干热 180℃ 5～15 min 才能被杀死。对常用消毒剂不敏感，5％苯酚或 20％甲醛溶液 24 h，10％盐酸溶液 1 h 才能杀灭芽胞。

本菌广泛存在于自然界，以芽胞形式存在于土壤、蔬菜、水果、谷物中，亦可存在于动物粪便中。火腿、腊肠、罐头或瓶装食物被肉毒梭菌污染时，在厌氧情况下可大量繁殖，产生外毒素——肉毒梭菌毒素。肉毒梭菌毒素根据其抗原性，可分成 A、B、C（Ca、Cb）、D、E、F、G 8 个型。引起人患病的主要为 A、B、E 3 型，F、C 型偶有报告。肉毒梭菌毒素是毒性极强的嗜神经毒素，对神经组织亲和力以 A 型最强，E 型次之，B 型较弱。毒素对胃酸有抵抗力，但对热敏感，80℃ 30 min 或 100℃ 10 min 可被破坏。在干燥、密封、阴暗的条件下，毒素可保存多年。抗毒血清能中和同型毒素。

流行病学

在我国肉毒中毒主要发生在西北各省，以新疆最常见。发病季节以 2～5 月最高，与进食发酵制品和肉制品过多有关。

（一）传染源

动物是主要传染源。肉毒梭菌主要寄生于食草动物的肠道，排出于土壤中能以芽胞保持相当长时间，在缺氧条件下大量繁殖，并产生毒素。

（二）传播途径

食物传播为主要传播途径，多为肉毒梭菌污染的肉类、罐头食品经口而入人体，亦可由肉毒梭菌污染面酱、臭豆腐、豆瓣酱、豆豉等所致。偶有肉毒梭菌芽胞污染创伤伤口，在人体内繁殖产生毒素而致病。被肉毒梭菌污染的食品，如蜂蜜被婴儿摄入胃肠后致病，称婴儿肉毒中毒。

（三）人群易感性

肉毒中毒为单纯中毒性疾病，外毒素对人及动物均有高度致病性。男、女、老、幼对本病均有易感性。病后无持久免疫力。

发病机制与病理

人摄入被肉毒梭菌外毒素污染的食物，肉毒梭菌毒素虽然无毒性前体，但受自身的激活酶或肠道胰蛋白酶的激活变成有活性毒素，吸收进入血液循环，到达运动神经突触和胆碱能神经末梢，抑制神经传导递质乙酰胆碱的释放，使肌肉麻痹，就会导致眼肌、咽肌以及全身骨骼肌处于持续瘫痪状态。婴儿肉毒中毒的发病年龄均<6个月，可能由于食入肉毒梭菌芽胞或繁殖体，在肠道繁殖产生外毒素，经肠黏膜吸收后出现症状。

肉毒中毒的病理变化呈非特异性，脑及脑膜充血水肿，广泛点状出血、小血栓形成。镜下可见神经节细胞变性，脑神经根水肿。

临床表现

潜伏期12～36 h，最短为2 h，长者可达10 d。潜伏期越短，病情亦越重。

起病突然，病初可有头痛、头昏、眩晕、乏力、恶心、呕吐；稍后，眼内、外肌瘫痪，表现为视力模糊、复视、眼睑下垂、瞳孔散大、对光反射消失等。口腔及咽部潮红，伴有咽痛，如咽肌瘫痪则致呼吸困难。由于颈肌无力，头向前倾或倾向一侧。腱反射可呈对称性减弱。自主神经末梢先兴奋后抑制，故泪腺、汗腺及涎腺等先分泌增多后减少，血压先正常后升高，脉搏先慢后快。常有顽固性便秘、腹胀、尿潴留。病程中神志清楚，感觉正常，不发热。轻者5～9 d内逐渐恢复，但全身乏力及眼肌瘫痪持续较久。重者可于发病后3～10 d内因呼吸衰竭、心力衰竭或继发肺炎而死亡。

婴儿肉毒中毒：首发症状为便秘，继之迅速出现脑神经麻痹，病情进展迅猛。有的患儿睡前尚能进食、活动自如，数小时后被发现已呼吸停止。

创伤性肉毒中毒：由伤口感染到出现中毒症状的潜伏期10～14 d，表现与食物中毒型相同，但无恶心、呕吐等胃肠道症状，可以有发热、毒血症表现。

实验室检查

（一）病原学检查

将可疑食物、呕吐物或排泄物加热煮沸20 min后，接种血琼脂做厌氧培养，可检出致病菌。

（二）毒素试验

将可疑标本接种动物、中和试验或禽眼接种试验检查标本中是否有引起神经麻痹的肉毒毒素存在。

（三）肌电图检查

有肌纤维颤动，单次刺激反应降低，多次反复刺激电势反而增高，有短持续期小波幅多相运动、电势增加等特点，有助于本病诊断。

诊断与鉴别诊断

（一）诊断

根据进食可疑被肉毒毒素污染的变质罐头、腊肠等食物并同餐者发病等流行病学资料，结合临床表现咽干、便秘、视力模糊和中枢神经系统损害等症状和体征，一般不难作出诊断。通过培养检出细菌和毒素而确诊。

（二）鉴别诊断

早期由于咽干、红、痛，应与咽炎鉴别；呕吐、腹痛、便秘，应与肠梗阻、肠麻痹鉴别；黏膜干燥、瞳孔扩大应与阿托品或曼陀罗中毒鉴别；还需与河豚或草蕈所致的食物中毒鉴别。明显无力及瘫痪须与多发性神经炎、重症肌无力、白喉后神经麻痹、脊髓灰质炎等鉴别。

预 后

本病病死率高，A 型为 60%～70%，B 型 10%～30%，E 型 30%～50%。早期使用抗毒血清，病死率可明显降低。

治 疗

（一）抗毒素治疗

一般主张早期、足量使用精制肉毒抗毒血清。在毒型未能鉴定前应给予多价抗毒素（A、B、E 混合三联抗毒素）5 万～10 万 u，一次肌内注射或静脉注射，必要时 6 h 后重复给药。抗毒素注射前，应做皮内过敏试验。如为阳性，必须由小剂量开始，逐步加量脱敏注射，直到病情缓解为止。

（二）减少毒素吸收

可用 5%碳酸氢钠或 1∶4 000 高锰酸钾溶液洗胃，清除胃内毒素，减少其吸收。对没有肠麻痹者，可应用导泻剂和灌肠排除肠内未吸收的毒素，但不宜使用枸橼酸镁和硫酸镁，因镁可加强肉毒梭菌毒素引起的神经肌肉阻滞作用。

（三）对症治疗

加强护理，密切观察病情变化，呼吸道有分泌物不能自行排出者，应予以定期吸痰，必要时选择气管切开。一旦发生呼吸衰竭，应尽早使用人工呼吸器辅助呼吸，对较轻的病例可作气管插管。对严重肠梗阻患者应用鼻胃管进行胃肠减压。有尿潴留者应给予持续导尿，同时应注意补充液体及营养。有吞咽困难者应予鼻饲饮食或者静脉滴注每日必需的液体、电解质及其他营养。

（四）其他治疗

盐酸胍啶有促进外周神经释放乙酰胆碱作用，故认为对神经瘫痪和呼吸功能有改进作用，剂量为 15～50 mg/(kg·d)，可经鼻饲给予。不良反应有胃肠反应、麻木感、肌痉挛、心律不齐等。有并发感染者可使用抗生素。

预 防

（1）严格执行食品管理法，对罐头食品、火腿、腌腊食品的制作和保存应进行卫生检查，对腌鱼、咸肉、腊肠，必须蒸透、煮透、炒透才能进食。罐头食品顶部有膨出现象或变质均应禁止出售。

（2）若同食者发生肉毒中毒症状，或所进食品有肉毒梭菌外毒素，应立即接受多价肉毒梭菌抗毒血清 1 000～2 000 u，以防发病。

（谭德明）

第六节 细菌性痢疾

细菌性痢疾（bacillary dysentery）简称菌痢，又称志贺菌病，是痢疾志贺菌（*S. dysenteriae*）引起的常见肠道传染病，以结肠化脓性炎症为主要病变，有全身中毒症状、腹痛、腹泻、里急后重、排脓血便等临床表现。严重者可出现感染性休克和（或）中毒性脑病。本病全年散发，但以夏、秋季常见，并可引起流行。

病原学

志贺菌肠杆菌科志贺菌属（*Shigella*），也称痢疾杆菌（*bacillus dysenteriae*）。本菌为无动力、革兰阴性的短小杆菌，无荚膜，无芽胞。志贺菌为兼性厌氧，但最适宜需氧生长。培养24 h 后，成为凸起圆形的透明菌落，直径约 2 mm，边缘整齐。所有志贺菌均能分解葡萄糖、产酸。除痢疾志贺菌外，均可分解甘露醇；除宋内志贺菌外，均不分解乳糖；除 Newcastle 型及 Manchester 型志贺菌外，均不产气。

志贺菌的脂多糖由类脂 A、核心多糖及 O 特异性侧链组成。O 抗原是其分型的基础，根据其抗原性，致病性志贺菌可以分为 4 群 47 个血清型（表 4-2）。由于有的菌型 O 抗原由质粒编码，因此，质粒基因的嵌入和丢失可出现型别转换。志贺菌及宋内志贺菌的质粒丢失后，菌落由光滑型变为粗糙型，并失去致病力。

表 4-2 志贺菌的常见血清分群与分型

菌 名	群	血清型及亚型
痢疾志贺菌（*S. dysenteriae*）	A	1～12
福氏志贺菌（*S. flexneri*）	B	1a、1b、1c、2a、2b、3a、3b、3c、4a、4b、4c、5a、5b、6、x、y
鲍氏志贺菌（*S. boydii*）	C	1～18
宋内志贺菌（*S. sonnei*）	D	1

志贺菌的侵袭力和毒素是其致病的主要因素。志贺菌的大质粒上有多个与侵袭力相关的基因,分别编码多种蛋白质,决定了细菌的侵袭能力。所有的志贺菌均可产生内毒素,是引起全身反应如发热、毒血症及休克的重要因素。还有的志贺菌能产生外毒素,该毒素具有神经毒素样活性,有的也有霍乱肠毒素样作用。

志贺菌在患者和带菌者粪便及体外的生存力较强,宋内志贺菌的抵抗力大于福氏志贺菌,而痢疾志贺菌抵抗力最低。一般温度越低,志贺菌保存时间越长。在水中(37℃)可存活20 d;各种物体上(室温)存活 10 d;在蔬菜、水果上存活 11～24 d。但志贺菌在 60℃,10 min即死亡;直射阳光下 30 min 死亡;各种消毒剂,如 0.1‰酚液、过氧乙酸、石灰粉等均能迅速杀灭细菌。

流行病学

目前菌痢仍是常见消化道传播的主要传染病之一,呈全球分布,主要集中在温带或亚热带国家。我国各地区菌痢发病率差异不大,终年均可发生,以夏、秋季多见。志贺菌的菌群分布随着时间的推移有较大的变化。20 世纪 40 年代以前 A 群痢疾志贺菌引起的痢疾占 30%～40%,50 年代以 B 群福氏志贺菌占主要地位,1965 年以来以 D 群宋内志贺菌上升。国外自 20 世纪 60 年代后期逐渐以 D 群占优势。我国目前仍以 B 群为主(占 62.8%～77.3%),D 群次之。近年局部地区 A 群有增多趋势。

（一）传染源

包括急性、慢性菌痢及带菌者。急性典型菌痢患者有脓血、黏液便,排菌量大,传染性强。非典型患者由于发现和管理均比较困难,慢性菌痢病情迁延不愈,排菌持续时间长,两者在流行中起的作用不容忽视。

（二）传播途径

志贺菌从粪便排出,通过手、生活接触、苍蝇、食物和水,经口感染。生活接触传播系指接触患者或带菌者的生活用具而感染。有调查观察到菌痢流行曲线与苍蝇消长曲线呈相关现象,说明苍蝇在菌痢传播上有重要作用。

（三）人群易感性

普遍易感。年龄分布有两个高峰:第 1 个高峰为学龄前儿童,尤其是 3 岁以下儿童;第 2 个高峰为 20～40 岁的青壮年期。任何足以降低抵抗力的因素,如营养不良、暴饮暴食均有利于菌痢的发生。患病可获得一定免疫力,但不同菌群及血清型之间无交叉保护性免疫,易于重复感染。

发病机制与病理

志贺菌进入人体后的发展过程取决于人体情况和病菌的致病力(光滑型脂多糖 O 抗原、侵袭力、毒素)与数量相互作用的结果。人吞食志贺菌后,如不被机体胃肠道的抵抗力(胃酸、肠道特异性分泌 IgA、正常肠道菌群)所杀灭,细菌便可在肠道中增殖并侵袭结肠黏膜,抑制肠黏膜细胞蛋白合成,使结肠黏膜上皮细胞广泛坏死引起脓血便。有的菌型可产生肠毒素而引起水样大便。志贺菌侵入结肠上皮细胞后,通过基膜而进入固有层,引起黏膜炎症反应,很少进入黏膜下层,极少侵入血液循环引起败血症。痢疾志贺菌Ⅰ型感染可致内毒素血症,导致肾性微血管病变及溶血性贫血,引起溶血性尿毒综合征。中毒性菌痢主要见于儿童,发病原理尚不清楚。可能由于志贺菌内毒素从肠壁吸收入血后,引起发热、毒血症及急性微循环障碍,导致感染性休克。微循环障碍在脑组织最为显著,因脑组织缺氧并发脑水肿、脑疝,是中毒性菌痢死亡的主要原因。

急性菌痢的肠道病理改变以乙状结肠和直肠为主,在重症患者可以累及整个结肠、回盲部,甚至回肠末端。主要表现肠黏膜弥漫性纤维蛋白渗出性炎症,可见浅表溃疡,大量黏液脓性渗出液,严重时可见灰白色纤维假膜。轻症病例肠道仅见弥漫性充血水肿,肠腔内含有黏液血性渗出液。显微镜下可见黏膜上皮细胞部分脱落;早期以绒毛顶端最为显著,严重者肠黏膜坏死可深入黏膜下层,但穿孔少见。黏膜下组织及固有层内有中性粒细胞与吞噬细胞浸润。

慢性菌痢肠黏膜水肿、增厚,常有程度不等的充血,凹陷性瘢痕,肠腺黏膜囊肿与肠息肉。少数病例因肠壁纤维瘢痕组织收缩引起肠腔狭窄。

中毒性菌痢肠道病变轻微,多数仅见充血水肿,个别病例结肠有浅表溃疡。突出的病理改变为大脑及脑干水肿,神经细胞变性。部分病例肾上腺充血,肾上腺皮质萎缩。

临床表现

潜伏期数小时至 7 d,一般为 1~3 d。不同菌型的细菌所致疾病有其临床特点,如痢疾志贺菌引起的症状较重;宋内志贺菌感染所致症状较轻,儿童病例较多;福氏志贺菌痢疾急性期症状的严重程度介于两者之间,但排菌时间较长,易转为慢性。但任何菌型均可引起不同临床类型的菌痢。

(一)急性菌痢

根据临床表现可分为 3 型。

1. 普通型(典型) 起病急,畏寒,发热,体温多在 38~39℃,伴头昏、头痛、恶心等全身中毒症状。有腹痛、腹泻,粪便开始多呈稀水样或稀泥糊状,继则呈黏液或黏液脓血便,每日排便 10 次至数十次,伴里急后重。病程 1~2 周。

2. 轻型(非典型) 一般不发热或有低热,腹痛轻,腹泻次数少,每日 3~5 次,黏液多,一般无肉眼脓血便,无里急后重。大便培养出志贺菌可确诊。

3. 重型 多见于老年、体弱或营养不良者。急起发热,有严重的腹泻和呕吐。可因呕吐和腹泻严重,补液不及时发生严重脱水、酸中毒、电解质紊乱,甚至休克。少数患者可出现心、肾功能不全。由于志贺菌所致肠道病变严重,偶见志贺菌败血症。

(二)中毒性菌痢

多见于 2~7 岁健壮儿童,成人偶有发生。常突然高热,39~41℃或更高,同时出现烦躁、谵妄、反复惊厥,继可出现面色苍白、四肢厥冷,迅速发生中毒性休克。惊厥持续时间较长者可导致昏迷,甚至呼吸衰竭。病初肠道症状不明显,甚至缺如,往往需经灌肠或肛拭子检查发现大便中白细胞、红细胞方得以诊断。根据其主要临床表现,中毒性菌痢可分为 3 型。

1. 休克型(周围循环衰竭型) 较为常见,以感染性休克为主要表现,主要有:①面色苍白,口唇发绀,四肢湿冷,皮肤呈花纹状,皮肤指压阳性;②血压下降,通常<10.7 kPa(80 mmHg),脉压变小,<2.7 kPa(20 mmHg);③脉搏弱而快(>100 次/min),小儿多达

150～160 次/min，心音弱；④尿少（＜30 ml/h）或无尿；⑤出现意识障碍。重症病例休克不易逆转，并发 DIC、肺水肿等，可致多器官功能衰竭（MSOF），而危及生命。

2. 脑型（呼吸衰竭型） 为一种严重的临床类型。可有高热、剧烈头痛、频繁呕吐，典型的呈喷射状呕吐；面色苍白、口唇发灰；伴嗜睡或烦躁等不同程度意识障碍，严重者反复惊厥、意识障碍明显加深，直至昏迷。血压下降，脉细速，中枢性呼吸衰竭，瞳孔不等大、对光反应迟钝或消失等；也可有肌张力增高、腱反射亢进、病理反射等表现。

3. 混合型 以上两型同时或先后存在，是最为严重的一种临床类型，病死率极高。本型实质上包括循环系统、呼吸系统及中枢神经系统等多脏器功能衰竭。

（三）慢性菌痢

菌痢病程反复发作或迁延不愈达 2 个月以上，即为慢性菌痢。主要分 3 型。

1. 急性发作型 其主要临床表现同急性典型菌痢，但程度轻，恢复不完全，一般是半年内有痢疾病史或复发史，而除外同群痢疾菌再感染，或异群痢疾菌或其他致腹泻细菌的感染。

2. 迁延型 常有腹部不适或隐痛，腹胀、腹泻、黏脓血便等消化道症状时轻时重，迁延不愈，亦可腹泻与便秘交替出现。久之可有失眠、多梦、健忘等神经衰弱症状，以及乏力、消瘦、食欲下降、贫血等表现。左下腹压痛，可扪及乙状结肠，呈条索状。粪便常间歇排菌。大便培养志贺菌的结果有时阴性，有时阳性。

3. 隐匿型 一年内有菌痢史，可无临床症状，但粪培养可检出志贺菌，乙状结肠镜检查可见肠黏膜病变。本型在流行病学上具有重要意义。

慢性菌痢中以慢性迁延型最为多见，慢性菌痢急性发作型次之，慢性隐匿型占少数。

实验室检查

（一）外周血象

急性菌痢常有白细胞增多，为(10～20)×10⁹/L；中性粒细胞增多，核左移。慢性病例有轻度贫血。

（二）粪便检查

1. 粪便常规检查 大便量少，为脓血、黏液便。镜检可见成堆脓细胞，其中有红细胞及巨噬细胞。脓细胞每高倍视野常在 10 个以上。

2. 粪便培养 可分离出致病菌，对诊断及指导治疗都有重要价值。宜在抗菌疗法开始前采取标本，取脓血部分立即送检。搁置过久或与尿液混合，可影响阳性率。早期采取标本阳性率较高，多次送检可以提高阳性率。分离出阳性菌株，及时进行抗生素敏感度测定，对指导临床用药有参考意义。

3. 快速免疫学诊断 可采集粪便标本应用免疫学方法检测致病菌的抗原和抗体，包括免疫荧光菌球法、增菌乳胶凝集法、协同凝集试验、免疫艳蓝染色法等可以快速从粪便中获得阳性结果，阳性率可达 90％以上，对菌痢的早期诊断有一定帮助。也可采用单克隆抗体点免疫结合夹心法及反向间接血凝法检测粪便中福氏志贺菌的抗原，有较好的灵敏性和特异性。

4. 快速病原学基因诊断 有人采用碱性磷酸酶标记的探针和粪便标本进行杂交，早期阳性率可达 85％，可增加早期诊断阳性率。

（三）乙状结肠镜检查

急性菌痢的结肠黏膜弥漫性充血水肿，并有浅表溃疡及渗出物；慢性菌痢则可见结肠黏膜充血、水肿及浅表溃疡，黏膜可呈颗粒状且可见息肉等增生性改变，刮取黏液或脓性分泌物送培养，可以提高培养的阳性率。由于乙状结肠镜检查的表现缺乏特异性，且有增加患者痛苦和具有一定危险性，因此一般不宜作为菌痢的常规检查，但慢性菌痢时，能提供有益的诊断和鉴别诊断信息。

（四）X线检查

慢性菌痢进行钡餐或钡剂灌肠，可见肠道痉挛、袋形消失、肠壁增厚、肠腔狭窄及肠段缩短等改变。

诊断与鉴别诊断

（一）诊断

根据菌痢的相关流行病学资料、临床表现和粪便检查结果资料进行综合分析得出诊断。流行病学资料对诊断只具参考价值，无相应流行病学资料者不能排除菌痢的诊断。依据典型的临床表现和粪便检查结果可对菌痢进行临床诊断，粪便培养出志贺菌和快速病原学检查的阳性结果是确诊菌痢的主要依据。

（二）鉴别诊断

菌痢应与多种腹泻性疾病鉴别，中毒性菌痢则应与夏、秋季的急性中枢神经系统感染或其他病因所致的感染性休克鉴别。

1. 急性细菌性痢疾　应与肠阿米巴病（表4-3）、其他细菌性肠道感染（空肠弯曲菌肠炎、大肠埃希菌感染、霍乱和副霍乱等细菌感染）、细菌性食物中毒、病毒性肠炎、急性肠套叠和急性坏死性出血性小肠炎等疾病鉴别。

表4-3　急性细菌性痢疾与急性阿米巴痢疾的鉴别要点

鉴别要点	细菌性痢疾	阿米巴痢疾
流行病学	常年发病，夏秋季可流行	散发居多
潜伏期	1~7 d	数周至数月
临床表现	多有发热，毒血症较明显。腹痛、里急后重，腹泻可达每天数十次。腹部压痛，以左侧为主	发热不高，少有毒血症症状。腹痛与里急后重较轻，大便次数较少。腹部压痛较轻，以右侧为主
粪便	量少，脓血、黏液便，无臭味。镜检大量脓细胞和红细胞，可见巨噬细胞。培养痢疾杆菌阳性	量多，暗红色果酱样，脓有臭味。镜检白细胞较少，大量红细胞，可见夏科-雷登结晶，溶组织内阿米巴滋养体。培养痢疾杆菌阴性
血白细胞	早期总数和中性粒细胞显著增多	早期稍增加
乙状结肠镜检查	肠黏膜弥漫性充血水肿，浅表溃疡，边缘不齐	肠黏膜大多正常，有散在性溃疡，边缘深切，周围有红晕

2. 中毒性菌痢　应与流行性乙型脑炎、脑型疟疾、其他原因所致感染中毒性休克、重度

中暑和高热惊厥等相鉴别。

3. 慢性菌痢 应与慢性阿米巴痢疾、慢性血吸虫病、慢性非特异性溃疡性结肠炎、肠结核、直肠癌和结肠癌等相鉴别。

并发症

（一）溶血性尿毒综合征

主要见于痢疾志贺菌感染。有些病例开始时有类白血病反应，继而出现溶血性贫血及DIC。部分病例出现急性肾衰竭，肾脏大、小动脉均有血栓及肾皮质坏死，肾小球及动脉壁有纤维蛋白沉积。约半数病例鲎试验阳性，多数病例血清免疫复合物阳性。本病预后严重。

（二）关节炎

多发生于菌痢后 2 周内，可能为变态反应所致。主要累及大关节，可引起膝、距小腿（踝）关节红肿渗液。关节液中有凝集志贺菌的抗体，血清抗 O 效价正常。用激素治疗可以迅速缓解。

治疗

（一）急性菌痢的治疗

1. 一般疗法和对症疗法 患者应予隔离（至症状消失，粪便培养连续 2 次阴性为止）和卧床休息。饮食一般以流质或半流质为宜，恢复期中可按具体情况逐渐恢复正常饮食。有失水现象者可根据病情给予口服补液盐或静脉输液。输液量视失水程度而定，以保持水和电解质平衡。有酸中毒者，酌情给予碱性液体。对痉挛性腹痛可给予阿托品，忌用显著抑制肠蠕动的药物，以免延长病程和排菌时间。

2. 病原治疗 近年来痢疾志贺菌的耐药菌株，尤其是多重耐药菌株渐渐增多，粪便培养检出致病菌时需做药敏试验，以指导合理用药。

（1）喹诺酮类：为成人菌痢的首选药，常用环丙沙星 400～600 mg/d，分 2 次或 3 次口服，疗程 3～5 d。其他新的喹诺酮类药物对志贺菌感染也有效。由于该类药可影响儿童骨骼发育，学龄前儿童忌用。

（2）磺胺类药：磺胺药对志贺菌有抗菌活性，可选用 SMZ - TMP 2 片/次，2 次/d，疗程 7 d。近年来耐药菌已渐增多，如疗效差或无效时，即应改用其他抗菌药物。

（3）呋喃唑酮：对志贺菌有抗菌作用，剂量 0.1/次，3～4 次/d，疗程 3～5 d。

（4）抗生素：头孢菌素类和氨基糖苷类抗生素亦对志贺菌有较好的疗效，当患者不能口服给药或对喹诺酮类药物有使用禁忌证时可考虑选用。

（二）中毒性菌痢的治疗

本型来势迅猛，应及时针对病情采取综合性措施进行抢救治疗。

1. 抗菌治疗 采用庆大霉素或阿米卡星与氨苄西林或头孢菌素类静脉注射，中毒症状好转后，按一般急性菌痢治疗或改用 SMZ - TMP 或诺氟沙星口服，总疗程 7～10 d。也可选用氟喹诺酮类静脉针剂。

2. 循环衰竭的处理

（1）扩充血容量：早期应快速输液，补充血容量。可快速静脉输入右旋糖酐 40 或葡萄糖氯化钠溶液，首剂 10～20 ml/kg，总液量 50～100 ml/(kg · d)，具体视患者病情及尿量而定。

若有酸中毒,可给 5％碳酸氢钠滴入。

(2) 血管活性药物:针对微血管痉挛应用血管扩张剂,采用山莨菪碱,成人为 10～20 mg/次,儿童每次 0.3～0.5 mg/kg;或阿托品,成人 1～2 mg/次,儿童每次 0.03～0.05 mg/kg。注射间隔和次数视病情轻重和症状缓急而定,轻症每隔 30～60 min 肌内注射或静脉注射一次;重症每隔 10～20 min 静脉注射一次。待面色红润、循环呼吸好转、四肢温暖、血压回升即可停药。可考虑联合应用多巴胺与间羟胺(阿拉明)。也可改用酚妥拉明加去甲肾上腺素静脉滴注,或用异丙肾上腺素 0.1～0.2 mg 加入 5％葡萄糖液 200 ml 内静脉滴注。

(3) 强心治疗:有左心衰竭和肺水肿者,应给予毒毛花苷 K 等治疗。

(4) 抗凝治疗:有 DIC 者采用肝素抗凝疗法,剂量及疗程同感染性休克。

(5) 肾上腺皮质激素的应用:氢化可的松 5～10 mg/(kg·d)静脉滴注,可减轻中毒症状、降低周围血管阻力、加强心肌收缩、减轻脑水肿、保护细胞和改善代谢。成人 200～500 mg/d,一般用药 3～5 d。

3. 脑水肿的治疗　当患者频繁惊厥,昏迷加深,呼吸不规则,口唇发绀,应及时用 20％甘露醇或 25％山梨醇每次 1.5～2 g/kg,6～8 h/次,静脉推注。同时给予地塞米松静脉滴注,限制钠盐摄入。如呼吸衰竭明显时应给予呼吸兴奋剂,如洛贝林(山梗菜碱)、尼可刹米等肌内注射或静脉注射。必要时呼吸监护、气管插管或应用人工呼吸器。

4. 降温、给氧　发热患者应给予物理降温,可以降低氧耗和减轻脑水肿。对于高热及频繁惊厥患者可以短暂给予冬眠合剂氯丙嗪及异丙嗪各 1～2 mg/kg 肌内注射,可加强物理降温的效果。尽快使体温保持在 38℃左右。

(三) 慢性菌痢

需长期、系统治疗。应尽可能地多次进行粪便培养及细菌药敏试验,必要时进行乙状结肠镜检查,作为选用药物及衡量疗效的参考。

1. 抗生素的应用　首先要抓紧致病菌的分离鉴定和药敏检测,致病菌不敏感或过去曾用的无效药物不宜采用。大多主张联合应用两种不同类的抗菌药物,剂量充足,疗程须较长且需重复 1～3 疗程。可供选用药物同急性菌痢。

2. 菌苗治疗　应用自身菌苗或混合菌苗,隔日皮下注射一次,剂量自 0.25 ml/d 开始,逐渐增至 2.5 ml/d,20 d 为一疗程。

3. 局部灌肠疗法　使较高浓度的药物直接作用于病变部位,以增强杀菌作用,并刺激肉芽组织新生,一般做保留灌肠。常用的药物为 5％大蒜浸液 100 ml 或 0.5％～1％新霉素 100～200 ml,1 次/d,10～15 d 为一疗程。有人主张灌肠溶液中加入 0.25％普鲁卡因、氢化可的松 25 mg,可提高疗效。

5. 肠道菌群失调的处理　限制乳类和豆制品。大肠埃希菌数量减少者可给乳糖和维生素 C,肠球菌减少者可给叶酸。可服乳酶生(含厌氧乳杆菌)4～6 g,或其他微生态制剂。

预　防

菌痢的预防应采取综合措施,重点是切断传播途径,同时做好传染源的管理。

1. 管理传染源　急性患者应住院或在家中进行隔离、消毒和彻底治疗,隔日 1 次粪便培养,连续 2 次阴性才可解除隔离。对饮食业、儿童机构工作人员定期检查带菌状态,发现慢性患者及带菌者,应立即予以治疗并调离工作。

2. 切断传播途径 做到:"三管一灭"(即抓好饮水、饮食、粪便的管理,灭蝇);"四要三不要"(要彻底消灭苍蝇,饭前便后要洗手,生吃蔬菜、水果要洗烫,得了菌痢要及早报告治疗,不喝生水,不吃腐烂不洁的食物,不随地大、小便)。要特别注意儿童机构及集体单位中菌痢的传播。必须严格贯彻各种卫生制度,如对食具、食物、居室、活动场所及儿童玩具的卫生制度等是切断传播途径的有效措施。

3. 保护易感人群 近年来主要采用口服活菌苗进行预防。活菌苗主要通过刺激肠道产生分泌性 IgA 及细胞免疫而获得免疫性,免疫期可维持 6～12 个月。我国试制的单价或双价疫苗应用后的保护率为 66.41％～99.47％。

（谭德明）

第七节 霍 乱

霍乱(cholera)是由霍乱弧菌(*Vibro cholerae*)污染水和食物而引起传播的烈性肠道传染病。临床上以起病急骤、剧烈吐泻、排泄大量米泔水样肠内容物、脱水、肌肉痉挛和尿闭为特征,严重者可因休克、尿毒症、酸中毒而死亡。自 1817 年起已经造成 7 次世界性大流行。属甲型传染病。

病原学

WHO 将霍乱弧菌分为 3 群:O1 群霍乱弧菌,为凝集弧菌;非 O1 群霍乱弧菌,有 137 个血清型;O139 群霍乱弧菌。其中 O1 群和 O139 群可引起霍乱。O1 群霍乱弧菌有两个生物型即古典型及爱尔托生物型,这两个生物型在形态和血清学方面几乎一样。

(一) 形态、生化、生长特性

O1 型和 O139 型霍乱弧菌均为革兰阴性弧状杆菌,兼性厌氧,菌体长 $1.5～2.0\ \mu m$,宽 $0.3～0.4\ \mu m$,弯曲如逗点状。有一根极端鞭毛,在暗视野悬液中可见流星样运动。O1 群弧菌无荚膜,而 O139 型弧菌有荚膜。在碱性肉汤或蛋白胨水中迅速繁殖,于培养液表面形成透明菌膜。弧菌在营养琼脂或肉浸膏琼脂培养过夜后,其菌落大,半透明,带灰色。O1 群弧菌能发酵蔗糖和甘露糖,不发酵阿拉伯糖。O139 群弧菌能发酵葡萄糖、麦芽糖、蔗糖和甘露糖,产酸不产气,不发酵肌醇和阿拉伯糖。

(二) 致病力

霍乱弧菌的致病因子主要为不耐热的霍乱肠毒素(CT),由活性 A 亚单位和结合 B 亚单位组成,通过激活 cAMP 介质系统,促使小肠黏膜过量分泌钾、钠、氯电解质及水,同时抑制对钠、水的吸收,导致大量的水和电解质丢失。O139 群菌株能产生爱尔托生物型相同的 CT、细胞毒性肠毒素、血细胞凝集素、可溶性溶血素,但其产毒量相当于或多于 O1 群。此外,O139 群菌株有荚膜,荚膜层加强了本菌的毒性,妨碍了宿主对脂多糖或其他表面抗原的反应性,增加了对宿主血清杀伤力的耐受性,易发生菌血症和败血症。因而,O139 群、O1 群霍乱严重。霍乱弧菌的内毒素来自弧菌细胞壁,耐热,具有霍乱弧菌 O 抗原的特异性,弧菌产生的酶如神经氨酸酶、代谢产物或其他毒素,如血管渗透因子、溶血素等均对人体有一定损害。此外,霍乱弧菌的动力和纤毛均参与黏附作用,这对致病极为重要。

(三) 分子生物学及遗传特征

O1 群霍乱弧菌株的分子生物学分析表明,大多数编码毒力因子的基因位于 4.5 kb 的毒力区域或染色体的核心区。应用多位点电泳对来自不同国家、地区、时间和人群的 O1 群霍乱弧菌进行 11 种酶基因位点的检测,对非 O1 群霍乱弧菌进行 12 种酶基因位点的检测,O1 群霍乱弧菌可以分为 71 个电泳型(electrophoretic type, ET),非 O1 群霍乱可分为 59 个 ET。在计算不同型别种系发育的基础上,进一步做数值分类的分析,表明古典生物型菌株之间、爱尔托流行株之间由于来源不同有微小差异;爱尔托流行株与非流行株之间差异较大;O139 群菌株与爱尔托流行株存在着密切的种系进化关系。

流行病学

(一) 传染源

患者与带菌者是霍乱的传染源。典型患者的吐泻物含菌量多,对疾病传播起重要作用。轻型患者、隐性感染者和恢复期带菌者易被忽略,为危险传染源。

(二) 传播途径

本病主要通过水和污染的食品传播,苍蝇以及日常生活接触传播也很重要。霍乱弧菌在水中存活的时间较长(一般 5 d 以上,可长达数十天),被污染的水可使许多生冷食物受到污染。霍乱弧菌在食品上的存活时间可达 1～2 周或更长,因此食物传播作用仅次于水。尤其是海洋甲壳类生物表面可黏附爱尔托弧菌,后者可分泌甲壳酶,分解甲壳以供给弧菌作为营养而使之长期存活。霍乱弧菌可长期存活于人胆囊内,构成具有潜在传染性的慢性胆囊带菌者,在流行病学上具有重要意义。因此,霍乱的危险因素依次为:喝生水、生食海产品、喝不卫生饮料等。

(三) 人群易感性

所有人群均对霍乱普遍易感,病后可获得一定免疫力,但再感染的可能性也存在。在新感染区,成人比儿童易受感染;在老疫区,儿童发病率较成人为高。O1 群和 O139 群菌株感染后可获得保护性免疫力,但具有 O1 群抗体的人群,并不能抵抗 O139 群菌株的感染。古典霍乱弧菌初次感染的免疫力(100% 保护力)较爱尔托弧菌(90% 保护力)强。原来的霍乱菌苗只能引起抗菌抗体而并不产生抗毒素抗体,免疫效果不够理想。新的免疫制剂正在不断研制。

(四) 流行特征

我国霍乱的流行高峰为 7～11 月份,但全年均有发生。大多为散发流行,但亦可在一定时期内,由于水型和食物型暴发而发生较多病例,形成暴发流行。新传入地区,常呈暴发流行。我国历次霍乱流行都是由国外传入的。

(五) O139 群霍乱的流行

病例无家庭聚集性,发病以成人为主(74%),男性多于女性。主要经水和食物传播,

O139 群霍乱弧菌在水中存活时间较 O1 群弧菌长，人群普遍易感。现有的霍乱菌苗可能对新（O139 群）感染无保护作用。

发病机制与病理

霍乱弧菌感染人体以后，黏附并定植于小肠中，分泌外毒素（CT），是产生特征性水样腹泻、脱水和代谢性酸中毒等系列变化的主要因素。近年来研究认为，小肠黏膜上皮细胞的刷状缘存在 CT 的受体（receptor of cholera enterotoxin），证明为神经节苷脂（GM_1），是细胞膜内的水溶性脂质。GM_1 内的化学结构包括亲水性糖类和疏水性神经节苷脂两部分。前者为亲水糖链，后者为疏水长链烷基。脂溶性长链的烃基嵌在细胞膜中，糖链则暴露于细胞表面，可与 CT 迅速紧密而不可逆地结合在一起。CT 的亚单位 B 与 GM_1 结合后，亚单位 A 得以穿入细胞膜。CT 作为第一信使，引起前列腺素（PGE 等，第二信使）的合成与释放增加。PGE 使腺苷酸环化酶（AC）活性增高，催化 ATP 使之转化为 cAMP（第三信使），从而使细胞膜内 cAMP 大量增加，促进细胞一系列酶反应的进行，促使细胞分泌功能增加，细胞内水和电解质大量分泌。cAMP 浓度增加抑制了肠绒毛对钠的吸收并主动分泌氯化钠，导致水及电解质大量丧失。CT 一旦与 GM_1 结合，则上述反应不可逆转，其作用的自然持续时间（腹泻时间）可短至数小时或长至 7～8 d。现认为另一种 O1 群霍乱毒素（无 CT 的基因）及爱尔托生物型产生的可溶性毒素，可能也是致病因子。此外，弧菌的动力鞭毛及菌体趋化因子受体与黏膜上皮中趋化因子形成的趋化性，是弧菌穿透黏液凝胶的先决条件。毒素共调菌毛（TCP）即是霍乱弧菌特有的定植因子，在致病性方面具有重要作用。由于腹泻丢失大量肠液，产生严重脱水与电解质紊乱，血液浓缩，微循环衰竭。钾、钠、钙及氯化物的丧失，可发生肌肉痉挛及低钠、低钾、低钙血症等。肠液中大量的水、电解质和黏液，加上胆汁量少，所以吐泻物呈米泔水样。碳酸氢根的丧失，导致代谢性酸中毒。由于循环衰竭，肾血流量不足和低钾及毒素的影响，可使肾功能严重受损以致衰竭。

本病病理特点主要是严重脱水引起的一系列改变。死者迅速尸僵，皮肤干燥发绀，皮下组织及肌肉干瘪。体内各处浆膜干皱无光，实质性脏器缩小，可见变性。肾小球及肾血管扩张，肾小管可见浊肿变性及坏死。胆汁浓缩，肠内有米泔水样液体。胆囊内充满黏稠胆汁。心、肝、脾等脏器均见缩小。肠黏膜仅有轻度炎症，绒毛细胞及隐窝细胞变形，有伪足样突起伸至肠腔。上皮细胞的线粒体肿胀，高尔基复合体囊泡增多，内质网扩张并有囊泡形成。脏器内亦可见出血性变化。肠内容物镜检有大量弧菌。

临床表现

霍乱病情轻重不一，受感染者可无任何症状，仅呈排菌状态，称为接触带菌者或健康带菌者，排菌期 5～10 d。有症状者潜伏期为 1～3 d，短者数小时，长者 5～6 d。典型患者多急骤起病，少数病例病前 1～2 d 有头昏、倦怠、腹胀及轻度腹泻等前驱症状。古典生物型与 O139 群霍乱弧菌所致者，症状较严重，爱尔托型引起的，多数为轻型或无症状者。病程通常分为 3 期。

（一）泻吐期

多数患者无前驱症状，突然发生剧烈腹泻，继之呕吐，少数先吐后泻，多无腹痛，亦无里急后重，少数可因腹直肌痉挛而引起腹痛，个别有阵发性腹部绞痛。腹泻每日 10 余次至数十次，甚至大便从肛门直流而出,难以计数。大便初为黄色稀便,迅速变为米泔水样或无色透明水样。少数重症患者可有洗肉水样便。呕吐一般为喷射性、连续性,呕吐物初为胃内食物残渣,继之呈米泔水样或清水样。一般无发热,或低热,共持续数小时或 1~2 d 进入脱水期。

(二)脱水期

由于剧烈吐泻,患者迅速呈现脱水和周围循环衰竭。轻度脱水仅有皮肤和口舌干燥,眼窝稍陷,神志无改变。重度脱水则出现"霍乱面容",眼眶下陷,两颊深凹,闭目难合,口唇干燥,神志淡漠甚至不清。皮肤皱缩湿冷,弹性消失;手指干瘪似洗衣妇,腹凹陷如舟。当大量钠盐丢失,体内碱储备下降时,可引起肌肉痛性痉挛,以腓肠肌、腹直肌最为突出。脱水严重者有效循环血量不足,脉搏细速或不能触及,血压下降,心音低弱,呼吸浅促,尿量减少或无尿,血尿素氮、肌酐升高,尿相对比重增高,二氧化碳结合力下降,出现明显尿毒症和酸中毒。严重吐泻,导致体液与电解质严重丢失。腹泻液中钠与氯离子浓度稍低于血浆,而钾与碳酸氢根离子高于血浆,粪便中阳离子总和及阴离子总和与血浆相等,属于等渗性脱水。由于血液浓缩,血浆钠、钾、氯离子浓度接近正常水平,钾离子甚至升高,其实在体内缺钠、缺钾已较严重。如输注不含电解质的溶液,将使血液稀释发生低血钠及低血钾症。钾盐大量丧失时主要表现为肌张力减低、反射消失、腹胀臌肠、心律不齐等;心电图 QT 间期延长,T 波低或倒置,U 波出现。碳酸氢根离子大量丧失,产生代谢性酸中毒。少尿及循环衰竭使酸中毒加重。

(三)反应恢复期

患者脱水纠正后,大多数症状消失,逐渐恢复正常。约 1/3 患者因循环改善,残存于肠腔的毒素被吸收,又出现发热反应,体温 38~39℃,持续 1~3 d 自行消退。以儿童较多见。整个病程平均 3~7 d,也有长达 10 余天者。根据病情可分为轻、中、重 3 型(表 4-4)。此外,尚有无症状型及暴发型。所谓无症状型即感染后无任何症状,仅呈排菌状态,称接触或健康带菌者,排菌期一般为 5~10 d,个别患者可迁延至数月或数年,成为慢性带菌者。极少数患者尚未出现吐泻症状即发生循环衰竭而死亡,称为"暴发型"或"干性霍乱"。

表 4-4 霍乱的临床类型划分

临床表现	轻 型	中 型	重 型
便次与性状	10 次以下,有粪质	10~20 次,无粪质,米泔水样	20 次以上
意识	正常	淡漠	烦躁
皮肤	正常或弹性略低	干燥,缺乏弹性	无弹性
眼窝/指纹	稍陷/不皱	下陷/皱瘪	深隐/干瘪
肌痉挛	无	有	严重痉挛
脉搏	正常	细速	微弱而速或无脉
收缩期血压(kPa)	正常	11.97~9.31	成人<9.31 儿童<7.98
24 h 尿量	略少	<500 ml	<200 ml 或无尿
脱水程度	成人 2%~3% 儿童 5%以下	成人 4%~8% 儿童 5%~10%	成人>8% 儿童>10%
血浆相对密度	1.026~1.030	1.031~1.040	>1.041

并发症

由于休克得不到及时纠正和低血钾引起肾衰竭是最常见的严重并发症，表现为尿量减少和氮质血症，严重者出现尿闭，因尿毒症而死亡，是霍乱的常见死因。此外，还有因代谢性酸中毒致肺循环高压，补充大量不含碱的盐水而引起急性肺水肿、低钾综合征、心律不齐以及孕妇流产等。

实验室检查

可见血浆比重与红细胞比容升高，白细胞可增至 $(25\sim60)\times10^9/L$，中性粒细胞及大单核细胞增多，血清钾、钠、氯化物及二氧化碳结合力降低，血 pH 值下降，尿素氮增加。治疗前由于细胞内钾离子外移，血清钾可在正常范围内。当酸中毒纠正后，钾离子移入细胞内出现低钾血症。尿中可出现蛋白、红细胞及管型。泻吐物直接涂片革兰染色镜检可见革兰阴性稍弯曲的弧菌，悬滴镜检容易找到弧菌。悬滴中弧菌的流星式穿梭活动，可被特异性抗血清抑制。荧光抗体技术可获得较快速的病原学结果，而碱性蛋白胨水增菌后进行培养，有利于进一步确诊、鉴定与分型。近年来国外亦有应用霍乱毒素基因的 DNA 探针，做菌落杂交，可迅速鉴定产毒素 O1 群霍乱弧菌。血清效价达到 1：80 以上或有动态升高，在排除预防接种的条件下具有诊断意义。PCR 能快速而准确地对致病性霍乱弧菌同时进行鉴定和生物分型。

诊 断

霍乱属于毒素介导性腹泻，须与其他病原体所引起的肠毒素性、侵袭性及细胞毒性急性感染性腹泻病相鉴别，如急性菌痢、大肠埃希菌肠炎、空肠弯曲菌肠炎、细菌性食物中毒和病毒性胃肠炎等。

（一）流行病学资料

发病前 1 周内曾在疫区活动，并与本病患者及其排泄污染物接触。

（二）临床表现

具有剧烈的米泔水样腹泻、呕吐、严重脱水等表现者应想到本病；对于流行期间无其他原因可解释的泻吐患者应作为疑似病例处理；对离开疫区不足 5 d 发生腹泻者也应按上述诊断。

（三）实验室检查

霍乱确诊有赖于实验室检查

1. 血液检查。

2. 细菌学检查 采集患者新鲜粪便或呕吐物悬滴直接镜检，可见呈穿梭状快速运动的细菌，涂片染色镜检见到排列呈鱼群状革兰阴性弧菌，暗视野下呈流星样运动，可用特异血清抑制。荧光抗体检查可于 1～2 h 出结果，准确率达 90%。细菌培养可将标本接种于碱性蛋白胨增菌，后用选择培养基分离、生化试验鉴定。

3. 血清学检查 抗菌抗体病后 5 d 即可出现，2 周达高峰，故病后 2 周血清抗体效价 1：100 以上或双份血清抗体效价增长 4 倍以上有诊断意义。其他如 ELISA、杀弧菌试验也可酌情采用。

诊断标准如下。

具有下列之一者,可诊断为霍乱:

(1) 有腹泻症状,粪便培养霍乱弧菌阳性。

(2) 霍乱流行期间,疫区内有典型症状,虽粪便检查无霍乱弧菌生长,但血清学抗体效价4倍以上增长。

(3) 流行病学调查中,首次粪便培养阳性前后各5 d内有腹泻症状及接触史,可诊断为轻型霍乱。

疑似诊断标准如下。

具有以下之一者:

(1) 具有典型霍乱症状的首发病例,病原学检查未明确。

(2) 流行期间有明确接触史,并有吐泻症状,无其他原因解释者。

预 后

以往病死率曾高达50%～60%。近30年来由于诊疗技术的提高,病死率已经降至1%左右。老、幼及孕妇预后差。

治 疗

本病的处理原则是严格隔离,迅速补充水及电解质,纠正酸中毒,辅以抗菌治疗及对症处理。

(一)一般处理

我国《传染病防治法》将本病列为甲类传染病,故对患者应严密隔离,至症状消失6 d后,粪便培养致病菌连续3次阴性为止。对患者吐泻物及食具等均须彻底消毒。可给予流质饮食,但剧烈呕吐者禁食,恢复期逐渐增加饮食。重症者应注意保暖、给氧、监测生命体征。

(二)补液疗法

合理的补液是治疗本病的关键,补液的原则:早期、快速、足量;先盐后糖,先快后慢,纠酸补钙,适时补钾,及时补钾。输液总量应包括纠正脱水量和维持量。

1. 静脉补液法

(1) 静脉补液的种类:静脉补液可采用5∶4∶1溶液,即每升液体含氯化钠5 g、碳酸氢钠4 g和氯化钾1 g,为防低血糖,另加50%葡萄糖20 ml;或用3∶2∶1溶液,即5%葡萄糖3份、生理盐水2份、1.4%碳酸氢钠液1份或1/6 mol/L乳酸钠液1份。

(2) 输液量与速度:应根据患者失水程度、血压、脉搏、尿量和血细胞比容而定,轻度失水者应以口服补液为主。若有呕吐无法口服者给予静脉补液3 000～4 000 ml/d,最初1～2 h宜快速,5～10 ml/min;中度失水补液4 000～8 000/d,最初1～2 h快速滴入,至血压、脉搏恢复正常后,减至5～10 ml/min;重度失水需补液8 000～12 000 ml/d,需2条静脉通路,先以40～80 ml/min,以后减至20～30 ml/min直至休克纠正后减速,严重者开始可达50～100 ml/min,直至脱水纠正。患儿的粪便含钠量较低而含钾量较高,失水较严重,病情发展较快,易发生低血糖昏迷、脑水肿和低钾血症,故应及时纠正失水和补充钾盐。小儿补液量按年龄、体重计算,一般轻者24 h静脉补液为100～150 ml/kg,中、重型患儿各为150～

200 ml/kg、200～250 ml/kg,可用 541 液。婴幼儿可适当增加。最初 15 min 内 4 岁以上儿童补液 20～30 ml/min,婴幼儿 10 ml/min。根据血浆比重计算,每升高 0.001,补液量为 10 ml/kg,30 min 输入总量的 30%,余量 3～4 h 输完。快速输液过程中应防止发生心功能不全和肺水肿。另外,补液过程中注意补钾及纠正酸中毒。

2. 口服补液法 霍乱患者肠道对氯化钠的吸收较差,但对钾、碳酸氢盐仍可吸收,对葡萄糖吸收亦无影响,而且葡萄糖的吸收能促进水和钠的吸收,因此对轻、中型脱水的患者可予口服补液。口服液配方:①每升水含葡萄糖 22 g,氯化钠 13.5 g,碳酸氢钠 2.5 g 和氯化钾 1.5 g;②每升水含葡萄糖 24 g,氯化钠 4 g,碳酸氢钠 3.5 g,柠檬酸钾 2.5 g。成人轻、中型脱水初 4～6 h 每小时服 750 ml,体重不足 25 kg 的儿童每小时 250 ml,后依泻吐量增减。一般按排出 1 份大便给予 1.5 份液体计算,也可采取能喝多少就给多少的办法。重型、婴幼儿及老年患者则先行静脉补液,待病情好转或呕吐缓解后再改为口服补液。

(三)病原治疗

早期应用抗菌药物有助于缩短腹泻期,减少腹泻量,缩短排菌时间。四环素耐药株增多,可予多西环素 300 mg/次顿服。其他如诺氟沙星(氟哌酸)、红霉素、磺胺类及呋喃唑酮等也均有效,疗程均为连用 3 d。小檗碱(黄连素)不仅对弧菌有一定作用,且能延缓肠毒素的毒性,也可应用。重型患者因呕吐而不能进食应静脉给药。

(四)对症治疗

(1)剧烈吐泻:可用阿托品 0.5 mg 皮下注射,并酌情使用氢化可的松 100～300 mg 静脉点滴,或针刺大陵、天枢、内关、足三里。早期采用氯丙嗪(1～4 mg/kg)对肠上皮细胞 AC 有抑制作用,可减少腹泻量。

(2)肌肉痉挛可予局部热敷、按摩,或针刺承山、阳陵泉、曲池、手三里等,注意钠盐、钙剂的补充。

(3)少尿可予肾区热敷、短波透热及利尿合剂静脉滴注;如无尿,予 20% 甘露醇、呋塞米治疗,无效则按急性肾衰竭处理。

(4)并发心力衰竭和肺水肿者应予毒毛旋花子苷 K 或毛花苷 C,并采取其他治疗措施。

(5)严重脱水休克患者经充分扩容纠酸后循环仍未改善时,可酌情应用血管活性药物,如多巴胺、间羟胺(阿拉明)等。

(五)出院标准

临床症状消失已 6 d,粪便隔日培养 1 次,连续 3 次阴性,可解除隔离出院。如无病原培养条件,须隔离患者至临床症状消失后 15 d 方可出院。

预 防

本病为我国《传染病防治法》中所列甲类传染病,必须加强和健全各级防疫组织,建立群众性报告网;加强饮水和粪便卫生,早期发现患者及隐性感染者,就地处理。

(一)控制传染源

普遍建立肠道门诊,发现患者立即隔离治疗。对疑似患者进行隔离检疫,接触者应检疫 5 d。对发现的带菌者,在隔离检疫期间可应用四环素预防感染。认真做好国境检疫及国内交通检疫工作,特别应重视国际航空检疫。

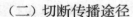

（二）切断传播途径

改善环境卫生,加强饮水和食品的消毒管理,对患者和带菌者的粪便、其他排泄物和用具衣被等均应严格消毒。消灭苍蝇,不喝生水,做到饭前便后洗手。

（三）提高人群免疫力

提高人群免疫力,霍乱死菌苗保护率为 $50\%\sim70\%$,保护时间 $3\sim6$ 个月,仅对同血清型菌株有效,不能防止隐性感染及带菌者,易使人们产生一种虚幻的安全感,未广泛应用。目前正在研制抗原性强、效力高的菌苗,如佐剂菌苗、口服低毒活菌苗、类毒素菌苗及基因工程菌苗等。近年证明 B 亚单位毒素菌苗可获 80% 的保护率,正在大范围试验。

（蒋卫民）

第八节 流行性脑脊髓膜炎

流行性脑脊髓膜炎(epidemic cerebrospinal meningitis)简称流脑,是由脑膜炎奈瑟菌又称脑膜炎球菌(*N. meningococcus*)引起的化脓性脑膜炎,小儿发病率高,经呼吸道传播。临床特征起病急,突起发热、头痛、皮肤黏膜瘀点和脑膜刺激征。重者可留有后遗症或死亡。

病原学

早在 19 世纪初人类对流脑就有了认识,直到 1887 年 Weichselbaum 于流脑患者的脑脊液中成功分离到脑膜炎球菌并由此而证实其为流脑的病原菌。脑膜炎球菌仅存在于人体,可自带菌者咽部,患者血液、脑脊液和皮肤瘀点中检出。系革兰阴性双球菌,呈肾形或卵圆形,多数成对排列。$0.8~\mu m \times 0.6~\mu m$,具有典型的革兰阴性菌的细胞壁结构,包括质膜、细胞壁、荚膜和菌毛。细胞壁由肽聚糖、脂质、脂多糖、外膜蛋白组成,荚膜和菌毛均与脑膜炎球菌的侵袭有关。脑膜炎球菌能产生毒力较强的内毒素。需氧,在 $5\%\sim10\%$ CO_2 、pH 7.4~7.6、$35\sim37\,^\circ\!C$ 的条件下最易生长。体外生存力很弱,如不及时送检接种会产生自溶酶而自溶死亡。对干燥、寒冷、热及阳光和常用消毒剂均甚敏感,温度低于 $30\,^\circ\!C$ 或高于 $50\,^\circ\!C$ 皆易死亡。具纤毛的脑膜炎球菌更易侵犯鼻咽细胞。

到目前为止,根据菌群特异性荚膜多糖结构,可分为 13 个群。特异的血清型根据 2 类和 3 类外膜蛋白上的抗原差异而定,而 1 类外膜蛋白的抗原差异决定其亚型。其中 A、B、C 3 群最为常见,占 90% 以上。常见菌群中 C 群致病力最强,B 群次之,Y 群最弱。B 群和 C 群主要分布于西方国家,亚洲主要是 A 群,我国 95% 以上流行菌群为 A 群。随着 A 群脑膜炎球菌多糖疫苗在全国各地的应用,A 群的发病率明显下降。1990 年后,A 群发病率已由 96.9% 降至 61.7% ,而 B 群和 C 群发病率却相对增加。具有患病年龄小、病情重,易并发硬膜下积液和脑室管膜炎的特征。C 群往年有散发病例的报道。2002 年以来有小范围流行,由于大多数人缺乏抵御 C 群的抗体,该菌群又具有易传播、隐性感染比例高、起病急、病程进展快、死亡率高等特点,必须引起高度重视。人们已完成对 A、B、C 群脑膜炎球菌的基因组测序,A

群菌的序列大约是 2 184 406 kb,总的 G+C 含量为 51.8%。该基因组最显著的特点是存在几百个重复序列,这些序列可能涉及细菌基因组的流动性与抗原性的变化。

近年来脑膜炎球菌对磺胺耐药现象普遍,以 C 群和 B 群最为严重,A 群耐药菌株也有上升趋势。

流行病学

(一) 传染源

带菌者和患者是本病的主要传染源。本菌可隐藏于带菌者鼻咽部黏膜处,不引起症状。在流脑散发时人群鼻咽带菌率 5%～10%,流行期间达 50%。流行期间以 A 群为主,占 90%,非流行期则以 B 群和 C 群为主,B 群占 70%。患者在潜伏末期和急性期均具有传染性,一般不超过发病后 10 d,抗菌治疗后细菌很快消失,所以带菌者对周围人群的威胁更大。

(二) 传播途径

患者或带菌者鼻咽部的病菌通过咳嗽、打喷嚏等形成的飞沫直接从空气中传播,在空气不流通处 2 m 内接触者均有被感染的危险。间接传播的机会极少,但同睡、喂奶、接吻等亲密接触可传播给 2 岁以下婴幼儿。本病终年均有发病,但以冬、春季节发病为主。从 11 月开始,2～4 月达高峰。因冬、春季寒冷,户外活动少,集中于室内,门窗关闭,空气不流通,冷空气使鼻黏膜血管收缩,呼吸道抵抗力下降等是促使本病流行的因素。

(三) 人群易感性

任何年龄都可患病,但新生儿少见,2～3 个月以后的婴儿即可发病,6 个月～2 岁婴幼儿患病率最高。带菌者和患者在感染后 2 周均有抗体上升。随年龄增加可经隐性感染而获得免疫力,发病率逐渐下降。在散发年,发病稳定在低年龄组;而流行年则发病有明显向高年龄组移动现象。人群的易感性与抗体水平密切相关。新生儿出生时有来自母体的抗体,6～24 个月时抗体水平下降至最低点,以后又逐渐增高,至 20 岁左右达到成人水平。由于人群免疫力的不同,各地区的发病数差异很大。带菌者和患者在受脑膜炎球菌感染后,特异性免疫球蛋白在 2 周内均有上升。本病常呈周期性流行,平均 10 年左右有一次流行高峰。这是由于相隔一定时间后,人群的免疫力下降,新的易感者逐渐积累增加所致。采取防治措施后能改变周期性流行规律,近年来发病率明显降低。

发病机制与病理

(一) 发病机制

病原菌自鼻咽部侵入人体,此后的发展过程取决于人体与病原菌之间的相互斗争。如人体免疫力强,则可迅速将病原菌杀死,或成为带菌状态,或产生呼吸道感染的症状。若体内缺乏特异性杀菌抗体,细菌毒力增强时病菌才从鼻咽部黏膜侵入血液。即使如此也不一定产生临床症状或仅有轻微症状,成为暂时性菌血症。大多数菌血症患者可不治而愈,仅少数患者发展为败血症,继而累及脑脊髓膜形成脑脊髓膜炎。近年研究发现,从患者脑脊液中分离到的细菌与带菌者中分离的细菌有基因序列上的差异,提示病原菌致病性存在区别。病原菌侵入后,在病菌本身或其毒素作用下炎性细胞开始浸润:释放多种细胞因子和趋化蛋白,神经细胞释放活性氨基酸,产生一氧化氮(NO)、活性氧(ROS)、毒性氮氧化物(ONOO⁻),最终神经细胞功能损伤。本菌产生一种酶,切断局部 IgA 重链。先天性或获得性 IgM 缺乏或减少,补体 C5～C8 先天缺乏均易发病,反复发作或致暴发型流脑。

在败血症期间,细菌侵袭皮肤小血管内皮,引起栓塞、坏死、出血和细胞浸润,从而出现瘀点或瘀斑。由于血栓形成,血小板减少及内毒素作用,内脏有广泛出血,肾上腺也可有出血、坏死等严重病变。细菌内毒素可激活体内反应系统(包括激肽系统、补体系统、交感神经-肾上腺髓质系统、凝血与纤溶系统等),产生多种生物活性物质及细胞因子,作用于微循环,以至微循环障碍,引起内毒素性休克,常发生 DIC。临床上出现血压下降及出血现象,发生重型流脑。

形成败血症后,病原菌即可经血播散入脑脊髓膜,引起化脓性炎症。内毒素引起脑血管痉挛,脑缺氧,脑血管通透性增加,血浆外渗,加上脑实质炎症、充血水肿,最终引起脑水肿。重度脑水肿引起呼吸衰竭。当水肿的脑实质向小脑幕裂孔及枕骨大孔突出时形成脑疝。

暴发型败血症的发病机制一直是医学界备受关注的问题,研究证实内毒素、外膜蛋白、中性粒细胞及细胞因子的相互和多重作用导致血管内皮细胞损伤,发生微循环障碍致毒素性休克,最终导致 DIC 是其主要病理生理基础。暴发型脑膜脑炎的发生亦与内毒素有关,Ⅲ型变态反应可能在发病机制中起某些作用,如在受损的血管内可见到免疫球蛋白、补体及脑膜炎球菌抗原的沉积。

(二)病理

败血症期主要的病理改变是血管内皮损害、炎症、坏死和血栓形成。暴发型败血症患者皮肤及内脏血管内皮细胞破坏和脱落、血栓形成,内脏广泛出血,皮肤、心、肺、胃肠道和肾上腺有广泛出血,心肌炎和肺水肿亦颇为常见。

脑膜炎期主要病变部位在软脑膜、蛛网膜和脑脊髓膜。早期有充血、少量浆液性渗出以及局灶性小出血点;后期则有大量纤维蛋白,伴中性粒细胞浸润、血浆外渗、脑脊液混浊。渗出液在颅底和脊髓背侧沉积尤为显著。由于颅底部炎症和粘连可累及视神经、动眼神经、面神经、听神经等,造成脑神经损害。脑组织表面由于毒素影响而有退行性变。暴发型脑膜脑炎的病变以脑组织为主,有明显充血和水肿,产生高热、惊厥、昏迷等现象。细菌裂解后释放强烈内毒素,引起严重的微循环障碍。部分患者伴脑疝。慢性患者可由于脑室孔阻塞,造成脑脊液循环障碍而发生脑积水。

临床表现

潜伏期 1～10 d,平均 2～3 d。

分 4 种临床类型:普通型、暴发型、轻型、慢性败血症型。

(一)普通型

最常见,占 90%。

1. 上呼吸道感染期 传染性最强,大多患者无明确症状,可表现低热、咽痛、咳嗽,持续1～2 d,鼻咽拭子培养可发现病原菌。一般情况下很难确诊。

2. 败血症期 多突然发热,伴头痛、呕吐、寒战、全身乏力、肌肉酸痛、神志淡漠等。本期主要而显著的体征为瘀点,见于约 85% 患者。皮疹在病后不久即出现,可先为玫瑰疹,迅速转为瘀点或瘀斑,但大多数皮疹开始即为瘀点或瘀斑,见于全身皮肤、眼结膜和口腔黏膜,呈(1~2)mm~1 cm大小,初为鲜红,后为紫色。病情重者瘀斑迅速扩大,中央呈紫黑色坏死或形成大疱。约10%患者常于发病后2 d唇周可见单纯疱疹。部分患者可仅有败血症期而不发展为脑膜炎,本期血培养可阳性。瘀点涂片可找到病原菌,而脑脊液可能正常。

少数患者呈出血点型感染,是指在流行期部分人群受感染后仅发生皮肤出血点。涂片可找到脑膜炎球菌,而无其他症状,2周后血清出现特异性抗体。多见于15岁以下儿童,不治可愈,血培养常呈阳性。

3. 脑膜炎期 多数败血症患者于24 h内出现中枢神经系统症状,高热不退、头痛呕吐、烦躁不安、惊厥、昏迷、脑膜刺激征阳性。脑脊液呈化脓性改变,细菌培养阳性。婴幼儿临床表现可不典型。婴幼儿因颅骨缝和囟门未闭,中枢神经系统发育不成熟,脑膜炎的临床表现不典型。患者往往拒食、嗜睡、尖叫、呕吐、双眼凝视、惊厥、囟门紧张或隆起等,脑膜刺激征可缺如。

（二）暴发型

较少见,但病情凶险,病死率高,可分为3型。

1. 休克型 小儿多见,成人亦非罕见。起病急骤,以高热、寒战、头痛、呕吐开始,中毒症状严重,精神极度萎靡,可有意识障碍或惊厥。短期内(12 h)出现广泛皮肤、黏膜瘀点及瘀斑,且迅速发展并融合成大片状皮下出血,中央坏死。同时有严重的循环衰竭、面色苍白、皮肤花纹,且发绀、肢冷、脉细速、呼吸急促、血压下降等。脑膜刺激征大多缺如。早期脑脊液可澄清,很快呈化脓性改变。瘀点涂片及血培养检查细菌往往阳性。本型临床上有DIC表现。

2. 脑膜脑炎型 小儿为主,除高热、皮肤瘀斑外,脑实质损害的临床表现明显,突出表现为剧烈头痛、反复惊厥,并迅速进入昏迷。部分患者可发生脑疝。临床上有呼吸衰竭现象,表现为呼吸快慢及深浅不均,甚至呼吸暂停;瞳孔大小不等,边缘不整,对光反应迟钝或消失,眼球固定等。不及时抢救,可因呼吸衰竭而死亡。

3. 混合型 兼有休克型与脑膜脑炎型的临床表现,病情危重,病死率高。

（三）轻型

多见流行后期,有低热、细小出血点、轻度头痛或呕吐,病程短易漏诊。

（四）慢性败血症型

少见,多为成年人,以间歇发热、皮疹、关节疼痛为特征,约20%有脾大,需多次培养才能找到致病菌。

（五）C群流脑

常表现为暴发型,可在发病24 h内死亡,以高热为首发症状,伴有头痛、全身酸痛、咳嗽,部分患者出现皮肤瘀点、瘀斑,颈部强直,喷射性呕吐等。

并发症

病程中可并发肺炎、全眼球炎、中耳炎、化脓性关节炎、心内膜炎、心肌炎、心包炎、睾丸炎、视神经炎和皮肤坏死等。脑组织炎症或脓液积聚粘连可引起第Ⅱ、Ⅲ、Ⅶ及Ⅷ对脑神经损害,肢体运动障碍,失语、癫痫。桥静脉发生栓塞性静脉炎后可形成硬膜下积液,多见于

1～2岁婴幼儿。临床上如及时和适当的治疗效果仍不满意，出现抽搐、喷射性呕吐，特别是伴有定位体征、颅内压持续升高以及发热等应考虑并发症的可能。

部分患儿因病情严重或延误诊断而合并脑室膜炎，临床表现为频繁惊厥、发热持续不退及中枢性呼吸衰竭等，常合并硬膜下积液或积脓。做脑室穿刺、脑超声波及CT检查有利于诊断。

实验室检查

（一）血象

白细胞总数明显增高，一般在 $20 \times 10^9/L$ 左右，高者可达 $40 \times 10^9/L$，中性粒细胞占 $80\% \sim 90\%$。暴发型有DIC者血小板减少。

（二）脑脊液检查

压力升高，外观混浊或米汤样，白细胞数每升可达数百万，以中性粒细胞为主，蛋白含量增高，糖明显减少，氯化物降低。如病初临床上有脑膜炎症状及体征，而早期脑脊液检查正常，应于 12～24 h 后复查脑脊液，脑脊液涂片和培养可发现病原菌。

（三）细菌学检查

1. 涂片　用针尖刺破皮肤瘀点，尽可能不使出血，挤出少许组织液，涂片染色后显微镜检查，阳性率高达80%以上。脑脊液高速离心后取沉淀物做涂片的阳性率达60%～70%。

2. 细菌培养　应在使用抗生素前采取血和脑脊液标本，培养阳性者做药敏试验。

（四）免疫学检查

1. 特异性抗原　采用对流免疫电泳法（阳性率约80%）、乳胶凝集试验（85%～93%）、ELISA或免疫荧光法，灵敏度高、特异性强、快捷。

2. 特异性抗体　间接血凝法、杀菌抗体试验、ELISA及RIA检测（70%）、固相放射免疫试验（SPRIA）（90%）。

（五）其他

1. 核酸检测　PCR检测病菌特异性DNA片段更敏感，尤其对已用抗生素者（阳性率约92%）。

2. RIA　检测脑脊液微球蛋白，流脑患者明显增高，且与脑脊液中蛋白及白细胞数一致，尤其在脑脊液尚正常时即可升高。

（六）快速非特异性方法

包括C反应蛋白动态观察、脑脊液中乳酸浓度和免疫球蛋白测定、乳酸脱氢酶及酶谱的检测，都有利于诊断化脓性脑膜炎。

诊断与鉴别诊断

（一）诊断

本病在冬、春季流行，主要见于儿童。凡在流行季节突起高热、头痛、呕吐，皮肤出现瘀点、瘀斑，脑膜刺激征阳性者，临床即可初步诊断。确诊有赖于病原菌的发现，免疫学检查有助于及早确立诊断。

(二)鉴别诊断

1. 其他化脓性脑膜炎 肺炎链球菌脑膜炎以 2 岁以下幼儿及老年人多见,常继发于肺炎、中耳炎;葡萄球菌性脑膜炎继发于皮肤感染、败血症;流感杆菌脑膜炎发生于婴幼儿;大肠埃希菌脑膜炎常见于新生儿;铜绿假单胞菌脑膜炎常继发于腰椎穿刺、麻醉、造影或手术后。上述化脓性脑膜炎发病无明显季节性,少见瘀点、瘀斑,罕见 DIC。确切的鉴别诊断有赖于脑脊液和血液细菌学检查。

2. 结核性脑膜炎 起病缓慢,以低热、盗汗、消瘦等开始,1～2 周后出现神经症状。多有结核病接触史和结核病灶,无瘀点。脑脊液呈毛玻璃样,有薄膜形成,细胞数为（100～500）$\times 10^6$/L,以淋巴细胞为主,蛋白增高,糖和氯化物降低。薄膜和脑脊液沉淀涂片可找到结核分枝杆菌,培养和动物接种可获得阳性。

3. 流行性乙型脑炎 患者以儿童多见,有严格季节性。多在 7—8 月流行。脑实质损害严重,昏迷、惊厥多见,皮肤无瘀点。脑脊液较清,细胞数多在 500×10^6/L 以下,以淋巴细胞为主,糖和氯化物正常。特异性 IgM、补体结合试验有助诊断。

4. 虚性脑膜炎 在患败血症、伤寒、大叶性肺炎等严重毒血症时,可出现脑膜刺激征,脑脊液压力稍增高,余均正常。

预 后

本病轻型和普通型经及时而适当的药物治疗预后良好。1 岁以下及 60 岁以上者预后较差,不及时治疗的病死率约为 5%。暴发型患者病死率高,如能及早诊断和治疗,病死率可减至 10% 左右。

治 疗

(一)普通型流脑

1. 病因治疗

(1)青霉素及氯霉素:青霉素为首选药物,脑脊液浓度是血浓度的 10%～30%,应大剂量、间断静脉滴注。成人 800 万～1 200 万 u/d,儿童 20 万～40 万 u/(kg·d),至少持续 7 d 或至热退后 4～5 d。近年有耐药菌株上升趋势。氯霉素易透过血-脑屏障,脑脊液浓度为血浓度的 30%～50%。20 世纪 90 年代以前曾出现明显耐药现象(26.7%)。剂量为儿童 30～50 mg/(kg·d),成人 2～4 g/d,分 4 次静脉滴注。青霉素过敏者,氯霉素可作为首选。注意对骨髓抑制不良反应。

(2)头孢菌素:严重患者应及时选用抗菌谱广、抗菌活性高的第 3 代头孢菌素,如头孢曲松和头孢噻肟钠对脑膜炎球菌感染有效,C 群菌株对第 3 代头孢菌素敏感,故应作为首选。这类药物毒性低,对 β-内酰胺酶稳定,且脑脊液内浓度较高,尤其当不能除外其他病原菌所致的脑膜炎时,可与氯霉素同时应用。

(3)磺胺药:鉴于我国流行的 A 群菌株大多对磺胺药敏感,故仍可作为首选,且易穿透血-脑屏障,当脑膜有炎症时可达血浓度的 80%～90%。但自 1960 年耐药性逐年增高,达 48.3%～70%。首次剂量为成人 2 g,以后每次 1 g,2 次/d;儿童每次 30 mg/kg,2 次/d。SMZ-TMP 较单独用磺胺噁唑为强,两者均可静脉滴入。治疗 48 h 后,症状无减轻、体温不降,则考虑耐药,改用其他药物。如培养阳性,则依据药敏结果指导抗生素应用。

2. 对症治疗　高热时可予物理降温及退热药物,颅高压用脱水剂,惊厥时给止痉剂。

3. 一般治疗　强调早诊断,早隔离,早治疗。做好护理,保持皮肤清洁,防止瘀斑感染;保持呼吸道通畅,注意水和电解质平衡,预防并发症。

(二)暴发型流脑

1. 败血症休克型　除积极应用以青霉素为主的抗生素外,应迅速纠正休克(参见"感染性休克"节)。对皮肤瘀点不断增多且融合成痕斑,无论有无休克均可应用肝素,每次剂量1 mg/kg,静脉推注。同时测定血小板计数,若血小板继续下降或瘀点继续增多,4～6 h可重复用。疗程不宜过长,多数用1～2次即可见效。使用肝素后瘀点仍增加,可输新鲜血液或血浆以补充被消耗的凝血因子,同时给予维生素K。

2. 脑膜脑炎型　除用抗生素外,治疗中应以减轻脑水肿、防止脑疝和呼吸衰竭为重点。脱水剂常选用20%甘露醇,小儿可每次0.25 g/kg静脉推注,成人常用每次1 g/kg。小剂量甘露醇0.2 g/kg同样可起到脱水作用,减少因大量甘露醇推注而加重心功能不全,并可减轻药物引起的局部血管的刺激。甘露醇可与50%葡萄糖液每次40～60 ml交替使用。必要时可加用呋塞米(速尿)每次1～2 mg/kg肌内注射或静脉注射。脱水剂使用至呼吸、血压恢复正常,瞳孔等大及其他颅内压症状好转为止,但要注意钾盐和其他电解质的补充。

对有呼吸衰竭的患者,可予洛贝林(山梗菜碱)、尼可刹米等呼吸中枢兴奋剂。大剂量洛贝林(每次1 mg/kg)静脉注射能改善微循环,减轻脑水肿。肾上腺皮质激素对减轻脑水肿有一定疗效,必要时可用地塞米松每次2～3 mg/kg,1次/d,疗程不超过3 d。呼吸停止应立即行器官插管或切开给氧,进行间歇正压呼吸。

3. 肾上腺皮质激素　重症患者可早期、足量、短程应用,可起到减轻毒血症,稳定溶酶体,增强心肌收缩力及抑制血小板凝集,有利于纠正休克。

预防

(一)管理传染源

流行期间要做好卫生宣传和个人卫生措施。患者应呼吸道隔离至病后7 d,对接触者需医学观察7 d。

(二)药物预防

利福平,成人600 mg/d,儿童每12 h 5 mg/kg,共用2 d,可根除带菌达95%～98%。对磺胺药敏感的地区,仍可选用磺胺甲噁唑,儿童50～60 mg/(kg·d),成人2 g/d,连用3 d。或肌内注射头孢曲松250 mg。米诺环素亦有效,但有眩晕等不良反应。

(三)菌苗

1. 荚膜多糖菌苗　1978年以来,国际上已研制出有效针对A、C、Y和W135四联菌株的多糖菌苗,被广泛推荐的两种疫苗为:A－C－Y－W135四价联合疫苗(18个月以下无效)和A－C两价疫苗。1～2周产生有效抗体,不主张对散发患者的接触者进行常规接种,2岁以下小儿接种C群多糖疫苗不能产生有效保护。我国生产的A群多糖疫苗对学龄儿童和成年人的保护率可达90%,对3～11月婴儿保护作用不完全。

2. 多糖-蛋白偶联菌苗　由于荚膜多糖抗原是T细胞非依赖抗原,不能引起回忆反应,即重复接种后抗体无回忆反应,对＜2 岁婴幼儿无免疫原性。目前临床使用的 A、C 群即多糖白喉类毒素偶联菌苗,具有初次免疫记忆,重复接种可产生加强作用,优于多糖菌苗,使用安全,在 2 月龄以上婴儿就可常规接种。针对婴幼儿的单价 A 群(MemAfriVac)疫苗已经进入临床验证,2008 年可获得认证。

3. B 群外膜蛋白的菌苗 目前国际上尚无成功的 B 群疫苗。由于 B 群荚膜多糖的结构与胎儿神经组织中的唾液酸分子结构相似,因此 B 群多糖菌苗的免疫性差,即使与蛋白的偶联后仍不具有免疫原性。为预防 B 群流脑,采用无荚膜抗原即外膜蛋白制备菌苗,证实对大年龄儿童和成年人安全,具有免疫原性,并能有效控制流行;但对婴幼儿保护不理想,且外膜蛋白的杀菌抗体具有型和亚型特异性,保护作用有限。

(赵国昌)

第九节　化脓性脑膜炎

化脓性脑膜炎(purulent meningitis)是由化脓性细菌引起的中枢神经系统感染性疾病,小儿多见。临床特点为发热、头痛、呕吐、惊厥,甚至昏迷,脑膜刺激征阳性,脑脊液呈化脓性改变。随着早期诊断及抗生素的合理使用,病死率已明显下降,但部分病例仍有耳聋、癫痫、智力落后、肢体瘫痪等神经系统后遗症,由脑膜炎球菌引起者详见"流行性脑脊髓膜炎"节。

病原学

(一) 常见病原

多数化脓性球菌均可引起化脓性脑膜炎,以肺炎链球菌、脑膜炎球菌及流感杆菌最常见,其次有葡萄球菌、肠道革兰阴性杆菌(大肠埃希菌、铜绿假单胞菌、沙门菌属等)及厌氧菌等。

肺炎链球菌为革兰阳性有荚膜的双球菌,已知有 86 种血清型,其中 18 种血清型可引起伴菌血症的肺炎链球菌肺炎,6 种荚膜型(1、2、4、7、8、14)分别可单独引起严重感染。儿童以1、6、14 和 19 型为主。

肺炎链球菌成矛头状,常成双排列,钝端相对,矛端相背,有时成短链状排列。本菌营养要求高,在含有血液和血清培养基中生长良好。最适温度为 37℃,pH 为 7.6～8.0。在酸性环境中易死亡、自凝或自溶。本菌不产生外毒素,其致病物质主要有以下 3 种:①荚膜,是起侵袭作用的主要致病因素;②溶血毒素,能溶解人的红细胞,可引起皮肤坏死和致死作用;③紫斑产生因子,极少数肺炎链球菌自溶后可释放紫斑因子,引起紫斑及出血斑点。

流感杆菌系革兰阴性短小杆菌,分为 a、b、c、d、e、f 6 个型,其中 b 型荚膜株的致病力最强,菌体有荚膜,表面有纤毛,从而增强了对黏膜的黏附力。本菌进入呼吸道黏膜上皮,并可进入血流繁殖,侵入中枢神经系统。

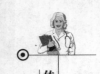

（二）病原菌和年龄的关系

新生儿化脓性脑膜炎以革兰阴性杆菌（大肠埃希菌）、金黄色葡萄球菌多见，此外，尚有 B 群溶血性链球菌、肺炎链球菌、李斯特菌等。文献报道在发达国家，新生儿化脓性脑膜炎的主要病原菌仍是 B 群链球菌（GBS），其次为革兰阴性杆菌。在发展中国家，虽然革兰阴性杆菌及金黄色葡萄球菌仍是主要致病菌，但 B 群链球菌脑膜炎的发病率也在逐渐增加。婴幼儿以肺炎链球菌、脑膜炎球菌、流感杆菌多见，儿童以脑膜炎球菌、金黄色葡萄球菌和肺炎链球菌为主。对于婴儿和小儿，近年来化脓性脑膜炎的流行病学有了较大变化。流感杆菌、肺炎链球菌和脑膜炎球菌中，流感杆菌脑膜炎的发病率有了明显下降，其原因在于流感杆菌结合疫苗在发达国家的推广，使发病率减少 90%，而在诸多发展中国家因为经济方面的限制没有得到推广，故全球流感杆菌脑膜炎的发病率只下降了 6%。成人化脓性脑膜炎的主要病原菌为肺炎链球菌。老年人化脓性脑膜炎的病原分布中，肺炎链球菌 54%，脑膜炎球菌 16%，革兰阴性杆菌 8%，李斯特菌 7%，金黄色葡萄球菌 6%，链球菌 4%，流感杆菌 2%，不明细菌 3%。

（三）医院内获得感染的化脓性脑膜炎

主要为耐药程度高的革兰阴性杆菌，如肺炎杆菌、沙雷菌、肠杆菌、铜绿假单胞菌，以及耐药性葡萄球菌及厌氧菌等。

发病机制与病理

1. 细菌入侵途径　病原菌可通过下列途径达到中枢神经系统。

（1）经血流途径：①经呼吸道，如上呼吸道炎、支气管炎、肺炎等；②经损伤的皮肤、黏膜或脐部创口等。细菌可从上述局部炎症处进入血流，并通过血-脑屏障入侵脑膜，此为最常见的入侵途径。

（2）邻近组织感染灶：如中耳炎、乳突炎、鼻窦炎等。病原菌可自病灶直接侵入脑膜，或脑脓肿溃破至脑膜。

（3）先天畸形：如脑脊髓突出，枕部或腰部皮肤窦道与蛛网膜下隙相通等先天畸形，使皮肤的细菌易侵入脑膜。

（4）颅脑损伤及手术：可将细菌带入脑膜。

2. 机体免疫状态　病原体进入机体后是否入侵中枢神经系统，取决于机体的免疫状态及细菌的毒力两方面因素。在机体防御功能正常，细菌毒力弱的情况下，存在于一些部位的细菌仅处于寄居或带菌状态而并不致病；当人体免疫力明显下降或细菌毒力强时，细菌可自不同途径入侵脑膜而致病。

小儿免疫能力较弱，血-脑屏障功能较差，尤其是新生儿及婴幼儿，因此，该年龄组患病率较高。此外，先天和后天的免疫缺陷可成为诱发化脓性脑膜炎的因素。长期使用肾上腺皮质激素或免疫抑制剂，导致免疫功能低下，使一些平时不致病的低毒力致病菌也可成为脑膜炎的主要病原。

化脓性脑膜炎的最初病理现象是血-脑屏障的破坏。细菌在血流中繁殖时，或用抗生素治疗后，细菌溶解，可释放大量细菌活性产物，如细胞壁或内毒素和磷酸壁等。这些物质刺激脑血管内皮细胞、巨噬细胞、星形细胞和小胶质细胞，产生细胞因子如 TNFα、IL-

1β。TNFα 和 IL-1β 在诱发炎症反应中起协同作用,可活化脑血管内皮细胞上的 CD18 促白细胞黏附受体,使白细胞黏附于血管壁,释放蛋白溶解酶,破坏内皮细胞间的连接,导致血-脑屏障渗透性增高,使白细胞和血浆大量进入脑脊液。另外,这些细胞因子可激活花生四烯酸代谢产物如前列腺素,并可产生血小板活化因子(PAF),从而使血-脑屏障渗透性进一步增加及脑内血栓形成。上述炎症介质及其细胞相互作用的结果,引起蛛网膜下隙的炎症反应,最终导致脑水肿、颅内压增高以及脑内细胞功能和代谢紊乱等一系列病理生理改变。

病变主要在中枢神经系统。细菌入侵脑膜后引起软脑膜及蛛网膜化脓性炎症,蛛网膜下隙充满大量炎症渗出物,使整个脑组织表面及底部都覆盖一层脓性液体。肺炎链球菌感染时,稠厚的脓性纤维素性渗出物主要覆盖于大脑表面,尤其以顶部为甚,并可迅速形成粘连和包裹性积脓,甚至发生硬膜下积液或积脓。由于脑膜血管通透性增加,白蛋白易透过而形成积液。化脓性脑膜炎过程中,硬脑膜及脑血管浅表静脉尤其是桥静脉的炎症栓塞和血管壁损伤的影响,可导致渗出、出血,使局部渗透压增高,因此周围水分进入硬膜下腔,形成硬膜下积液。脑膜表面的血管极度充血,常见血管炎病变,包括血管或血窦的血栓形成,血管壁坏死、破裂与出血。由于未能及早诊断和治疗,脓性炎症渗出物逆流而上,亦可由败血症引起。感染累及脑室形成脑室膜炎。大脑表面和脑室附近的脑实质常有炎性改变,表现为充血、水肿、脑细胞变性坏死、炎性细胞浸润等,形成脑膜脑炎。炎症累及脑神经,或因颅内压增高使脑神经受压、坏死,则可引起相应的脑神经损害等,表现如失明、耳聋、面瘫等。如脓液黏稠或治疗不彻底则可发生粘连,阻塞脑室孔,或大脑表面蛛网膜颗粒因炎症后发生粘连并萎缩致脑脊液循环受阻及吸收障碍而形成脑积水。

临床表现

各种细菌所致的化脓性脑膜炎,有相似的临床表现,可归纳为感染、颅内压增高和脑膜刺激征三方面。临床表现很大程度取决于年龄,年长儿及成人可出现典型表现。

典型化脓性脑膜炎:起病急,有高热、畏寒、头痛、呕吐、食欲缺乏、精神委靡。随病情进展可出现嗜睡、谵妄、惊厥和昏迷。严重者起病 24 h 内即出现惊厥和昏迷,体征有颈项强直、克氏、布氏征阳性等脑膜刺激征。如不及时治疗,病情进展出现频繁抽搐、中枢性呼吸衰竭等。脑水肿严重者有明显颅内压升高现象如频繁喷射性呕吐、心率减慢、血压升高,甚至出现脑疝,表现为双侧瞳孔大小不等、对光反应迟钝、呼吸节律不规则、呼吸衰竭。呕吐频繁者可因进食少,常伴有脱水、酸中毒和脑性低钠血症。

新生儿化脓性脑膜炎:发病率为 10～50 例/10 万人,其中 80% 为早产儿;病死率为 6.5%～37.5%;21%～50% 存活者可发生后遗症。临床起病隐匿,缺乏典型的症状和体征。由于前颅及骨缝未闭,使颅内压增高及脑膜刺激征不明显,常表现为哭声低微或尖叫、拒食、吐奶、反应差、黄疸、发绀、呼吸不规则、体温不升等,出现前囟饱满即紧张已属晚期。脑膜刺激征少,极易漏诊。常伴有败血症,已发生脑室膜炎。依赖腰椎穿刺检查脑脊液才能确诊。

婴幼儿化脓性脑膜炎:起病缓急不一,常先有发热和呼吸系统或消化系统症状,如咳嗽、呕吐、腹泻等,继之嗜睡、烦躁、易激惹、感觉过敏、双目凝视或摇头等,常因抽搐就诊。体征有面色青灰、前囟饱满及紧张,克氏、布氏征阳性等。

老年人化脓性脑膜炎：症状不典型，尤其是基础状况低下者（如糖尿病或心、肺疾病）。起病隐匿，如嗜睡、意识糊涂、记忆力减退、定向困难、思维和判断迟缓。可无发热、头痛、呕吐和脑膜刺激征表现，常误认为衰老性精神异常、脑动脉硬化性脑组织缺氧或脑出血等。

4 种常见病原菌引起的化脓性脑膜炎的临床特点如下。

1. 肺炎链球菌脑膜炎　发病率仅次于流脑，多见于 1 岁以下婴儿（占 80%）和老年人，冬、春季较多，常继发于肺炎、中耳炎、乳突炎、鼻窦炎、败血症或颅脑外伤。炎症渗出物多分布于大脑顶部表面，故早期颈项强直不明显。由于渗出物中纤维蛋白较多，易致粘连和包裹性脓肿。硬膜下积液或积脓、脑脓肿、脑积水等并发症较其他化脓性脑膜炎多见。患者一般病情较重，病程多迁延和反复，脑脊液涂片及培养阳性率较高。

2. 流感杆菌脑膜炎　主要由 b 型流感杆菌引起，多见于出生 3 个月至 3 岁小儿，秋季较多，多数起病急，突然高热、呕吐、惊厥；部分起病稍慢，先有明显的呼吸系统感染，经数日或数周后才出现脑膜炎表现。偶见皮疹，常并发硬膜下积液，亦可出现会厌炎、关节炎、蜂窝织炎及肺炎。易发生轻度贫血。脑脊液涂片常见极短小的革兰阴性杆菌。

3. 葡萄球菌脑膜炎　主要由金黄色葡萄球菌引起，各年龄组均可患病，但以新生儿及年长儿多见。多发生在夏季。常先有化脓性病灶如新生儿脐炎、脓疱疮、蜂窝织炎、败血症等。病程中可见荨麻疹、猩红热样皮疹和小脓疱。脑脊液成脓性、混浊、易凝固，涂片见成堆革兰阳性球菌。血及脑脊液培养可获阳性结果。

4. 大肠埃希菌脑膜炎　多见于出生 3 个月内婴儿，特别是新生儿及早产儿。本菌主要来自母亲产道、婴儿肠道及脐部等。此外，脊柱裂、尿布皮炎、中耳炎亦可为侵入门户。年长儿患病时应仔细检查背部中线皮肤有无交通窦道。脑脊液有化脓性改变，预后差，病死率高。

并发症与后遗症

（一）硬膜下积液

为常见并发症之一，多见于肺炎链球菌和流感杆菌脑膜炎，发生率在婴幼儿约 50%。有文献报道，在 78 例硬膜下积液患者的病原菌检查中，肺炎链球菌 36 例（46.2%）、流感杆菌 21 例（26.9%）。多出现在病程 4～10 d。主要为 1 岁以内前囟未闭的婴儿。硬膜下积液的表现：①化脓性脑膜炎经有效抗生素治疗 4～6 d 后，脑脊液已好转，但发热仍持续不退或退后又复升；同时出现颅内压增高症状，如频繁呕吐、惊厥、易激惹、持续昏睡、前囟膨隆、头围增大、颈项强直及局灶性体征、肢体抽搐或瘫痪。②颅骨透照试验阳性。③硬膜下穿刺液体为黄色，>2 ml，蛋白量较同时腰椎穿刺所得脑脊液中蛋白量高，常>400 ml/L。④头颅 B 型超声波和 CT 扫描可确诊。

（二）脑室管膜炎

本病是新生儿及婴幼儿较常见的并发症，表现为频繁呕吐、发热持续不退、反复抽搐、呼吸衰竭，或脑脊液检查已好转而发热不退、颅内压增高。头颅 B 型超声波见脑室明显扩大、脑室管膜粗糙。CT 扫描显示脑室扩大及室管膜形成一圈密度增强影像。有时脑室内可见网状囊样脓液纤维化影像。确诊依赖于侧脑室穿刺。确诊标准：①脑室液培养细菌与腰椎穿刺报告相同；②脑室液细胞数≥50×10⁶/L，以中性粒细胞为主；③糖定量<1.68 mmol/L，蛋

白量＞400 mg/L。

（三）脑性低血钠症

化脓性脑膜炎时可因下视丘受累致血管升压素（抗利尿激素）异常分泌，又因呕吐、进食少而致低钠血症和水中毒，出现尿少、轻度水肿、频繁呕吐、反复惊厥和昏迷。这些症状和脑膜炎症状相似，故应及时检查血电解质加以鉴别。

（四）脑神经受损

由于脑实质损害及粘连可使脑神经受累，出现失明、耳聋、面瘫等，后遗症有智力低下、肢体瘫痪、癫痫、耳聋、失明、脑积水等。

实验室检查

（一）血象

白细胞明显增高，可达 $(20\sim40)\times10^9$/L，以中性粒细胞为主，可达 $80\%\sim90\%$。严重者白细胞总数可减少。

C 反应蛋白（CRP）是一种重要的急性时相蛋白，细菌感染时 CRP 浓度升高。有学者研究发现，革兰阴性菌脑膜炎的脑脊液和血清 CRP 含量均高于革兰阳性菌脑膜炎，可作为辅助检查方法。

（二）脑脊液检查

压力增加，外观混浊或脓样。白细胞数明显增加，达 $1\,000\times10^6$/L 以上，高者达数万，以中性粒细胞为主。蛋白明显增加，糖及氯化物早期可正常，晚期降低。脑脊液涂片及培养可找到病原菌。对初次腰椎穿刺脑脊液正常的可疑者，可再次复查。

（三）细菌学检查

1. 涂片检查 脑脊液沉淀涂片用革兰染色常可找到病原菌。

2. 细菌培养 取鼻咽拭、血及脑脊液培养可获得病原菌。血培养阳性率为 $40\%\sim50\%$。对脑脊液常规阴性者，有时培养也可获致病菌。

（四）特殊检查

1. 脑脊液病原菌的抗原检测 常用方法有对流免疫电泳、乳胶凝集法、血凝抑制试验、RIA、荧光抗体测定及 ELISA 等，能较快检出脑脊液中抗原。

2. PCR 适用于脑脊液革兰染色、细菌抗原检测及培养为阴性的脑膜炎患者，但有假阳性。

3. 鲎溶解物试验 可间接证实革兰阴性菌感染。

4. 脑脊液酶学检测 脑脊液中含有多种酶，可以鉴别化脓性脑膜炎与病毒性脑膜炎，磷酸己糖异构酶（PHI）和乳酸脱氢酶（LDH）在化脓性脑膜炎时升高，PHI 较 LDH 敏感。

（五）辅助检查

1. B型超声波 对疑有硬膜下积液、脑室炎、脑脓肿、脑积水者，经前颅进行探测可确诊。

2. CT 或 MRI 扫描 遇到下列情况可考虑：经过治疗后，脑脊液好转而仍有持续发热、意识障碍或智力退变；持续前颅凸起、头围增大及颅内压增高；反复局灶性惊厥、有定位体征或脑电图呈局灶性改变;疑有脑脓肿时,用以诊断颅内有无局限性积脓、硬膜下积液、脑脓肿和进行性脑室扩大等。

诊断与鉴别诊断

早期诊断是治疗成功与否的关键,可减少后遗症,提高治愈率。典型病例根据临床症状、体征及脑脊液可明确诊断。早期诊断必须熟知各年龄组小儿的临床特点,对下列患儿应及时检查脑脊液以明确诊断:①发热、嗜睡、凝视、尖叫、惊厥;②急性感染患儿伴前囟隆起或紧张,或新生儿抬颈时哭闹;③婴儿拒食、吐奶、面色青灰,或明显感染症状伴嗜睡、烦躁、易激惹等。对经过不规则抗生素治疗后的化脓性脑膜炎,脑脊液检查结果不典型,涂片和培养均阴性者,应结合病史及临床表现等综合考虑作出诊断。

化脓性脑膜炎应与下列疾病相鉴别。

1. 病毒性脑膜炎 不彻底或部分治疗的化脓性脑膜炎,脑脊液改变与病毒性脑膜炎难以鉴别。但病毒性脑膜炎全身感染中毒症状不重,脑脊液外观清亮,以淋巴细胞为主,蛋白含量正常或轻度升高,糖及氯化物正常,细菌涂片及培养均阴性。

2. 流脑 起病较急,多数患者皮肤出现瘀点或瘀斑。鉴别主要依靠流行病学史、瘀点涂片、血及脑脊液培养、脑脊液涂片等细菌学检查以助确诊。

3. 结核性脑膜炎 除婴儿外,起病缓慢,常有结核接触史和肺部等处结核病灶及相应症状,结核菌素试验阳性。脑脊液外观呈毛玻璃状混浊,细胞数多在 $500 \times 10^6/L$,以淋巴细胞为主,蛋白明显增高,糖和氯化物均降低。脑脊液静置 24 h 后可见薄膜形成,并用薄膜涂片、培养或动物接种找抗酸杆菌。文献报道,少数结核性脑膜炎可急性起病、高热,早期脑脊液可混浊,白细胞数显著增多,可在 $100 \times 10^6/L$ 左右。

各种脑膜炎的脑脊液变化见表 4-5。

表 4-5　各种脑膜炎的脑脊液变化

疾病	压力(kPa)	外观	白细胞(×10⁶/L)	中性粒细胞(%)	淋巴细胞	糖	蛋白	氯化物	染色涂片	细菌培养
化脓性脑膜炎(未治)	升高	混浊脓样	升高(>1 000)	升高(>60)	减少		升高	减少	80%+	常可+
化脓性脑膜炎(部分性治疗)	升高	混浊	升高(>100)	升高(>60)	减少或不定		升高或正常	减少	60%+	部分可+
病毒性脑膜炎	正常/升高	清亮	升高(<1 000)	升高(10%病例)	升高	正常	正常或轻度升高	正常	—	—
真菌性脑膜炎	升高	常清亮或混浊	升高(<500)	升高(13%病例)	升高	正常或减少	升高	减少	—	—
结核性脑膜炎	升高	毛玻璃状	升高(<1 000)		升高	减少	明显升高	明显减少	抗酸杆菌+	结核杆菌
脑肿瘤、脑脓肿	常升高	清或不太清(0~500)	升高(0~95)	升高	不定	减少或正常(占25%)	通常升高(占75%)	正常/减少	—/+	—/+

预 后

目前,发达国家的化脓性脑膜炎患儿成活率有了明显改善,总死亡率低于 10%,脑膜炎球菌脑膜炎低于 5%,但是持续性后遗症的发生率仍没有明显下降,为 10%～30%。在许多发展中国家,化脓性脑膜炎的发病率、病死率及后遗症都居高不下,每年有 40 万儿童发生流感杆菌脑膜炎,其中近 30%患儿死亡,另有 30%遗留严重的功能障碍。早期诊断、彻底治疗,大多数能痊愈。影响预后的因素有:①年龄;②致病菌种类;③诊断及治疗的早晚。新生儿及婴幼儿的革兰阴性杆菌或金黄色葡萄球菌脑膜炎,诊断时已昏迷或接近昏迷者预后差,病死率为 30%～50%。

治 疗

化脓性脑膜炎的治疗主要是抗菌、对症及支持治疗。治疗原则:①对病原菌敏感;②在脑脊液中浓度高;③能快速杀菌达到无菌化。疗程要足,停药指征为临床症状消失,体温正常后 3～5 d 时脑脊液常规、生化及培养均正常。革兰阴性肠杆菌脑膜炎疗程需达 4 周或更长。尽量避免鞘内给药。

(一)抗生素治疗

1. 肺炎链球菌脑膜炎 由于肺炎链球菌对青霉素耐药率逐年上升,国外常推荐万古霉素联合第 3 代头孢菌素的治疗。可选用头孢曲松或头孢噻肟,80～100 mg/(kg·d)静脉滴注,万古霉素 30～45 mg/(kg·d),分次静脉滴注,总疗程 4 周。

2. 流感杆菌脑膜炎 选用氨苄西林 150～250 mg/(kg·d),与氯霉素连用。对青霉素过敏者可单用氯霉素或第 2、3 代头孢菌素,如头孢呋辛、头孢噻肟、头孢曲松等。总疗程 3 周。

3. 金黄色葡萄球菌脑膜炎 MSSA 首选耐青霉素酶的苯唑西林、氯唑西林,剂量为 200 mg/(kg·d),分次静脉滴注;MRSA 则首选万古霉素联合利福平、磷霉素;利奈唑胺也可选用。抗生素一般联合应用,疗程应在 2～4 周。

4. 大肠埃希菌脑膜炎 可选用氨苄西林、氯霉素或第 3 代头孢菌素等。若病原体为产超广谱 β-内酰胺酶(ESBL)的应选用碳青霉烯类抗生素。

5. 病原菌未明者 应根据年龄、病情推断可能的病原,迅速进行经验性抗生素治疗。新生儿及 3 个月婴幼儿以大肠埃希菌、金黄色葡萄球菌及肺炎链球菌多见,可选用氨苄西林加氯霉素或换用第 3 代头孢菌素。3 个月以上小儿以肺炎链球菌、流感杆菌多见,选用青霉素、氨苄西林或氯霉素。疑及金黄色葡萄球菌感染选用苯唑西林或万古霉素。

(二)对症处理

高热时用物理或退热剂降温。惊厥者可给地西泮(安定)每次 0.2～0.3 mg/kg(最大剂量不超过 10 mg),缓慢静脉注射,或用苯巴比妥钠负荷剂量 10～20 mg/kg,12 h 后给维持量每天 4～5 mg/(kg·d),肌内注射。此外,有休克或颅内压增高时,应积极采用抗休克及降颅内压处理,详见"感染性休克"节。

(三)支持疗法

保证足够的热量与液体量,对意识障碍及呕吐的患者应暂禁食,宜静脉补液,并精确纪录 24 h 出入水量,细致检查有无异常的血管升压素(抗利尿激素)分泌。如有液体潴留,必须限制液体量 30～40 ml/(kg·d)。当血钠达 140 mmol/L 时,液体量可逐渐增加到 60～70 ml/(kg·d)。对年幼、体弱或营养不良者,可补充血浆或少量鲜血。

(四)糖皮质激素

目前认为激素作为抗炎物质在化脓性脑膜炎时可减少细胞因子释放,减轻脑水肿,降低颅内压和血-脑屏障作用。地塞米松能减少脑膜炎患者后遗症及耳聋的发生率,一般轻型病例不用,重症患者在有效抗生素应用前或同时给药。现在较公认的治疗方案为 0.15 mg/kg,每 6 h 一次,连续应用 4 d;或 0.4 mg/kg,每 12 h 一次,连续应用 2 d。无菌性及部分治疗后脑膜炎、<6 周的患儿均不宜使用糖皮质激素。

(五)并发症治疗

1. 硬膜下积液 在下列情况下可穿刺放液:①液体量多,有颅内压增高症状;②怀疑积液是惊厥发作的原因;③有神经系统局灶型体征。积液多时可缓慢放液 20～30 ml,每天或隔天一次。4～5 周后仍抽液不尽或有持续感染及颅内压增高症状时,考虑外科治疗。若有硬膜下积脓,可行局部冲洗,并注入适量抗生素如苯唑西林 50 mg,氨苄西林 50～100 mg,或庆大霉素 0.1～0.3 mg 等。注射时反复以脑脊液边稀释边注入。

2. 脑室炎治疗 可作侧脑室控制性引流,减轻脑室压力,并注入适量抗生素如青霉素钠 5 000～20 000 u,氨苄西林每次 50～100 mg,庆大霉素每次 5～10 mg,阿米卡星 5～10 mg。儿童剂量为成人的一半,疗程 5～7 d。以上药物须用生理盐水或脑脊液稀释 2～3 倍后注射。

预 防

1. 一般预防 要提倡良好的生活习惯,居室经常通风,注意保暖,多户外活动和体育锻炼,以增强身体的抵抗力。应少与呼吸道感染的患者接触,以尽量防止呼吸道感染的发生。新生儿脑膜炎的预防与围生期保健有关,应彻底治疗产妇感染。新生儿如果暴露在严重污染环境中,则应使用抗生素预防。化脓性脑膜炎再发的原因多与免疫功能低下、先天畸形及后天损伤有关,必须及时治疗。

2. 药物预防 肺炎链球菌脑膜炎的药物预防可试用利福平,剂量 10 mg/kg,2 次/d。服用 2 d,鼻咽部细菌清除率仅 70%。

3. 免疫预防

(1)肺炎链球菌脑膜炎:目前有 23 价肺炎链球菌疫苗推荐适用于 2 岁以上肺炎链球菌疾病高危人群,包括年龄在 65 岁以上者、糖尿病患者、充血性心力衰竭患者、肝病患者、慢性酗酒者、脾切除者、肾病患者、其他心肺疾病患者、脑脊液渗漏者及 HIV 感染患者。前往肺炎链球菌疾病高发区者亦应接种。

(2)流感杆菌脑膜炎:流感杆菌 b 型荚膜多糖疫苗由磷酸多核糖基核醇(PRP)组成,对 18 个月～6 岁儿童有效率 90%,但对婴儿无效,而此组人群对流感杆菌高度易感。两种组合疫苗、白喉 CRM_{197} 蛋白结合疫苗(HbOC)及脑膜炎球菌结合疫苗(PRP-OMP)可适用于所有儿童。

脑膜炎球菌脑膜炎的药物与免疫预防详见有关章节。

(赵国昌)

第十节 鼠 疫

鼠疫(plague)是鼠疫耶尔森菌引起的啮齿动物中的自然疫源性疾病。带菌的鼠蚤为媒介,经叮咬人的皮肤传入引起腺鼠疫;经呼吸道传入发生肺鼠疫,可发展为败血症,传染性强,病死率高。为国际检疫的传染病和我国法定的甲类传染病。病程早期进行抗菌治疗可大大降低病死率。

在世界历史上,曾发生 3 次鼠疫大流行,死亡人数以千万计,目前大都已被限制在局部区域。我国鼠疫疫源地分布广,面积大(17 个省区、216 个县),但对人间鼠疫的控制已卓有成效,20 世纪 80 年代的发病数仅占亚洲病例的 5%。20 世纪 90 年代以来,世界上鼠疫的疫情相当活跃,1994 年印度发生震惊世界的鼠疫流行。可见人间鼠疫正处于自然周期性复发的边缘,而且鼠疫耶尔森菌可作为生物武器,故近年来引起广泛重视。

病原学

鼠疫耶尔森菌(*Yersinia pestis*)亦称鼠疫杆菌,属肠杆菌科的耶尔森菌属,为革兰染色阴性小球杆菌。大小约(1~1.5)μm×(0.5~0.7)μm,无鞭毛、无芽胞,有荚膜,兼性需氧,在普通培养基上生长良好。鼠疫耶尔森菌菌体含有内毒素,并能产生鼠毒素和一些有致病作用的抗原成分。已证实有 19 种抗原,即 A~K、N、O、Q、R、S、T、V、W,主要为 FI(fraction I)抗原和与毒力有关的 V、W 抗原。

内毒素为一类脂多糖,其所致的病理变化主要是外周血管损伤、肾小管损伤和肝脏脂肪变性。

鼠毒素为一种可溶性蛋白质,由 18 种氨基酸组成,对小鼠和大鼠均有较强的毒力,而对豚鼠、家兔、猴等则无毒性,故称为"鼠毒素"。所致的病理变化主要作用于外周血管,导致血液浓缩和休克;肝脏出现脂肪变性和局部的出血坏死性病变。

FI 抗原为鼠疫耶尔森菌的包膜抗原(envelope antigen),是蛋白质的多糖复合物,具有高度的特异性和免疫原性,产生的相应抗体具有保护作用。V 抗原是蛋白质,W 抗原是类脂蛋白,均具强力的抗吞噬作用。所有毒力型鼠疫耶尔森菌株都具有 V 和 W 抗原,不具 V 和 W 抗原的菌株为无毒株。FI 及 V、W 抗原的有无与温度密切相关,在蚤肠中(25℃环境)检测不到该抗原;当蚤叮咬动物,鼠疫耶尔森菌进入 37℃环境后,则可产生 FI 和 V、W 抗原。

鼠疫耶尔森菌对外界抵抗力较弱,对干燥、热和一般消毒剂均甚敏感。阳光直射、100℃ 1 min、5%甲酚皂溶液、5%~10%氯氨等均可致细菌死亡。但在潮湿、低温与有机物内存活时间则较久,在痰和脓液中可存活 10~20 d,在蚤粪中可存活 1 个月,在尸体中可存活数周至数月。鼠疫耶尔森菌可存在于患者的各种组织、血液和体液中,粪便亦可带菌。

流行病学

(一) 传染源

主要是鼠类和其他啮齿动物,如猫、羊、兔、骆驼、狼、狐等也可能成为传染源。肺鼠疫患

189

者是人间鼠疫的重要传染源。带菌者(包括健康带菌和恢复期带菌)作为传染源的可能性亦应引起重视。

主要储存宿主以旱獭和黄鼠最为重要,由于它们是冬眠啮齿类动物,感染后可越冬至翌春发病,再感染幼鼠,对鼠的自然疫源的形成和鼠疫耶尔森菌种族延续均起着重要作用。褐家鼠是次要储存宿主,但却是人间鼠疫的主要传染源。

(二)传播途径

1. 经鼠蚤传播 鼠蚤为传播媒介,构成"啮齿动物→鼠蚤→啮齿动物或人"的传播方式。鼠蚤叮咬是主要传播方式,蚤粪含病原菌,可因抓痒通过皮肤伤口侵入人体。

2. 经皮肤传播 剥食患病啮齿类动物的皮、肉或直接接触患者的脓血或痰,经皮肤伤口而感染。在自然疫源地得到某种程度控制的情况下,尤其是首发病例,由于猎取旱獭等经济动物而经皮接触感染,更具重要意义。

3. 经呼吸道飞沫传播 肺鼠疫患者痰中的鼠疫耶尔森菌可借飞沫构成"人→人"之间的传播,并可引起人间的大流行。一般情况下腺鼠疫并不造成对周围的威胁。

(三)人群易感性

人对鼠疫耶尔森菌普遍易感,有一定数量隐性感染。病后可获得持久的免疫力。预防接种可降低易感性。

(四)流行特征

1. 流行情况 人间鼠疫耶尔森菌感染以非洲、亚洲、美洲发病最多。亚洲主要在越南、尼泊尔、缅甸、印度、俄罗斯和蒙古有流行或病例发生。我国主要发生在云南和青藏高原。近几十年来人间鼠疫未发生大流行,但有局部暴发流行的报道。

2. 鼠疫自然疫源地 世界各地尚存在许多鼠疫的自然疫源地,鼠间感染长期持续存在,呈反复的流行与静止交替,随时对人类构成威胁。

3. 人间鼠疫与鼠间鼠疫的关系 人间鼠疫流行均发生于动物间鼠疫之后。首先是野鼠间鼠疫流行,再由野鼠传至家鼠,家鼠患病后大批死亡,鼠蚤离开死鼠另找新的宿主,人被叮咬而感染。

4. 季节性 人间鼠疫多发生在夏、秋季,这与鼠类繁殖活动有关。

5. 职业性 人间鼠疫首发病例常与职业有关,如狩猎者等。

发病机制与病理

鼠疫的基本病理改变为淋巴管、血管内皮细胞损害和急性出血、坏死性炎症。腺鼠疫(bubonic plague)表现为淋巴结的出血性炎症和凝固性坏死。

鼠疫耶尔森菌经皮肤侵入后,经淋巴管至局部淋巴结引起剧烈的出血坏死性炎症反应,此即腺鼠疫。然后鼠疫耶尔森菌进入血液循环,引起菌血症或败血症、血管内栓塞及 DIC。发生鼠疫败血症时,全身各组织及脏器均有充血、水肿、出血及坏死,出现多浆膜腔血性渗出物。鼠疫耶尔森菌经血液循环进入肺组织,则引起继发性肺鼠疫。肺鼠疫肺部病变以充血、水肿、出血为主,肺门淋巴结肿大,支气管与肺泡内充满稀薄的血性渗出物。病灶及渗出液中有大量鼠疫耶尔森菌。肺鼠疫患者由呼吸道排出的鼠疫耶尔森菌通过飞沫传入他人体内,则可引起原发性肺鼠疫。各型鼠疫均可发生鼠疫败血症。

临床表现

潜伏期，腺鼠疫多为 2～5 d(1～8 d)。原发性肺鼠疫数小时至 3 d。曾接受预防接种者，可长达 9～12 d。

起病急骤，畏寒、发热，体温迅速升至 39～40℃，伴恶心、呕吐、头痛及四肢痛、颜面潮红、结膜充血、皮肤黏膜出血等，继而出现意识模糊、言语不清、步态蹒跚、腔道出血及衰竭和血压下降等。临床分为腺鼠疫、肺鼠疫和败血症型鼠疫等，各具其特征性表现。

（一）腺鼠疫

这是鼠疫的基本类型，最为常见。好发部位依次为腹股沟淋巴结(约占 70%)、腋下淋巴结(约占 20%)和颈部淋巴结(约占 10%)，多为单侧。病初即有淋巴结肿大且发展迅速，淋巴结及其周围组织显著红肿热痛，以病后 2～3 d 最重。若治疗及时，淋巴结肿大可逐渐消退；如治疗不及时，1 周后淋巴结很快化脓、破溃，常可发展为败血症或肺鼠疫。

（二）肺鼠疫

常由腺鼠疫血性播散引起(继发性)，偶可因吸入带菌的飞沫、尘埃引起(原发性)。表现为咳嗽、咳血性脓痰、胸痛、呼吸急促、发绀，肺部仅可闻及散在湿啰音或轻微的胸膜摩擦音，较少的肺部体征与严重的全身症状常不相称。X 线胸片检查呈支气管肺炎或实变。常因心力衰竭、出血、休克而危及生命。

（三）败血症型鼠疫

亦称鼠疫败血症，为最凶险的一型，多继发于肺鼠疫或腺鼠疫，病初有肺鼠疫或腺鼠疫的相应表现而病情进一步加重。原发鼠疫败血症亦称暴发型鼠疫，较少见。败血症型鼠疫主要表现为寒战、高热、谵妄或昏迷，进而发生感染性休克、DIC 及广泛性皮肤出血坏死等。因发绀和皮肤出血坏死，死亡后皮肤呈黑色，故有"黑死病"之称。

（四）其他类型鼠疫

如皮肤鼠疫、肠鼠疫、眼鼠疫、脑膜炎型鼠疫、扁桃体鼠疫等，均少见。

实验室检查

（一）血象

白细胞总数明显升高，可达 30×10^9/L 以上，以中性粒细胞增高为主。个别病例可呈类白血病反应。

（二）病原学检查

根据不同临床类型取材涂片，如取淋巴结穿刺液、脓、痰、血、咽部及眼分泌物，在光学显微镜下较容易辨认鼠疫耶尔森菌。同时应做细菌培养，必要时进行动物接种。

（三）血清学检查

1. 间接血凝法 以鼠疫耶尔森菌 FI 抗原检测血中 FI 抗体，感染后 5～7 d 出现阳性，2～4 周达高峰。此后逐渐下降，可持续 4 年，常用于回顾性诊断和流行病学调查。

2. ELISA 较间接血凝法更为敏感。用于测定 FI 抗体，亦可用抗鼠疫耶尔森菌 IgG 测定 FI 抗原，效价 1∶400 以上为阳性。

3. 放射免疫沉淀试验　此法可查出 28～32 年前患过鼠疫康复者体内微量的 FI 抗体，用于追溯诊断及免疫学研究。

4. 荧光抗体法　用荧光标记的特异性抗血清检测可疑标本，可快速准确诊断。

（四）分子生物学检测

DNA 探针杂交和 PCR 检测特异性核酸，具有快速、敏感、特异的优点，近年来应用较多。

诊　断

流行病学资料最为重要，全身中毒症状及局部症状严重为本病特点，确诊需要病原学检测结果。

对 10 d 内曾到鼠疫流行区，有与可疑鼠疫动物或患者接触史，突然发病，病情迅速恶化的高热患者，且具有下列临床表现之一者，应作出鼠疫的疑似诊断。

（1）急性淋巴结肿大，剧烈疼痛，出现被动体位。

（2）呼吸急促，咳血性痰。

（3）伴有严重毒血症症状的临床表现。

（4）未接种过鼠疫疫苗，F1 抗体效价在 1：20 以上者。

鉴别诊断

腺鼠疫应与急性淋巴结炎、丝虫病等相鉴别；肺鼠疫需与大叶性肺炎、肺出血性钩端螺旋体病相鉴别；败血症型鼠疫需与炭疽败血症、其他细菌败血症相鉴别。

预　后

以往的病死率极高，鼠疫败血症与肺鼠疫几乎无幸存者，腺鼠疫病死率亦达 50％～90％。近年来，由于抗生素的及时应用，病死率降至 5％～10％。

治　疗

治疗目的除挽救患者的生命外，更重要的是控制疾病流行。因此患者应严格隔离于传染病医院的单间病房内，病室应无鼠、无蚤，患者排泄物彻底消毒。医护人员要严格防护并立即报告疫情。

（一）病原治疗

早期应用抗生素治疗是降低病死率的关键，原发性肺鼠疫于 15 h 内应用有效抗生素，亦可取得较好的疗效。头孢曲松和环丙沙星疗效最好，且无严重不良反应。其次为氨苄西林，疗效可能优于传统药物。传统药物中链霉素为首选，可选下列抗生素联合应用：①庆大霉素，每次 8 万 u，3～4 次/d，肌内注射，亦可静脉滴注，疗程 7～10 d。②四环素，2 g/d，分 4 次口服或静脉滴注，好转后减量，疗程 7～10 d。③氯霉素，同四环素，对脑膜型鼠疫尤为适宜。④链霉素，每次 0.5 g，每 6 h 一次肌内注射，2 d 后减半，疗程 7～10 d，宜与其他抗生素如四环素等合用。

（二）对症支持治疗

急性期应卧床，进流质饮食，保证热量供应，补给充足的液体。烦躁及局部疼痛者给予镇静剂及止痛剂。中毒症状重者可给予肾上腺皮质激素。肺鼠疫、鼠疫败血症应给予吸氧，休克者应按感染性休克治疗。

（三）局部治疗

（1）腺鼠疫淋巴结切忌挤压，以防败血症发生，可予以湿敷至确已软化后方可切开引流。亦可用 0.1％依沙吖啶（雷佛奴尔）等外敷。早期在淋巴结周围注射链霉素 0.5～1.0 g，亦有一定疗效。

（2）皮肤病灶可涂 0.5％～1％链霉素软膏或四环素软膏。

（3）眼鼠疫可用 0.25％氯霉素眼药水。

预 防

（一）管理传染源

（1）灭鼠、灭蚤，监测和控制鼠间鼠疫。

（2）加强疫情报告。严格隔离患者，患者和疑似患者应分别隔离。腺鼠疫隔离至淋巴结肿大完全消散后再观察 7 d，肺鼠疫隔离至痰培养 6 次阴性，接触者医学观察 9 d，曾接受预防接种者应检疫 12 d。

（3）患者的分泌物与排泄物应彻底消毒或焚烧。死于鼠疫的尸体应用尸袋严密包扎后焚烧。

（二）切断传播途径

加强国际检疫与交通检疫，对来自疫区的车、船、飞机进行严格检疫并灭鼠、灭蚤，对可疑旅客应隔离检疫。

（三）保护易感者

1. 加强个人防护 参与治疗或进入疫区的医护人员必须穿防护服和高筒靴，戴面罩、厚口罩、防护眼镜、橡皮手套等。

2. 预防性服药 可口服磺胺嘧啶，每次 1.0 g，2 次/d。亦可用四环素，每次 0.5 g，4 次/d口服，均连用 6 d。

3. 预防接种 主要对象是疫区及其周围的人群，参加防疫的工作人员及进入疫区的医务工作者。非流行区人员应在鼠疫菌苗接种 10 d 后方可进入疫区。使用 EV76 鼠疫冻干活菌苗皮下 1 次注射，6 岁以下 0.3 ml，7～14 岁 0.5 ml，15 岁以上 1 ml。亦可用划痕法：6 岁以下 1 滴菌苗，7～14 岁 2 滴（菌液浓度与注射者不同），在每滴菌苗上各划"♯"字痕。通常于接种后 10 d 产生抗体，1 个月后达高峰，免疫期 1 年，需每年加强接种 1 次。

（陈瑞琳　张树林）

第十一节 布 鲁 菌 病

布鲁菌病（Brucellosis）也叫普鲁菌病，又称波浪热，是布氏杆菌引起的一种人畜共患的传染病。临床特征为长期发热、多汗、关节痛、肝大、脾大,易复发变为慢性。

病原学

布氏杆菌属布鲁菌属(*Brucella*),为革兰阴性短小杆菌。初次分离时多呈球状,传代培养后渐呈短小杆状,无鞭毛,不形成芽胞或荚膜。布鲁菌属分为 6 个种 19 个生物型,即羊种(*Br. Melitensis*,生物型 1~3),牛种(*Br. Abortus*,生物型 1~7.9),猪种(*Br. Suis*,生物型 1~5)及绵羊型附睾种(*Br. Ovis*,1 个生物型),沙林鼠种(*Br. Neotomae*,1 个生物型),犬种(*Br. Canis*,1 个生物型)。我国已分离到 15 个生物型,即羊种(1~3 型)、牛种(1~7.9 型)、猪种(1~3 型)、绵羊型附睾种和犬种各 1 个型。临床上以羊、牛、猪 3 种意义最大,羊种致病力最强,是国内的主要致病菌,猪种次之,牛种对人致病力弱。多种生物型的产生可能与病原菌为适应不同宿主而发生遗传变异有关。

布氏杆菌在体外对营养要求较高,生长缓慢,培养至少 4 周仍无细菌生长才可判断为阴性。细菌壁的脂多糖(LPS)受损时,菌落由 S 型变为 R 型。当胞壁的肽聚糖受损时,细菌失去胞壁或形成胞壁不完整的 L 型布氏杆菌。这种表型变异形成的细菌可在机体内长期存在,待环境条件改善后再恢复原有特性。

布氏杆菌有 A、M 和 G 3 种抗原成分,G 为共同抗原,牛种菌以 A 抗原为主,A 与 M 之比为 20∶1;羊种菌以 M 为主,M 比 A 为 20∶1;猪种菌 A∶M 为 2∶1。制备单价 A、M 抗原可用来鉴定菌种,以共同抗原来制备疫苗对各个菌种均有预防作用。布氏杆菌致病力与代谢过程中的酶系统,如透明质酸酶、尿素酶、过氧化氢酶、琥珀酸脱氢酶及细胞色素氧化酶等有关。细菌死亡或裂解后释放内毒素是致病的重要物质,S 型毒力较 R 型强。

布氏杆菌在自然环境中生活力较强,在干燥土壤,皮毛,病畜的分泌物、排泄物及死畜的脏器中能生存 4 个月左右,在食品中约生存 2 个月。加热 60℃或日光下曝晒 10~20 min 可杀死,对常用化学消毒剂较敏感。

流行病学

本病几乎遍及世界各地。凡有牲畜的地区都有流行。我国多见于内蒙古、东北、西北等牧区。我国流行的主要是羊种菌,牛种菌次之,猪种菌仅见于广西、广东。

1. 传染源 病畜是本病的传染源。目前已知有 60 多种家畜、家禽、野生动物是布氏杆菌的宿主。与人类有关的传染源主要是羊、牛及猪,其次是犬、鹿。各型布氏杆菌在各种动物间有转移现象,即羊种菌可能转移到牛、猪,或相反。家畜与畜产品与人类接触密切,从而增加了人类感染的机会。患者可从粪、尿、乳向外排菌,但人传人很少见到。

2. 传播途径 ①经皮肤、黏膜接触传染 直接接触病畜或其排泄物、阴道分泌物、娩出物;或在饲养、挤奶、剪毛、屠宰,以及加工皮、毛、肉等过程中没有注意防护,可经皮肤微伤或眼结膜受染,也可因间接接触病畜污染的环境及物品而受染。②经消化道传染 食用被病菌污染的食品、水或生乳,以及未熟的肉、内脏而受染。③经呼吸道传染 病菌污染环境后形成气溶胶,可发生呼吸道感染。④苍蝇携带污染食品,蜱叮咬。

3. 易感人群 人类普遍易感,病后可获得一定免疫力,不同种的菌间有交叉免疫,再次感染者 2‰~7‰。疫区居民可因隐性染病而获免疫。

4. 流行特征 本病一年四季均可发病,但以家畜流产季节为多。发病率牧区高于农区,农区高于城市。流行区在发病高峰季节(春末夏初)可呈点状暴发流行。患病与职业有密切关系,兽医、畜牧者、屠宰工人、皮毛工等明显高于一般人群。发病年龄以青壮年为主,男多于女。

发病机制与病理

病菌自皮肤或黏膜侵入人体,在淋巴结大量繁殖形成局部原发病灶,此阶段相当于潜伏期。细菌在吞噬细胞内大量繁殖导致吞噬细胞破裂,大量细菌进入血液循环形成菌血症,并随血流带至全身,在肝、脾、淋巴结、骨髓等处的单核-吞噬细胞系统内繁殖,形成多发性病灶。当病灶内释放出来的细菌,超过了吞噬细胞的吞噬能力时,则在细胞外血流中生长、繁殖,在机体免疫系统的作用下,部分细菌遭破坏死亡,释放出内毒素及菌体其他成分,造成临床上不仅有菌血症、败血症,而且还有毒血症的表现。若机体免疫功能正常,可通过细胞免疫及体液免疫清除病菌而获痊愈;如果免疫功能不健全,或感染的菌量大、毒力强,则部分细菌逃脱免疫,又可被吞噬细胞吞噬带入各组织器官形成新感染灶,经一定时期后,感染灶的细菌生长繁殖再次入血,导致疾病复发。如此反复成为慢性感染,组织病理损伤广泛,临床表现亦多样化。

布氏杆菌抗原皮试在敏感患者呈典型变态反应,说明细胞免疫在抗布氏杆菌感染上起着重要作用。慢性期患者有循环免疫复合物增加,还可出现自身抗体,表明体液免疫也参与了病理损伤,Ⅰ、Ⅱ、Ⅲ、Ⅳ型变态反应在本病的发病机制中可能都起一定作用。部分患者下丘脑-垂体-肾上腺系统功能减退,可能是疾病慢性化的原因之一。

本病病理变化广泛,几乎所有器官组织均可被侵犯,其中以单核-吞噬细胞系统的病变最为显著。初期为渗出变性坏死改变,淋巴细胞、单核-吞噬细胞弥漫性增生,稍后常伴纤维细胞增殖,肉芽肿形成并进一步发生纤维化,造成组织器官硬化。

临床表现

本病临床表现复杂多变,症状各异,轻重不一。临床上分为急性期和慢性期。潜伏期1～3周,少数可长达数月或1年以上。

(一)急性期

多数患者起病缓慢,常出现感冒样前驱症状,全身不适、疲乏无力、纳差、头痛肌痛、烦躁或抑郁等,持续3～5 d;部分患者急骤起病,以寒战、高热、多汗、游走性关节痛为主要表现,有坐骨神经炎、睾丸炎、卵巢炎,肝、脾、淋巴结肿大常见。

1. 发热 长期低热者多见,其次为典型波状热。初起体温逐日升高,达高峰后缓慢下降,热程2～3周,间歇数日至2周,发热再起,反复数次。还有不规则热、间歇热、弛张热、稽留热型等。热前多伴寒战、畏寒。高热患者意识清晰,部分还可以下床活动,而热退后反而症状恶化。

2. 多汗 为本病的突出症状之一,尤其是发病初期更为明显,每于夜间或凌晨退热时大汗淋漓。也有患者发热不高或处于发热间歇期仍多汗。

3. 关节痛 为关节炎所致,但疼痛程度与病理改变并不平行。病变主要累及大关节,如髋、肩、膝等,单个或多个,非对称性,局部红肿。也可表现为滑膜炎、腱鞘炎、关节周围炎,少数表现为化脓性关节炎。急性期患者疼痛多呈游走性,慢性期疼痛固定某些关节。下肢及臀部肌肉痛,重者呈痉挛性。

4. 神经系统症状 坐骨神经、腰神经、肋间神经、三叉神经等均可因神经根受累而疼痛。脑膜、脑脊膜受累可发生剧烈头痛和脑膜刺激征。

5. 泌尿生殖系统症状 可发生睾丸炎、附睾炎、前列腺炎、卵巢炎、输卵管炎、子宫内膜炎、乳腺炎,个别病例可有鞘膜积液、肾盂肾炎。

6. 其他 肝、脾大,淋巴结肿大以及皮疹。

部分患者还可出现顽固性咳嗽、咳白色泡沫痰、鼻出血、便血等。

急性期经抗菌治疗后复发率 6%~10%,常于 3 个月以内发生。可能是细菌为细胞内寄生,不易为抗生素杀灭或者与疗程不够有关。

(二)慢性期

由急性期发展而来,也可缺乏急性病史,由无症状感染者或轻症者逐渐变为慢性,病程超过 1 年。慢性期症状多样表现,常类似神经官能症表现,头痛、烦热、肌肉关节疼痛。可有肝、脾大,关节畸形。

1. 慢性期活动型 有急性期的表现,可有低热或无热、疲乏无力、头痛、反应迟钝、精神抑郁、神经痛、关节痛,重者关节强直、变形。部分患者自述症状很多,缺乏体征,类似神经官能症;另一部分患者表现多器官和系统损害,如骨骼、肌肉持续不定的钝痛,反复迁延不愈,晚期有的发展成为关节强直、肌肉挛缩、畸形、瘫痪。神经系统表现为神经炎、神经根炎,脑脊髓膜炎。泌尿生殖系统可有睾丸炎、附睾炎、卵巢炎、子宫内膜炎等。呼吸系统可有支气管炎或支气管肺炎。另外尚有肝、脾大,淋巴结肿大,视网膜血栓性静脉炎,视神经炎,乳突炎及听神经损伤等。

2. 慢性期相对稳定型 症状及体征因气候变化、劳累过度加重,但久病后有体力衰竭、营养不良、贫血。

牛种型病例易表现为慢性,羊种型和猪种型病例病情较重,并发症较多。近年来本病有逐渐轻化的趋势,可能与预防接种及抗生素的普遍应用有关。

实验室检查

(一)血象

白细胞正常或轻度减少,淋巴细胞相对或绝对增多,分类可达 60% 以上。血沉在各期均增速。部分有血小板减少。

(二)细菌学检查

患者血液、骨髓、乳汁、子宫分泌物均可做细菌培养。急性期阳性率高,慢性期低。骨髓阳性率较血液标本高。慢性布鲁菌病患者的血液接种到鸡胚卵黄中可获较高阳性率。目前常用血清葡萄糖琼脂、胰蛋白大豆琼脂等培养基进行分离培养,有时也用选择培养基如 Farrell 培养基。分离培养技术要求条件苛刻、复杂,检出率低,需要 7~14 d。

(三)血清学检查

1. 血清凝集试验 试管法较灵敏。患者多在第 2 周出现阳性反应,1:160 以上有诊断价值,病程中效价递增 4 倍及以上意义更大。正常人可有低效价的凝集素,某些传染病的假阳性率可达 30% 以上,注射霍乱疫苗的人可呈假阳性;接种布氏杆菌活菌苗者,凝集效价也增高。

2. 补体结合试验 补体结合抗体主要为 IgG,出现较迟,病程第 3 周开始出现阳性,持续较久,一般 1∶16 以上即为阳性。对慢性患者有较高特异性。

3. 抗人球蛋白试验 用于测定血清中的不完全抗体。阳性出现较晚,消失也慢。凝集试验阴性者可做此检查,1∶160 以上为阳性。

4. ELISA 1∶320 为阳性。此法比凝集法敏感 100 倍,特异性也好,可检测 IgG、IgM、IgA 抗体。

5. 皮肤试验 为细胞介导的迟发型变态反应,一般发生在起病 20 d 以后。其方法是以布氏杆菌抗原做皮内试验,皮试后 24、48 h 分别各观察一次,皮肤红肿浸润范围有一次在 2.5 cm×2.5 cm 及以上为阳性。阴性有助于除外布氏杆菌感染,阳性仅反映曾有过感染,但不能区分是现症或既往感染。接种疫苗也可呈阳性。

6. 其他 琼脂扩散、对流电泳、被动血凝试验、放射免疫、免疫荧光抗体试验及 PCR 等均可应用。

（四）其他检查

肝、肾功能,X 线检查,心电图有助于发现相关脏器的病变。肿大的淋巴结必要时可做淋巴结活检。有脑膜或脑病变者可做脑脊液检查及脑电图,脑脊液变化类似结核性脑膜炎。

诊断与鉴别诊断

临床诊断主要依据是否有流行地区居留史、与病畜接触史,进食未严格消毒的乳制品及未煮熟的畜肉史;临床表现为反复发作的发热,伴有多汗、游走性关节痛,体检发现肝、脾及淋巴结肿大,如有睾丸肿大、疼痛,神经痛,则可作诊断;病原分离、血清学试验阳性可确诊。

本病急性期主要与伤寒、副伤寒、风湿热、痢疾、肺结核、疟疾、淋巴瘤等相鉴别,慢性期要与神经官能症、慢性骨关节病鉴别。

治 疗

由于本病症状多种多样,病期又长,治疗也较复杂,并有一定难度,应根据不同病期,不同症状、体征调整治疗方案。

（一）急性期

1. 抗菌治疗 为减少耐药菌株的产生,提倡长程联合用药。通常采用多西环素 200 mg/d 和利福平 600～900 mg/d 联用,连服 6 周。也可用多西环素 6 周加链霉素 1～2 g/d,分 2 次肌内注射,连用 2 周;此外 SMZ - TMP(每片含 TMP 80 mg、SMZ 400 mg)可透过细胞壁,剂量为 4～6 片/d,分 2 次服,连服 4～6 周。为了减少复发,上述方案的疗程均需 3～6 周,且可交替使用 2～3 个疗程。疗程间歇 5～7 d。

2. 对症治疗 应卧床休息,增加营养,补充维生素、水分及电解质。关节痛、头痛等可服镇痛药。高热者可用物理方法降温,持续不退者也可用退热剂。中毒症状重、睾丸肿痛者可用肾上腺皮质激素。关节痛严重者可用 5%～10%硫酸镁湿敷。头痛失眠者用阿司匹林、苯巴比妥等。物理疗法对症治疗也可应用。做好心理护理,安慰患者,树立信心。

（二）慢性期

对慢性期患者无特效药物治疗,因慢性期患者的症状复杂,有的以过敏症状为主,有的以内分泌紊乱为主,还有的为免疫功能低下等,应依不同情况予以适当治疗。

1. 病原治疗 急性发作型、慢性发作型、慢性活动型、具有局部病灶或细菌培养阳性的慢性患者,均须病原治疗,方法同急性期。

2. 菌苗疗法 目的是使敏感性增高的机体脱敏,减轻变态反应。方法有静脉、肌内、皮下及皮内注射,可能引起剧烈全身反应,如发冷、发热、原有症状加重,部分患者出现休克、呼吸困难。故肝、肾功能不全者,有心血管疾病、肺结核者以及孕妇忌用。近期疗效可达72%~75%,远期疗效仅20%~33%。

3. 对症治疗 包括理疗和中医中药治疗。

预 后

本病预后良好,未经抗菌药物治疗的病死率为2‰~3‰,引起死亡的主要是心内膜炎、严重的神经系统并发症等。大多数急性期患者3~6个月恢复,部分病程长达1年以上。慢性患者可因关节病变和肌腱挛缩而使肢体活动受限。

预 防

加强畜产品卫生检疫,隔离、治疗急性期患者和病畜。对与牲畜或畜产品接触密切者,要进行宣传教育,做好个人防护。保护易感人群及健康家畜,进行菌苗预防接种。

(熊莉娟　罗端德)

第十二节　炭　疽

炭疽(anthrax)是由炭疽杆菌引起的人畜共患急性传染病,人通过接触牛、羊、马等病畜或其皮毛,或吸入带芽胞的尘埃,或食用受污染的食物被感染。根据不同的感染方式可分别发生皮肤炭疽、肺炭疽、肠炭疽等临床类型,严重者可继发炭疽性脑膜炎、炭疽性败血症,病死率高。虽然人类炭疽的发病率已明显下降,但作为生物武器的潜在威胁仍然存在,并已在局部地区成为现实,应引起高度重视。

病原学

炭疽杆菌($Bacillus\ anthracis$)为革兰染色阳性的粗大需氧或兼性厌氧杆菌,长3.0~10.0 μm,宽1.0~2.0 μm,无鞭毛,不运动;镜下两端平切,短链状排列呈竹节状,芽胞呈卵圆形,位于菌体中央。在普通培养基上,于35~37℃有氧条件下生长良好。

炭疽杆菌基因的同源性较高,可分为A和B两个群、6个组和89个基因型。有4种抗原:①保护性抗原,是炭疽毒素的3个主要成分之一,有免疫原性,可诱生保护性抗体;炭疽毒素的其他2个成分水肿毒素和致死毒素能干扰细胞代谢,直接引起细胞、组织水肿和坏死。②菌体多糖抗原,有种特异性,诊断意义较大。③荚膜多肽抗原,由D-谷氨酸γ多肽组成,能抵御吞噬细胞吞噬,与毒力有关。④芽胞抗原,为特异性抗原,有血清学诊断价值。

炭疽杆菌对日光、加热，以及一般化学消毒剂敏感。但在体外环境中形成芽胞后，对外界抵抗力明显增强，煮沸 1 h、干热 140℃ 3 h 才能杀灭，一般消毒剂均不能杀灭，在土壤或皮毛中常温下可存活数年。

流行病学

炭疽呈全球分布，我国除北京、上海、天津、福建外，其他省份均有病例报告，以贵州、新疆、广西、云南、四川、西藏、甘肃、内蒙古、青海、湖南 10 个省、自治区发病率较高。本病一般为散发感染，全年均有发生，7～9 月为高峰，吸入型多见于冬、春季。感染多发生于牧民、兽医、屠宰以及动物皮毛加工工人等，但生物恐怖相关性的炭疽则缺乏其发生在特定职业人群的流行病学特征。

（一）传染源

患病的动物是本病的传染源，主要有牛、马、羊、骆驼等食草动物，猪、狗、狼等感染后也可成为传染源。尽管炭疽患者的分泌物和排泄物也具传染性，但人群之间的传播尚不确定。

（二）传播途径

接触感染皮肤、直接接触病畜及其皮毛最易受染，是本病的主要传播途径。吸入带大量炭疽芽胞的尘埃、气溶胶或进食受污染的肉类也可被感染。

（三）人群易感性

人群普遍易感。牧民、兽医、农民、屠宰和皮毛加工工人等与病畜及其皮毛和排泄物、带芽胞的尘埃等接触机会较多，发病率较高。病后免疫力持久与否尚无定论，有再感染的病例。

发病机制与病理

当炭疽杆菌侵入伤口或破损的皮肤后进入体内，其芽胞被吞噬细胞吞噬，并在吞噬细胞内发芽成为繁殖体，产生外毒素（致死毒素和水肿毒素）以及抗吞噬的荚膜。水肿毒素可诱导细胞内 cAMP 水平的提高，破坏细胞内水不稳定性，引起细胞和组织水肿；致死毒素能阻滞胞内物质转运，导致吞噬细胞的死亡，释放大量贮存的细胞因子，引起局部组织水肿、出血、坏死和全身毒血症状。抗吞噬的荚膜使细菌更易于扩散，引起局部淋巴结炎，进而侵入血流发生败血症，继发严重的脑膜炎，甚至中毒性休克和多器官功能损害。侵入肺部以及肠道的炭疽杆菌，导致严重的出血性肺炎和肠炎。

炭疽感染的组织病理学特征为浸润性出血、坏死以及周围明显水肿，血性渗出物和坏死组织形成特征性的焦痂。吸入的炭疽杆菌芽胞经肺泡吞噬细胞吞入后进入纵隔和支气管周围淋巴结，在淋巴结内增生，引起出血性纵隔炎。肠炭疽病变多发生于回盲部，肠壁发生出血性炎症，明显水肿，最终可形成溃疡。炭疽性脑膜炎的软脑膜及脑实质均极度充血、水肿，并有坏死，蛛网膜下隙有炎性细胞浸润并有大量炭疽杆菌。

临床表现

自然感染炭疽以皮肤炭疽为主，生物恐怖相关炭疽以肺炭疽为主。炭疽的潜伏期12 h～60 d，一般 1～5 d。根据其临床表现可分为 5 型。

（一）皮肤炭疽

本型最常见，约占炭疽病例的95％。病变多见于面、颈、手和脚等裸露部位的皮肤，初起出现有痒感的斑疹或丘疹，继之形成水疱，数日后中心呈现出血性坏死，溃破后形成溃疡，血样渗出物结成硬而黑似炭块状焦痂，痂下有肉芽组织生成，其周围皮肤浸润及水肿明显，但无脓肿形成。少数病例呈大块状水肿，面、颈部恶性水肿可环绕颈部压迫气管或出现喉水肿，引起呼吸困难甚至窒息。除皮肤典型表现外，常有发热、头痛、全身不适、局部淋巴结肿大等表现。皮肤炭疽预后良好，但如果不及时有效治疗，出现严重并发症，病死率可达20％。

（二）肺炭疽

急性起病，早期症状类似流感，轻者有胸闷、胸痛、全身不适、发热、咳嗽、咯黏液痰带血。重者以寒战、高热起病，由于纵隔淋巴结肿大、出血，并压迫支气管造成呼吸窘迫、气急喘鸣、咳嗽、发绀等，也可出现上胸部及颈部皮下水肿。体检可在肺部听到细湿啰音、捻发音。X线胸片检查见纵隔增宽、胸腔积液（以血性为主）、肺部浸润。胸穿可见血性混浊胸腔积液，常继发败血症或脑膜炎。病情进展迅速，病死率可高达90％。

（三）肠炭疽

较少见，可表现为急性肠炎型或急腹症型。急性肠炎型潜伏期12～18 h。同食者相继发病，似食物中毒，症状轻重不一。发病时突然恶心呕吐、腹痛腹泻。急腹症型患者全身中毒症状严重，持续性呕吐及腹泻，排血水样便，腹胀、腹痛，有压痛、反跳痛、腹肌紧张等腹膜炎征象，常并发败血症和感染性休克。肠炭疽的病死率为25％～60％。

（四）炭疽性脑膜炎

多为继发性。起病急骤，主要表现为剧烈头痛、呕吐、谵妄、昏迷、抽搐等。体检可有颈项强直和脑膜刺激征阳性。脑脊液压力增高，多呈血性，细胞数增多，有大量的革兰染色阳性杆菌。病情发展迅猛，常因得不到及时治疗而死亡。

（五）炭疽杆菌败血症

多继发于肺炭疽和肠炭疽，表现为严重全身毒血症状：寒战、高热、嗜睡、昏迷和出血等，重症患者可出现感染性休克、DIC和各脏器迁徙性病灶，病死率极高。

实验室检查

（一）血常规

炭疽患者外周血白细胞明显增高，一般为(10～20)×10⁹/L，可高达(60～80)×10⁹/L，中性粒细胞增高。

（二）细菌学检查

可取伤口分泌液、皮肤焦痂、痰、血液、呕吐物、粪便以及脑脊液直接涂片检查或培养分离到炭疽杆菌。

1. 直接涂片检查　采集感染部位的标本直接涂片，革兰染色，见到典型炭疽杆菌并结合临床表现可作出初步诊断。炭疽芽胞可用甲基蓝或印度墨染色后在显微镜下得到证实。

2. 细菌培养鉴定　血培养阳性率高，皮损组织阳性率次之，鼻咽拭子培养阳性率更低。炭疽杆菌在肉汤培养基中形成长链或呈絮状沉淀生长。在血平板上形成不溶血、灰色、粗糙型菌落。细菌鉴定方法主要有:①串珠试验,炭疽杆菌在 0.05～0.1 IU/ml 青霉素培养基中形态改变,成串珠状的圆球形菌体,而类炭疽无此反应。②重碳酸盐毒力试验,将待检菌接种于含 0.5％碳酸氢钠琼脂平板上,置于 10％二氧化碳环境中 37℃ 24～48 h,有毒菌株形成荚膜,呈黏液型;无毒菌株不形成荚膜,呈粗糙型菌落。

3. 分子生物学检查　PCR 特异性扩增炭疽杆菌毒力因子的基因,阳性者有助诊断,也可用于分型,协助判断传染来源。

（三）血清学检查

血清学诊断价值较小,一般用于流行病学调查。

诊断与鉴别诊断

（一）诊断

可依据典型的流行病学资料,不化脓、无疼痛的特征性焦痂,外周血白细胞和中性粒细胞明显增高等表现作出初步诊断,确诊有赖于病原学检查阳性结果。皮肤炭疽因有典型的皮疹,较易临床诊断;但肺炭疽和肠炭疽缺乏特征性表现,诊断较困难。

（二）鉴别诊断

1. 皮肤炭疽　必须和其他原因所致的皮肤损伤相区别,如金黄色葡萄球菌所致的蜂窝织炎、痈等,牛痘、羊天花(羊接触感染性深脓疱)、恙虫病以及挤奶人结节等相鉴别。

2. 肺炭疽　早期和一般上呼吸道感染相似,出现呼吸困难应与 SARS、钩端螺旋体病、肺鼠疫相鉴别。

3. 肠炭疽　临床上似痢疾、伤寒或耶尔森肠炎,有时似急腹症,但其毒血症症状明显,粪便或呕吐物培养结果可帮助鉴别。

4. 炭疽性脑膜炎　需与脑血管意外、其他病原所致脑膜炎鉴别,脑脊液涂片见粗大的呈竹节状的炭疽杆菌可确诊。

5. 炭疽败血症　尚应和其他细菌所致的败血症相鉴别。病原学检查可帮助确诊。

治　疗

（一）一般和对症治疗

患者应严格隔离,卧床休息。污染物或排泄物须经严格消毒或焚毁。维持水、电解质平衡。对有出血、休克或神经系统症状者,应给予相应处理。对皮肤恶性水肿和重症患者,可应用肾上腺皮质激素,以控制局部水肿及减轻毒血症。

（二）局部处理

皮肤病灶切忌按压及外科手术,以防扩散发生败血症。局部用 1∶2 000 高锰酸钾液洗涤,并敷以抗生素软膏。

（三）病原治疗

青霉素仍为治疗炭疽的首选药物。其他抗菌药物,如四环素类(四环素、多西环素等)、喹诺酮类(环丙沙星、氧氟沙星、左氧氟沙星等)、头孢菌素类(头孢呋辛、头孢他啶等),此外氯霉素、克林霉素、万古霉素、广谱青霉素类、大环内酯类、氨基糖苷类等抗生素对炭疽也有效。常用的抗菌治疗方案如下：皮肤炭疽，常用剂量为青霉素 240 万～320 万 u/d，分 3 次或 4 次肌内注射，疗程 7～10 d。对肺炭疽、肠炭疽、炭疽败血症、炭疽性脑膜炎等严重病例，青霉素剂量应加大到 1 000 万～2 000 万 u/d，静脉滴注，疗程应延至 2～3 周。对于病情危重的吸入性炭疽可联合应用有效的抗菌药物，疗程应适当延长至 60 d。

预防

（一）管理传染源

患者应严格隔离治疗至创口愈合，症状消失，分泌物或排泄物培养 2 次（间隔 5 d）阴性为止。对患者的用具、被服、分泌物、排泄物及用过的敷料等均应严格消毒或烧毁，尸体应火化。病畜应及时焚毁并深埋，对怀疑受芽胞污染的皮毛等物品应予有效的消毒和焚烧，对疫区应做好管理和消毒工作。

（二）切断传播途径

对可疑受污染的皮毛原料应消毒后再加工，畜产品在屠宰、运输、收购等过程中应做好检疫工作。养成良好卫生习惯，加强饮食卫生工作。

（三）保护易感者

职业性接触家畜以及畜产品者应做好个人防护工作。对易感人群可给予炭疽杆菌减毒活菌苗接种，每年接种 1 次。对暴露后人群可行预防用药：可选用环丙沙星 500 mg，2 次/d，口服；或多西环素 100 mg，2 次/d，口服。疗程 60 d。

（谭德明）

第十三节　结核病

结核病（tuberculosis）是结核分枝杆菌（简称结核杆菌）引起的慢性感染性疾病，包括肺结核病和肺外结核病，其中肺结核病占各器官结核病总数的 80％～90％，是主要的结核病类型，其中痰中排菌者称为传染性肺结核病。

病原学

1882 年 Koch 发现结核杆菌为结核病的病原菌。结核杆菌在分类学上属于放线菌目、分枝杆菌科、分枝杆菌属，包括人型、牛型、非洲型和鼠型 4 类，100 多种。对人类致病的主要为人型结核杆菌，约占 90％；其次为牛分枝杆菌，约占 5％左右。

结核杆菌细长而稍弯，约 0.4 μm×40 μm，两端微钝，不能运动，无荚膜、鞭毛或芽胞。严格需氧。不易染色，但经品红加热染色后不能被酸性乙醇（酒精）脱色，故称抗酸杆菌。电镜下结核杆菌细胞壁厚约 20 nm，其表层粗糙，伴有横式排列的绳索状皱褶物。细胞质外紧包一层质膜。结核杆菌是专性需氧菌，空气内加 5％～10％ CO_2 刺激生长，在 35～40℃均可生长，最适宜生长温度为 37℃。结核杆菌对营养要求较高。对一些营养成分有特殊的要求，在特殊的培养基中才能生长。在固体培养基方面,以鸡蛋为基础,常用的培养基有改良罗氏培养基、酸性罗氏培养基、小川培养基;以琼脂为支持物,制备合成与半合成培养基。结核杆菌培养生长缓慢,增殖周期 15～20 h,至少需要 2～4 周才有可见菌落,为临床快速诊断造成了较大困难。

结核杆菌细胞的结构十分复杂,它含有许多结合成大分子复合物的不同蛋白质、糖类和脂类。在结核杆菌菌体成分中,含大量类脂质,占菌体干重 20%～40%,胞壁含量最多,使之具疏水性和对环境的较强抵抗力。类脂质主要由磷脂、脂肪酸和蜡质组成,多与蛋白或多糖相结合。细菌成分及其代谢物引起机体组织学上的变化,菌体蛋白引起的病理性免疫反应,即过敏反应等。磷脂能增强菌体蛋白的致敏作用,产生干酪性坏死;脂肪酸中的结核杆菌酸有促进结核结节形成的作用。蜡质在类脂质中所占比例最高,由数种成分构成,其中分枝菌酸与抗酸性有关,蜡质 D 有很强的佐剂活性。有毒菌株在液体培养基中成索状生长,被称为索状因子的物质即是一种类脂质,经鉴定是 6、$6'$ 双枝酸海藻糖。与分枝杆菌毒力有关的因子还有其他类脂质。结核杆菌无荚膜,不能抵御吞噬细胞的吞噬作用,亦无内外毒素,其致病性推测与索状因子有关,它能使小鼠产生结核性肉芽肿并致死。从免疫病理学角度看,结核杆菌的致病作用是它在感染机体内增殖与机体反应性相互作用的结果。

流行病学

(一)流行环节

1. 传染源 开放性肺结核患者的排菌是结核传播的主要来源。在巴氏消毒法发明和推广前带菌牛乳亦是重要传染源,现已很少见。

2. 传播途径 主要为患者与健康人之间经空气传播。患者咳嗽排出的结核杆菌悬浮在飞沫核中,当被人吸入后即可引起感染。排菌量越多,接触时间越长,危害越大;而飞沫直径亦是重要影响因素,大颗粒多在气道沉积随黏液纤毛运动排出体外,直径 1～5 μm 大小最易在肺泡沉积。因此情绪激昂的讲话、用力咳嗽,特别是打喷嚏所产生的飞沫直径小,影响大。患者随地吐痰,痰液干燥后结核杆菌随尘埃飞扬,亦可造成吸入感染,但非主要传播方式。患者污染物传播机会甚少。其他途径如饮用带菌牛奶经消化道感染,患病孕妇经胎盘引起母婴间传播,经皮肤伤口感染和上呼吸道直接接种均极罕见。

3. 人群易感性 生活贫困、居住拥挤、营养不良等是经济落后社会中人群结核病高发的原因。免疫抑制状态包括免疫抑制性疾病,如 HIV 感染患者和接受免疫抑制剂治疗者,尤其好发结核病。近年来易感基因方面的研究越来越深入,研究提示在感染结核的人群中仅10%最终会演变为活动性结核,而一系列与免疫细胞功能相关的基因,如自然抗性相关性巨噬细胞蛋白 1 基因(natural - resistance - associated macrophage protein 1,NRAMP1)、维生素 D 受体(vitamin D receptor,VDR)基因以及 Toll 样受体基因的多态性与结核易感性和发病存在相关性。但尽管如此,对于影响人类结核易感的明确机制仍不清楚。

(二)流行概况

1990 年 WHO 调查结果表明,全球大约有 1/3 人口即 17 亿人感染结核杆菌,患者约2 000 万;每年有 800 万新病例,其中半数以上为传染性肺结核;每年约有 280 万人死于结核病,占各种原因死亡数的 7%,占各类传染病死亡数的 19%。1993 年 WHO 确定 2000 年全球结核病控制目标为发现 70％的痰涂片抗酸染色阳性（简称涂阳）结核患者，85％患者得到 WHO 正式推荐的直接督导下短程化疗方案。我国结核病疫情严重，估计全国有活动性肺结核病患者 450 万人，其中涂阳肺结核患者 150 万人，结核杆菌培养阳性（简称菌阳）肺结核患者 200 万人。1979 年、1984 年、1985 年、1990 年和 2000 年的 4 次全国肺结核病流行病学抽样调查表明，我国肺结核患病率下降缓慢。2006 年 3 月卫生部疫情通报，发病数和死亡数仍居传染病首位。WHO 估计，我国结核患者数仅次于印度，居世界第二。我国每年新发生的耐药结核病患者数占全世界的 1/4，高耐药率是我国结核病难以控制的原因之一。通常将在开始治疗前已经出现耐药的患者称为初始耐药（initial drug resistance）；有既往结核治疗史（超过 1 个月）的耐药结核患者称为获得性耐药（acquired drug resistance）。卫生部 2000 年第 4 次全国结核病流行病学抽样调查显示，获得性耐药率为 46.5％，初始耐药率为 18.6％。

发病机制

结核杆菌入侵宿主体内，从感染、发病到转归均与多数细菌性疾病有显著不同，宿主反应在其发病、临床过程和转归上具有特殊意义。伴随微小飞沫吸入而入侵呼吸道的结核杆菌被肺泡巨噬细胞吞噬，结核杆菌被吞噬后可阻止巨噬细胞内吞噬体和溶酶体的融合，从而避免被杀灭。但巨噬细胞以及来源于外周血的树突细胞均是重要的抗原呈递细胞，可以释放细胞因子，在局部促进炎症过程，进入局部淋巴结后则可诱发更进一步的 T 细胞应答。由 T 细胞介导的细胞免疫（cell mediated immunity，CMI）对结核病的发病、演变及转归产生决定性影响。CMI 是宿主获得性抗结核免疫力的最主要免疫反应，它包括巨噬细胞吞噬结核杆菌及处理与呈递抗原、T 细胞对抗原的特异性识别与结合及因此而增殖与分化、细胞因子释放和杀菌等步骤。迟发性变态反应（delay type hypersensitivity，DTH）则是宿主对结核杆菌形成免疫应答的标志。DTH 是 Koch 在 1890 年观察到的重要现象，用结核杆菌注入未受过感染的豚鼠皮下，经 10～14 d 后出现注射局部肿结，随后溃烂，形成深溃疡，很难愈合，并且进一步发展为肺门淋巴结肿大，终因全身播散而死亡。结核菌素试验（结素试验）呈阴性反应。但对 3～6 周前受染、结素反应转阳的豚鼠注射同等量的结核杆菌，2～3 d 后局部呈现剧烈反应，迅速形成浅表溃疡，以后较快趋于愈合，无淋巴结肿大和周身播散，动物亦无死亡，此即 Koch 现象。其解释是前者为初次感染，机体无 DTH，亦无 CMI；后者由于事先致敏，出现剧烈的局部反应，是 DTH 的表现，而病灶趋于局限化，则为获得 CMI 的证据。尽管如此，大部分感染者体内的结核杆菌可以持续存活，细菌与宿主共生，感染者不发病，处于结核潜伏感染状态。生活在流行区的大多数感染者发展至 T 细胞反应期，仅少数发生原发性结核病。宿主的免疫机制是抑制细菌增殖的重要因素，若免疫损害便可引起受抑制结核杆菌的重新活动和增殖。

结核杆菌在巨噬细胞内的最初生长，形成中心呈固态干酪坏死的结核灶，它能限制结核杆菌继续复制。固体干酪灶中包含具有生长能力、但不繁殖的结核杆菌。干酪灶一旦液化，便给细菌增殖提供了理想环境。即使免疫功能健全的宿主，从液化干酪灶释放的大量结核杆菌亦足以突破局部免疫防御机制，引起播散。

病　理

结核病是一种慢性病变，其基本病变包括：①渗出型病变，表现组织充血水肿，随之有中性粒细胞、淋巴细胞、单核细胞浸润和纤维蛋白渗出,可有少量类上皮细胞和多核巨细胞。抗酸染色中可以发现结核杆菌,常常是病变组织内菌量多、致敏淋巴细胞活力高和变态反应强的反映。其发展演变取决于机体变态反应与免疫力之间的相互平衡,剧烈变态反应可导致病变坏死,进而液化;若免疫力强,病变可完全吸收或演变为增生型病变。②增生型病变,当病灶内菌量少而致敏淋巴细胞数量多,则形成结核病的特征性病变结核结节。中央为巨噬细胞衍生而来的朗汉斯细胞,胞体大,胞核多达 5～50 个,呈环形或马蹄形排列于胞体边缘,有时可集中于胞体两极或中央。周围由巨噬细胞转化来的类上皮细胞成层排列包绕。在类上皮细胞外围还有淋巴细胞和浆细胞散在分布和覆盖。单个结节直径约 0.1 mm,其中结核杆菌极少而伴纤维化。结节可以互相融合形成融合型结节。增生型病变的另一种表现是结核性肉芽肿,是一种弥漫性增生型病变,多见于空洞壁、窦道及其周围以及干酪坏死灶周围,由类上皮细胞和新生毛细血管构成,其中散布有朗汉斯细胞、淋巴细胞及少量中性粒细胞,有时可见类上皮结节。③干酪样坏死,为病变恶化的表现。镜下先是组织混浊肿胀,继则细胞质脂肪变性,细胞核碎裂溶解,直至完全坏死。肉眼观察到坏死组织呈黄色,似乳酪般半固体或固体密度。坏死区域周围逐渐为肉芽组织增生,最后成为纤维包裹的纤维干酪性病灶。由于机体反应性、免疫状态、局部组织抵抗力的不同,入侵菌量、毒力、类型和感染方式的差别,以及治疗措施的影响,上述 3 种基本病理改变可以互相转化、交错存在,很少单一病变独立存在,而以某一种改变为主。除渗出、增生和干酪样变 3 种特异性改变外,亦可见非特异性组织反应,多见于神经、内分泌腺、心血管、肝、肾等器官的结核病。

临床表现

原发结核感染后,可将结核杆菌向全身传播,可累及肺脏、胸膜以及肺外器官。免疫功能正常的宿主往往将病灶局限在肺脏或其他单一的脏器,而免疫功能较弱的宿主往往造成播散性结核病或者多脏器的累及。除结核病患者外,一般人群中结核病 80% 的病例表现为肺结核,15% 表现为肺外结核,而 5% 则两者均累及。

(一) 肺结核的症状和体征

1. 全身症状 发热为肺结核最常见的全身毒性症状,多数为长期低热。每于午后或傍晚开始,次晨降至正常,可伴有倦怠、乏力、夜间盗汗,或无明显自觉不适。有的患者表现为体温不稳定,于轻微劳动后体温略见升高,虽经休息半小时以上仍难平复;妇女于月经期前体温增高,月经后亦不能迅速恢复正常。当病灶急剧进展扩散时则出现高热,呈稽留热或弛张热型,可有畏寒,但很少寒战,出汗一般也不多。

2. 呼吸系统症状 浸润性病灶患者咳嗽轻微,干咳或仅有少量黏液痰。有空洞形成时痰量增加。若伴继发感染,痰呈脓性。合并支气管结核则咳嗽加剧,可出现刺激性呛咳,伴局限性哮鸣或喘鸣。1/3～1/2 患者在不同病期有咯血,破坏性病灶固然易于咯血,而愈合性的病变纤维化和钙化病灶直接或由于继发性支气管扩张间接地也可引起咯血。此外,重度毒血症症状和高热可引起气急,广泛肺组织破坏、胸膜增厚和肺气肿时也常发生气急,严重者可并发肺心病和心肺功能不全。

3. 体征 取决于病变性质、部位、范围或程度。粟粒型肺结核偶可并发急性呼吸窘迫综合征,表现严重呼吸困难和顽固性低氧血症。病灶以渗出型病变为主的肺实变且范围较广或干酪性肺炎时,叩诊浊音,听诊闻及支气管呼吸音和细湿啰音。继发型肺结核好发于上叶尖后段,故听诊于肩胛间区闻及细湿啰音有极大的诊断价值。空洞性病变位置浅表而引流支气管通畅时有支气管呼吸音或伴湿啰音;巨大空洞可出现带金属调空瓮音,现已很少见。慢性纤维空洞性肺结核的体征有患侧胸廓塌陷、气管和纵隔移位、叩诊音浊、听诊呼吸音降低或闻及湿啰音,以及肺气肿征象。支气管结核有局限性哮鸣音,特别是于呼气或咳嗽末。

(二)肺外结核的临床类型和表现

肺结核是结核病的主要类型,此外,其他如淋巴结结核、骨关节结核、消化系统结核、泌尿系统结核、生殖系统结核以及中枢神经系统结核构成整个结核病的疾病谱。腹腔内结核病变,包括肠结核、肠系膜淋巴结结核及输卵管结核等,在发展过程中往往涉及其邻近腹膜而导致局限性腹膜炎。由于原发病灶与感染途径的不同,个体反应的差异以及病理类型的区别,发病情况可缓急不一,起病症状轻重不等,但急性发作者也不在少数。起病时的临床表现缺乏特征性,多数起病时主要症状为发热、腹胀和不同程度的腹痛,但也有发病急骤,以急性腹痛或骤起高热为主要表现,可被误诊为外科疾患而行急诊手术。少数患者起病隐袭或无明显症状,往往因其他腹部疾患于外科手术或尸体解剖时被发现。因此腹腔内的结核病临床表现多种多样。肾结核则占肺外结核的15%,系结核杆菌由肺部等原发病灶经血行播散至肾脏所引起,多在原发性结核感染后5~20年才发病。多见于成年人,儿童少见。最早出现的症状往往是尿频,系干酪样病灶向肾盂穿破后,含有脓液和结核杆菌的尿对膀胱刺激所致。当病变累及膀胱,出现膀胱结核性溃疡时,则尿频更为严重,并可出现尿急、尿痛等症状。血尿亦常见,约60%患者可有无痛性血尿,在部分患者可作为首发症状,肉眼血尿占70%~80%。此外,骨关节结核常在发生病理性骨折、运动障碍时发现。女性生殖系统结核则可在出现不明原因月经异常、不育等情况下发现。结核性脑膜炎则可表现出头痛、喷射性呕吐、意识障碍等中枢神经系统感染症状。总之,结核病是一个全身性的疾病,肺结核仍是结核病的主要类型,但其他系统的结核亦不能忽视。

诊 断

(一)诊断步骤和方法

1. 病史和临床表现 凡遇下列情况者应高度警惕结核病的可能性:①反复发作或迁延不愈的咳嗽、咳痰,或呼吸道感染经抗感染治疗3~4周仍无改善;②痰中带血或咯血;③长期低热或所谓"发热待查";④体检肩胛间区有湿啰音或局限性哮鸣音;⑤有结核病诱因或好发因素尤其是糖尿病、免疫抑制性疾病或接受激素和免疫抑制剂治疗者;⑥关节疼痛和皮肤结节性红斑等变态反应性表现以及"非寻常"的实验室异常发现;⑦有渗出性胸膜炎、肛瘘、长期淋巴结肿大既往史以及婴幼儿和儿童有家庭开放性肺结核密切接触史者。

2. 结素试验 结素是结核杆菌的代谢产物,从液体培养基长出的结核杆菌提炼而成,主要成分为结核蛋白。试验方法,我国推广国际通用的结核杆菌素纯蛋白衍化物(PPD)皮内注射法(Mantoux法)。将PPD 5 IU(0.1 ml)注入左前臂内侧上中1/3交界处皮内,使局部形成皮丘。48~96 h(一般为72 h)观察反应,结果判断以局部硬结直径为依据:<5 mm为阴性反应,5~9 mm为一般阳性反应,10~19 mm为中度阳性反应,≥20 mm或不足20 mm但有水疱或坏死为强阳性反应。阳性反应表示感染,强阳性反应提示活动性结核

病可能;阴性反应特别是较高浓度试验仍阴性则可排除结核病。但 PPD 与卡介苗(BCG)存在交叉反应,我国是普遍接种卡介苗的国家,因此 PPD 皮试最大的问题是存在假阳性反应,当前只能作为诊断参考,而不能凭借其来诊断结核感染或者结核潜伏感染。此外,在免疫缺陷患者中,特别是在有免疫缺陷的 HIV 感染/AIDS 患者,PPD 试验可能会因细胞免疫功能受损而产生假阴性率增高,虽有明确结核感染但 PPD 试验却呈阴性反应。同时尚有少数无免疫缺陷证据的患者,已证明活动性结核病,但结素反应阴性,即"无反应性"(anergy),其机制尚不完全清楚。

3. 特异性结核抗原多肽刺激后的全血或细胞 IFN-γ 测定　为克服结素试验的不足,近年来发展的以 T 细胞为基础的 IFN 释放试验,作为新一代检测结核感染的免疫血清学诊断技术,比结素试验有更高的敏感性与特异性。其原理是被结核杆菌抗原刺激而致敏的 T 细胞,再遇到同类抗原时能产生 IFN-γ,对分离的全血或单个核细胞在特异性抗原刺激后产生的 IFN 进行检测,可以反映机体是否存在潜伏性的结核感染。目前血 IFN-γ 测定最主要的两种方法为 QuantiFERON-TB 试验和 T-SPOT.TB 试验。其中 QuantiFERON-TB 试验(Cellestis, Carnegie, Australia)已于 2004 年 12 月获美国 FDA 认证,并被美国疾病控制预防中心(CDC)的最新指南所采用。另一种 T-SPOT.TB 试验(Oxford Immunotec, Abingdon, UK),采用高灵敏的酶联免疫斑点法(ELISPOT)技术测定分泌 IFN-γ 的 T 细胞的数量,该方法已经在欧美国家使用。这两种检测方法所采用的结核杆菌特异性的抗原为 ESAT-6 和 CFP-10,其编码基因 RD1(region of difference 1)在 BCG 和绝大多数非结核杆菌中是缺失的,因此避免了上述在 TST 中影响特异性的 PPD 交叉抗原反应,能够较好地区分结核感染和 BCG 接种诱导的反应。

4. 痰结核杆菌检查　是确诊肺结核最特异性的方法。涂片抗酸染色镜检快速简便,在我国非典型分枝杆菌尚属少见,抗酸杆菌阳性肺结核诊断即基本成立。除非已经化疗的病例偶可出现涂片阳性、培养阴性,在未治疗的肺结核培养敏感性和特异性均高于涂片检查,涂片阴性或诊断有疑问时培养尤其重要。培养菌株进一步做药敏测定,可为治疗特别是复治提供重要参考。对无痰患者和不会咳痰的低龄儿童,清晨抽取胃液检查结核杆菌仍是一种值得采用的方法。无痰病例导痰亦被推荐,必要时还可采用气管穿刺吸引采样。

5. 影像学检查　X 线影像取决于病变类型和性质。原发型肺结核的典型表现为肺内原发灶、淋巴管炎和肿大的肺门或纵隔淋巴结组成的哑铃状病灶。急性血行播散型肺结核在 X 线胸片上表现为散布于两肺野、分布较均匀、密度和大小相近的粟粒状阴影。继发性肺结核的 X 线表现复杂多变,或云絮片状,或斑点(片)结节状,干酪性病变密度偏高而不均匀,常有透亮区或空洞形成。胸部 CT 有助于发现隐蔽区病灶和孤立性结节的鉴别诊断。在显示纵隔/肺门淋巴结、肺内空洞、钙化、支气管充气征和支气管扩张等方面较 X 线敏感,于诊断困难病例有重要参考价值。X 线影像对于诊断肠道结核、泌尿系统结核、生殖系统结核以及骨关节结核亦具重要价值。

6. 肺外结核的诊断　肺外结核的标本不易获取,或获取的标本内菌量较低可造成诊断困难。组织病理检查往往有一定价值,切除或者活检的组织发现结核肉芽肿、朗汉斯细胞,抗酸染色检查可发现结核杆菌,甚至采用结核杆菌特异性探针对组织进行原位杂交,阳性者均有助于诊断。胸腔、腹腔以及心包等浆膜腔积液,ADA 水平升高对诊断结核感染具有较高的敏感性和特异性。浆膜腔积液非特异性的指标变化包括糖水平降低,蛋白水平上升,同时细胞学检查可发现早期呈多核细胞增多,逐渐演变为以淋巴细胞增高为主,而做抗酸染色以及结核杆菌培养阳性的诊断价值更高。

（二）分类

中华医学会结核病学分会于1998年修改、制定了我国结核病新分类法(表4-6)。在诊断中应同时确定类型和按记录程序正确书写。

表4-6 中国结核病分类法

分 类	分 类 标 准
原发型肺结核(代号：I型)	为原发结核感染所致的临床病症,包括原发复合征及胸内淋巴结结核
血行播散型肺结核(代号：II型)	包括急性血行播散型肺结核(急性粟粒型肺结核)及亚急性、慢性血行播散型肺结核
继发型肺结核(代号：III型)	肺结核中的一个主要类型,包括以增殖病变为主、浸润病变为主、干酪病变为主或以空洞为主等多种病理改变
结核性胸膜炎(代号：IV型)	临床上已排除其他原因引起的胸膜炎。在结核性胸膜炎发展的不同阶段,有结核性干性胸膜炎、结核性渗出性胸膜炎、结核性脓胸
肺外结核(代号：V型)	其他肺外结核按部位及脏器命名,如骨结核、结核性脑膜炎、肾结核、肠结核等

在诊断肺结核病时还需要注明痰菌情况,痰菌检查阳性以（＋）表示,阴性以（－）表示。需注明痰检方法,如涂片、培养等,以涂（＋）、涂（－）、培（＋）、培（－）书写。当患者无痰或未查痰时,则注明"无痰"或"未查"。肺结核患者还需按照病变范围(按左、右侧),每侧以上、中、下肺野记述。

治疗

化学治疗（简称化疗）是现代结核病最主要的基础治疗。其他治疗方法,如对症治疗、手术治疗等均为辅助治疗。化疗是控制结核病传染的唯一有效措施,是控制结核病流行的最主要武器。

（一）抗结核药物

治疗结核病的药物很多,部分为抗生素,部分为化学合成药物,习惯上将结核病的药物疗法通称为化疗。传统上将抗结核药物按效力和副作用大小分为两类：①一线（类）抗结核药物,指疗效好、不良反应小,如链霉素(streptomycin, SM, S)、异烟肼(isoniazid, INH, H)、利福平(rifampin, RFP, R)、吡嗪酰胺(pyrazinamide, PZA, Z)、乙胺丁醇(ethambutol, EB, E)；②二线（类）抗结核药物,效力或者安全性不如一线药物,在一线药物耐药或者不良反应不能耐受时被选用,包括卡那霉素(KM)、阿米卡星(AKC)、对氨基水杨酸(PAS)、氨硫脲(TB1)、氧氟沙星(OFLX)、左氧氟沙星(LVFX)等。其他分类方法还有将抗结核药物分为杀菌和抑菌药,比如目前公认的全杀菌药是 INH 和 RFP,这两种药物仍是现有抗结核药物中的主要者。INH 对结核杆菌具有高度的抗菌作用,对繁殖期和静止期细菌均有强大的杀灭作用,且不受环境 pH 的影响,对细胞内外结核杆菌都能杀灭。INH 的作用机制尚未完全阐明,可能是干扰菌体蛋白、叶酸、糖类、脂质等的代谢,并抑制结核杆菌细胞壁分枝菌酸的合成,使细菌丧失耐酸性、疏水性和增殖力而死亡。RFP 为半合成广谱杀菌剂,抗菌作用强,抗菌谱广,在低浓度时抑菌,高浓度时杀菌。其作用机制为 RFP 与依赖于 DNA 的 RNA 聚合酶的 β 亚单位牢固结合,抑制细菌 RNA 的合成。RFP 常与 INH 联合应用,这两种药物单用极易产生耐药性。与全杀菌药相反,SM 只能对细胞外、碱性环境、生长繁殖快的细菌有杀菌作用,为半杀菌药。PZA 只能对细胞内、酸性、生长繁殖慢的细菌具有独特的杀菌作用,也是半杀菌药。常用剂量如果在细胞内外的浓度只能达到 MIC 10 倍以下,对细胞内外的细菌只能起抑菌作用时,为抑菌药,如 PAS、EB、TB1 等均为抑菌药物。经过半个多世纪的研究实践,抗结核药物已经获得了进一步的发展,品种增多。特别是氟喹诺酮类的启用更是为开发抗结核新药提供了新的希望。当前 WHO 推荐 6 种基本药物:INH、RFP、PZA、SM、EB、TB1。我国推荐 7 种主要抗结核药物,即 INH、RFP、PZA、SM、EB、TB1 和 PAS。

(二)化疗原则

为了做到合理化疗,必须有共同遵守的化疗原则。当前国际公认的化疗原则是:早期、联合、适量、规律、全程。主张早期化疗的依据是早期的结核性病变是活动性病变,结核杆菌代谢旺盛,生长繁殖活跃,抗结核药物对这种代谢、生长繁殖活跃的细菌能发挥最大的杀菌作用,能使痰菌迅速阴转,彻底治愈,停药后不易复发,杜绝了复发的机会。同时使痰菌迅速转阴,使传染性减少或消失,能明显缩短传染期。联用的理论依据是发挥药物的协同作用,增强治疗效果,延缓和减少耐药性的产生。适量是指抗结核药物的用量能达到抑菌、杀菌作用,发挥最大的治疗作用,患者能够耐受,又不产生毒副作用。规律的含义是指按照规定的化疗方案不间断地用药,完成规定的疗程。规律用药可以减少耐药性、变态反应和复发,提高疗效,规律用药是化疗成功的关键。疗程长短虽然与复发率有密切关系,规律化疗与复发率也有重要关系,关键是坚持完成全疗程,否则将会增加化疗的失败率、复发率和传染源的数量。

(三)推荐的标准化治疗方案

总结抗结核化疗的经验和研究成果,贯彻化疗基本原则,彻底治愈患者,消灭传染源,预防复发和耐药性的产生,一致主张肺结核(包括肺外结核)必须采用标准化的治疗方案。在新病例,其方案分 2 个阶段,即 2 个月强化(初始)期和 4~6 个月的巩固期。强化期通常联合 3~4 个杀菌药,约在 2 周内使传染性患者经治疗转为非传染性,症状得以改善。巩固期药物减少,但仍需灭菌药,以清除残余菌并防止以后的复发。强化期用 3~4 药和巩固期 2 药的短程化疗方案可以降低选择性耐药菌产生的危险性,对初始耐药患者与敏感患者一样有效。

(四)DOTS 战略

DOTS(directly observed treatment short course)本意为"直接督导下的短程化疗"。1995 年 WHO 结核病对策部总结近 20 余年来的经验,认识到 DOTS 是所有干预项目中费用最低、疗效最好的方法,因而将它上升为一种保证结核病控制对策成功的战略,扩展为 5 个方面:①政府的支持和承诺;②通过对因症就诊患者进行痰涂片镜检发现患者;③对涂阳患者给予标准短程化疗(6~8 个月)或至少初治 2 个月在直接面视下服药;④保证抗结核药物供应;⑤可以用来评估治疗效果和全部规划实施的标准化病例登记和报告系统。DOTS 是当今降低和防止结核杆菌感染,结核病死亡,控制耐多药结核病的最有效、最可能实施的战略。

（五）耐多药结核病的治疗

多数学者主张所谓耐多药结核病（MDR - TB）是指患者排出的结核杆菌至少同时对 INH 和 RFP 耐药。MDR - TB 是被 WHO 认定的全球结核病疫情回升的第 3 个主要原因。据报道，MDR - TB 治疗失败率较敏感菌感染的结核病高出 80 倍，预示着如果对 MDR - TB 不予重视，将有可能使结核病重新沦为"不治之症"的危险。近年来美国 CDC 报告 12 起耐多药结核杆菌感染暴发流行，病死率高达 72%～89%。MDR - TB 的治疗有赖于通过药敏测定筛选敏感药物。

预 防

（一）疫苗

结核是慢性感染性疾病，化疗很难治愈而不复发，因此采用疫苗预防是最好的策略，但目前尚无理想的结核病疫苗。广泛使用的疫苗是 BCG，是一种无毒牛型结核杆菌活菌疫苗，自 1921 年用于预防结核病以来，虽被积极推荐和推广，但迄今对它的作用和价值仍有争论。目前比较普遍的看法是 BCG 尚不足以预防感染，但可以显著降低儿童发病及其严重性，特别是结核性脑膜炎等严重结核病减少，并可减少此后内源性恶化的可能性。WHO 已将 BCG 列入儿童扩大免疫计划。我国结核病感染率和发病率仍高，推行 BCG 接种仍有现实意义，规定新生儿出生时即接种 BCG，每隔 5 年左右对结素转阴者补种，直至 15 岁。由于疫苗的预防价值有限，根据我国结核病疫情，建立完善的防治系统至关重要。各级防治系统着眼于早期发现和彻底治疗患者。查出必治，治必彻底。只有彻底治疗患者，大幅度降低传染源密度，才能有效降低感染率和减少发病。及时正确治疗，防止耐药慢性病例的形成和积累，不仅是临床治疗的目标，亦是预防工作的中心环节。

（二）潜伏结核感染的预防性治疗

潜伏性结核感染（latent tuberculosis infection，LTBI）活动或者再活动是活动性结核流行的重要来源。LTBI 是宿主感染结核杆菌后尚未发病的一种特殊状态，以皮肤结素试验阳性而无活动性结核的临床表现和影像学改变为特征。而在接种 BCG 的地区，由于皮肤结素试验出现假阳性的比率较高，建议可用酶联免疫斑点等技术测定特异性结核抗原分泌的 IFN - γ 来诊断 LTBI。大多数人在感染结核杆菌后，机体的免疫系统能够控制结核杆菌的复制而不表现出临床症状但又不能将其彻底清除。在机体免疫力低下等情况下，结核杆菌能重新复制，发展成为活动性肺结核并导致相应的临床症状。LTBI 者一生中有 5%～10% 的风险发展成为活动性结核，成为新的传染源。伴有 HIV 感染的 LTBI 者每年发展为活动性结核的风险为 5%～8%，终身则高达 30%，远高于 HIV 阴性者。早期发现潜伏感染者，并在其发展为活动性结核病前进行治疗，能够大大降低活动性结核病的发病率。美国采用随机对照的方法对 7 万名不同人群的 LTBI 者选用 INH 治疗，发现能降低活动性结核病发病率 25%～92%，平均为 60%。此外，有研究表明，对 HIV/TB 混合感染人群进行预防性抗结核杆菌治疗可将发病率减少 50%～60%，有效率达 60%～90%。因此，对 LTBI 者进行早期诊断和预防性治疗，既能够减少已感染结核杆菌者的发病机会，又可以通过影响发病，消除潜在的传染源，来减少结核杆菌在人群中的传播。当前在结核低发地区，如欧美国家还广泛采取了化学预防，主张推行 INH 化学性预防，对象主要为 35 岁以下结素阳性特别是新近阳转者。方法为 INH 300 mg/d,持续 6～9 个月或采取 RFP 治疗 4 个月,证实可降低活动性结核的发病率。我国目前结核控制的重点仍放在发现活动性结核患者,直接督导治疗,快速诊断和积极治疗耐药结核上,尚未对潜伏结核干预达成共识,但在 HIV 感染者以及接受免疫抑制剂治疗的风湿病或者肿瘤患者中,应加强对潜伏结核早期干预的研究。

(张文宏)

第十四节　厌氧菌感染

厌氧菌(anaerobic bacteria)是正常菌群的主要组成部分,可引起人体任何组织和器官的感染。随着厌氧菌培养技术的改进,厌氧菌在细菌感染性疾病病原中的地位受到广泛重视,厌氧菌感染(anaerobic infection)报道日益增多。

病原学

厌氧菌分为兼性厌氧菌(在有氧或缺氧的情况下都可生长),其中包括大部分致病菌如葡萄球菌、大肠埃希菌等;微需氧厌氧菌(可在低浓度氧的存在下生长);专性厌氧菌(在缺氧条件下生长、繁殖,而有氧的条件却不利于其生长、繁殖,甚至会促使其迅速死亡)。

引起感染的厌氧菌有几种,革兰阴性杆菌如拟杆菌(以脆弱类杆菌最为多见)、梭形杆菌、卟啉单胞菌和普氏菌等;革兰阳性球菌如消化球菌、消化链球菌等;革兰阴性球菌如韦荣球菌和巨球菌等;革兰阳性产芽胞杆菌如梭状芽胞产气杆菌等(以产气荚膜梭菌和艰难梭菌为多见);革兰阳性非产芽胞杆菌如放线菌、丙酸杆菌、真杆菌、乳酸杆菌、双歧杆菌等。此外,还有螺旋体。

作为正常菌群的厌氧菌广泛存在于人体腔道口的黏膜上。牙缝和粪便中细菌含量高达 10^{11}～10^{12},其中 99.9% 为厌氧菌,以消化链球菌最为多见;唾液中细菌含量约为 10^8/ml,其中一半为厌氧菌,主要为韦荣球菌。女性生殖道主要为乳酸杆菌和消化球菌。皮肤菌群的厌氧菌主要为痤疮丙酸杆菌,会阴部皮肤和下肢一些部位的皮肤有拟杆菌和梭形杆菌。

发病机制

皮肤、黏膜屏障功能的减退及正常菌群定植位置的变化是造成绝大多数厌氧菌感染简单而又重要的发病机制。氧化-还原电势(Eh)的降低有利于组织内厌氧菌的繁殖。造成 Eh 降低的原因主要为供血不足、组织坏死,或同时存在需氧菌或兼性厌氧菌。因此凡属影响血供的血管性疾病,药物注射后产生的组织坏死,恶性肿瘤所致的局部阻塞、缺血缺氧、组织坏死,以及黏膜破损、冷冻、休克、水肿、外伤(尤其是腹部、盆腔和牙齿的外伤)、外科操作(如拔牙)、异物等均有利于厌氧菌感染的发生。糖尿病、肝硬化、尿毒症、压疮溃疡、肢体坏疽、长期使用免疫抑制剂或肾上腺皮质激素、细胞毒药物治疗、放疗、氨基糖苷类抗生素治疗、白细胞减少症、低丙种球蛋白血症、脾切除术、结缔组织疾病、器官移植术、侵袭性血管内检测装置、免疫缺陷综合征(包括 AIDS)等均可成为厌氧菌感染的诱因。

厌氧菌可借助其侵袭力和毒素致病。侵袭力与某些细菌表面成分(如荚膜和 LPS)、黏附因子、酶或代谢产物有关。如梭状芽胞杆菌产生的 α 毒素是一种强力卵磷脂酶,具有溶血和导致坏死的作用。某些厌氧菌还能产生神经氨酸酶、纤溶酶、透明质酸酶、胶原酶和纤溶酶等。多数产黑色素杆菌和其他一些厌氧菌具有高度蛋白质分解活性。拟杆菌和梭形杆菌可产生肝素酶而加速凝血,易引起化脓性血栓性静脉炎,导致迁徙性脓肿。脆弱类杆菌因含多糖荚膜,可促进脓肿的形成,具有较强的致病力,并可产生 β-内酰胺酶,对某些抗生素耐药。韦荣球菌、双歧杆菌、真杆菌、丙酸杆菌、乳酸杆菌等菌属为致病力较弱的条件致病菌。

厌氧菌产生的一些酶(如过氧化氢酶、过氧化物酶和过氧化物歧化酶)可提高厌氧菌在不利的空气条件下生存的能力。

临床表现

(一)中枢神经系统感染

1. 脑脓肿 厌氧菌检出率为 50%～90%,单纯厌氧菌生长占 1/2～2/3。厌氧菌入侵途径和原发病灶:①中耳炎和乳突炎;②血源播散;③鼻窦炎;④外伤、先天性心脏病(右向左分流)、口腔或牙龈感染、扁桃体或咽部炎症、感染性心内膜炎等。

2. 硬膜下或硬膜外脓肿 厌氧菌检出率约为 10%。

3. 脑膜炎 少见,厌氧菌脑膜炎仅占细菌性脑膜炎的 1% 左右,多发生于新生儿。致病菌常为梭形杆菌、拟杆菌、厌氧球菌和梭状芽胞产气杆菌等。

(二)头颈部感染

由于感染部位的不同而有以下类型:①慢性鼻窦炎,检出率约 56%,单纯厌氧菌生长约为 1/10;②慢性中耳炎,检出率约为 33%;③颈间隙感染,检出率为 100%,单纯厌氧菌生长者占 3/4;④颈、头部手术后创口感染,检出率约 95%。致病菌多为梭形杆菌、螺旋体和产黑色素普氏菌及消化链球菌等。

(三)牙齿、口腔和面部感染

牙源性口面部感染者厌氧菌检出率为 90%～95%,单纯厌氧菌生长者占 2/5。咬伤后感染者厌氧菌检出率约 50%,单纯厌氧菌生长者少见。近年来牙周炎、齿槽脓肿的厌氧菌分离率较高。

(四)呼吸道感染

由厌氧菌引起的肺和胸膜感染相当常见。由于唾液中含大量厌氧菌,吸入口咽分泌物、支气管腔内有阻塞性病变等均易招致厌氧菌感染。血源性厌氧菌败血症自远处感染灶、脓毒性血栓脱落播散而来,以盆腔或腹腔内感染灶播散为多见。肺部感染的病原体可多达 2～9 种,呈混合感染。主要的临床类型有:①吸入性肺炎,厌氧菌检出率为 60%～100%,单纯厌氧菌生长者占 1/2～1/3,常见于中枢神经系统疾病或有意识障碍的患者。②肺脓肿,厌氧菌检出率为 85%～95%,单纯厌氧菌生长者占 1/2～3/4,致病菌多为混合性,且大多有吸入史。常见厌氧菌为梭形杆菌、拟杆菌、消化链球菌、消化球菌、丙酸杆菌、真杆菌等。③坏死性肺炎,为预后严重的广泛肺部感染,可在单一肺段或肺叶中呈多发性小脓肿。④脓胸,于手术后或贯通伤后发生或由肺部感染直接蔓延而形成或支气管胸膜瘘后而发生,厌氧菌检出率为 60%～76%,单纯厌氧菌生长者占 1/2～1/3。

（五）腹腔内感染

正常肠道内含有大量厌氧菌,腹腔内感染常伴有肠内容物的污染,故具有如下2个特征：①厌氧菌检出率高,常见为脆弱类杆菌和其他类杆菌、梭形杆菌、梭形芽胞产气杆菌、消化链球菌和消化球菌、真杆菌等。②常为多种细菌混合感染,平均每个标本可以分离到4～5种细菌。主要厌氧菌有脆弱类杆菌,其次为梭状芽胞杆菌、厌氧球菌等;腹腔内感染的诱发因素或原有疾病为外伤、结肠癌、肠道手术、阑尾穿孔、肝硬化伴原发性腹膜炎、腹腔透析术后感染、肠道血管性病变或肠梗阻、慢性溃疡性结肠炎、术前以氨基糖苷类抗生素作肠道消毒准备等。腹腔内感染的类型有：①肝脓肿,常见的致病菌为类杆菌、厌氧链球菌,检出率为50％,单纯厌氧菌生长者占1/3。②胆道感染,厌氧菌检出率为40％,以厌氧链球菌和梭状芽胞产气杆菌为多见,常为混合感染。③肠道术后创口感染,厌氧菌检出率为45％,多为混合感染。④坏死性肠炎,摄入被产气荚膜梭菌污染的食物,可引起小肠、结肠坏死性炎症。轻者吐泻,重者便血,甚至肠穿孔、休克。⑤阑尾炎及腹膜炎,多为脆弱类杆菌所致,占25％～90％。

（六）女性生殖道感染

几乎所有非性传播造成的女性生殖道感染均包括厌氧菌感染。局部供血不足、存在损伤或坏死组织、异物如宫内避孕器、流产、恶性肿瘤和子宫纤维瘤、放疗、妇产科手术、子宫颈电烙术等均为厌氧菌感染的诱发因素。常见厌氧菌感染的类型有：盆腔脓肿、外阴道脓肿、阴道穹窿脓肿、子宫内膜炎和子宫积脓、盆腔炎、输卵管炎、卵巢脓肿以及全子宫切除术后感染。常见的产科性厌氧菌感染类型有：分娩前羊膜腔炎和分娩后子宫内膜炎、脓毒性流产、剖宫产后伤口感染、产褥热。

（七）泌尿道感染

较少见,常伴有肾结石、恶性肿瘤和尿路解剖畸形等,多为混合感染。如尿道炎、尿道周围炎、尿道周围蜂窝织炎和脓肿伴坏死或形成多发性瘘等。

（八）骨和关节感染

厌氧菌骨髓炎较少见,分为放线菌和非放线菌。放线菌感染大多由附近感染直接播散所致;非放线菌感染多继发于败血症或糖尿病患者。厌氧菌较少引起化脓性关节炎,多由梭杆菌、脆弱类杆菌与产黑色素普氏菌、消化链球菌、梭状芽胞杆菌等引起。

（九）皮肤和软组织感染

多为混合性感染,其特点为有腐臭分泌物、产气、广泛组织坏死,常见于手术、创伤和缺血的部位。临床类型有：蜂窝织炎、骶尾突感染、糖尿病性足部溃疡、软组织脓肿、皮肤脓肿、压疮伴菌血症、坏死性筋膜炎、肌炎、气性坏疽、协同性坏疽。

（十）败血症和心内膜炎

败血症的病原中,厌氧菌占1％～12％,新生儿厌氧菌败血症的发病率尤高。动脉硬化症、酒精中毒、肝硬化、糖尿病、恶性肿瘤、压疮和肾病终末期感染均易招致全身性厌氧菌感染。入侵途径以胃肠道及女性生殖道为主,其次为压疮溃疡或坏疽。致病菌以类杆菌,特别是脆弱类杆菌为多见。由胃肠道入侵者,血培养多次阳性且常为多种细菌感染,而由女性生殖道入侵者血培养多次阳性少见,但多种细菌感染较为常见。临床表现同需氧败血症,常有发热、白细胞增多、感染性休克(30％)、DIC(10％～20％)、黄疸发生率为10％～40％,易并发迁徙性化脓性病灶

（10%～28%）和脓毒性血栓性静脉炎（5%～12%）。病情轻重不一，重者有较高的病死率。厌氧菌心内膜炎占心内膜炎的1.5%～10%，入侵途径主要为口腔，较少见的为胃肠道。多见于无原发心脏病患者，即侵袭正常瓣膜，少数并发心肌脓肿或瓣膜破坏穿孔而发生心力衰竭。常见病原为类杆菌、梭性杆菌、梭状芽胞杆菌、角化丙酸杆菌以及微需氧和厌氧链球菌。

（十一）艰难梭菌引致假膜性肠炎

艰难梭菌引致假膜性肠炎（PMC）大多与抗生素治疗有关，例如克林霉素、林可霉素、氨苄西林等。几乎所有抗生素都可引致PMC，但未用抗生素的患者也可发生PMC。临床表现可轻（称抗生素相关腹泻），可致重症（称抗生素相关PMC），从水样泻至黏血便，或有膜状物排出。暴发型可表现为重度毒血症、脱水、电解质紊乱、中毒性休克，甚至死亡。

（十二）婴儿肉毒中毒

系婴儿猝死综合征原因之一。

实验室检查

厌氧菌的分离与鉴定：采集标本时应尽量避免正常菌群的污染。唾液、咽拭子、咳出的痰液、鼻插管的吸取物、阴道分泌物、粪便和尿液等不宜做厌氧培养，适宜进行厌氧培养的标本为血液和体液、外科无菌手术抽取的脓液、耻骨上膀胱穿刺获取的尿液、经气管穿刺或直接肺穿刺获取的标本等。对局部脓肿应先消毒，再以针头穿刺后采集。女性生殖系统感染时采集标本，需在消毒阴道和宫颈下进行，轻轻扩张宫颈管，以针筒、拭子或无菌塑料管伸入颈管或宫腔内吸取分泌物，也可在直肠陷窝穿刺或手术时采集标本。

采样后应立即接种或避免接触空气情况下运送（如针头顶入无菌塞或插入厌氧小瓶），然后于平板划线接种硫乙醇酸钠培养基。血液培养则应采用血培养瓶。脓液接种同时应做涂片、染色、镜检。

常用的厌氧培养基有非选择性和选择性培养基。非选择性培养基目前最常用的是牛心牛脑浸出液和改良布氏培养基；选择性培养基可在众多细菌中选出主要的致病菌，根据标本来源选择相应的培养基。目前常用的有卡那霉素-万古霉素溶血平皿（产黑色素普氏菌）、卵黄琼脂（产气荚膜梭菌）、乳酸钠琼脂（韦荣球菌）等。厌氧的环境包括厌氧袋、厌氧罐（抽气-换气系统）、手套箱。厌氧培养生长的菌落应反复传代，进行需氧和厌氧环境生长试验的考核，并做生化试验或厌氧菌酸性代谢物（挥发和不挥发脂肪酸检测）的气相色谱分析。荧光抗体检测和PCR基因扩增技术也可用于厌氧菌的鉴定。此外，应做药敏试验，可采用纸片法、微量稀释法或点种法进行检测。

诊 断

如需氧培养反复阴性或者有下列临床线索时应考虑厌氧菌感染的诊断：①脏而臭的分泌物，有特殊的腐败臭；②近黏膜面的感染（如结肠、阴道和上呼吸道）；③坏疽或有坏死组织或假膜形成；④病变组织中或分泌物中有气体形成；⑤恶性病变、缺血、外伤等组织坏死、腐败有关的感染；⑥长期应用氨基糖苷类药物无效的感染；⑦伴有脓毒性血栓性静脉炎或迁徙性脓肿的感染；⑧伴有黄疸的败血症；⑨渗出物呈血性且为暗黑色，在紫外光下显示红色荧光；⑩上呼吸道分泌物吸入引起的肺炎。

治 疗

治疗原则为建立不利于厌氧菌生长、繁殖的环境（包括外科治疗）和选择针对性的抗菌药物治疗。对少数产外毒素的厌氧菌感染如破伤风、肉毒中毒,宜同时应用抗毒素。对严重感染患者应加强支持治疗,酌情输血浆和全血,积极治疗原发疾病。

（一）破坏厌氧环境

包括局部病灶的切开引流,坏死组织的清除,明显肿胀伴气体形成病变组织的减压,以及并存的恶性肿瘤、异物、梗阻、血栓的去除等。为控制感染扩散和减轻毒血症,必要时施行截肢、子宫切除等手术。浅表厌氧菌感染局部可用过氧化氢溶液冲洗。高压氧治疗适用于气性坏疽病例。

（二）抗菌治疗

抗菌药物的选用应根据细菌培养及药敏试验的结果而定。但由于厌氧菌培养和药敏试验需一定的条件和时间,临床医师可根据感染部位推测最可能的致病菌,选择抗菌作用强、毒性低、具有一定药物动力学特点的药物。国际临床实验室厌氧菌药敏试验标准化工作组委员会认为厌氧菌的药敏试验不应列为常规。

一般膈上、下厌氧菌感染的致病菌有较大差别:膈以上包括中枢神经系统、头颈部、胸膜、肺的致病菌对青霉素类大多敏感;膈以下的厌氧菌感染如腹腔内和女性生殖道,脆弱类杆菌为常见致病菌,抗菌药物的选择需特殊考虑。此外,厌氧菌感染常表现为混合感染(包括厌氧菌和需氧菌、兼性菌),因此抗菌治疗常用多种药物联合。药物的具体应用可参照表4-7。

表4-7 抗厌氧菌药物及其作用

药物和抗菌活性	说 明
几乎总是有抗厌氧菌活性	
甲硝唑	对大多数菌属均有抗菌作用,体外试验对丙酸杆菌及放线菌活性较差
氯霉素	几乎对所有临床分离到的厌氧菌均有良好的抗菌活性
亚胺培南	对大多数产β-内酰胺酶类杆菌有抗菌作用,但已发现少数脆弱类杆菌能产生抑制亚胺培南的新型β-内酰胺酶
β-内酰胺类加β-内酰胺酶抑制剂	仅亚胺培南与头孢西丁能拮抗脆弱类杆菌产生β-内酰胺酶的水解作用,加入β-内酰胺酶抑制剂可明显提高抗菌活性
通常有抗厌氧活性	
克林霉素	10％～20％脆弱类杆菌耐药,某些梭状芽胞杆菌特别是产气荚膜梭菌耐药
头孢西丁	10％～20％脆弱类杆菌耐药,对梭状芽胞杆菌疗效差
抗假单胞菌属青霉素类	对脆弱类杆菌的β-内酰胺酶相对有拮抗作用,应用时必须大剂量
呈现不同的抗菌活性	
青霉素	对产酶厌氧菌无效,对所有脆弱类杆菌、多数产黑色素普氏菌及一些梭状芽胞杆菌无效
头孢菌素类(特别是头孢替坦、头孢西丁、拉氧头孢)	对大多数厌氧菌的疗效较青霉素差,目前已公开发表证明其疗效的文献尚少

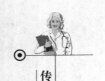

药物和抗菌活性	说　明
四环素	对许多厌氧菌及绝大多数脆弱类杆菌无活性,米诺环素、多西环素可能效果好一些
万古霉素	对革兰阳性厌氧菌有效,对革兰阴性菌无效
红霉素	对大多数梭状杆菌及多数脆弱类杆菌无效
抗厌氧菌活性较差的 　氨基糖苷类 　喹诺酮类 　单环 β-内酰胺类	

预 防

　　防止体内正常厌氧菌或体外厌氧菌带入伤口,闭合空腔或其他可能招致感染的部位。对外伤伤口,最有效的感染预防措施是尽快彻底清创、去除异物与死腔,重建良好的血供。腹部贯穿性外伤,尤其是累及结肠时有预防性应用抗生素的指征。有瓣膜病变的心脏病患者行牙齿外科手术或瓣膜修复术时应给予预防性抗生素治疗。为预防产后败血症应注意胎膜早破、产程延长和产后出血的处理。为预防颅内厌氧菌感染,对慢性中耳炎、鼻窦炎、乳突炎等慢性病须给予积极治疗。

(蒋卫民)

第十五节　败 血 症

　　败血症(septicemia)与菌血症(bacteremia)是指细菌、真菌等病原微生物所致血液感染,血培养均可获阳性结果。因此败血症和菌血症也可统称为血流感染(bloodstream infection,BSI)。菌血症和败血症系同义词,但在菌血症时,细菌等病原微生物在血液中常呈一过性,毒血症表现多不明显;而在败血症时,细菌入血并生长、繁殖、释放大量毒素和代谢产物,临床表现为毒血症明显的全身感染,即患者可表现为高热、寒战、心动过速、呼吸急促、皮疹、关节痛、肝大、脾大和神志改变等,严重者可出现休克、DIC 和多器官功能衰竭。另一名词sepsis(以往称脓毒症)是指细菌等病原微生物入侵人体任何部位引起感染(也包括血流感染),同时机体出现全身性炎症反应,介质、细胞因子等参与此炎症反应,此也称为全身性炎症反应综合征(systemic inflammatory response syndrome,SIRS)。具备下列 4 项表现中的2 项,脓毒症的诊断即可成立:①体温>38℃或<36℃;②心率>90 次/分;③呼吸>20 次/分或 $PaCO_2$ <4.25 kPa(32 mmHg);④白细胞计数>12×10^9/L 或<4×10^9/L 或杆状核>10%。重症脓毒症除具有上述表现以外,还应具备低灌注、高代谢及启动凝血功能异常的临床表现,因此诊断除具备脓毒症的 4 项中的 2 项以外,还应具备下述 6 项中的 2 项方可成立:①低氧血症(PaO_2/FiO_2≤300);②少尿[(<0.05 ml/(kg·h)]连续 2 h;③代谢性酸中毒

（＞2 mmol/L）；④血小板减少（＜100×10⁹/L）及凝血酶原时间延长（＞正常对照组 2 s 以上）；⑤空腹血糖＞6.4 mmol/L；⑥意识改变（兴奋、烦躁或嗜睡）。脓毒性休克的临床表现为收缩期血压＜11.97 kPa（90 mmHg），在充分补液的情况下低血压仍不能纠正，或比原血压水平下降＞5.32 kPa（40 mmHg），同时有低灌注的临床表现。脓毒症常指由病原微生物所致，而 SIRS 多指由其他因素所致，如急性胰腺炎、严重的创伤、灼伤、缺氧等。

病原学

血流感染的病原大多数为细菌，其中又以需氧菌为主，厌氧菌和真菌明显较需氧菌少见。少数情况下，病毒、分枝杆菌、支原体等亦可引起血流感染。

近 20 余年来，血流感染的病原菌分布发生了较大变化。20 世纪 70 年代，病原菌以需氧革兰阴性菌为主；至 80 年代中期以后，需氧革兰阳性球菌比例呈上升趋势，并逐渐占据了重要地位。欧美等国家近期大系列血流感染病原菌的调查资料显示，前 20 位病原菌中，金黄色葡萄球菌（简称金葡菌）、凝固酶阴性葡萄球菌、肠球菌属和肺炎链球菌均列在前 6 位之内，而在革兰阴性菌中仍以大肠埃希菌、克雷伯菌属和铜绿假单胞菌为多见。除上述需氧菌外，厌氧菌约占血流感染病原菌的 5%。随地区及病室的不同，其检出率有较大差别，为 0.5%～96%，部分患者系厌氧菌和需氧菌混合感染。厌氧菌中以脆弱类杆菌等类杆菌属为常见，其他厌氧菌为梭状芽胞杆菌属、消化链球菌和梭菌属等。真菌约占血流感染分离菌的 3%，近年来呈增高趋势，尤其在医院获得血流感染和免疫功能低下患者中较为多见，可占 5%～7%。以念珠菌属为主，其他较少见者尚有新生隐球菌、曲霉属、粗球孢子菌、白色毛孢子菌、荚膜组织胞浆菌、皮炎芽生菌和镰刀菌等。分枝杆菌的血流感染发病近年来亦呈上升趋势，在免疫功能低下或免疫缺陷者中常见。有报道在 HIV 阳性患者中 42% 结核杆菌血培养阳性。非结核杆菌血流感染在 AIDS 和其他免疫功能低下患者中的发病亦增高，其中鸟分枝杆菌（*M. avium* complex，MAC）最为常见。AIDS 患者中 51%～96% 患有 MAC 感染，其他少见者尚有偶发分枝杆菌（*M. fortuitum*）、龟分枝杆菌（*M. chelonei*），以及新近出现的 *M. genuvense*。此外，尚有一些较少见或特殊培养要求的病原微生物也可致血流感染，如军团菌属、链球菌营养变种、弯曲杆菌属、布鲁菌属和支原体等。

近年来血流感染的病原菌耐药性呈增长趋势。尤其是医院获得感染的病原菌耐药程度明显高于社区获得感染者。在需氧革兰阳性菌中，甲氧西林或苯唑西林耐药的葡萄球菌明显增多，万古霉素耐药肠球菌、青霉素耐药肺炎链球菌在全球范围内呈增长趋势。在需氧革兰阴性杆菌中，产超广谱 β-内酰胺酶（ESBL）的肺炎克雷白菌、大肠埃希菌、产 AmpC 酶的肠杆菌属、柠檬酸菌属、沙雷菌属、对哌拉西林等呈现耐药的铜绿假单胞菌均不断增多，医院内流行菌株鲍曼不动杆菌、嗜麦芽窄食单胞菌、黄杆菌等也呈现多重耐药。

流行病学

血流感染的发病率占入院患者的 0.34%～2.8%。在一些大城市综合医院的院内感染中，血流感染的发病率高，因患者大多病情复杂，并伴有严重原发病或夹杂症；院外获得的感染中，血流感染的发病率较低。

医院获得与社区获得血流感染的细菌种类有较大差别。医院感染者凝固酶阴性葡萄球菌、克雷白菌属、铜绿假单胞菌、肠杆菌属、不动杆菌属、沙雷菌属、嗜麦芽窄食单胞菌、念珠菌属等较社区获得感染者明显多见，而社区获得感染中大肠埃希菌、肺炎链球菌、溶血性链球菌、沙门菌属、奇异变形杆菌等较医院获得感染者为多见。医院获得与社区获得血流感染的细菌种类有较大差别。

机体免疫功能缺陷是血流感染的最重要诱因，如各种原因引起的中性粒细胞缺乏或减少是诱发血流感染的常见原因。各种大手术的开展、肾上腺皮质激素和广谱抗菌药物的应用、放疗、细胞毒药物的应用等均为血流感染的重要诱因。烧伤创面、气管插管、气管切开、静脉导管、留置导尿管等的应用均可使机体局部免疫功能受损，成为病原菌的入侵门户。此外，严重的原发疾病如肝硬化、结缔组织病、糖尿病、尿毒症等也是血流感染的诱因。上述各种诱因中，如患者同时存在两种或两种以上诱因时，则发生血流感染的危险性明显增高。在诱发因素中，留置静脉导管导致表皮葡萄球菌、金葡菌血流感染的发生，已日益在院内感染中占重要地位。长期应用肾上腺皮质激素和广谱抗菌药也是诱发真菌血流感染的重要原因。近年来广谱 β-内酰胺类抗生素，如第 3 代头孢菌素类的广泛应用也是导致对该类药物敏感性差的阴沟肠杆菌、产气肠杆菌、不动杆菌属和黄杆菌属等血流感染的重要诱因。

发病机制与病理

病原菌从不同途径侵入人体后是否发生败血症取决于侵入细菌的致病力和人体的免疫防御功能两者之间的相互作用。

（一）细菌的致病力

主要与病原菌的毒力和数量有关。毒力强或数量多的致病菌进入机体，引起败血症的可能性较大。革兰阳性细菌主要产生外毒素而致病，如金葡菌可产生多种酶及毒素，有助于细菌生长、繁殖和扩散，导致严重的败血症或中毒休克综合征（TSS）。大肠埃希菌等革兰阴性杆菌所产生的内毒素能刺激多种炎症介质和细胞因子释放，损伤心肌及血管内皮细胞，启动内源性凝血系统，激活补体，促使血管活性物质的释放，导致微循环障碍而发生脓毒性休克及 DIC。铜绿假单胞菌能分泌内、外毒素及蛋白分解酶，引起坏死性皮肤损伤及严重的内脏损伤。某些细菌如肺炎链球菌及肺炎克雷白菌等具有荚膜，具有拮抗吞噬及体液中杀菌物质的作用。

（二）人体的免疫防御反应

1. 皮肤和黏膜防御作用　完整的皮肤和黏膜是人体防止细菌入侵的天然屏障，皮肤还能分泌抑菌或杀菌物质。当皮肤和黏膜有化脓性炎症（如疖、痈，尤其在被挤压后）、创伤（如烧伤）或尿路、胆道、胃肠道黏膜有破损时，细菌则容易侵入血液循环引起败血症。

2. 机体全身性免疫性反应　健康者在病原菌入侵后，一般仅表现为短暂的菌血症，细菌可被机体的免疫防御系统迅速消灭，并不引起明显的症状。当机体免疫功能下降时，不能充分发挥其吞噬杀灭细菌的作用，即使入侵的细菌量较少、致病力不强也可引起败血症。人体免疫功能不足的因素主要有：①各种黏膜分泌物中分泌型免疫球蛋白（IgA）减少，可使细菌易于侵入呼吸道或胃肠道黏膜而发生感染。先天性免疫功能不足，如原发性低丙种球蛋白血症。②各种原因所致的中性粒细胞缺乏或减少，吞噬细胞功能障碍。③多发性骨髓瘤及慢性淋巴细胞性白血病患者，体液免疫功能受损，易感染有荚膜的细菌。④霍奇金病、AIDS和器官移植患者细胞免疫功能受损，易发生胞内病原体感染。⑤脾切除及镰形细胞病患者因补体功能受损,也易发生有荚膜细菌的感染。⑥各种严重的慢性疾病,如糖尿病、肝硬化、肾病综合征等,由于代谢紊乱、免疫球蛋白合成减少、粒细胞吞噬功能和网状内皮细胞系统功能减弱等原因,常易发生感染及败血症;肝硬化患者因有侧支循环形成,从肠道进入门静脉的病原菌可不经肝脏直接进入体循环而引起败血症。

3. 医源性感染 随着各种诊疗技术在临床应用的增多,治疗方法的不断更新,各种病原菌尤其是条件致病菌所引起的医源性感染也逐渐增多。抗肿瘤药、抗代谢药、肾上腺皮质激素等免疫抑制剂及放射治疗等均可降低体液免疫及细胞免疫功能。广谱抗菌药的过度应用诱发的二重感染。各种创伤性诊断和治疗措施如插管检查、内镜检查、长期留置静脉导管、血液透析或腹膜透析、人工装置的放置和各种手术,以及静脉输液、输血等诊疗技术操作的开展增加了细菌进入血液循环的机会,且自医院获得的病原菌多为耐药菌。

败血症的病理生理过程是多因素综合作用的结果,微生物及其细胞壁产物包括革兰阴性杆菌的 LPS、革兰阳性球菌的肽聚糖、细胞壁复合物以及酵母的多肽物质等,可激活细胞因子、补体、凝血系统,激肽、ACTH/内啡肽、交感神经等系统产生的各种生物活性物质相互作用、相互影响,引起一系列病理生理效应,起作用的靶器官为血管内皮细胞和微循环。当 LPS 等与单核细胞或巨噬细胞等接触后可诱导细胞因子的产生,其中 TNF-α 在革兰阴性杆菌败血症的病理生理中起关键作用。

TNF-α 等细胞因子通过血小板活性因子使白细胞趋化、聚集、活化、黏附并损伤血管内皮细胞,造成毛细血管壁完整性破坏,血管壁渗漏导致微循环障碍。补体的激活加重了微循环障碍。内毒素等可通过激活Ⅶ因子,激活纤溶系统及激肽系统,后者加重血管扩张、血管壁通透性增加和微循环障碍。

败血症的病理变化因致病菌种类、病程长短、有无原发病灶及迁徙病灶等而异。细菌的毒素可引起组织及脏器细胞变性坏死。心、肝、肾等脏器的实质细胞有混浊肿胀及灶性坏死和脂肪变性。毛细血管损伤造成皮肤和黏膜瘀点、皮疹和肺间质水肿。金葡菌等化脓性革兰阳性球菌败血症,可形成局部迁徙性病灶如脑膜炎、肺炎、心内膜炎、肝脓肿、脑脓肿及皮下软组织脓肿等。严重败血症可发展为休克、DIC、急性肾衰竭等,并出现相应的病理变化,单核-巨噬细胞系统增生活跃,肝、脾常肿大,骨髓粒系增生。某些疾病(如血液病)由于免疫功能受抑制,发生败血症时炎症反应弱,病变常以充血、坏死为主。

临床表现

(一)主要临床表现

1. 毒血症症状 起病多急骤,多数患者有原发感染病灶。常有畏寒、寒战和高热,发热多为弛张热或间歇热,亦可呈稽留热、不规则热。双峰热可见于革兰阴性杆菌败血症。部分患者体温不升高甚至降低,多见于年老体弱、慢性疾病及免疫功能低下者,这些患者常预后不良。发热同时伴有不同程度的毒血症症状,如全身不适、头痛、肌肉及关节疼痛、脉率加速、气急、出汗等,部分患者有恶心、呕吐、腹胀、腹痛、腹泻等胃肠道症状。重症患者可出现中毒性脑病、心肌炎、肝炎、肠麻痹、休克及 DIC 等。

2. 过度换气和精神状态改变 过度换气是败血症极其重要的早期体征,甚至可出现在发热、寒战之前。过度换气可导致呼吸性碱中毒。

早期精神状态的改变仅表现为恐惧感、定向障碍和性格改变,后期可出现感觉迟钝,甚至昏迷，常无神经系统的定位症状和体征，尤其是婴幼儿、老年人及原有中枢神经系统疾病患者。

3. 皮疹 见于部分患者，以瘀点最为多见，多分布于躯干、四肢、眼结膜、口腔黏膜等处，为数不多。金葡菌败血症可有荨麻疹、猩红热皮疹、脓疱疹等。铜绿假单胞菌败血症可出现坏死性深脓疱，对诊断有一定帮助。

4. 关节症状 表现为大关节红、肿、热、痛和活动受限，少数有关节腔积液、积脓，多见于革兰阳性球菌和产碱杆菌等败血症。

5. 肝、脾大 一般仅轻度肿大。当发生中毒性肝炎或肝脓肿时，肝脏可明显肿大，伴有压痛，并可出现黄疸。

6. 迁徙性病灶 由细菌栓子血源播散至各组织脏器所致。多见于金葡菌等化脓性球菌，也可见于厌氧菌和革兰阴性杆菌。多表现为皮下脓肿、肺脓肿、化脓性关节炎、骨髓炎、心包炎等。金葡菌、肠球菌、产碱杆菌等败血症的病程中可并发急性心内膜炎。

7. 脓毒性休克 多见于革兰阴性杆菌败血症。革兰阴性杆菌败血症的休克发生率为50%，而革兰阳性球菌败血症为25%。有些败血症起病时即可表现为休克或快速发展为休克，出现休克前多有血压不稳定等血流动力学改变。表现为烦躁不安、脉搏细速、四肢厥冷、皮肤花斑、尿量减少及血压下降等，且可发生DIC，系严重毒血症所致。

（二）各种败血症的特点

1. 金葡菌败血症 原发病灶常为疖、痈、鞍裂等皮肤及伤口化脓性炎症，从口腔黏膜或呼吸道入侵者多数为免疫功能低下的医院获得性感染，预后较差。临床上表现为急性起病，畏寒、寒战、高热，半数以上患者体温在39～41℃，双峰热少见。常在原发病灶出现后1周内发生；部分患者可出现皮疹，皮疹形态多样化，以瘀点最为常见，脓疱疹虽少见，但有助于诊断。患者关节症状较明显，表现为大关节红肿、疼痛，但化脓性关节炎少见。半数患者可出现迁徙病灶，常为多发性肺部浸润（20%），甚至可形成脓肿，其次为肝脓肿、骨髓炎、关节炎、皮下脓肿等。并发心内膜炎者约为8%，如患者持续发热、进行性贫血、反复出现皮肤瘀点、有内脏血管栓塞表现，血培养阳性等，应考虑急性心内膜炎的诊断。由于可侵犯正常心瓣膜，故病理性杂音不如亚急性者为多。少数患者（<20%）发生脓毒性休克。

2. 凝固酶阴性葡萄球菌败血症 多数为医院内获得性感染，常见于体内留置人工装置者，如静脉导管、人工瓣膜、人工关节、起搏器等，临床表现无特异性。凝固酶阴性葡萄球菌耐药情况严重，病死率可达30%以上。

3. 革兰阴性杆菌败血症 女性和老年患者常见；多有影响机体免疫功能的原发病，一般情况较差，多数为医院获得性感染。病原菌多经胆道、泌尿生殖道或肠道入侵，肺炎克雷白菌及铜绿假单胞菌也常可从呼吸道入侵。此外，铜绿假单胞菌败血症也易发生于烧伤后或创面感染者，以创面脓性分泌物呈绿色及坏死性皮疹为特征。临床上革兰阴性杆菌败血症时双峰热、间歇热、弛张热多见，系致病菌多次由病灶侵入血循环所致；约1/3患者于病情早期（1～5 d）出现脓毒性休克；部分患者可体温不升。关节痛、皮疹及迁徙性病灶较革兰阳性球菌败血症少见；部分患者可出现相对缓脉。

4. 肠球菌败血症 泌尿生殖道是常见的入侵途径，也易发生于消化道肿瘤及腹腔感染者。由于易合并心内膜炎，病情常危重。

5. 厌氧菌败血症 入侵途径以经腹腔、盆腔、胃肠道及女性生殖道为主，其次为压疮溃疡、坏疽及呼吸道。致病菌主要为脆弱类杆菌（80%～90%），常与需氧菌混合感染。临床特征：①感染部位常有气体形成；②局部病灶分泌物呈腐败性臭味；③易引起脓毒性血栓性静脉炎；④部分患者出现黄疸（10%～40%）及较严重的溶血性贫血；⑤易发生脓毒性休克与DIC等。

6. 真菌败血症 绝大多数为医院内感染。一般发生于严重原发疾病（如糖尿病、肝硬化等）的病程后期；长期应用广谱抗菌药、肾上腺皮质激素、免疫抑制剂及留置导管等为主要诱因。以白念珠菌所致者最为常见，临床表现无特异性，病程进展较缓慢。

（三）特殊类型败血症

1. 新生儿败血症 早发型多于出生后12～48 h发病，较少见，病情危重，系宫内或分娩时感染所致。病原菌以大肠埃希菌最为常见，其次为B群溶血性链球菌。晚发型于出生3 d后发病，系产后感染所致。以金葡菌为多，可在新生儿室内暴发流行。

新生儿败血症的感染途径有：①宫内感染；②产时吸入或吞下污染的羊水或细菌直接从皮肤、黏膜破损处进入血中；③产后感染，最常见，细菌可从皮肤、黏膜、呼吸道、消化道、泌尿道等途径侵入血液循环，脐部是细菌最易侵入的门户。

新生儿败血症的临床表现常不典型，可无发热，体征也少，可仅表现为拒食、呕吐或食欲减退、神萎、病理性黄疸等，如出现黄疸，肝、脾大，出血倾向及休克等表现时，提示有败血症的可能。

2. 烧伤后败血症 由于皮肤大面积创面，血浆外渗，随后又出现回吸收，细菌极易入侵至血液循环发生败血症。致病菌以金葡菌、铜绿假单胞菌最为常见，易发生复数菌混合感染；临床表现常很严重，毒血症症状明显，常出现过高热或体温不升、感染性休克、中毒性心肌炎、中毒性肝炎及中毒性肠麻痹等。

3. 医院获得性败血症 大多数患者有严重的基础疾病、免疫功能低下，部分为医源性感染。常见致病菌为金葡菌、大肠埃希菌、凝固酶阴性葡萄球菌、肠球菌属、肺炎克雷白菌、铜绿假单胞菌及真菌等。致病菌常呈多重耐药，治疗困难，病死率高。

4. 老年人败血症 病原菌视入侵病灶不同而异。源于尿路者常见病原菌为肠道革兰阴性杆菌和肠球菌属，源于呼吸道者为流感嗜血杆菌、肺炎链球菌、B群溶血性链球菌或肠道革兰阴性杆菌，源于胆道者为肠道革兰阴性杆菌和厌氧菌，源于皮肤者为金葡菌、表皮葡萄球菌、肠道革兰阴性杆菌及厌氧菌等。临床表现常不典型，相当部分患者无发热和（或）中性粒细胞增多，虚弱和神志改变可为主要症状，而并发休克及多脏器功能损害等更易发生。由于老年人并发症多，预后差，病死率高。

5. 静脉导管相关败血症 常见病原菌有凝固酶阴性葡萄球菌、金葡菌、克雷白菌属、肠杆菌属、黏质沙雷菌、念珠菌属、铜绿假单胞菌、洋葱伯克霍尔德菌、弗劳地枸橼酸菌、杰氏棒状杆菌等，其感染途径可来自导管连接处污染和导管穿刺部位污染。临床表现为：插管部位局限性静脉炎或炎症；缺乏导致菌血症的其他原因；脓毒症发生于非菌血症高危人群；插管动脉远端发生局限性栓塞；血源性念珠菌眼内炎常发生于接受全胃肠外营养的患者；导管尖端半定量细菌培养≥15 cfu；抗菌药治疗对脓毒症效果不明显；拔出导管后发热等病情缓解；常见病原菌为表皮葡萄球菌等凝固酶阴性葡萄球菌和金葡菌，少见病原菌为聚团肠杆菌、阴沟肠杆菌、洋葱伯克霍尔德菌等。

实验室检查

（一）血象

白细胞总数大多显著增高，一般为$(10\sim30)\times10^9/L$，中性粒细胞百分比增高，可出现明显的核左移及细胞内中毒颗粒，嗜酸性粒细胞减少或消失。机体反应差者及少数革兰阴性败血症患者白细胞总数可正常或稍减低，但中性粒细胞多数仍增高。

（二）病原学检查

1. 细菌培养 以血培养最为重要。为获得较高的阳性率，应尽可能在抗菌药物使用之前及寒战、高热时采集标本，采血量为10 ml。一般需连续送检3次，每次间隔1 h以上。必要时宜同时做厌氧菌和真菌培养。骨髓培养的阳性率较血培养高。对脓液、脑脊液、浆膜穿刺液、瘀点、瘀斑或分泌物等均应做革兰染色涂片和细菌培养，如阳性对败血症的诊断和抗菌药物选用有一定的参考价值。分离到细菌后应做药敏试验，以供选择抗菌药物时参考。必要时对疑患L型菌败血症者应做高渗盐水（3.5％）培养。

2. 中性粒细胞四唑氮蓝试验 此试验仅在细菌感染时呈阳性，可高达20％以上（正常在8％以下），有助于病毒性感染和非感染性疾病及细菌感染的鉴别。

3. 其他检查 鲎试验可检测革兰阴性杆菌的内毒素，阳性时有助于革兰阴性杆菌败血症的诊断。近年来应用气相色谱法测定细菌的代谢产物，有利于生长缓慢或血培养阳性率低的病原菌所致败血症的快速诊断。DNA探针及PCR检测可用于快速诊断。

诊断与鉴别诊断

（一）诊断

凡急性高热、畏寒、寒战患者，白细胞总数及中性粒细胞显著增高，而无局限于某一系统的急性感染；或肺部、胆道、肠道、尿路等感染，但毒血症症状严重不能以局部感染来解释时，均须考虑败血症的可能。如有败血症的诱发因素或有明确的入侵途径，则发生败血症的可能性更大。若病程中出现瘀点，肝、脾大，迁徙性脓肿或脓毒性休克等，则败血症的临床诊断可基本确立。根据原发疾病种类、可传的细菌入侵途径及临床特征可初步推测病原菌的种类，以利于早期选用合适的抗菌治疗。

确诊败血症有赖于血培养阳性。血培养分离出常见的皮肤定植菌（如凝固酶阴性葡萄球菌、微球菌、杆菌、棒状杆菌及丙酸杆菌）一般为污染，但下列情况具有意义：①留置静脉导管患者单次或多次培养阳性；②未留置静脉导管患者多次培养阳性；③患者有明显脓毒症表现；④除导管外无其他明显脓毒症原因。

（二）鉴别诊断

1. 变应性亚败血症 也称Still病，属变态反应性疾病，青少年多见。以发热、皮疹、关节痛和白细胞增多为主要特点，临床表现酷似败血症。不同点为：①患者发热虽高，热程虽长，但中毒症状不明显，且可有缓解期；②皮疹呈多形性，并可反复多次出现；③血象白细胞及中性粒细胞分类增高，但嗜酸性粒细胞多不减少；④发热时红细胞沉降率（简称血沉）增快，黏蛋白和α_2球蛋白及γ球蛋白增高；⑤多次血培养阴性，抗菌药物治疗无效；⑥应用肾上腺皮质激素及吲哚美辛（消炎痛）治疗有效。

2. 粟粒型肺结核 多有结核病史或阳性家族史；起病较缓，不规则高热，毒血症症状较败血症为轻；可有盗汗、面颊潮红、消瘦、咳嗽、气急、发绀等；血培养阴性；起病 2 周后胸部 X 线片可见均匀分布的粟粒状病灶；早期多阴性，常需重复摄片始获阳性。

3. 恶性组织细胞增多症 多见于青壮年，起病急，持续不规则高热，可呈弛张热、稽留热或间歇热，伴畏寒、寒战，常出现消瘦，进行性衰竭，全血细胞减少，肝、脾及淋巴结肿大，出血倾向较明显。血培养阴性，抗菌药物治疗无效。血液和骨髓涂片、淋巴结活检可发现异常组织细胞。

4. 其他 尚需与深部淋巴瘤、系统性红斑狼疮、布鲁菌病、风湿病、病毒性感染及立克次体病等相鉴别。

预 后

血流感染的预后与以下因素有关：①病原菌种类，肺炎链球菌、溶血性链球菌（除侵袭性 A 群链球菌外）所致血流感染的病死率低，肠球菌血流感染的病死率为 15%～35%，肠杆菌属、肺炎克雷白菌、柠檬酸菌属、变形杆菌属、气单胞菌属等革兰阴性菌血流感染病死率均较高，不动杆菌属、铜绿假单胞菌、其他假单胞菌和耐甲氧西林金葡菌所致者的病死率可达 30%～45% 或更高，真菌血流感染的病死率可高达 40%～67%。②复数菌所致血流感染的病死率明显高于单一菌所致者，据报道两种菌所致者的病死率为 26%～40%，两种以上菌所致者达 37%～54%。③获得感染场所，医院获得血流感染的病死率明显高于社区获得者，因病原菌常高度耐药，原发疾病亦严重，并常为免疫功能低下者。④原发疾病严重者预后差，如患有血液系统恶性病变、新生物、肝硬化、尿毒症等患者的病死率均高。⑤原发病灶不明者病死率较高。⑥起病前已接受抗菌药物治疗者的病死率高于未接受抗菌药物者。

治 疗

（一）一般治疗和对症治疗

卧床休息，加强营养，补充适量维生素。加强护理，尤其是口腔护理，以免发生真菌性口腔炎，防止继发性肠炎和压疮等。维持水、电解质及酸碱平衡。必要时给予输血、血浆、白蛋白和丙种球蛋白等支持治疗。病程中密切观察血压和心、肾等重要脏器功能。高热时可给予物理降温，烦躁者可适当给予镇静剂等。中毒症状严重、出现脓毒性休克及 DIC 者，在有效的抗菌药物治疗同时可给予短期（3～5 d）肾上腺皮质激素治疗。

（二）抗菌治疗

1. 治疗原则

（1）及早进行病原学检查，尽早开始经验治疗：由于血流感染（败血症）系危重感染，一旦临床诊断确立，即应按患者发病场所、原发病灶、免疫功能及所处细菌耐药状况等流行病学资料综合考虑可能的病原，给予适宜的抗感染经验治疗，但应在给予抗感染药物前留取血及相关标本送培养。

（2）在获取病原检查及药敏试验结果后，对经验治疗反应不满意者，据此结果调整用药。

（3）抗菌药物可单用，亦可采用两种具协同作用的药物联合应用；但在铜绿假单胞菌、耐

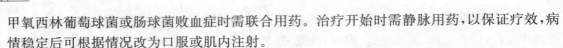

甲氧西林葡萄球菌或肠球菌败血症时需联合用药。治疗开始时需静脉用药,以保证疗效,病情稳定后可根据情况改为口服或肌内注射。

(4) 通常需用药至体温正常后 7~10 d,有迁徙性病灶者需用至病灶消失,必要时尚需配合外科引流或扩创等措施。

2. 经验治疗 在未明确病原前,根据患者情况(见"治疗原则")综合考虑其可能的病原菌,立即投予覆盖该类病原菌的抗菌治疗。

3. 病原治疗 在明确病原后,可根据病原菌种类,针对病原菌选用抗菌药物。以下简述几种主要病原菌所致败血症的抗菌治疗概况,对每一患者,则仍需按其药敏结果调整给药方案。

(1) 葡萄球菌败血症:甲氧西林敏感葡萄球菌败血症治疗宜选苯唑西林或氯唑西林,也可选用头孢唑啉、头孢呋辛等第 1、2 代头孢菌素、克林霉素或磷霉素。耐甲氧西林的葡萄球菌败血症,宜选万古霉素或去甲万古霉素联合磷霉素,亦可联合利福平;可选药物有利奈唑胺、替考拉宁、SMZ-TMP(依据药敏试验)、夫西地酸、阿米卡星、异帕米星或奈替米星等。

(2) 肠球菌败血症:氨苄西林敏感者宜选氨苄西林或青霉素联合氨基糖苷类;氨苄西林耐药、万古霉素敏感者,宜选万古(去甲万古)霉素±氨基糖苷类(联合时需严密监测肾、耳毒性);万古霉素耐药者可选利奈唑胺或替考拉宁。

(3) 肺炎链球菌败血症:对青霉素呈现敏感,宜选青霉素或氨苄西林。可选用第 1、2 代头孢菌素,也可根据药敏试验选用红霉素或克林霉素。青霉素耐药者,宜选万古(去甲万古)霉素,也可选用左氧氟沙星、头孢曲松、头孢吡肟、亚胺培南或美罗培南。需注意败血症并发脑膜炎者可选用头孢曲松或头孢吡肟联合万古(去甲万古)霉素,或美罗培南,但不可选用亚胺培南,以免引起抽搐等不良反应。

(4) 大肠埃希菌败血症:宜选氨苄西林/舒巴坦或阿莫西林/克拉维酸,可选头孢噻肟、头孢曲松等第 3 代头孢菌素,或其他 β-内酰胺类与酶抑制剂的复方、氨基糖苷类(合用)等。

(5) 肺炎克雷白菌等克雷白菌属败血症:宜选第 3 代头孢菌素,可选哌拉西林/他唑巴坦、头孢哌酮/舒巴坦、氨基糖苷类(合用)、氟喹诺酮类。ESBL 菌株所致者除选 β-内酰胺类与酶抑制剂复方外,也可选用碳青霉烯类。

(6) 肠杆菌属、柠檬酸菌属、沙雷菌属细菌败血症:部分菌株产 AmpC 酶,宜选头孢吡肟、氟喹诺酮类,可选氨基糖苷类(合用)、头孢哌酮/舒巴坦、碳青霉烯类、哌拉西林/他唑巴坦等。

(7) 不动杆菌属败血症:宜选氨苄西林/舒巴坦或头孢哌酮/舒巴坦,可选碳青霉烯类、氟喹诺酮类、氨基糖苷类(合用)等。

(8) 铜绿假单胞菌败血症:均宜联合用药。宜选头孢他啶、头孢哌酮、头孢吡肟、哌拉西林等对该菌有抗菌活性的抗菌药,联合氨基糖苷类;也可选用上述药物的酶抑制剂复方,如哌拉西林/他唑巴坦、头孢哌酮/舒巴坦等,或碳青霉烯类均联合氨基糖苷类,或环丙沙星联合氨基糖苷类。

(9) 脆弱类杆菌等厌氧菌败血症:宜选甲硝唑或替硝唑,也可选用氯霉素、克林霉素、碳青霉烯类等。

(10) 真菌败血症:最常见病原为白念珠菌败血症,对非中性粒细胞缺乏症的败血症患者宜选两性霉素 B。对两性霉素 B 不能耐受者,可选用氟康唑或卡泊芬净,亦可选用两性霉素

B联合氟康唑。对中性粒细胞缺乏症的败血症患者宜选两性霉素 B 或其含脂复合物,或卡泊芬净,氟康唑亦可选用。

(三)局部病灶的处理

化脓性病灶不论原发性或迁徙性,均应在使用适当、足量抗菌药物的基础上及时行穿刺或切开引流。胆道及泌尿道感染有梗阻时应考虑手术治疗。

(张婴元　李光辉)

第❺章　螺旋体病

第一节　钩端螺旋体病

钩端螺旋体病(leptospirosis)简称钩体病,是由致病性钩体引起的急性传染病。鼠和猪是主要传染源,呈世界性范围流行。临床特点为早期的钩体病败血症,中期的各器官损害症状,以及后期的多种变态反应性后发症。重症患者可出现肝、肾衰竭及肺弥漫性出血,常危及患者生命。

病原学

钩体为 6～20 μm 长的纤细螺旋体,具有 12～18 个螺旋,能作快速的旋转式运动,使之有较强的穿透能力。其体端有钩,因而得名。钩体由菌体、轴丝及外膜组成。菌体由两条轴丝围绕,本身由胞壁、胞质膜及胞质组成,为钩体代谢及繁殖的部分。轴丝为钩体支持及运动器官。外膜除具备物质交换及保护功能外,具有较强的抗原性。外膜抗体亦为钩体的保护性抗体。钩体为革兰染色阳性,但在镀银染色下呈黑色或褐色。

钩体能在含兔血清的培养基内生长,但生长极为缓慢。在 pH 7.2、28～30℃有氧条件下需培养 1 周以上。采用敏感动物豚鼠接种,可明显提高钩体的分离阳性率。在适宜的自然条件下,如温度适宜的土壤或水中,钩体可存活 1～3 个月;但在干燥或寒冷条件下极易死亡。钩体对一般消毒剂亦极为敏感。

钩体具有复杂的抗原性。按抗原差异在 10% 以上分为不同的血清型,又将不同血清型具有部分共同抗原者合并为同一血清群。全世界已确定有 23 群 223 型,国内证实有 18 群 70 型。常见的为黄疸出血群、七日热群、波摩那群、犬群、澳洲群、秋季热群等。在我国钩体病流行中,由稻田感染者分离的钩体以黄疸出血群(型)为主;而由洪水引起的钩体感染,则多由波摩那群(型)引起。不同型的钩体可引起完全不同的临床表现,但同一种临床表现的钩体病,亦可由不同型的钩体引起。

流行病学

(一) 传染源

自然界虽有多种动物可以感染和携带钩体,但在流行病学上重要的传染源是鼠类和猪。我国稻田型传播的钩体以黑线姬鼠为主要传染源,而猪作为洪水型钩体传播的传染源,主要携带波摩那型钩体。钩体病患者尿中可有少量钩体排出,但很难直接污染环境,亦尚无钩体病患者传染人的报道,故钩体病患者尚不是钩体病的传染源。

(二)传播途径

钩体病为直接接触传播。人在田间劳作或接触洪水,可由感染动物随尿排出污染水及土壤的钩体侵入皮肤而受染。我国南方产稻区秋收季节,野鼠群集田间觅食,病鼠将带钩体的尿液排出污染水田及土壤,农民赤手裸足下田劳作,钩体可直接侵入皮肤细微破损处造成感染。在雨季和洪水季节,因猪粪、尿由圈内外溢污染环境,人群接触疫水即可受染造成流行。此外在下河捕鱼、涉水游泳,以及矿工、下水道工人作业与病鼠污染的污水接触时,亦可受染发病。

(三)人群易感性

人群对钩体普遍易感,感染后可具有一定的免疫力,但不同型钩体之间无交叉免疫。新入疫区的人更易感染,且较易发展为重型。

(四)流行特征

由于钩体在自然界存活需一定条件,加之钩体感染需特定的环境和条件,故钩体病的流行有明显的季节性、地区性和一定的职业性。我国南方钩体病流行集中于秋收季节。短期内出现成批的病例,以农民为主,形成局部的流行和暴发流行。洪水型的暴发流行亦主要出现在多雨温暖的夏、秋季节。在非流行季节或未出现流行时的散发病例,则极易漏诊或误诊。虽然仍将农民、矿工、下水道工人作为钩体病易感人群,但国外报道钩体病的发生已明显从职业接触向野外偶然接触疫水受染转变。在报道的钩体病流行中,临床严重致死类型亦已由最早的黄疸出血型为主转变为以肺弥漫性出血型最为突出。

发病机制与病理

钩体经皮肤侵入人体后,直接进入血循环生长、繁殖;其产生的毒素引起患者全身毒血症症状,即为早期的钩体败血症。此后,钩体可广泛侵入人体的组织器官,视其主要侵入的器官不同,而表现不同的临床类型。但钩体的存在和数量与器官的受损程度并不一致。钩体本身似无直接致病的作用,亦不引起组织坏死化脓病变。其引起组织器官病变除与机体反应有关外,主要由钩体及其毒素导致毛细血管损伤为特点。钩体病后期的后发症则主要由机体的变态反应引起。

钩体病的临床表现类型及严重程度除与钩体的型别、毒力、数量有一定关系外,与不同地区的不同人群、机体反应的个体差异有关。在不同国家和不同地区报道的钩体病,临床存在很大差异,多与人群的反应性存在差异有关。钩体本身结构组成上的差异,亦与其致病或非致病、毒力的大小直接相关。临床观察已证实,引起钩体病临床严重类型的发生,必须具备钩体数量较多、致病力强,以及毒力强等特点,亦与患者本身的个体特异反应有关。

钩体病病理的突出特点是机体器官功能障碍的严重程度与组织形态、结构损伤的程度明显不一致。临床发现极为严重的致死病例,其病理解剖结构变化亦相对较轻。肝细胞呈变性肿胀,实质有炎性细胞浸润,肝内胆管有胆汁淤积。肾间质水肿,轻度细胞浸润,肾小管退行性变,严重病例可见间质性肾炎及缺血性肾小管坏死改变。肺组织主要为广泛出血,炎症现象并不明显。镜下主要为微血管充血,电镜可见毛细血管内皮连接处出现缺口,红细胞可由此溢入肺泡。迅速加重的广泛毛细血管溢血，充填肺泡使肺呈实变，仅留残存含气空间，最终造成患者窒息死亡。钩体病病理改变均由此种非特异中毒性炎症病变，主要累及毛细血管所致。而病理上的另一特点，则是通过特殊染色，在组织切片中可查见钩体。

临床表现

钩体病潜伏期为 7～14 d。发病后的临床表现较为多样，与感染钩体的型别及机体反应性差别密切相关。同型钩体可引起完全不同的临床表现，而不同型的钩体亦可引起相似的临床症状。根据其发病过程及临床特点，分为以下几型。

（一）感染中毒型

本型为发病早期钩体败血症的表现，为各型钩体病均有的共同阶段。患者具有急起的发热、头痛、肌痛、明显乏力症状，眼结膜充血及浅表淋巴肿大触痛等体征。钩体病感染中毒症状缺乏特异性，酷似流感而极易误诊。但其结膜充血不伴有畏光及分泌物，突出的腓肠肌触痛，以及引流上下肢体的腋窝及腹股沟处淋巴结肿大、触痛，结合流行病学资料，对诊断仍有较大帮助。经 1～3 d 后，大多数患者可逐渐好转恢复，仅部分患者随钩体进一步侵犯不同器官而发展为其他临床类型。

（二）黄疸出血型

本型为国外及我国 20 世纪 50 年代以前发现钩体病的主要严重类型。1886 年德国医师 Weil 首次报道一种以发热伴神经损害症状，肝、脾大，黄疸及肾脏损害为特征的疾病；1915 年由日本学者证实本病病原为钩体，故国外仍称钩体病为 Weil 病。本型病例经病初感染出现中毒症状后，于病程 4～6 d 出现进行性加重的黄疸及出血倾向，伴肾功能损害。轻型病例可在短期内痊愈恢复。严重病例可迅速进展因肾衰竭、肝衰竭、大出血而死亡，其中以肾衰竭为主要死亡原因。国内外报道黄疸出血型的发生均呈明显减少趋势，发生率已从占钩体病流行时病例的 60％～80％降到 10％以下。本型还可与下述肺出血型同时存在。

（三）肺出血型

经钩体败血症 1～3 d 后，部分患者出现肺出血的临床表现。根据病情轻重又分为一般肺出血型及肺弥漫性出血型。一般肺出血型表现为咳嗽、痰中带血，肺部可有少量湿啰音。X 线检查可见肺部小片状阴影。但患者自觉症状轻，病情无进行性发展，经适当治疗即可逐步恢复痊愈。肺弥漫性出血型以迅速进展的广泛肺微血管出血为特点。临床表现可有或无咯血，但随着出血的迅速扩散，患者表现出以进行性发展的呼吸、循环功能障碍为特点。其发展可分为肺弥漫出血早期、极期、垂危期。早期患者出现气促，心悸，呼吸、脉搏加快，双肺可闻及散在湿啰音。X 线胸部检查可见肺部散在点片状阴影。如此时获得及时诊断及处理，病情尚易逆转恢复。数小时后患者即可进展到肺弥漫性出血极期，表现极度烦躁，气促发绀，呼吸、心跳更快，肺部广泛闻及湿啰音。X 线胸片显示阴影融合成片，内见少量含气空腔残存。此时抢救已有很大困难，但在有经验的医务人员及良好的医疗设备条件下，仍可有救治的希望。如未获有效治疗，患者很快进入垂危期。此时患者已神志不清，极度发绀，双肺满布粗大的湿啰音，可闻及喉间痰响。最终因肺泡充满血液而窒息死亡。引起本型的钩体主要为毒力极强的黄疸出血型，且侵入量较大。本型病情进展迅猛，主要累及儿童和青壮年。肺弥漫性出血型为我国自 1958 年大流行以后引起死亡的主要类型。

（四）肾衰竭型

肾脏虽为钩体的重要靶器官，并在多数钩体病患者引起轻度蛋白尿、少量细胞及管型等肾损害表现，但导致少尿或无尿、氮质血症等严重肾衰竭较为少见。明显肾功能不全多出现在严重黄疸出血型病例，并作为其并发症和主要致死原因。

（五）脑膜脑炎型

约 70％的钩体病患者脑脊液检查时可有轻度蛋白增高、少量白细胞等改变，约半数病例脑脊液可分离出钩体，但一般均不出现脑膜炎或脑炎的症状。仅极少数病例在发热 3～4 d 后，出现头痛、呕吐、颈强直等脑膜炎症状，或出现意识障碍、瘫痪，甚至昏迷等脑炎的临床表现。钩体病伴脑炎者病情重，可因脑水肿、呼吸衰竭死亡。本型在钩体流行中为极少见的类型，但更易引起误诊。

部分钩体病患者在急性发热消退后的恢复期，可再次出现发热、眼部和中枢神经系统症状，称为钩体病后发症。钩体后发症与机体的免疫反应有关，出现时间在病后 1 周～6 个月。后发热症状轻微，大多可自行消退。眼部症状主要出现在感染波摩那型钩体后，可表现为虹膜睫状体炎、脉络膜炎或葡萄膜炎，并可对患者视力造成损害。中枢神经系统的后发症主要由闭塞性脑动脉炎引起。由脑动脉闭塞缺血可造成渐进性瘫痪，症状反复发作，最终由血管病变缓解或侧支循环建立而逐渐恢复。

实验室检查

（一）常规检查

外周血白细胞总数及中性粒细胞数正常或轻度升高。尿常规可有微量蛋白，镜下少量细胞及管型。

（二）病原检查

采用含兔血清的液体培养基，接种血标本后需 1～2 周才能生长。如培养 4 周无钩体生长可判为阴性。血培养阳性率为 20％～70％。钩体培养阳性除可确定诊断外，还可进一步作出型别鉴定。鉴于需时较长，无法用于早期诊断，但对确定钩体的诊断及优势流行株意义较大。

（三）血清学检查

最常用的是显微镜下凝集试验，简称显凝试验。采用已知的钩体与患者血清中抗体结合后，在显微镜下判定阳性凝集反应。在抗体效价＞1：400，或恢复期血清抗体较早期效价上升 4 倍以上，可判为阳性，并同时可判定其感染钩体的类型。现已有应用 PCR 技术快速早期诊断钩体病。因需要一定的技术设备条件，加之易出现假阳性，尚无法在现场广泛应用。

诊断与鉴别诊断

钩体病的临床诊断主要靠流行病学资料、钩体败血症的中毒症状，以及特殊的器官损害症状。当已确定有钩体病流行时，一般诊断不难。但对散发感染的病例，常忽视其流行病学史而误诊。鉴于钩体病的临床表现缺乏特异性,确诊依靠血培养及血清学试验,但对早期诊断帮助较小,故应重视钩体病的鉴别诊断。

钩体病感染中毒症状,与普通感冒及流行性感冒极为相似。查清明确的流行病学史及上呼吸道卡他症状有助于两者的鉴别。黄疸出血型钩体病亦易与急性黄疸型肝炎相混淆。除流行病学资料外,明显的消化道症状及尿常规异常及早期肾脏损害的有无对鉴别有重要帮助。肺弥漫性出血型钩体病则极易与中毒性或休克性肺炎相混。此时如给予大剂量抗生素及扩容等治疗,可诱发赫克斯-海默尔(Jarisch-Herxheimer)反应,促进肺出血的快速进展,危及患者生命。鉴别要点仍应重视确定流行病学资料,肺弥漫性出血时独特的进行性发展,呼吸、循环功能障碍,以及连续做 X 线胸片检查显示肺部阴影的快速扩展融合,对诊断钩体病均有重要帮助。

治 疗

(一) 抗菌治疗

钩体对青霉素高度敏感,尚未发现耐药株出现。应用青霉素注射后,大量钩体迅速被杀死并释放毒素,可引起患者临床症状加重。通常在首剂青霉素注射后 0.5～4 h 内,患者出现高热、寒战、血压下降,称为赫克斯-海默尔反应。部分病例还可进一步诱发致命的肺弥漫性出血。因此推荐青霉素首剂不宜过大,可给 40 万 u 肌内注射,2 h 后再追加 40 万 u,每日总量 180 万～240 万 u。亦可采用静脉滴注方式给药,因单位时间进入体内的青霉素量小,不会诱发赫克斯-海默尔反应。对青霉素过敏者,改用庆大霉素或多西环素,亦有很好疗效。由于钩体病为自限性疾病,如未发展为重型,均能在数日后自行缓解恢复。对病程后期是否仍需抗生素治疗一直存在争议。但对发病 4 d 后症状仍明显的患者,给予较大剂量的青霉素静脉滴注,可取得减轻症状、加速恢复的疗效。

(二) 对症治疗

对钩体病重症患者,除抗菌治疗外,对症治疗十分重要。黄疸出血型出现的肝、肾功能损害及出血倾向,可给予维生素 K 40 mg/d 注射,给予足够的热量与液体补充,适当给予护肝药物。严重病例可加用肾上腺皮质激素,如泼尼松 30～40 mg/d,疗程 2～4 周,采用逐步减量停药。肾功能不全者除注意水、电解质平衡外,应及时进行透析治疗。肺弥漫性出血型患者首先可给予适当镇静剂控制烦躁,并用大剂量肾上腺皮质激素配合抗生素控制病情。开始可用氢化可的松 100～200 mg 静脉推注或滴注,如病情无改善可在 0.5～1 h 后重复注射,直至患者面色转红、全身出汗、逐渐安静、肺部啰音减少或不再增加,显示病情已获控制,可改为静脉点滴维持。心率明显加快者,酌情用小剂量强心剂,如毛花苷 C(西地兰)0.2 mg 缓慢静脉推注。此类患者常出现低血压状态,但切忌扩容及给予升压药物,因可直接促进肺弥漫性出血加重,危及患者生命。随着肺出血病情的控制和缓解,一般在治疗 4～8 h 后,血压会自行恢复正常。极期及垂危期患者,救治十分困难。但已有采用紧急气管切开,深入气管、支气管尽量吸出溢血,并用呼气终末正压呼吸模式维持气道通气及给氧、输血、补充血容量及加强支持疗法,成功救治危重病例的报道。

(三) 后发症的治疗

钩体后发症为免疫反应所致,一般不需抗菌治疗。轻者多自行缓解。对患者影响较大的眼葡萄膜炎、脑动脉炎等,可酌情给予肾上腺皮质激素以缓解症状。

预 防

(一)控制传染源

钩体病为人畜共患自然疫源性疾病。大量野生动物宿主的存在,无法实现消灭传染源。但可采取田间灭鼠及加强家畜粪、尿管理,对减轻流行程度有一定作用。

(二)切断传播途径

主要措施包括使用个人防护用具,下田劳作时可穿靴、带橡皮手套,避免与疫水直接接触。改造流行环境,不利钩体的生存,如在收割季节放干田水。由于耕作方式的改变,大面积化肥的使用,特别是机械化收割的推广,我国南方稻田型钩体的发病已明显减少。

(三)预防接种及化学预防

钩体菌苗在每年流行季节前 1 个月开始接种,首剂皮下注射钩体菌苗 1 ml,半个月后再注射 2 ml。如与流行菌株一致,保护率可达 95%。钩体菌苗只能当年有效保护,每年均需接种,且应注意查清流行优势株,以调整菌苗的组成。在未进行菌苗接种的地区,或有钩体病突发流行时,可给予立即化学预防。化学预防采用多西环素 200 mg 口服,每周 1 次,直到离开疫区或流行停止,其有效保护率亦可达 80% 以上。

（雷秉钧）

第二节　莱 姆 病

莱姆病(Lyme disease)是一种由伯氏包柔螺旋体引起的、经蜱传播的自然疫源性疾病。通常以具有特征性的扩展性皮损伴流感样或脑膜炎样症状起病,继而可出现脑膜炎、脑神经或周围神经炎、心肌炎、移形性骨骼肌疼痛,或可见到间歇性、慢性关节炎,慢性神经系统或皮肤异常。本病首见于欧洲,命名尚未统一,文献中有称为慢性移形性红斑(erythema chronic migrans,ECM)。1978 年证明本病为蜱媒性传染病,改称为莱姆病。

病原学

本病是由螺旋体引起,1984 年该螺旋体已被正式命名为伯氏包柔螺旋体(*Borrelia burgdorferi*)。革兰染色阴性,姬姆萨染色呈蓝紫色。未染色的螺旋体可在暗视野及位相显微镜下查见。菌体不规则盘卷,长 11～37 μm,直径为 0.18～0.25 μm。菌体末端渐尖,有 4～8 根纤丝。最适宜生长温度为 34～37℃,在 BSK 培养基中生长。对潮湿、低温抵抗力较强,但对热、干燥和一般消毒剂均较敏感。

伯氏包柔螺旋体的菌体外膜蛋白(Osp)有 Osp A、Osp B、Osp C。机体产生的抗 Osp A 抗体具有保护作用,Osp C 是一种能引起早期免疫反应的主要组分蛋白。Osp 在疾病过程中常可发生抗原性变异。

流行病学

（一）传染源

本病的传染源主要是野生和驯养的脊椎动物。啮齿动物中的小鼠由于其数目多、分布广、感染率高，是本病的主要传染源。美国以白足鼠为主，我国报道的鼠类有黑线姬鼠、大林姬鼠、褐家鼠、白足鼠等。哺乳动物中以鹿为重要传染源。患者仅在早期出现短暂的螺旋体血症，作为传染源的意义不大。

（二）传播途径

几种近缘的硬蜱为主要传播媒介，已被认识的有 4 种硬蜱：在美国有丹敏硬蜱（*Ixodes dammini*）、太平洋硬蜱（*Ixodes pecificus*）；在欧洲为篦子硬蜱（*Ixodes ricinus*）；在亚洲主要为全沟硬蜱（*Ixodes persulcatus*）。另外肩突硬蜱、美洲钝缘硬蜱、血红扇头蜱等也可能为传播媒介。在蜱的生活周期中，蛹期的蜱是疾病的主要传播者。致病螺旋体主要在蜱的中肠发育。蜱叮咬宿主时，可通过带菌的肠内容物反流、唾液或粪便而传播病原体。除蜱外，也可能由其他节肢动物或昆虫传播。

（三）人群易感性

人群普遍易感，居住于森林地带和乡村者更易发病。发病常与旅行、野营、狩猎有关。

（四）流行特性

本病分布范围广，呈地方性流行，主要在山林地区。1985 年我国首次在黑龙江省林区发现病例，1988 年从患者血液分离到病原体。我国目前 29 个省市有莱姆病发生，黑龙江、吉林、辽宁、内蒙古、新疆等 19 个省市存在莱姆病疫源地。在美国 46 个州发现本病。在整个欧洲、斯堪的那维亚半岛、澳大利亚均有本病发生。日本、前苏联等波罗的海诸国至太平洋沿岸的广大地区都发现了本病。全年 3～12 月份虽均可发病，但以 6、7 月份最为多见。任何年龄均可发病，男、女发病数无明显差别。

发病机制与病理

当人的皮肤被蜱叮咬后，伯氏包柔螺旋体移居于皮肤表面，并引起 ECM，然后通过淋巴扩散（局部淋巴结肿大），或随血流播散到其他脏器，导致多处病变。在病程早期可从血或皮肤标本中获得螺旋体，数月后在脑脊液、关节液标本中也可发现，大约发病 10 年后在肢皮炎（acrodermatitis）损害处也能培养出螺旋体。从患者的皮肤、滑膜、心肌、视网膜、肌肉、骨、脾、脑、肝等标本都曾发现病原体。这些发现与本病各期都对抗生素有反应，提示病原体可入侵和寄居于所有受累组织，并可长期在受侵的组织中潜伏或持续出现症状。螺旋体能否在胞内存活，目前尚不清楚。在早期，免疫反应在疾病过程中的作用较少，患者单核细胞对伯氏包柔螺旋体抗原反应很弱，远低于丝裂原引起的正常反应，抑制细胞的活力比正常高得多。数周后，单核细胞对螺旋体及丝裂原的反应逐渐增高，抑制细胞的活力低于正常。反映 B 细胞活力增高表现的血清冷沉淀球蛋白阳性、循环免疫复合物阳性等，提示有体液免疫的加强。疾病后期，当关节炎、脑膜炎出现后，单核细胞可以深入关节腔液及脑脊液中，可能有免疫机制的参与。在疾病的后期，全身各系统中一般不呈现 B 细胞高度活力的现象。ECM 的组织切片仅见上皮增厚，轻度角化伴单核细胞浸润和表皮层水肿，无化脓性或肉芽肿反应。关节炎患者可见滑膜液中含淋巴细胞和浆细胞,少数患者发生膝关节增生性侵蚀性滑膜炎,伴血管增生,骨与软骨的侵蚀。心、淋巴结、肝、脾、胆均可受累。

临床表现

潜伏期 3～32 d,多数为 7～9 d。大部分患者在潜伏期末或 ECM 发生前后出现"流感"样症状,脑膜刺激征及肌肉、关节酸痛,局限性或全身性淋巴结肿大。中等表现可呈间歇、交替发作,除引起疲乏持续几周甚至几个月外,"流感"或"脑膜炎"等症状通常在 1 周左右消退,偶可反复持续存在。通常将早期表现 ECM 及相关症状称为第 1 期;数周至数月后出现神经、心脏异常,骨骼肌肉症状或周期性关节损害称为第 2 期;数月至数年后表现为慢性的皮肤、神经系统、关节受累称为第 3 期。

(一) 皮肤表现

1. ECM 最为常见。ECM 开始时是一个红色斑疹或丘疹,3～33 d(平均 7～9 d)后,皮疹逐渐扩大形成一片大的圆形皮损,外缘有鲜红边界,中央呈退行性变,故似一红环或皮损内又形成几圈新的环状红圈呈靶形。皮损早期中央有时呈致密性红斑、硬变、疱疹、坏死,常有灼热感,偶有疼痛、瘙痒。

2. 其他皮肤表现 ECM 发生后数日内,25%～50%患者出现多发性环状继发皮损,少者 2 个,多者可达 100 个以上。继发皮损除掌、跖皮肤及黏膜外,身体多处均可发生。形态类似原发皮损,但移行变化不明显,形状略小,缺乏硬结中心,消退较快。部分患者在原发或继发皮损消退后,可见皮损复现。复发常在 1 年以内。在 ECM 发生数年以后,可出现肢皮炎,开始为紫红色的皮损,然后出现硬化和萎缩,硬化的皮损似局限性硬皮病。

(二) 神经系统表现

主要指神经系统的实质性损害,不包括病理初期"脑膜炎"样表现。发生率为 11%～15%,其中以脑脊髓膜炎、脑炎、脑神经炎、运动和感觉神经炎最常见。舞蹈病、小脑共济失调、脊髓炎亦可发生。多数表现为神经系统广泛受累、病变重叠出现,少数为局限性神经系统受损,如面神经瘫痪等。

(三) 心脏表现

发生率为 8%～10%。通常在 ECM 后 21 d(4～83 d)出现心脏损害,以房室传导阻滞最为常见。少数患者有房颤、心包炎等表现。心脏损害一般较轻,心瓣膜无明显受损,持续时间短,预后好。

(四) 关节表现

发生率为 50%～80%,通常在 6 个月内出现。从一个或少数几个关节(单侧、非对称性)开始,初呈游走性,可先后累及多个关节,以膝关节最多,次为肩、肘、踝、髋及颞下颌关节,偶见指、趾关节受累。受累膝关节多表现为肿胀与发热,很少发红,偶见少量积液。初发关节症状一般持续 1 周,个别长达 6 个月。

(五) 其他

约 10%患者早期有肝炎样症状与体征。少数患者有弥漫性腹痛,个别患者有腹泻、脾大、眶周水肿及睾丸肿痛等表现。部分患者有眼深部组织受累的表现,如虹膜炎,甚至全眼炎,并导致视力丧失。莱姆病尚可有母婴传播的先天性感染。有报道孕期 3 个月内患病而未经抗生素治疗,35 周分娩后婴儿于 1 周内死于先天性心脏病。婴儿尸检时发现脾、肾、骨髓中存在伯氏包柔螺旋体。有报告 19 例孕期患莱姆病妇女,5 例出现婴儿并指(趾)、中枢性失明、死胎、早产、早熟等现象。

诊断

本病的诊断主要依据临床表现与流行病学资料。ECM 具有重要诊断价值。在 ECM 后出现神经系统、心脏的病损以及关节炎症状,血清冷沉淀球蛋白阳性,莱姆病的诊断可以成立。如无 ECM,但有短暂、反复发作的关节炎,冷沉淀球蛋白阳性者,近期内去过流行区并有蜱咬史,亦应怀疑本病。血清学诊断包括 ELISA、间接免疫荧光试验(IFA)及免疫蛋白印迹试验。ELISA 最为灵敏。ECM 期可见特异性 IgM 效价明显增高;而关节炎期则见特异性 IgG 效价增高,并可持续年余或更久,特异性抗体效价＞1∶200 即具诊断价值。IFA 的灵敏性不及 ELISA,特异性 IgM 一般在 ECM 出现后 3～6 周效价较高;特异性 IgG 在关节炎期效价较高,IgM 抗体效价＞1∶64,IgG 抗体效价＞1∶128 具有诊断价值。免疫蛋白印迹试验主要用于确认诊断。血、脑脊液、皮肤活检标本培养阳性,则可确诊。培养历时较长(一般需要 1～2 个月),阳性率低(3%～8%),难以在临床上广泛应用。随着分子生物学技术的进展,用 PCR 技术诊断莱姆病已有报道,以期达到快速、特异、敏感的目的,唯其价值的评价有待更多实践的积累。

治疗

(一) 病原治疗

成年人可选用多西环素 100 mg 2 次/d,疗程 10 d;或采用阿莫西林 500 mg,4 次/d(儿童按每天 50 mg/kg 计算),10 d 为一疗程。对上述药物有过敏者,可用红霉素、克拉霉素或阿奇霉素。约 15% 患者在治疗的初 24 h 发生赫氏反应。严重的心脏、神经或关节损害者宜采用头孢曲松 2 g/d,或头孢噻肟 4～6 g/d,均静脉给药,疗程 3～4 周。大剂量青霉素亦可试用,2 000 万 u/d,静脉分次给药,疗程亦需 3～4 周。

(二) 对症治疗

对发热、皮损部位有疼痛者可适当应用解热镇痛药。高热及全身症状严重或存在严重的心脏累及在单用抗生素未缓解时可给予肾上腺皮质激素。

预防

本病的预防主要防止蜱叮咬,注意个人防护。在莱姆病流行区,蜱咬后人群受感染的危险性＞36%,采用抗生素作预防用药是有益的,但通常认为抗生素预防不能作为常规方法。新一代的疫苗主要以 Osp C 作为靶标进行研制。

(黄玉仙　翁心华)

第六章 真菌性疾病

第一节 念珠菌病

念珠菌病(candidiasis)是念珠菌属引起的皮肤黏膜和内脏的炎症、化脓或肉芽肿病变，大多数为继发感染，是目前发病率最高的深部真菌病。

病原学与流行病学

迄今为止已发现 150 多种假丝酵母(又称念珠菌)，但通常只有 9 种与人类感染有关，主要为白念珠菌，其他尚有光滑念珠菌、热带念珠菌、近平滑念珠菌、克柔念珠菌、假热带念珠菌、葡萄牙念珠菌、吉列蒙念珠菌、挪威念珠菌等。近年临床分离的念珠菌属中，白念珠菌虽仍居首位但呈下降趋势，而非白念珠菌呈增多趋势，耐药程度亦较高。非白念珠菌中克柔念珠菌、光滑念珠菌对氟康唑敏感性较差。念珠菌不仅广泛存在于自然界，而且也可以定植于正常人体皮肤、口腔、胃肠道、肛门和阴道黏膜，通常情况下并不致病。当机体免疫功能低下，如艾滋病(AIDS)、应用肾上腺皮质激素及免疫抑制剂或患恶性肿瘤、糖尿病时易发病，属条件致病真菌。美国念珠菌病年发生率为 7.3/10 万，病死率为 33.9%；念珠菌血症年发病率为 8~10/10 万，病死率为 29%~40%。

念珠菌病传播途径主要为内源性，如定植于消化道的念珠菌可播散至全身各部位致感染；其次也可在人与人之间传播，如新生儿鹅口疮经由母亲阴道获得；尚可自医院环境获得，如通过大手术、输液等传播。

发病机制与病理

念珠菌病的发病机制较为复杂，受三方面因素影响：①机体方面，首先是细胞免疫缺陷，表现为对念珠菌抗原皮试无反应性，体外受念珠菌抗原刺激后，淋巴细胞转化率低下及巨噬细胞移动抑制因子合成减少或缺乏。其次是吞噬细胞数量减少，趋化性丧失，吞噬和杀菌能力下降。此外，髓过氧化酶缺乏、转铁蛋白降低和血清铁升高、锌离子缺乏、高血糖、维生素 A 缺乏和皮肤损伤等均可诱发念珠菌病。②菌体方面，白念珠菌胞壁主要由糖原、甘露聚糖等组成，后者能增强白念珠菌的黏附能力，引起感染。白念珠菌在组织内常呈菌丝体(假菌丝)，与孢子相比不易被吞噬，因此致病性增加。其他念珠菌形成菌丝能力弱，故致病力也弱。念珠菌还可产生毒素和一些水解酶，损伤机体组织，诱发感染。③医源性方面，如广谱抗菌药、糖皮质激素、免疫抑制剂、放疗及化疗的应用；导管、输液（特别是胃肠外高营养疗法）、手术（特别是胃肠道和人工瓣膜手术）、烧伤等均可降低机体防御功能，为病原菌入侵创造条件而增加感染机会。

根据不同器官和发病阶段，组织病理改变可呈炎症性、化脓性或肉芽肿性。特殊脏器和组织还可有特殊表现，如食管和小肠有溃疡形成，心瓣膜可表现为增殖性改变，而急性播散性病例常形成微脓肿，脓肿内可见芽胞和菌丝，其外有中性粒细胞和组织细胞浸润。芽孢外围偶见嗜伊红样物质，类似星状体。菌丝有时侵入血管壁，病理组织中发现菌丝有诊断价值，但必须与曲霉、毛霉和蛙粪霉鉴别。

临床表现

念珠菌感染无性别差异，可累及任何年龄组，包括未出生的胎儿。感染可侵犯人体几乎所有的组织和器官。累及多个系统或脏器称播散性念珠菌病，包括念珠菌血流感染。现主要介绍黏膜和系统性念珠菌病。

（一）皮肤黏膜念珠菌病

1. 口腔念珠菌病 即鹅口疮。乳白色薄膜覆于口腔黏膜的局部或全部，如舌、上腭、两颊或口角，严重时可蔓延至食管。该膜容易揩去而呈潮红湿润面，由白念珠菌菌丝组成，或表现为黑毛舌样，真菌涂片检查阳性。婴儿和儿童常为原发，由饮食引起；而成年人多为继发，常系消化道念珠菌病的局部表现。有时是播散性念珠菌病的早期表现，应予重视。

2. 食管念珠菌病 主要见于恶性肿瘤和 AIDS 患者，表现为食管痉挛、咽下困难、胸骨后灼痛感，偶可引起上消化道大量出血。食管镜可见黏膜上白色斑块及广泛的炎症。

3. 生殖道念珠菌病 主要为外阴阴道炎。突出的症状为外阴部红肿、烧灼感和瘙痒。阴道分泌物增多，白而黏稠，也可稀薄，甚至脓性、典型的伴有豆渣样白色小块。阴道壁充血水肿，阴道黏膜覆盖灰白色假膜。外阴累及可见红斑、糜烂、溃疡和皲裂。通过性交可传染给男方，引起念珠菌龟头炎或包皮龟头炎，包皮过长者易感染。

（二）系统性念珠菌病

1. 念珠菌血流感染 致病菌多为白念珠菌，但近年来由非白念珠菌所致感染呈增多趋势。多见于白血病、粒细胞缺乏及其他高危患者，留置静脉导管，尤其是经导管输注高营养液时，是重要的发病诱因。在重症患者中，肠道念珠菌可进入血液循环引起血行播散，最常引起肺或肾念珠菌病，临床表现为畏寒、寒战、发热。血培养阳性，特别在感染后 24～48 h，但数日后转为阴性；如持续阳性预后不佳。患者可并发眼内炎，两眼疼痛、视力模糊，眼底显示棉絮状改变。临床上有时可表现为多系统改变，但血培养阴性（阳性期已过），尿培养阳性，可借以诊断播散性念珠菌病。

2. 慢性播散性念珠菌病 又称肝脾念珠菌病。当白血病患者经治疗缓解，白细胞数恢复正常而体重持续下降时则应高度怀疑本病。常同时累及其他器官。患者肝、脾大，自觉腹痛。血碱性磷酸酶可明显升高，其余肝功能正常或轻度异常。CT、MRI 或超声检查可见肝脏和（或）脾脏中有小的、周边分布的、靶状脓肿（牛眼征）。

3. 泌尿道念珠菌病 多见于留置导尿管超过 4 周的患者，尿道插管可引起原发性尿路感染，但很少波及肾脏，女性较男性多见。肾脏感染多为继发性，通过血行播散，但很少影响膀胱。肾脏皮质和髓质可出现脓肿,严重时影响肾功能。膀胱炎患者有尿急、尿频、排尿困难或血尿等症状发生,肾盂肾炎患者畏寒、寒战、发热、腰痛。清洁中段尿真菌涂片阳性对诊断有重要意义,特别是男性患者。尿常规检查可见红细胞、白细胞、蛋白和管型。尿液直接镜检和培养念珠菌阳性。病原菌以白念珠菌为主。

4. 下呼吸道念珠菌病　可从口腔直接蔓延或通过血行播散,多数为继发性,极少原发。表现为支气管炎或肺炎,主要症状为咳嗽、咳出黏液性胶状痰,有时痰中带血。肺炎患者常有胸痛,可伴体温增高。听诊和 X 线检查均有异常,但无特异性。

5. 念珠菌关节炎或骨髓炎　前者常表现为急性单关节炎,一般为大关节如膝、肘、距小腿(踝)、腕等,也有多关节发病者。关节红肿、疼痛、僵直,关节积液,可溃破,排出黄白色血清样液。念珠菌性关节炎多为播散性念珠菌病的血行播散,亦可见于关节治疗术后如抽吸关节液、关节内注射或人工关节植入手术患者。X 线检查关节腔隙变窄或粘连,近关节处骨质疏松破坏,软组织肿胀。关节腔穿刺液培养有念珠菌生长。

念珠菌骨髓炎主要见于中性粒细胞减少及低体重新生儿所患播散性念珠菌病的血行播散,好发于腰椎及肋骨;偶可见于外伤或外科手术的直接接种。临床表现与细菌性骨髓炎相似,表现为局部疼痛,可形成瘘管,有溶骨现象,但常无发热。

6. 腹膜及胆道念珠菌感染　腹膜念珠菌感染一般见于腹膜透析、胃肠道手术和腹腔脏器穿孔患者。先前应用抗生素为危险因素。感染一般局限于腹腔,胃肠道穿孔者播散性感染发生率为 25％。慢性腹膜透析患者播散者极少,婴幼儿播散相对多见。念珠菌感染亦可累及胆囊和胆管。

7. 念珠菌心内膜炎　真菌性心内膜炎中由白念珠菌所致者占 24％,其他念珠菌 24％,曲霉 24％,其他 27％。常见于心脏瓣膜病、静脉药瘾者、肿瘤化疗、接受心脏手术、心导管检查、长期留置静脉导管及原有细菌性心内膜炎的患者。起病隐匿,临床表现为发热、贫血、心脏杂音、脾大等,与其他感染性心内膜炎很难区别。血培养或瓣膜赘生物培养可检出念珠菌。

8. 中枢神经系统念珠菌病　常继消化道或呼吸道感染经血循环或静脉插管引起。临床表现与细菌性脑膜炎相似,有脑膜刺激征,但视乳头水肿及颅压增高现象不明显。脑脊液细胞数不高,糖稍低或正常,但蛋白升高。除白念珠菌外,少数患者可由热带念珠菌、克柔念珠菌和吉列蒙念珠菌引起。本病诊断困难,关键是脑脊液应送真菌检查。

9. 眼内炎　可通过血行播散或手术时直接接种感染,表现为视力模糊、漂浮盲点和眼痛。视网膜检查见源于脉络膜视网膜的眼内白色棉花球样损害,且快速进展累及玻璃体。

实验室检查

(一)直接镜检

根据感染累及部位不同采用不同的标本,如黏膜拭子、白带、痰、尿、粪、血、脑脊液、支气管肺泡灌洗液等,加 5％～10％氢氧化钾液,置镜下检查。阳性者可有假菌丝和芽孢。大量假菌丝存在,有诊断价值,但应除外不产生假菌丝的光滑念珠菌。

(二)真菌培养

无菌部位所取标本如血液、脑脊液、活检组织等培养阳性有诊断意义。开放部位标本如痰、粪、支气管肺泡冲洗液等培养阳性应结合直接镜检结果判断。若两者皆阳性,可能为致病菌。若直接镜检未见假菌丝,仅培养阳性多为定植菌。

(三)组织病理检查

深部念珠菌病的组织反应不具特征性。一般呈急性化脓或坏死,可有多灶性脓肿或微脓肿,内含大量中性粒细胞、假菌丝和芽孢。组织中的假菌丝和芽孢是深部念珠菌病的确切证据。

(四)1,3-β-D 葡聚糖抗原

1,3-β-D 葡聚糖(glucan)为真菌细胞壁成分,可用于血液系统恶性肿瘤患者深部真菌感染和真菌血流感染的诊断,但接合菌和隐球菌属除外。本试验对诊断念珠菌病并无特异性。

诊断

根据患者有否宿主高危因素、临床表现和真菌学依据,诊断是否患有深部真菌感染。依据真菌感染的可能性将诊断分为:确诊病例(proven)、拟诊病例(probable)和疑似病例(possible)。确诊病例为经组织穿刺或活检标本的组织病理学或细胞病理学检查见白念珠菌假菌丝或真菌丝。或用无菌方法自正常无菌部位或临床、影像学诊断为感染的部位取得的标本培养念珠菌阳性,除外尿液、鼻窦和黏膜。确诊患者的诊断,可有或无宿主高危因素或者其他临床特征。但血培养念珠菌属的患者需有与分离真菌感染相符的临床症状和体征。如果患者有宿主高危因素,也有临床特征表现,同时有真菌学诊断依据(标本取自人体非无菌部位),则为拟诊患者。如果患者有宿主高危因素,也有临床特征表现,但缺乏真菌学诊断依据,则为疑似患者。

由于念珠菌为人体正常菌群的一部分,诊断念珠菌感染时必须除外定植。开放部位如呼吸道、消化道和泌尿生殖道标本培养阳性时,如无相应的临床表现,则一般为定植。

治疗

仅确诊病例和拟诊病例予以抗真菌治疗,疑似病例一般不予治疗,定植病例不治疗。口腔和阴道念珠菌病等可局部用药,系统性念珠菌病需全身用药。系统性念珠菌病疗程一般为 6~12 周或更长。严重感染的治疗应联合应用具有协同作用的抗真菌药物,治疗初期应静脉给药。积极治疗可能存在的基础疾病,增强机体免疫功能。有指征时需进行外科手术治疗。

(一)系统性念珠菌病

1. 念珠菌血症和急性血行播散性念珠菌病 非粒细胞缺乏患者首选两性霉素 B 0.6~1.0 mg/(kg·d)静脉滴注,或氟康唑 400~800 mg/d 静脉滴注或口服,或卡泊芬净;替换治疗为两性霉素 B 0.7 mg/(kg·d)联合氟康唑 800 mg/d,4~7 d,继以氟康唑 800 mg/d。粒细胞缺乏患者首选两性霉素 B 0.7~1.0 mg/(kg·d)静脉滴注,或两性霉素 B 含脂制剂 3.0~6.0 mg/(kg·d),或卡泊芬净等;替换治疗为氟康唑 6~12 mg/(kg·d)静脉滴注或口服。疗程均为末次血培养阳性和临床症状及体征消失后 14 d,静脉留置导管应拔除或更换。

2. 慢性播散性念珠菌病 首选两性霉素 B 0.6~0.7 mg/(kg·d)静脉滴注,或两性霉素 B 含脂制剂 3~5 mg/(kg·d);替换治疗为氟康唑 6 mg/(kg·d)或卡泊芬净。如果两性霉素 B 治疗 1~2 周后临床情况稳定或改善,可改为氟康唑。疗程为 3~6 个月,并且影像学

上病变消退或钙化。

3. 泌尿系统念珠菌病 无症状念珠菌尿症一般不需治疗。治疗指征：有症状者、粒细胞缺乏者、低出生体重患儿、肾移植受者、进行泌尿系统操作者。治疗选用氟康唑 200 mg/d，或两性霉素 B 0.3～1 mg/(kg·d)。疗程均为 7～14 d。留置导尿管者需拔除或更换。

4. 下呼吸道念珠菌病 治疗选用两性霉素 B 0.5～0.7 mg/(kg·d)。血行播散性念珠菌病继发的肺炎应以治疗播散性念珠菌病为主。对于念珠菌喉炎，氟康唑适用于轻症患者。

5. 念珠菌骨髓炎(包括纵隔炎)和关节炎 骨髓炎最佳治疗为外科手术和抗真菌治疗。初始予以两性霉素 B 2～3 周，继以氟康唑，总疗程 6～12 个月。

自身关节念珠菌病的治疗以充分和(或)反复引流最为重要，而念珠菌髋关节炎则需开放引流。治疗选用两性霉素 B 或氟康唑，不需关节腔内局部给药，疗程 6～12 个月。人工关节念珠菌关节炎需去除人工关节，抗真菌治疗同自身关节。

6. 胆道和腹膜念珠菌病 胆道疾病的治疗包括引流和应用抗真菌药物如两性霉素 B 或氟康唑。腹膜透析导管相关性腹膜炎的治疗宜首先去除导管，并予以两性霉素 B 或氟康唑全身治疗。避免腹腔内应用两性霉素 B，因可导致化学性腹膜炎，且腹痛明显。腹腔内粪漏相关念珠菌腹膜炎的治疗为外科修补、引流及两性霉素 B 或氟康唑抗真菌治疗。念珠菌腹膜炎的疗程应依据患者的治疗反应而定，一般为 2～3 周。

7. 念珠菌心内膜炎 抗真菌治疗首选两性霉素 B 0.6～1.0 mg/(kg·d)静脉滴注，常需联合氟胞嘧啶；或两性霉素 B 含脂制剂 3.0～6.0 mg/(kg·d)，联合氟胞嘧啶 25～37.5 mg/kg，4 次/d 口服。替换治疗为氟康唑 6～12 mg/(kg·d)，静脉滴注或口服；或卡泊芬净。心内膜炎患者通常需进行瓣膜置换，疗程至瓣膜置换后至少 6 周。对无法进行瓣膜置换者，长期以氟康唑抑制治疗。

8. 念珠菌脑膜炎 初始治疗宜选用两性霉素 B(每日 0.7～1 mg/kg)联合氟胞嘧啶(25 mg/kg，4 次/d)。氟康唑可用于病情控制后的后续治疗和长期抑制治疗。疗程至症状、体征消失后至少 4 周。神经外科手术相关念珠菌脑膜炎的治疗还包括去除人工装置。

9. 眼内炎 所有念珠菌血流感染患者均应进行视网膜检查。治疗选用两性霉素 B 0.7～1.0 mg/(kg·d)静脉滴注，通常联合氟胞嘧啶。亦可选用氟康唑 6～12 mg/(kg·d)，尤其作为后续治疗。疗程至手术后 6～12 周。对于视力确实丧失的患者，可行玻璃体切割术和玻璃体内注射两性霉素 B。

(二)黏膜念珠菌病

1. 口咽部念珠菌病 非 AIDS 患者一般予以制霉菌素混悬剂(10 万 u/ml)每次 4～6 ml，4 次/d，局部应用 14 d；或克霉唑锭剂每次 10 mg，5 次/d，14 d。替换治疗为氟康唑 200 mg 单剂口服；或伊曲康唑口服液 200 mg 1 次/d，7 d。AIDS 患者治疗选用氟康唑 100 mg 1 次/d；或伊曲康唑口服液 200 mg 1 次/d；或制霉菌素混悬剂(10 万 u/ml)每次 4～6 ml，4 次/d 局部应用；或克霉唑锭剂每次 10 mg，5 次/d。疗程均为 7～14 d。

2. 食管念珠菌病 首选氟康唑 100～200 mg/d 口服或静脉；或伊曲康唑口服 200 mg/d。替换治疗为伏立康唑 4 mg/kg，2 次/d，静脉滴注或口服；或两性霉素 B 0.3～0.7 mg/(kg·d)静脉滴注；或卡泊芬净 50 mg/d，静脉滴注。疗程至临床改善后 14～21 d。

3. 阴道念珠菌病 选用氟康唑 150 mg 单剂口服；或局部应用克霉唑栓、咪康唑栓等，疗程 1～7 d；或制霉菌素 10 万 u/d，疗程 7～14 d。非白念珠菌如克柔念珠菌或光滑念珠菌感染,氟康唑治疗效果不可靠,反复发作者局部或口服吡咯类诱导治疗 2 周后,继以维持治疗 6 个月。维持方案有氟康唑(150 mg/周)、酮康唑(100 mg/d)、伊曲康唑(100 mg,隔日一次)口服,或每日局部使用吡咯类。

(李光辉)

第二节 曲 霉 病

曲霉病(aspergillosis)系由曲霉属(*Aspergillus spp*)引起的一组疾病,包括侵袭性和非侵袭性曲霉病。侵袭性曲霉病包括侵袭性肺曲霉病和其他组织侵袭性感染。非侵袭性曲霉病有曲霉球、变态反应性支气管肺曲霉病等。

病原与流行病学

已知自然界中曲霉有 600 个种以上,已发现至少有 20 个种可感染人和动物。侵袭性曲霉病主要由烟曲霉(*A. fumigatus*)所致,其次为黄曲霉(*A. flavus*)、土曲霉(*A. terreus*)和黑曲霉(*A. niger*)等。

曲霉广泛存在于自然界,自土壤、水、食物、空气,尤其是腐烂的植物均可分离出曲霉。曲霉为条件致病真菌,人体正常状况下对其有强大的免疫力。只有当人体免疫功能降低时,如粒细胞缺乏、骨髓或造血干细胞移植、实体器官移植、使用肾上腺皮质激素和免疫抑制剂,曲霉可引起疾病。据报道在 1978～1992 年,其发病呈 14 倍增长。在欧洲和日本的无选择性尸解中发现侵袭性曲霉病占 1%～2% 和 4%。美国 1992～1993 年曲霉病年发病率为 12.4/百万,病死率为 23%。感染途径主要为吸入空气中的孢子,所以肺和鼻窦为最常见的初始感染部位。皮肤机械屏障的破坏亦可造成曲霉的直接进入,如烧伤及外伤后感染。医院感染也是重要的因素,有文献报道因病房邻近建筑工地或曲霉借助空调系统造成医院内的曲霉暴发流行。使用被污染的手术器械、包扎材料及注射用具亦为感染来源。

发病机制

曲霉孢子微小,易随呼吸进入鼻窦和肺部,通过纤维蛋白、层连蛋白及血纤维蛋白原等作为中介,黏附在宿主的组织细胞上,萌发产生菌丝,进入细胞引起病变。吸入曲霉孢子后依宿主的免疫状态和曲霉的种类,产生不同类型的曲霉病。免疫功能正常者,曲霉可仅为过敏原或引起肺和鼻窦的局限性感染或定植。免疫功能受损者,则可先在侵入部位大量繁殖,继而播散至全身。宿主抵御曲霉感染主要依靠效应细胞。单核细胞及肺吞噬细胞能吞噬侵入呼吸道的孢子,而淋巴细胞能杀死膨胀的孢子和菌丝,特别是中性粒细胞能通过氧化和非氧化机制破坏菌丝。多种细胞因子参与该过程,如 TNF - α、IL - 1、IFN - γ 和粒-巨细胞集落刺激因子等能激活吞噬细胞及中性粒细胞,使其游走和聚集能力增强,溶酶体酶氧自由基、氮自由基等具杀菌活性的物质释放增多,增强正常或免疫功能受损的吞噬细胞氧化酶的释放,并上调糖皮质激素治疗后的单核细胞特异性受体的表达及功能,故免疫功能抑制或受损的宿主,特别是中性粒细胞缺乏者易患曲霉病,且预后不良,粒细胞缺乏及骨髓移植为高危因素。曲霉嗜好侵入血管,由于血管栓塞和曲霉毒素的共同作用,组织坏死常很严重。

临床表现

侵袭性和非侵袭性曲霉病的临床表现有很大差别,同时感染部位不同,临床表现也各异。

（一）侵袭性感染

1. 侵袭性肺曲霉病　侵袭性肺曲霉病(invasive pulmonary aspergillosis,IPA)为侵袭性曲霉病的最常见类型,多发生在器官移植和化疗后粒细胞缺乏患者,通常为骨髓移植的晚期并发症。表现为发热、咳嗽、脓痰、呼吸困难、胸痛、咯血、体重下降、消瘦,以及播散至其他脏器引起的相应症状和体征。肺部有干、湿啰音。X线检查见局限性或双肺多发性浸润,或结节状阴影,病灶常迅速扩大融合为实变或坏死性空洞;或突发大的、楔型、底边朝向胸膜的阴影。少数出现胸腔积液征。典型表现为光晕征(halo sign)和空气新月征(air - crescent sign),具有诊断意义。

2. 气管、支气管炎　多见于肺移植和 AIDS 患者。典型表现为广泛假膜样或溃疡性损害,临床表现为呼吸困难、咳嗽、胸痛、发热和咯血。因局部阻塞可致肺部喘鸣。

3. 鼻窦炎　通常伴发侵袭性肺曲霉病,主要见于骨髓移植受者、粒细胞缺乏者、AIDS 患者或其他免疫功能抑制者。临床表现为发热、流涕、咳嗽、鼻出血、鼻窦分泌物和头面部疼痛,鼻腔见溃疡、坏死性损害、黑痂或不敏感区。损害可蔓延至眼眶,累及眼球并可进入脑部,引起血栓形成和梗死。

4. 播散性感染　通常系侵袭性肺曲霉病播散所致,多见于持续性粒细胞缺乏、移植物抗宿主病和恶性肿瘤患者。

5. 脑曲霉病　通常见于持续性免疫缺陷和播散性感染者,常伴发于侵袭性肺曲霉病患者。曲霉脑膜炎罕见。临床表现为局部定位症状和体征、意识改变和头痛。头颅 CT 与其他感染所致脑脓肿相似。

6. 骨曲霉病　曲霉骨髓炎不常见。脊椎骨髓炎可为曲霉脓胸局部蔓延所致,亦可为播散性感染的一部分,偶为原发感染。血行播散时骨骼系统的最常见受累部位为椎体,以腰椎最为常见。X线平片、CT 或 MRI 可见椎体损害。

7. 皮肤感染　可为全身播散或局部接种所致,多见于粒细胞缺乏和其他免疫缺陷患者,烧伤及外科伤口亦可感染。皮损表现为快速加重的局部红肿,伴坏死及中央溃疡。导管插入部位的皮肤可因曲霉侵入而形成紫红色硬斑块,进而发展成溃疡、坏死并覆以黑痂。

8. 其他部位感染　人体任何部位,如心脏、肾脏、食管、肠道和其他部位均可发生侵袭性曲霉感染。曲霉心内膜炎可发生于自然和人工瓣膜。曲霉心包炎可为播散性感染所致,亦可为侵袭性肺曲霉病局部蔓延,患者常发生心包填塞。肾脏感染一般见于 AIDS 患者或静脉药瘾者。曲霉结膜炎通常发生于植物所致眼外伤患者。

（二）变态反应性疾病

1. 变态反应性支气管肺曲霉病　通常发生在过敏性体质的患者,呈反复发作性哮喘、发热、咳嗽、咯棕色痰、咯血等。肺部哮鸣音,肺浸润部位细湿啰音。X线检查显示肺叶、段分布的渗出病灶,常呈游走性;肺实变或因黏液栓阻塞支气管导致肺段或肺叶不张,但无叶间裂移位。长期发作性可导致中心性支气管扩张,车轨线样、平行线、环状、带状或牙膏样、指套状等阴影。外周血嗜酸性粒细胞增多。血清 IgE 浓度增高。血清学试验常显示烟曲霉抗体阳性。

2. 变态反应性鼻窦炎 多见于慢性变态反应性鼻炎患者,表现为间歇性单侧或双侧鼻塞,伴头痛、面痛和不适,常见鼻黏膜增生或息肉。

(三)曲霉球

无明显全身症状,但反复咯血和咳嗽。典型的 X 线表现为空洞内球形病变,其上方冠以新月形或半月形透光区,可随体位变动。

实验室检查

(一)直接镜检

取痰、脓液、耵聍、皮损溃破分泌物、支气管肺泡灌洗液等做直接镜检。阳性者见无色分隔、直径约 7 μm 的呈 45°分枝的菌丝。取自空气流通、供氧充足的脓腔和空洞中的标本有时可见典型的分生孢子头。

(二)培养

室温沙氏培养基上菌落生长快,毛状,黄绿色。镜下有典型结构分生孢子头和足细胞。由于曲霉无处不在,故对单纯培养阳性的结果应慎重判断。

(三)组织病理

组织病理反应一般为化脓性或混合性炎症反应。曲霉的组织相为无色分隔的菌丝,宽 3~7 μm,一般粗细均匀,典型呈 45°分枝。有时菌丝指向一个方向或自中心向四周如阳光四射,具特征性。曲霉球内见无数菌丝缠绕,其外围以纤维化的囊、壁,含炎性细胞,有时有嗜伊红物质。病理组织中多数曲霉菌丝经 HE 染色可见。在坏死组织中菌丝颜色较淡,不易分辨,可加用 PAS 或 GMS 染色。

(四)血清学诊断

1. 抗原检测 ①半乳甘露聚糖抗原检测(GM 试验):半乳甘露聚糖为曲霉细胞壁的特异性细胞壁多糖成分,侵袭性曲霉病时可自血液、支气管肺灌洗液和脑脊液中检测。GM 试验可用于造血干细胞移植受者和血液系统恶性疾病患者侵袭性曲霉病的诊断,亦可用于判断病情、评估治疗反应。使用哌拉西林/他唑巴坦、阿莫西林/克拉维酸的患者可能出现假阳性。②1-3-β-D 葡聚糖抗原检测(G 试验):1-3-β-D 葡聚糖是酵母和丝状真菌细胞壁的多糖成分,检测 1-3-β-D 葡聚糖是诊断侵袭性曲霉病的一种方法,但阳性结果并不提示特异类型真菌感染。

2. 抗体检测 主要用于诊断曲霉球和变态反应性支气管肺曲霉病,对侵袭性曲霉病诊断价值较低。

诊断与鉴别诊断

根据侵袭性曲霉病的可能性,诊断分 3 个级别:确诊病例、拟诊病例和疑似病例。确诊病例为穿刺或活检标本的组织病理学或细胞病理学检查可见菌丝形成,并有组织损伤的相关证据(镜检或确切的影像学证据)。或用无菌方法自正常无菌部位或临床、影像学诊断为感染的部位取得的标本真菌培养阳性,除外尿液和黏膜。如果患者有宿主高危因素,也有临床特征表现,同时有任何真菌学诊断依据,则为拟诊患者。如果患者有宿主高危因素,也有临床特征表现,但是缺乏真菌学诊断依据,则为疑似患者。

变态反应性支气管肺曲霉病诊断标准包括:①哮喘;②CT 显示中心性支气管扩张;③曲霉皮肤试验发生即刻反应;④血清 IgE>417 IU/ml(1 000 ng/ml);⑤血清烟曲霉 IgE 和(或)IgG 升高;⑥X 线显示肺部游走性渗出;⑦血清烟曲霉特异抗体阳性;⑧外周血嗜酸性粒细胞增多。诊断哮喘患者变态反应性支气管肺曲霉病一般需至少符合前 5 项。

曲霉球诊断主要依靠典型影像学表现,痰培养曲霉生长或血清特异性抗体阳性。

开放部位如呼吸道,单纯培养阳性时,如无相应的临床表现,则通常为定植。

治 疗

曲霉病的治疗应在去除诱发因素、治疗原发疾患、增强体质的基础上进行,特别是纠正粒细胞缺乏、免疫功能受损和抑制状态。根据不同的感染部位和类型选用不同的治疗方法。侵袭性曲霉病需予以全身抗真菌治疗,变态反应性疾病则以糖皮质激素治疗为主。

(一)侵袭性肺曲霉病或肺外曲霉病

由于病死率高,因此一旦怀疑本病应及时积极地予以抗真菌治疗,而不必等待确诊。初始治疗可选用伏立康唑 6 mg/kg,每 12 h 静脉滴注 1 d,而后 4 mg/kg 每 12 h 静脉滴注或 200 mg 每 12 h 口服,体重<40 kg 者 100 mg 每 12 h 口服;或常规两性霉素 B 剂量快速增加至最大耐受剂量 1~1.25 mg/kg,总剂量 2~2.5 g;如伏立康唑治疗 7~10 d 无反应或不能耐受常规两性霉素 B 者可改用两性霉素 B 含脂制剂。亦可选用卡泊芬净 70 mg 1 次/d,静脉滴注 1 d,而后 50 mg 静脉滴注 1 次/d。必要时可用伏立康唑联合卡泊芬净。上述所有方案如治疗反应良好,2~3 周后可改为伏立康唑口服。

(二)侵袭性皮肤曲霉病

通常需全身抗真菌治疗。粒细胞缺乏全身用药不能控制者可手术切除。导管插入部位感染尚需拔除导管。烧伤曲霉病和创伤后皮肤软组织感染需外科清创,并予以全身抗真菌治疗。

(三)变态反应性支气管肺曲霉病

以糖皮质激素治疗为主,也可辅以伊曲康唑 200 mg,1 次/d 口服,疗程 16 周或更长。

(四)变态反应性鼻窦炎

全身应用糖皮质激素联合清创术的有效率为 80%,但约 2/3 复发。治疗无效者可予伊曲康唑 200 mg,2 次/d 口服。糖皮质激素氟米龙喷雾鼻腔有一定作用。

(五)曲霉球

抗真菌药治疗的效果尚未证实,但有研究显示伊曲康唑口服可能有益。反复咯血或危及生命的咯血者需手术切除。

(李光辉)

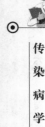

第三节　隐球菌病

隐球菌病(cryptococcosis)是由隐球菌所致的全身感染性疾病,好发于细胞免疫功能低下患者,主要侵犯中枢神经系统和肺脏,亦可侵犯皮肤黏膜、骨骼及肝脏等组织器官。本病多见于成年人,临床感染常呈亚急性或慢性过程。近年来,由于 AIDS 的流行、免疫低下患者的显著增多,隐球菌病的发病率也呈明显上升趋势,在国外已成为 AIDS 患者最常见的并发症之一;同时,也是 AIDS 患者死亡的主要原因之一,而早期诊断和积极治疗可降低病死率。

病原菌

隐球菌至少有 30 多个种,其中具有致病性的绝大多数为新生隐球菌和格特隐球菌(过去分别称之为新生隐球菌新生变种和格特变种),其他种类隐球菌如罗伦隐球菌、浅白隐球菌等偶有引起人类感染的临床报道,而通常所指的隐球菌主要是新生隐球菌。隐球菌呈圆形或椭圆形,直径一般为 4～6 μm,大小为红细胞的 2～3 倍,个别可达 20 μm。能保留革兰染色,PAS 染色菌体呈红色,菌体被宽厚透明的荚膜所包裹,荚膜比菌体大 1～3 倍,不形成菌丝和孢子,依赖出芽生殖。隐球菌在普通培养基生长良好,最适宜温度为 30℃左右,且能在37℃生长,而非致病性隐球菌在 37℃不能生长。能同化 D-葡萄糖、D-半乳糖、蔗糖、麦芽糖等,而不能同化乳糖、蜜二糖。其氮源主要为含氮有机化合物,但不利用缬氨酸,也不能还原硝酸盐。绝大多数隐球菌产生尿素酶,在隐球菌胞内有酚氧化酶,能作用于多巴、单酚或双酚化合物,产生黑色素(melanin),保护自身在宿主体内存活,同时又有致病性。

隐球菌荚膜的主要成分荚膜多糖是确定血清型特异性的抗原基础,并与其毒力、致病性以及免疫原性密切相关。根据隐球菌荚膜多糖的生化特性将其分为 2 个种和 5 个血清型:①新生隐球菌(*Cryptococcus neoformans*),有性阶段为新生线黑粉菌(*Filobasidiella neoformans*),血清型表现为 A、D 和 AD 型;②格特隐球菌(*Cryptococcus gattii*),有性阶段为棒杆孢线黑粉菌(*Filobasidiella bacillospora*),血清型表现为 B、C 型。两种隐球菌在生化特性、流行病学分布、遗传学以及感染的严重程度等方面各不相同。

流行病学

(一) 传染源

鸽粪是新生隐球菌的重要传染源,中性、干燥鸽粪宜于本菌的生长,鸽子栖息多年的场所如旧房屋、塔楼等易于分离到。鸽子是本菌的携带者,鸽子的嘴喙、双足均可分离到本菌,但鸽子自身却无隐球菌感染。此外,其他禽类如鸡、鹦鹉、云雀等排泄物亦可分离出隐球菌。桉树则是格特隐球菌的主要传染源,澳洲的树袋熊是格特隐球菌的携带者,在其爪、粪便中均可分离到本菌。但近年来也有学者从其他树木如杉树、橡树中分离到格特隐球菌,提示桉树并非格特隐球菌的唯一传染源。

(二) 传播途径

隐球菌病一般认为主要是从呼吸道吸入环境中的酵母样细胞或担孢子,导致肺部感染;

其次,消化道、皮肤也是引起感染的潜在入侵途径。一般认为人与人、人与动物之间并不直接传播。

(三) 人群易感性

人群普遍易感,但有一定自然免疫能力。很多健康人群可能吸入隐球菌但没有致病,或仅为自限性肺炎,而细胞免疫功能低下患者则明显易感,然而仍有近 50% 患者并未发现潜在的基础疾病。

(四) 流行特征

隐球菌病在世界各地均有发生,可发生在任何年龄组,多见于 20~50 岁,儿童相对少见,男性较女性为多,呈散发性分布。然而,随着 AIDS 的流行,隐球菌感染已成为 AIDS 患者最常见的 4 种机会性感染之一。我国自 1948 年杨国亮教授在上海发现隐球菌病以来,全国大部分省、市均陆续有报道,且呈逐年增多的趋势,主要发生在恶性肿瘤、大剂量糖皮质激素使用等基础上,但亦有半数患者并无明确的免疫功能低下疾病。隐球菌血清型分布特点以血清型 A/D 最为多见,呈全球性分布,B/C 型格特隐球菌则较为少见。AIDS 患者也绝大多数为 A 型,B 型主要分布在澳洲等热带、亚热带地区,C 型主要出现在美国。我国则以 A/D 血清型为主(绝大多数为 A 型,D 型较少),而少数为血清型 B 型。

发病机制与病理

隐球菌的发病机制是多因素的,与病原菌的菌量、毒力以及机体免疫状态等因素密切相关。

(一) 病原菌在发病机制中的作用

国内外学者对隐球菌的致病性及其在发病机制中的作用进行了深入的研究。目前认为隐球菌的荚膜多糖是其最主要的致病因子,致病的原因可能与其抑制机体免疫及增加免疫耐受性有关。体外研究显示,在补体参与下粒细胞的吞噬和杀菌作用得到加强,但荚膜多糖能抑制补体参与粒细胞的吞噬过程,削弱 T 细胞特异性抗隐球菌的免疫应答,从而使其能在体内存活,并具致病性。隐球菌合成的黑色素则是隐球菌的又一致病因子,它主要是通过隐球菌的酚氧化酶将体内 L-多巴、多巴胺等酚化合物转化而来。黑色素缺乏株致病性明显低下,且易被宿主效应细胞所吞噬。产黑色素还能通过其抗氧化作用来清除宿主效应细胞产生毒性自由基,如超氧化物和其他氧化物,以保护隐球菌免受攻击。此外,黑色素尚能抵抗紫外线和降低两性霉素 B 的抗菌活性。隐球菌能在 37℃ 生长,而其他非致病性隐球菌在此温度下不能生长,亦被认为是其致病因素之一,但其具体致病机制研究尚少;而活性细胞外磷脂新近被认为是另一致病因子。实验表明大多数临床分离株均分泌具生物活性的细胞外磷脂,它可破坏细胞膜及肺泡结构,使病原菌易于进入肺泡及脑组织中。由此可见,病原菌在发病机制中起着重要的致病作用。

(二) 机体免疫性在发病机制中的作用

越来越多的研究表明,特异性细胞免疫和体液免疫均可发挥抗隐球菌作用,细胞免疫是机体抵抗隐球菌感染最重要的防御机制。近年来 AIDS 患者隐球菌病的发病率显著上升,也从另一角度证实细胞免疫所起的重要作用。当隐球菌吸入人体呼吸道后,在补体系统的调理,以及 TNF、IL、IFN 等细胞因子的协同作用下,活化的吞噬细胞、中性粒细胞易于使隐球菌局限于肺部，并最终被吞噬和清除。人体中枢神经系统的星形胶质细胞是构成血-脑屏障、脑-脑脊液屏障的重要组成部分。它在阻止隐球菌进入脑实质过程中起着关键作用，并能产生大量细胞因子和一氧化氮，抑制隐球菌的生长。同时，在脑血管周围的小神经胶质细胞、吞噬细胞在防御中也起着重要作用，能阻止隐球菌播散至脑实质。但是，隐球菌仍然易侵犯中枢神经系统，往往首先累及脑脚间池引起脑膜炎，然后经血管周围间隙扩散至脑实质引起脑膜脑炎；还可产生多发性小囊，内含大量酵母，称为假性囊肿，并进一步发展形成隐球菌瘤。隐球菌易侵犯中枢神经系统的原因并不十分清楚，可能与脑脊液中缺乏调理素、可溶性抗隐球菌因子、活化补体，以及中枢神经系统有大量多巴胺，成为隐球菌产黑色素的底物，使其致病性增加有关。

本病的病理改变主要为胶质性和肉芽肿性病变。胶质性病变是由成堆的隐球菌菌体在组织内发生黏液样变性而形成。肉芽肿性病变主要由组织细胞、淋巴细胞、成纤维细胞及巨噬细胞组成，在肉芽肿中隐球菌较少。细胞免疫功能低下患者，特别是 AIDS 患者的炎症反应轻微，仅见吞噬细胞浸润，但以弥散性损害为主；而机体免疫功能正常患者，炎症反应稍明显，可见大量淋巴细胞和活化的吞噬细胞浸润，病变相对较局限。

病变主要侵犯脑（脊）膜及脑（如大脑的各部位、间脑、脑干、小脑等），导致脑组织充血、水肿，以及继发于血管病变所致的脑梗死软化灶。此外，还可形成颅内肉芽肿、脑积水。肺部病变可见多数黄白色或灰白色结节，两肺上下叶、肺门及胸膜均可累及。切面呈黏液胶冻状，可见肺泡扩张，中间充满了大量隐球菌。其他如肾脏病变在肾实质表面可见散在的泡状突起，肾小球可见隐球菌。皮肤隐球菌也可出现胶质性和肉芽肿性皮损。

临床表现

（一）中枢神经系统隐球菌病

在中枢神经系统真菌感染中最为常见，多见于成年人，起病常隐匿，表现为慢性或亚急性过程，少数免疫低下患者可急性起病，病死率高。约 12.5％患者伴有颅外感染，AIDS 患者则高达 50％。97％的隐球菌脑膜炎患者在病程中出现头痛，通常头痛是最早或唯一的症状，在确诊前 1～20 周（平均 6 周）就开始出现。初起为间歇性，以后持续并进行性加重，后期头痛剧烈，难以忍受；头痛以前额、颞区为显，枕部少见。90％患者在病程中可出现发热，体温一般在 39℃以下，个别患者可出现高热。发热同时也是 AIDS 患者并发隐球菌脑膜炎的最早症状之一，据报道 2/3 以上患者均有发热。在病程中后期部分患者可出现视物模糊、畏光、视力下降，甚至完全失明，可能与隐球菌直接导致视神经通道受损、视神经炎、视神经萎缩、脉络膜视网膜炎及颅内压高有关。除视神经受累外，其他感觉、运动神经损害相对少见，约10％患者在后期可出现听力下降、偏瘫、共济失调、腱反射亢进或减弱，以及局灶性神经系统的定位体征等。尽管隐球菌脑膜炎以脑膜炎型多见，然而约 2/3 患者脑膜刺激征缺如或不明显。此外，HIV 感染者常伴有严重颅外播散性感染，包括菌血症、淋巴结受累等。

（二）肺隐球菌病

大多数患者临床表现轻微，且无特异性，如咳嗽、咳少量黏痰，偶有咯血，侵犯支气管可致大量黏痰，含大量隐球菌，可伴有低热、胸痛、乏力、体重减轻，但上述症状均不显著。与肺结核相比，鲜有盗汗。个别严重者急性起病，进展迅速，预后不佳。一些无症状者往往通过肺部影像学检查发现,最常见者为单个、中等密度的结节,偶有多发结节。部分患者表现为肺炎或支气管周围炎改变,恶性淋巴瘤、白血病患者继发肺隐球菌病还可表现为粟粒样改变。支气管炎或肺炎患者叩诊呈浊音,呼吸音低下。粟粒样改变者肺尖或肺底部可闻及湿性啰音、胸膜摩擦音。免疫低下患者可播散至肺外。

(三)其他部位感染

由于隐球菌可通过呼吸系统、血液和淋巴系统或局部侵入等方式感染,因此全身各脏器均可累及,如皮肤黏膜、肾脏、肾上腺、胃、甲状腺、前列腺、心脏、乳房、肝脏、脾脏、骨骼、关节等。由于各感染部位所引起的临床表现并无特异性,因此,易引起临床误诊或漏诊。

实验室检查

(一)常规检查

隐球菌感染患者外周血白细胞数正常或轻度增高,个别患者明显增高,且以中性粒细胞增多为主。隐球菌脑膜炎患者脑脊液多有不同程度的异常,呈非化脓性改变。70%患者的脑脊液压力明显增高,大多数>1.96 kPa(200 mmH$_2$O)。脑脊液外观清澈、透明或微混,细胞数轻至中度增多,以单核细胞增多为主,早期可以多核细胞占优势。蛋白含量呈轻度或中度增高,个别患者可达 4 g/L 以上。大多数患者糖含量显著下降,甚至为零。然而,AIDS 或严重免疫低下患者并发隐球菌脑膜炎时,往往脑脊液常规、生化检查正常或轻度异常。

(二)真菌学检查

1. 直接镜检 脑脊液墨汁涂片镜检则是隐球菌脑膜炎诊断最简便而又迅速的诊断方法。涂片以印度墨汁为佳,约70%隐球菌脑膜炎患者可获阳性结果,其中 90%患者可一次查到隐球菌。一些急性重症感染的患者,外周血涂片及骨髓涂片也可发现隐球菌。此外,活检组织病理切片镜检可获阳性结果。

2. 分离培养 培养仍然是确诊的"金标准",需 2~5 d。由于脑脊液中隐球菌含量较少,因此,需多次培养以提高阳性率。此外,脑外可疑病灶的标本分离培养也具有重要的临床意义。有学者认为即使没有泌尿系统和呼吸系统的症状和体征,尿和痰液的培养仍是必需的。因为在呼吸道感染的早期,血清隐球菌抗原效价低,肺部影像学无异常,而此时痰培养可以阳性。同样,尽管没有肾脏的实质改变,尿培养也可以阳性。血培养阳性常发生在大剂量应用糖皮质激素、粒细胞缺乏症以及 AIDS 等免疫抑制或缺陷患者身上。此外肺隐球菌病患者支气管肺泡灌洗液检测阳性率略高于经支气管活检,且较活检并发症要少。

3. 免疫学检测方法 主要是检测隐球菌的荚膜多糖特异性抗原。方法有乳胶凝集试验、ELISA 和单克隆抗体法,其中乳胶凝集试验最为常用。该方法简便、快速,优于墨汁涂片,对怀疑隐球菌感染而涂片、培养均为阴性的患者更具诊断价值。现商用乳胶凝集试验不仅能检测血清和脑脊液标本,还能检测支气管肺泡灌洗液、肺穿刺吸出物、尿液中的隐球菌抗原。该方法的缺点是可以出现一定的假阳性。

4. 分子生物学检测方法 近年来不断发展的分子生物学方法则为隐球菌检测提供了新的诊断方法,可以特异地检出隐球菌,还可区别是新生隐球菌还是格特隐球菌。同时也有较好的敏感性,可测出 10 pg 隐球菌 DNA 模板及 1.0×10^{3}CFU 隐球菌,可用于脑脊液、痰液、支气管肺泡灌洗液及经支气管吸出物检测,具有较好的应用前景。

诊 断

对于临床上出现中枢神经系统感染的症状、体征,伴脑脊液压力明显增高、脑脊液糖含量明显低下的患者,应高度警惕隐球菌脑膜炎的可能,尤其是具有免疫功能低下的患者和养鸽或有鸽粪接触史者,更应高度怀疑。然而,隐球菌脑膜炎的确诊仍有赖于实验室的特异性检查,包括脑脊液印度墨汁涂片、真菌培养及隐球菌荚膜多糖特异性抗原检测。此外,组织活检病理和培养也有助于确诊。

鉴别诊断

临床上,隐球菌脑膜炎很难与结核性脑膜炎、病毒性脑膜炎、不典型化脓性脑膜炎或脑肿瘤相鉴别,故对于脑脊液呈非化脓性改变的脑膜炎患者均建议行常规脑脊液真菌涂片、培养,以及隐球菌特异性抗原的检测。肺隐球菌病与原发或转移性肺癌、结节病、肺结核、肺脓肿等在影像学上难以鉴别,可通过经皮肺穿刺或支气管镜活检以及支气管肺泡灌洗液涂片、培养等方法加以明确。皮肤隐球菌病应与粉刺、传染性软疣、皮肤结核、恶性肿瘤相鉴别。隐球菌皮损处隐球菌较多,通过活检易于诊断。骨、关节隐球菌病需与骨结核、骨其他真菌感染等疾病相鉴别,通过骨活检或穿刺吸出物的墨汁染色涂片、真菌培养来确诊。

预 后

未经抗真菌药物治疗的隐球菌脑膜炎患者均会死亡,治疗后仍有 $10\%\sim40\%$ 的病死率。存活者也有 $20\%\sim25\%$ 的复发率。部分患者治愈后留有严重的后遗症,包括视力丧失、脑积水、智能减退等。临床经验表明,急性起病、出现意识障碍、血培养阳性或有严重基础疾病患者预后不佳,病死率高。

治 疗

隐球菌病的治疗包括抗真菌药物、对症治疗、免疫制剂治疗、手术及原发病的治疗等。

(一)抗真菌药物治疗

目前隐球菌脑膜炎治疗分为 3 个阶段,具体如下:①急性期,首选两性霉素 B $0.7\sim1$ mg/(kg·d)联合氟胞嘧啶 100 mg/(kg·d)诱导治疗 2 周;②巩固期,改用氟康唑 400 mg/d 巩固治疗 10 周以上;③慢性期,氟康唑 $200\sim400$ mg/d,长期维持治疗。急性期/巩固期的次选方案包括两性霉素 B $0.7\sim1$ mg/(kg·d)联合氟胞嘧啶 100 mg/(kg·d)治疗 $6\sim10$ 周,或单用两性霉素 B $0.7\sim1$ mg/(kg·d)治疗 $6\sim10$ 周,或两性霉素 B 脂质体 $3\sim6$ mg/(kg·d)治疗 $6\sim10$ 周。AIDS 患者也可单用氟康唑 $400\sim800$ mg/d 治疗 $10\sim12$ 周,或伊曲康唑 400 mg/d 治疗 $10\sim12$ 周,或氟康唑 $400\sim800$ mg/d 联合氟胞嘧啶 $100\sim150$ mg/(kg·d)治疗 6 周。慢性期维持治疗主要是针对 AIDS 或器官移植等严重免疫低下患者,因其免疫缺陷而需长期($6\sim12$ 个月)用药,甚或终身治疗。若患者不能耐受氟康唑,可换用伊曲康唑 400 mg/d,或两性霉素 B 静脉滴注,每周 $1\sim3$ 次,每次 1 mg/kg。AIDS 患者在有效抗病毒(HAART)治疗后,如果患者 CD4 细胞计数持续 1 年在 100×10^{6}/L($100/\mu$l)以上,且无脑膜炎复发表现,可停用抗真菌药物维持治疗,但需密切监测病情变化。一旦 CD4 细胞再次降至 100×10^{6}/L 以下,则需恢复维持治疗,以免复发。

两性霉素 B 应从小剂量开始,初始 3 d 的剂量分别为 1 mg、3 mg、5 mg,加入 5％葡萄糖液 500 ml 内 6～8 h 缓慢静脉滴注。若无严重不良反应,第 4 天起剂量可每日增加 5 mg,直至剂量达 25～35 mg/d,以后维持该剂量静脉滴注。疗程长短主要根据疗效来判断,一般需 2～3 个月,累积总量 2～3 g 以上方能取得较好的疗效。对少数患者根据临床症状及脑脊液变化,总剂量可超过 4 g,以达到治愈目的。对于一些难治性隐球菌脑膜炎患者,采用两性霉素 B 静脉滴注联合鞘内注射治疗较单用两性霉素 B 疗效好。鞘内注射具体用法:两性霉素 B 开始时剂量为 0.05～0.1 mg,加地塞米松 2 mg。注入时用脑脊液反复稀释,以免因药物刺激而导致下肢瘫痪等严重后果。以后渐增加剂量至单次 1 mg 为高限,鞘内给药一般可隔日或每周 2 次,累计总量以 20 mg 为宜。

　　由于肺隐球菌病相对较少,目前尚缺乏随机对照试验来证实其最适药物和最佳疗程。一般认为 HIV 阴性者,如为孤立性肺隐球菌病,无症状者可不治疗,密切随访,或口服氟康唑(200～400 mg/d)治疗 3～6 个月;如症状明显者,或有多发病灶时,提示有播散或病变进一步进展,应给予积极抗真菌药物治疗,首选氟康唑 200～400 mg/d 治疗 6～12 个月,或伊曲康唑 200～400 mg/d 治疗 6～12 个月。重者选用两性霉素 B[0.4～0.7 mg/(kg·d)]治疗,总量达 1 000～2 000 mg,或 2 周后改用氟康唑治疗。重症患者宜选两性霉素 B[0.7 mg/(kg·d)]联合氟胞嘧啶[100 mg/(kg·d)],病情稳定后改用氟康唑(400 mg/d),总疗程至少 6 个月以上。若为 HIV 阳性者,轻症选用氟康唑 200～400 mg/d,或伊曲康唑 400 mg/d 治疗;重者选用两性霉素 B[0.7～1.0 mg/(kg·d)],病情稳定后改氟康唑 200～400 mg/d 长期治疗。对于药物治疗无效者,还可手术治疗,术后继续抗真菌药物治疗。

　　其他部位如皮肤、骨骼感染,建议全身用药联合局部手术治疗。

　　(二)对症支持治疗

　　1. 降低颅内压　降低颅内压是降低早期病死率的关键。常用的降颅压药物是 20％甘露醇静脉快速点滴,其他还有呋塞米(速尿)、白蛋白等。如果颅内压显著增高,脑室扩大且脑脊液涂片、培养持续阳性或椎管明显粘连而无法鞘内给药者,可安装脑脊液储存器(Ommaya),进一步还可行永久性脑室-腹腔内引流术。

　　2. 纠正电解质紊乱　在治疗病程中以低钾血症发生率为显,由于患者食欲缺乏,钾盐摄入减少,同时由于两性霉素 B 可引起钾盐的排泄增多,最终引起顽固性低钾血症。因此,在病程中应密切注意监测血钾,及时补充钾离子。

　　3. 其他　输注两性霉素 B 时即刻反应如寒战、发热、头痛等症状的处理,发生静脉炎的局部处理等。同时应注意加强饮食营养,原发基础疾病的治疗,对于免疫功能低下患者可考虑适当地给予免疫增强剂治疗。

预 防

　　(1)注意个人和环境卫生,做好卫生宣教工作,加强家鸽和广场鸽子饲养的卫生管理,及时处理鸽粪,防止鸽粪污染空气。

　　(2)对于高危人群如恶性肿瘤、长期大剂量应用糖皮质激素、自身免疫性疾病、器官移植、AIDS 及特发性 CD4 细胞缺乏症等患者,应避免高危环境,如流行区域的鸟排泄物或某些树木的接触,同时应高度警惕隐球菌感染发生的可能。

　　(3)AIDS 的防治也极为关键,AIDS 的控制将大大降低隐球菌感染的发生。HAART

仍是 AIDS 患者预防感染的最佳方法,通过提高机体细胞免疫功能而起到预防作用。

(朱利平)

第四节 肺孢菌病

肺孢菌病(pneumocystosis)是由伊氏肺孢菌引起的呼吸系统机会感染。肺孢菌长期以来被认为属原虫孢子虫纲,但新近基于种系发生学的研究,将其归为真菌。肺孢菌通常寄生在肺泡内,在健康宿主体内并不引起症状,而在免疫缺陷者、虚弱的早产儿或营养不良等免疫功能低下者则可引起间质性肺炎。最近研究发现,引起人类感染的为伊氏肺孢菌(*Pneumocystis jiroveci*),而卡氏肺孢菌(*Pneumocystis carinii*)并不感染人类,但鉴于习惯仍将其所致感染称为卡氏肺孢菌肺炎[pneumocystis jiroveci(carinii)pneumonia,PCP]。自发现 AIDS 以来,PCP 是 AIDS 患者最重要的机会性感染,也是 AIDS 患者重要的致死原因。临床特点为发热、干咳、呼吸困难和发绀等,症状进行性加重,病死率高。

病原学

肺孢菌是真核微生物,主要有包囊与滋养体两种形态,孢囊前期为两者之间的中间型。包囊呈圆形或卵圆形,直径 4～6 μm,囊壁厚 100～160 nm,银染色时呈棕黑色,甲苯胺蓝染色呈紫蓝色。成熟后囊内胞质被吸收,内含 8 个囊内小体,直径为 1～1.5 μm,多形性,膜薄,单核。包囊破裂后,囊内小体释出,发育为滋养体,滋养体不着色,以二分裂法繁殖。在严重感染者肺内常有大量滋养体,而包囊较少。包囊是重要的确诊依据。

流行病学

肺孢菌广泛存在于人和某些哺乳动物肺组织内。隐性、亚临床或潜在性感染相当多见。血清流行病学调查显示多数健康儿童幼年曾与肺孢菌接触,2/3 以上 IgG 抗体检测阳性。与患者接触的医务人员中 7%～15% 抗体效价升高。本病呈世界性分布,患者及隐性感染者为传染源,主要通过空气飞沫传播。健康人感染后一般不易发病,婴幼儿及免疫功能低下者为易感人群。

发生肺孢菌病的高危人群有:①早产儿或营养不良的婴幼儿,多在出生后 10～24 周内发病;②先天性免疫缺陷,包括体液免疫、细胞免疫或两者兼有;③获得性免疫缺陷,多见于 AIDS、白血病、淋巴瘤和其他恶性肿瘤,结缔组织病或器官移植长期大量应用肾上腺皮质激素、细胞毒药物或放射治疗,均可造成机体免疫功能损害,为诱发 PCP 的重要原因。

发病机制与病理

多数儿童在婴幼儿期即有与肺孢菌接触的血清学证据。因此假设健康人感染后呈隐性感染,在免疫缺陷时引起显性感染,但事实上几无证据提示存在慢性携带状态。对 HIV 阳性肺孢菌病患者所做的研究发现存在病例聚集和家庭传播的证据,因此目前认为肺孢菌病可能系通过人与人之间传播获得，而非隐性感染转化为显性感染。肺孢菌致病力低、生长繁殖缓慢，在人体肺泡Ⅰ型上皮细胞表面黏附寄生，以肺泡内渗出液为营养，呈潜在性感染。当宿主免疫功能低下时，处于潜伏状态的肺孢菌开始大量繁殖，对上皮细胞造成直接损害，阻碍气体交换。肺体积增大，呈肝样变。典型组织学病变为肺泡间隙组织浸润，在婴幼儿以浆细胞浸润为主，在儿童及成人则以淋巴细胞浸润为主，亦可见巨细胞和嗜酸性粒细胞。如无继发细菌感染，则很少有中性粒细胞浸润。肺泡间隙上皮细胞增生、增厚，部分脱落，可有透明膜形成、间隙纤维化和水肿等。肺泡腔扩大，其内充满泡沫样蜂窝状嗜伊红物，内含虫体及其崩解物和脱落的上皮细胞等。

病理生理变化有低氧血症、肺泡-动脉血氧分压差增加、呼吸性碱中毒；弥散力减损，提示肺泡毛细血管阻滞；肺顺应性减低，肺活量降低。以上变化均可能与肺表面活性物质系统的异常有关。支气管肺泡灌洗液分析显示表面活性物质磷脂组分降低而蛋白质增多。体外实验可见肺孢菌表面活性物质磷脂组分的分泌。

临床表现

潜伏期多为 1～2 个月，根据宿主的情况，临床分为两种类型。

（一）流行型

又称经典型、婴幼儿型。多发在早产儿、营养不良、体质虚弱或先天免疫缺陷的婴幼儿，尤其易在孤儿院或居住拥挤环境中发生流行。起病较隐袭，逐渐加重，早期有厌食、全身不适、消瘦、低热、腹泻，数周后出现呼吸增快、干咳、进行性呼吸困难，常伴有心动过速、鼻翼扇动、发绀等症状。患儿症状虽重，但肺部体征相对轻微。病程 2 周～3 个月，患儿多死于呼吸衰竭。

（二）散发型

又称现代型、儿童-成人型、免疫抑制型，多见于有免疫缺陷（先天或后天获得）的儿童或成人，常在糖皮质激素剂量开始减量时发生。近年来，最常见于 AIDS 患者所并发的 PCP。潜伏期视原有的基础疾病而异，常不能确定。起病急，有发热、干咳、呼吸急促、心动过速、鼻翼扇动、发绀，可有胸痛，最终导致呼吸衰竭，数日内死亡。患者体温可正常或低热，少数在 38.5～39℃。体格检查肺部阳性体征少，或可闻及少量散在的干、湿啰音。体征与疾病症状的严重程度往往不成比例为本病的典型临床特点。

未经治疗 100％死于呼吸衰竭或其他感染性并发症，如巨细胞病毒感染、结核病、真菌感染或弓形体虫病等。

对于 AIDS 患者、恶性肿瘤接受抗肿瘤化疗或器官移植后接受免疫抑制剂治疗者、早产儿、营养不良和衰弱婴儿等，在病程中出现无明显原因的发热、干咳、呼吸急促等症状时应考虑本病的可能，尤其是患者呼吸困难症状明显而体征甚少时应高度警惕本病。

肺外肺孢菌病主要见于 AIDS 患者未预防用药或仅吸入喷他脒者，通常累及淋巴结、脾、肝、骨髓、胃肠道、眼、甲状腺、肾上腺和肾脏等。

实验室检查

（一）实验室检查

常规检查通常无助于诊断。动脉氧分压常在 60 mmHg 以下，动脉血 CO_2 分压正常或稍低;肺总气量、肺活量均减少,肺泡-动脉血氧分压差增大,可有呼吸性碱中毒,晚期出现呼吸性酸中毒。

肺部 X 线检查可见双肺从肺门开始的弥漫性网状结节样间质浸润,有时呈毛玻璃状阴影,一般不累及肺尖、肺底和肺外带;有时可见肺部局限性结节阴影,大叶实变、空洞、肺门淋巴结肿大、胸腔积液等,但多数患者合并细菌或其他真菌感染,X 线检查多不典型。肺外肺孢菌病 CT 扫描脾脏为多发低密度损害,肝、脾、肾上腺或肾脏斑点样钙化灶。

(二)病原体检查

由于 PCP 临床症状无特异性,确诊主要依靠病原学检查。通常以痰液、下呼吸道分泌物、支气管肺泡灌洗液(BALF)或肺组织标本发现肺孢菌的包囊和滋养体为金标准。

(三)血清学检查

用荧光标记单克隆抗体检测痰液、BALF、肺活检组织中肺孢菌滋养体或包囊敏感性高,特异性强。

(四)PCR 方法

痰液、BALF、肺组织活检标本以及血标本均可用 PCR 法检测。PCR 的敏感性高于镜检,但特异性较低。

诊断与鉴别诊断

凡免疫功能低下或缺陷的患者以及长期接受免疫抑制药物治疗的患者,如病程中出现原发疾病无法解释的发热、干咳、进行性呼吸困难而肺部 X 线检查符合间质性肺炎改变时,应高度怀疑本病,确诊依靠病原学检查如痰液或 BALF/肺组织活检等发现肺孢菌的包囊或滋养体。对于临床高度怀疑本病而未找到病原学证据时可以进行试验性治疗。

本病应与细菌性支气管肺炎、巨细胞病毒肺炎、衣原体肺炎、肺部真菌病、粟粒型肺结核等相鉴别,鉴别主要依靠病原学检测。

预 后

预后取决于基础疾病,如 AIDS 患者一旦发生,常进行性恶化。未经治疗患者的病死率为 50% 以上,即使治疗亦常复发。一般人群若能早期诊断,早期抗病原治疗,大多可恢复。

治 疗

(一)一般治疗

PCP 患者多有免疫功能低下,一般情况差,因此,应加强支持治疗和恢复患者的免疫功能。卧床休息,给予吸氧,改善通气功能,注意水和电解质平衡。如患者进行性呼吸困难明显,可人工辅助呼吸;多次输新鲜血或血浆;减少或停用免疫抑制剂;对合并细菌感染者应选用合适的抗菌药物抗感染。对于并发 PCP 的 AIDS 患者,在对病原治疗的同时可加用肾上腺皮质激素类药物减轻呼吸衰竭的发生,提高生存率。

(二)病原治疗

可选用的药物有 SMZ－TMP、喷他脒、克林霉素联合伯氨喹、氨苯砜联合 TMP。SMZ－TMP

是治疗所有类型肺孢菌病的选用药物,已成功地用于治疗肺孢菌感染 20 多年,有效率达 70%~80%。对不能耐受 SMZ-TMP 的患者可使用喷他脒。喷他脒气溶疗法可提高在肺组织中的浓度而减少药物全身吸收。克林霉素联合伯氨喹用于对前两种药物无效的患者。氨苯砜联合 TMP 的疗效与 SMZ-TMP 相仿,毒性则较低。三甲曲沙对肺孢菌具抑制作用。阿托伐醌的临床疗效与 SMZ-TMP 相仿,但其不良反应明显低于磺胺药,适用于 AIDS 患者合并肺孢菌病而不能耐受 SMZ-TMP 者。

$PaO_2>70$ mmHg 者宜口服药物,$PaO_2<70$ mmHg、不能口服药物者宜静脉给药。

（三）肾上腺皮质激素

与抗肺孢菌药物联合用药是治疗 PCP 的重要进展之一。用药指征为中重度 PCP 患者 $PaO_2<70$ mmHg 或肺泡-动脉血氧分压差>35 mmHg。使用时机为抗 PCP 治疗开始的同时,疗程至抗 PCP 结束。

预 防

HIV 感染者预防及治疗后控制:SMZ-TMP 或氨苯砜口服,直至 CD4 细胞绝对计数>200/μl 达 3 个月。亦可选用喷他脒雾化吸入;或氨苯砜联合伯氨喹联合叶酸,或阿托伐醌与食物同服。

（李光辉）

第七章 寄生虫病

第一节 阿米巴病

阿米巴病（amebiasis）是由溶组织内阿米巴引起的疾病，分为阿米巴肠病（intestinal amebiasis）和肠外阿米巴病（extraintestinal amebiasis）。溶组织内阿米巴侵入肠道，造成结肠溃疡与炎性损伤，引起从慢性轻度腹泻到暴发型痢疾等各种类型的阿米巴肠病。如病原体由肠道经血流侵入肝脏（亦可经局部直接蔓延）、肺及脑等肠外组织，则产生相应脏器的阿米巴病，最常见者为阿米巴肝脓肿。

病原学

溶组织内阿米巴有两种形态，即滋养体和包囊。包囊是传播疾病的唯一形态，是原虫的感染型。滋养体是寄生形式，寄生于肠腔和结肠壁中，包囊被吞噬后在回肠下部和盲肠去包囊，成为小滋养体。大多数无症状感染者体内阿米巴原虫以小滋养体形式存在。小滋养体直径为 10～20 μm，运动迟缓，以吞噬细菌为主，因其不侵犯肠壁，仅寄生于肠腔，而称肠腔型滋养体。小滋养体随食物残渣向结肠远端运送，在肠腔中逐渐形成包囊，随粪便排出体外。肠蠕动加快时（包括应用导泻药），不成形的粪便中可有小滋养体排出体外。小滋养体即包囊前期，是大滋养体和包囊的中间过渡类型。发生侵袭性病变时，侵入组织的阿米巴原虫形态和习性发生明显变化，体积增大，直径可达 30～40 μm，活动性强。光镜下可见虫体伪足的定向活动，虫体胞质中除核和各种食泡外，常有被吞噬的红细胞、组织碎屑和细胞碎片，又称组织型滋养体，排出体外后迅速死亡。正常情况下，原虫以包囊形式排至体外，包囊直径为 10～15 μm。包囊具有保护性外壁，对外界环境抵抗力较强，如饮水消毒所含余氯及胃酸不能将其杀灭，条件合适时可存活 2 个月，并能在不同的 pH 和渗透压下生存，但干燥或冰冻情况下存活数日，60℃时仅存活 10 min。

阿米巴肠病和阿米巴肝脓肿是最为常见的阿米巴病，系由溶组织内阿米巴感染所致。近年来发现一些自由生活阿米巴（free living ameba），即在泥土或水中生活的细小的自由生活的阿米巴，可侵入人体引起感染，包括以福氏耐格里（Naegleria fowleri）原虫为主要病原的原发性阿米巴性脑膜脑炎（primary amebic meningoencephalitis，PAM）、棘阿米巴原虫（Acanthamoeba）以及 Balamuthia mandrillaris 所引起的亚急性肉芽肿性阿米巴脑炎（granulomatous amebic encephalitis，GAE）。棘阿米巴除引起阿米巴脑膜脑炎外，还是引起阿米巴角膜炎的主要病原体，且引起皮肤、鼻咽部和鼻旁窦感染。自由生活阿米巴所致感染虽发病率很低,但诊断困难,特别是脑膜脑炎的病死率高,应引起重视。

一、阿米巴肠病

阿米巴肠病是由溶组织内阿米巴感染肠道所致,病变以近端结肠和盲肠为主,典型的表现为痢疾,故长期以来又称阿米巴肠病为阿米巴痢疾。

流行病学

本病分布遍及全球,以热带和亚热带地区为高发区,毒力较强的虫株也集中于这些地区,呈稳定的地方性流行,感染率与社会经济水平、卫生条件、人口密度等有关。如热带发展中国家可达50％以上,温带发达国家感染率为0％～10％,美国为1％～4％,我国1988～1991年在30个省、市调查显示平均感染率约为0.95％。本病的传染源是溶组织内阿米巴的主要宿主和贮存宿主。慢性患者、恢复期患者以及无症状包囊携带者是重要传染源,其中带包囊的饮食业工作者在流行病学上尤其有重要意义。急性阿米巴痢疾患者排出的滋养体离体后很快死亡,即便吞食后也易为胃酸杀灭,因此在传播疾病上意义不大。传播途径大多由吞入污染包囊的食物和水而感染。污染的手、苍蝇、蟑螂等可携带包囊而传播疾病。水源污染可引起地方性流行。生食被人粪污染的蔬菜、瓜果亦易得病。少数情况下,滋养体可直接侵入皮肤、黏膜而发病。各年龄组人群普遍易感。感染后即便有高效价抗体出现,也无保护作用,重复感染十分常见。

发病机制与病理

被吞食的包囊在小肠下部,借助于胰蛋白酶的作用去包囊。释放出的滋养体随肠蠕动进入大肠,在大肠腔内定植,以摄取细菌及食物残渣为生。在某些因素影响下,这些小滋养体侵入肠壁组织,转变为大滋养体,并大量繁殖,吞噬红细胞和组织细胞,破坏宿主组织,造成肠壁损害而致病。滋养体通过分泌的植物血凝素介导黏附于靶细胞,使细胞内游离钙浓度持续性升高,并赖其伪足的机械运动及分泌一系列蛋白溶解酶、糖苷酶、神经氨酸酶和磷脂酶等,使宿主细胞膜丧失完整性,形成阿米巴孔,细胞内的小分子物质、胞质溢漏,而细胞外的支架组织则在胶原酶、各种蛋白水解酶、透明质酸酶等作用下瓦解。基本病理病变是组织溶解性坏死。其好发部位依次为盲肠、升结肠、直肠、乙状结肠、其余结肠、阑尾和回肠末端。急性期病变起初为较小的散在的浅表糜烂,进而形成阿米巴病特有的口小底大的烧瓶样溃疡,基底为黏膜肌层,腔内充满棕黄色坏死物质,内含溶解的细胞碎片、黏液和滋养体。阿米巴感染所致结肠溃疡间的黏膜大多完好,与细菌性痢疾时所见的溃疡间黏膜破坏可以相鉴别。原虫沿疏松的黏膜下组织,顺肠长轴向两侧扩展,使病灶相连,形成许多窦道相通的蜂窝状病变。病变部位易有毛细血管血栓形成、出血及坏死,溃疡较深时可腐蚀血管,引起大出血。严重病例的病变可深及肌层,甚至穿破浆膜层。慢性期肠黏膜上皮增生,溃疡底部出现肉芽组织,溃疡周围有纤维组织增生,组织破坏与愈合常同时存在,使肠壁增厚、肠腔狭窄。

临床表现

潜伏期长短不一,数日至数周,大多在3周以上。根据临床表现可以分为以下几种类型。

（一）无症状型

患者感染阿米巴后，粪便中有包囊排出，但无临床症状。感染的虫株多为不具致病性的迪斯帕内阿米巴，原虫在肠腔中生长，呈携带状态；少数溶组织内阿米巴感染的无症状者在肠道存在局限、表浅的病变，呈隐匿型感染，可在某些因素影响下转变成阿米巴痢疾或肝脓肿。

（二）普通型

视病变广泛的程度，病情轻重不一。症状无特异性。病变局限于盲肠、升结肠，或溃疡较小时，患者仅有大便习惯改变，或偶有便血，常误认为痔。典型表现为阿米巴痢疾，起病缓慢，一般无发热，呈间歇性腹泻。发作时有腹胀、轻中度腹绞痛，大便每日数次至 10 余次。典型的阿米巴痢疾大便量中等，粪质较多，腥臭，血性黏液样便，呈果酱样。但更多的仅有稀散或水样便，有时含黏液或血，间歇期大便基本正常。体征仅有盲肠、升结肠部位轻度压痛，偶有肝大伴压痛。症状可持续数月至数年，有时可自然缓解，但易因疲劳、饮食不节等而复发。病程迁延反复者可有贫血、乏力、腹部不适、大便习惯改变等，体检可扪及结肠增厚伴压痛。

（三）暴发型

亦称中毒型阿米巴肠病，少见，但病情较重。常因感染严重、机体抵抗力差或合并细菌感染所致，易见于体质虚弱、营养不良、孕妇或服用激素者。半数以上起病突然，高热，大便每天十几次以上，排便前有较长时间剧烈的肠绞痛，伴里急后重，粪便量多，呈黏液血性或血水样，并有呕吐、失水，迅速发生虚脱，后期可有肠出血、肠穿孔。体检见腹胀明显，有弥漫性腹部压痛，有时相当显著，甚而疑为腹膜炎，肝大常见。如不及时抢救，可于 1～2 周内死亡。

并发症

（一）肠道并发症

1. 肠出血 肠道病变广泛，或侵及肠壁血管时可引起便血。腐蚀大血管造成的大出血罕见，一旦发生，病情危急，常导致休克。

2. 肠穿孔 严重的深及浆膜的阿米巴溃疡可导致穿孔，多见于盲肠、阑尾和升结肠，往往有多处穿孔。患者有进行性腹胀、呕吐、失水，全身情况迅速恶化。肠鸣音消失，伴局部腹膜刺激征。腹部平片见膈下游离气体，有肠粘连时形成局部脓肿或内瘘。

3. 阑尾炎 阿米巴阑尾炎症状与普通阑尾炎相似，易形成脓肿。有慢性腹泻或阿米巴肠病史，粪便中找到阿米巴有助于鉴别诊断。

4. 增生性病变 包括阿米巴瘤、肠道阿米巴性肉芽肿、纤维性狭窄。

（二）肠外并发症

阿米巴滋养体可自肠道经血液、淋巴蔓延至远处器官而引起各种肠外并发症，如肝、肺、胸膜、心包、脑、腹膜、泌尿生殖道及邻近皮肤等，形成脓肿或溃疡，其中以肝脓肿最常见（详见"阿米巴肝脓肿"）。肺、胸膜阿米巴病病原可来自肝脏或肠道，大多继发于肝阿米巴病。经直接蔓延或淋巴途径，个别经体循环至肺，常见于右侧。心包阿米巴病多由左叶阿米巴肝脓肿穿入心包所致，是本病最危险的并发症。原虫可自肠道、肝、肺等处经血流而至脑部，形成脑脓肿，其症状与化脓性脑脓肿相似。

实验室检查

（一）血象

外周血白细胞总数和分类正常,暴发型和继发细菌感染时白细胞总数和中性粒细胞比例增高,慢性患者有轻度贫血。

（二）粪便检查

在新鲜粪便和其他标本中见到吞噬红细胞的滋养体或在活检组织中见到滋养体是确诊的最可靠依据。做粪便检查时应挑选含血、黏液部分,反复多次检查,采用浓缩法,可提高阳性率。3次浓缩检查可使漏诊率降至3%。慢性患者粪便中可查获包囊。用铁苏木精或碘液染色,观察包囊内部结构,可与结肠内阿米巴相鉴别。非致病性阿米巴感染,特别是与迪斯帕内阿米巴感染鉴别最为重要。

（三）血清学检查

溶组织内阿米巴感染时,病程超过1周者,用对流免疫电泳或ELISA检测到抗体,侵袭性肠病(包括阿米巴瘤)、阿米巴肝脓肿中的阳性率可达90%以上。在非流行区出现阳性反应高度支持阿米巴病的诊断,而在流行区则以血清学阴性更具临床价值,即提示可排除侵袭性阿米巴病的诊断。

（四）分子生物学检查

固定粪便标本,抽提DNA,设计针对溶组织内阿米巴DNA的引物进行PCR扩增,扩增到特异性条带者为阳性,敏感性与特异性均高。由于ELISA检测抗体阳性者尚包括既往感染,故PCR方法对于诊断现症感染尤其有优势。

（五）纤维肠镜检查

有症状的病例中见有大小不等的散在溃疡,中心区有渗出,边缘整齐,周围有时可见一圈红晕,溃疡间黏膜正常,溃疡边缘部分涂片及活检可见滋养体。

诊断与鉴别诊断

本病症状轻重不一,缺少特征性,故对慢性腹泻或有含糊不清的腹部症状,而病因尚未明确者,均应疑及本病的可能。典型的阿米巴肠病起病较慢,中毒症状较轻,并有反复发作倾向,有果酱样大便时诊断不难,但确诊有赖于粪便或组织中找到病原体。不典型病例需借助血清学、结肠镜检等手段。临床上高度怀疑而上述各种检查仍不能确诊时,可用特效、窄谱杀阿米巴药做诊断性治疗,如效果明显亦可确诊。本病以慢性腹泻为主要症状时应与细菌性痢疾等侵袭性肠道细菌感染、血吸虫病、小袋虫病、旋毛虫病、慢性非特异性溃疡性结肠炎等鉴别;以非痢疾症状为主要表现时需注意与肠结核、结肠癌、克罗恩病等鉴别。

（一）细菌性痢疾

见"细菌性痢疾"章节。

（二）血吸虫病

有疫水接触史,起病较缓,间歇性腹泻,肝、脾大,血嗜酸性粒细胞增高,粪便或肠黏膜活检找到虫卵、大便孵化阳性、血中查获虫卵可溶性抗原可确诊。

（三）肠结核

大多有原发结核病灶在，患者有消耗性发热、盗汗、营养障碍，粪便多呈黄色稀粥状，带黏液而少脓血，腹泻与便秘交替出现。肠镜下活检有助于诊断。

（四）结肠癌

患者常年龄较大。左侧结肠癌者有排便习惯改变，粪便变细、含血液，有腹胀。右侧结肠癌常表现为进行性贫血、消瘦、不规则发热等，有排便不畅感，渐进性粪便多呈糊状。除隐血试验阳性，间或含有少量黏液外，绝少有鲜血。晚期大多可扪及腹块。钡剂灌肠和纤维肠镜检查有助于鉴别。

（五）慢性非特异性溃疡性结肠炎

临床上与慢性阿米巴肠病难以区别，多次病原体检查阴性，血清阿米巴抗体阴性，肠镜下活检可以支持本病诊断。

治 疗

急性期患者应卧床休息，肠道隔离，注意对症处理和维持营养。抗病原治疗详见表 7-1。非致病性阿米巴（迪斯帕内阿米巴）感染、血清抗体阴性者不需治疗。对所有致病株感染者，即便无症状，均应治疗。大多数抗阿米巴药物不能对所有部位的病原均有杀灭作用。对侵入组织的阿米巴有杀灭作用者，称组织内杀阿米巴药，如依米丁、去氢依米丁、氯喹、四环素等；对肠腔内阿米巴有作用者，称肠内抗阿米巴药，如双碘喹啉、泛喹酮（安痢平）、巴龙霉素、二氯尼特等。以甲硝唑为代表的硝基咪唑类药物对肠内、外病变均有作用。为取得最佳疗效，可联合用药。在无法区分溶组织内阿米巴与迪斯帕内阿米巴时，所有排包囊者均应治疗。

近年有效药物治疗，阿米巴痢疾的预后良好。

表 7-1　各型阿米巴病的抗病原治疗

感染类型	抗阿米巴药物	剂　量
无症状肠道定植有包囊排出者	巴龙霉素	20～35 mg/(kg·d)分 3 次给药，连用 5～10 d
	或二氯尼特（二线用药）	500 mg 口服，3 次/d，连用 10 d
	或四环素继而	250 mg，4 次/d，连用 10 d
	加用双碘喹啉（二线用药）	650 mg，3 次/d，连用 20 d
侵袭性直肠结肠炎以及肠外阿米巴病（肝脓肿）	甲硝唑	600～750 mg 口服，3 次/d，连用 5～10 d
	或替硝唑	800 mg 口服，3 次/d，连用 5 d
	继而加用巴龙霉素	20～35 mg/(kg·d)，分 3 次给药，连用 5～10 d
	或二氯尼特（二线用药）	500 mg 口服，3 次/d，连用 10 d
	若甲硝唑不能耐受，则采用	
	依米丁	1 mg/(kg·d)，连用 5 d
	加巴龙霉素或二氯尼特	250 mg，4 次/d，连用 15 d
	或四环素加氯喹（二线用药）	（基质）600 mg，300 mg 后 150 mg，3 次/d，连用 14 d

预防

本病的预防基本上与菌痢相同。彻底治疗患者和带虫者。大力消灭苍蝇和蟑螂。讲究饮水和饮食卫生，加强粪便管理，防止粪便污染食物和水。

二、阿米巴肝脓肿

阿米巴肝脓肿(amebic liver abscess)多继发于肠道阿米巴病，是阿米巴肠病最常见的并发症，以长期发热、右上腹或右下胸痛、全身消耗，以及肝脏肿大、压痛，血白细胞增多等为主要临床表现，且易导致胸部并发症。

发病机制与病理

阿米巴肝脓肿的发病与阿米巴肠病有密切关系。临床上阿米巴肠病伴有肝脓肿者占 10% 左右。半数以上肝脓肿患者病前有腹泻或痢疾的既往史。病原体通常经门静脉到达肝脏，但亦可通过肠壁直接侵入肝脏或经淋巴系统进入肝内。大多数病原体抵达肝内后即被消灭，仅少数可存活并侵入肝脏繁殖。阿米巴在门静脉分支内因栓塞、溶组织及分裂作用，造成局部液化性坏死而形成脓肿。脓肿中央为一大片坏死区，呈巧克力酱样，含有溶解和坏死的肝细胞、红细胞、白细胞、脂肪、夏科-雷登晶体及残余组织，质黏稠或稀薄。脓肿初起无明显的壁，其边缘碎屑中可查见滋养体。为时较久的脓肿有多少不一的结缔组织形成的壁。脓肿以外的肝脏正常。阿米巴病从不导致肝硬化。脓肿部位以肝右叶顶部居多，因阿米巴肠病好发于右侧结肠，该处血流进入肝脏右叶，尤其是右叶顶部。脓肿亦可发生于肝脏其他部位。脓肿数目报道不一，因原虫经门静脉血行播散，故早期以多发性小脓肿较为常见，以后互相融合而形成单个大脓肿。如不及时治疗，脓肿可逐渐增大，并向周围器官或组织穿破而引起相应的症状。

临床表现

大多缓起，有不规则发热、盗汗等症状，发热以间歇型或弛张型居多，有并发症时体温常达 39℃ 以上，并可呈双峰热。体温大多午后上升，傍晚达高峰，夜间热退时伴盗汗。患者常有食欲缺乏、腹胀、恶心、呕吐，甚至腹泻、痢疾等症状。肝区痛为本病的重要症状，常呈持续性钝痛，深呼吸及体位变更时加重，夜间疼痛更明显。右叶顶部脓肿可刺激右侧膈肌，引起右肩痛，或压迫右下肺引起肺炎或胸膜炎症状，如气急、咳嗽、肺底浊音界升高，肺底闻及湿啰音，腋部有胸膜摩擦音等。脓肿位于肝下部时可引起右上腹痛和右腰痛，部分患者右下胸或右上腹饱满，或扪及肿块，伴有压痛。左叶肝脓肿约占 10%，患者有中上腹或左上腹痛，向左肩放射，剑突下肝大或中、左上腹包块，易向心包或腹腔穿破。本病主要体征为右上腹饱满、压痛、肌肉紧张及肝区叩痛。肝脏往往呈弥漫性肿大，病变所在部位有明显的局限性压痛及叩击痛，肝脏下缘钝圆，有充实感，质中坚。部分患者肝区有局限性波动感。黄疸少见且多轻微，多发性脓肿中黄疸的发生率较高。慢性病例呈衰竭状态，消瘦、贫血、营养性水肿，发热反不明显。部分晚期患者肝大质坚，局部隆起，易误为肝癌。

阿米巴肝脓肿的主要并发症为继发细菌感染及脓肿向周围组织穿破。继发细菌感染时寒战、高热较明显，毒血症加重，血白细胞总数及中性粒细胞均显著增多。脓液呈黄绿色，或有臭味,镜检有大量脓细胞,但细菌培养阳性率不高。阿米巴肝脓肿易向周围器官穿破,如穿过膈肌形成脓胸或肺脓肿,穿破至支气管造成胸膜-肺-支气管瘘,穿破至心包或腹腔引起心包炎或腹膜炎,穿破至胃、大肠、下腔静脉、胆总管、右侧肾盂等处造成各脏器的阿米巴病。除穿破至胃肠道或形成肝-支气管瘘外,预后大多很差。

实验室检查

急性期白细胞总数中度增高,中性粒细胞为 80％ 左右,有继发感染时更高。粪便检查少数患者可查获溶组织内阿米巴。肝功能检查碱性磷酸酶增高最常见,胆固醇和白蛋白大多降低,其他各项指标基本正常。血清学检查同阿米巴肠病,抗体阳性率可达 90％ 以上。阴性者可在 7 d 后复查,如阴性基本上可排除本病。肝脏显影超声波探查无创伤、准确、方便,成为诊断肝脓肿的基本方法。脓肿所在部位显示与脓肿大小基本一致的液平段,并可做穿刺或手术引流定位,反复探查可观察脓腔的进展情况。CT、肝动脉造影、放射性核素肝扫描、磁共振均可显示肝内占位性病变,对阿米巴肝病和肝癌、肝囊肿鉴别有一定帮助。X 线检查常见右侧膈肌抬高,运动受限,胸膜反应或积液,肺底有云雾状阴影等。

诊断与鉴别诊断

肝脓肿的临床诊断基本要点为:①右上腹痛、发热、肝脏肿大和压痛;②X 线检查右侧膈肌抬高、运动减弱;③超声波检查显示肝区液平段。若肝穿刺获得典型的脓液,脓液中找到阿米巴滋养体,或超声检查提示阿米巴肝脓肿,同时血清学检查阳性亦提示为阿米巴肝脓肿,可进行抗阿米巴治疗。对特异性抗阿米巴药物治疗有良好效应即可确诊为阿米巴性肝脓肿。本病应与下列疾病鉴别。

(一)原发性肝癌

发热、消瘦、右上腹痛、肝大等临床表现酷似阿米巴肝脓肿。甲胎蛋白测定、B超检查、腹部 CT、放射性核素肝区扫描、选择性肝动脉造影、磁共振等检查可明确诊断。肝穿刺及抗阿米巴药物治疗试验有助于鉴别。

(二)细菌性肝脓肿

细菌性肝脓肿和阿米巴肝脓肿的鉴别要点见表 7-2。

(三)肝包虫病

如在畜牧区出现缓起的右上腹肿块,B超、CT 或 MRI 检查一般可见肝包虫病特征性影像改变。本病病程长,肝区无压痛,血象可见嗜酸性粒细胞增多。

表 7-2　阿米巴性肝脓肿与细菌性肝脓肿的鉴别

	阿米巴肝脓肿	细菌性肝脓肿
病史	有阿米巴肠病史	常继败血症或腹部化脓性疾患后发生
症状	起病较慢、病程长	起病急,毒血症症状显著,如寒战、高热、休克、黄疸
肝脏检查	肿大与压痛较显著,可有局部隆起	肿大不显著,局部压痛亦较轻,一般无局部隆起
	脓肿常为大型、单个,多见于右叶	脓肿以小型、多个为多
	肝穿刺脓量多,大多呈棕褐色,可找到阿米巴滋养体	脓液少,黄白色,细菌培养可获阳性结果

	阿米巴肝脓肿	细菌性肝脓肿
血象	白细胞计数轻、中度增高,细菌培养阴性	白细胞计数,特别是中性粒细胞显著增多,细菌培养可获阳性结果
阿米巴抗体	阳性	阴性
治疗反应	抗阿米巴治疗有效	抗菌治疗有效

治疗

　　抗阿米巴治疗以选用组织内杀阿米巴药为主,辅以肠内杀阿米巴药以达根治(表7-1),治愈率90%以上。无并发症者服药后72 h内肝痛、发热等临床情况明显改善,体温于6～9 d内消退,肝大、压痛、白细胞增多等在治疗后2周左右恢复,脓腔吸收则迟至4个月左右。

　　早期选用有效药物治疗,不少肝脓肿已无穿刺的必要。对恰当的药物治疗5～7 d,临床情况无明显改善,或肝局部隆起显著、压痛明显,有穿破危险者采用B超定位下穿刺引流。穿刺最好于抗阿米巴药物治疗2～4 d后进行。

　　阿米巴肝脓肿一般不需外科手术引流,但出现以下情况时可以考虑外科手术:①抗阿米巴药物治疗及穿刺引流失败者;②脓肿位置特殊,贴近肝门、大血管或位置过深,穿刺易伤及邻近器官者;③脓肿穿破入腹腔或邻近内脏而引流不畅者;④脓肿有继发细菌感染,药物治疗不能控制者;⑤多发性脓肿,使穿刺引流困难或失败者;⑥左叶肝脓肿易向心包穿破,穿刺易污染腹腔,也应考虑手术。

(张文宏)

第二节　疟　疾

　　疟疾(malaria)是疟原虫寄生人体引起的传染病。疟原虫由按蚊叮咬进入人体肝脏发育后,再侵入红细胞发育繁殖。成熟后引起红细胞破裂释放疟原虫,再侵入未感染红细胞,同时释放的代谢产物引起临床规则的间歇性寒战、发热,继之大汗缓解的典型症状。疟疾具有复发的特点。恶性疟虽无远期复发,但可引起脑型疟等凶险发作。

病原学

　　感染人类的疟原虫有4种,分别为间日疟原虫(*Plasmodium vivax*)、卵形疟原虫(*P. ovale*)、三日疟原虫(*P. malariae*)及恶性疟原虫(*P. falciparum*)。

　　疟原虫生活史从按蚊叮人吸血开始。感染性子孢子随蚊虫涎腺分泌物进入血液循环,随血液进入肝脏,在肝细胞中发育为成熟的裂殖体。裂殖体含有大量裂殖子,在受染肝细胞破裂后,裂殖子侵入红细胞,开始了红细胞内的无性繁殖周期。疟原虫在红细胞内经裂殖子、环状体、滋养体,发育为含数个到数十个裂殖子的裂殖体。当红细胞破裂后,释放的裂殖子再侵犯未感染的红细胞,完成新一轮的循环发育。同时释放出的代谢产物,引起典型的临床发作。间日疟及卵形疟红细胞内发育周期为48 h,三日疟原虫为72 h,而恶性疟原虫为

36～48 h,形成各自临床的周期性发作。恶性疟原虫因发育先后不一,故临床发作常无规律。此外,当出现疟疾的重复感染时,亦可出现发作不规则。间日疟及卵形疟原虫的部分子孢子,在肝内发育生长缓慢,经 6～11 个月方能成熟感染红细胞,特称为迟发型裂殖子,以别于上述的速发型裂殖子,并为其远期复发的根源。三日疟及恶性疟无迟发型子孢子,故无复发。疟原虫裂殖子在红细胞内经 3～6 代增殖后,部分可发育为雌性或雄性配子体。在按蚊吸血时被吸入蚊体内,开始其蚊体内的有性繁殖期。雌雄配子体在蚊体胃内形成偶合子,经动合子再发育为囊合子。最终形成含大量感染性子孢子的孢子囊,并移行至蚊涎腺。当蚊虫叮咬吸血时,感染性子孢子又进入血液循环,继续其肝及红细胞内的无性繁殖周期,见图 7-1。

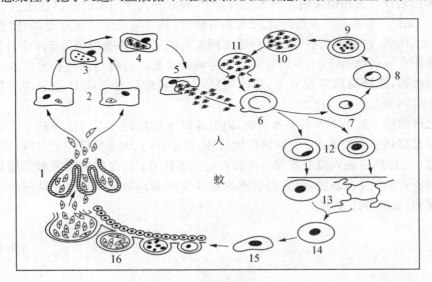

图 7-1 疟原虫生活史示意图

注：1.速发型子孢子；2.迟发型子孢子；3.肝细胞内滋养体；4.肝细胞内裂殖体；5.被寄生的肝细胞破裂、释放出裂殖子；6.裂殖子侵入红细胞；7.红细胞内环状体；8.滋养体；9.裂殖体；10.被寄生的红细胞破裂、释放裂殖子,再侵入其他红细胞；11.红细胞内的雌雄配子体；12.雌雄配子融合；13.合子；14.动合子；15.囊合子；16.囊合子发育成熟,释放子孢子,侵入按蚊涎腺,在按蚊叮咬时再次进入人体

流行病学

(一)传染源

疟疾的传染源为疟疾患者及带疟原虫者。按蚊为疟原虫有性繁殖的宿主,同时亦是疾病传播必需的媒介。

(二)传播途径

疟疾的主要传播途径是由按蚊叮咬吸血时传入感染性子孢子,因此,按蚊的存在是疟疾流行传播的必需条件。中华按蚊是平原区疟疾传播的主要媒介,山区则由微小按蚊传播。丘陵地区的优势媒介为雷氏按蚊嗜人血亚种,在海南岛山林地区的传播媒介为大劣按蚊。极少数病例由输入带疟原虫的血液而发病。

(三)人群易感性

人群对疟疾普遍易感。各种疟疾之间无交叉免疫。但多次重复感染后,发病症状可较轻;而初次进入流行区感染者,症状常较重。

（四）流行特征

疟疾在全世界广泛流行,尤以热带、亚热带最为严重。温带流行主要在夏、秋季节,明显与传播媒介蚊虫的生活条件有关。我国除海南和云南两省为间日疟和恶性疟混合流行外,主要以间日疟流行为主。三日疟及卵形疟则相对少见。随着对外交流的频繁发展,我国内地各省已有不少由境外带入的疟疾发生,特别是由东南亚及非洲输入的恶性疟。

发病机制与病理

从感染性子孢子随蚊虫叮咬入血,在肝细胞内发育繁殖,再侵入红细胞内发育成熟,释放裂殖子及其代谢产物入血产生症状,即为疟疾的潜伏期。释放的代谢产物及细胞因子,引起临床寒战、高热,继之大汗的典型症状。释放的裂殖子部分为机体单核-巨噬细胞系统吞噬消灭,部分侵入未感染的红细胞发育繁殖,形成新一轮的间歇性发作。反复发作后机体可获得一定的免疫力,但并不完善,可成为没有症状但有少量原虫血症的带疟原虫者,或再感染时症状较轻。

疟疾的发病及临床症状主要决定于原虫血症的数量。恶性疟原虫可侵犯任何年龄的红细胞,可使红细胞 10^{12}/L(10^6 个/mm³)受染,约为 1/5 的外周血红细胞,产生巨量疟原虫血症,其临床症状亦较重。恶性疟原虫在红细胞内大量繁殖,受染红细胞体积增大并成为球形,易于粘连聚集,堵塞组织器官微血管。这种微血管病变是恶性疟引起脑、肾、肺等器官病变的病理基础。特别是脑型疟疾的发作,常危及患者生命。间日疟及卵形疟原虫多侵犯年幼的红细胞,限制了其原虫血症的数量,一般约≤$25×10^9$/L(25 000 个红细胞/mm³)受染。而三日疟原虫仅感染衰老的红细胞,原虫血症≤$10×10^9$/L(10 000 个红细胞/mm³),因而症状最轻。

疟原虫在生活史各阶段形成的形态多样性,以及在其繁殖周期中产生巨大数量的子代,使之难于被机体的免疫反应所清除,同时亦对疟疾的免疫预防带来较大的困难。

临床表现

（一）潜伏期

间日疟及卵形疟为 13~15 d,三日疟为 24~30 d,恶性疟为 7~12 d。输血疟疾的潜伏期较短,一般在输血后 7~10 d 发病。

（二）典型的疟疾发作

疟疾的典型症状为突发的寒战、高热,体温可达 40℃以上,一般持续 2~4 h,伴有全身酸痛乏力,但神志清楚,无明显中毒症状。随体温骤降而全身大汗,自觉缓解进入间歇期。间日疟及卵形疟间歇期为 48 h,三日疟为 72 h,出现周期性的相同症状发作。恶性疟发作无规律。在疟疾发作之初或有反复感染情况下,亦可表现发作无规律。疟疾的典型发作,常对临床诊断提供重要帮助。反复的发作后,可出现不同程度的贫血及脾大。

（三）疟疾发作的严重类型

脑型疟发作主要见于恶性疟,亦偶见于重度感染的间日疟。由于大量受染的红细胞粘集堵塞脑部微血管,患者出现头痛、呕吐及不同程度的意识障碍。如未获及时诊治,病情可

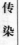

迅速发展,最终死于呼吸衰竭。脑型疟时常伴发低血糖,应及时纠正以免加重病情。恶性疟的高原虫血症造成微血管堵塞,加之红细胞破坏对肾脏的损害,可引起肾衰竭。特别是这种溶血可由部分抗疟药诱发或加重,如伯氨喹对有红细胞 6-磷酸葡萄糖脱氢酶缺乏的患者,应特别注意避免用药诱发溶血。

实验室检查

疟疾的诊断有赖于各型疟原虫的检出。一般采用厚或薄血片,吉姆萨染色后直接镜检,查出红内期各型疟原虫可获得诊断。厚血片因用血量大,可增加检出阳性率。但因采用溶血后检查,无法确定原虫与红细胞的关系,并需有相当的经验。通过对疟原虫特征的识别,还可确定疟疾的种类。骨髓涂片的阳性率明显高于外周血。涂片镜检除需要一定的经验外,耐心认真查找亦是成功的重要因素。

疟疾的其他实验诊断方法包括吖啶橙荧光染色法,此法将疟原虫染为橙红色,易于在荧光显微镜下扫描查出,具有快速诊断的特点。型特异的 DNA 探针杂交法具有较高的敏感性,可查到微量疟原虫血症。现已改进为 PCR 法,进一步提高了诊断的敏感性。实验室的快速诊断,不仅有利于患者的及时正确治疗,而且可有效防止疟疾的传播。

诊断与鉴别诊断

疟疾的典型临床发作,特别在出现规律性发作时,对诊断有很高的特异性。但在不规则发作的病例,诊断常有一定难度。重视患者流行病学历史,对诊断有较大帮助。特别是对去过流行区再返回非流行区的病例,常因忽视流行病学史而延误诊断。诊断的延误又常造成凶险型疟疾的发生。脑型疟常在疟疾发作数日后出现神志不清、抽搐,甚至昏迷。疟疾反复发作造成的红细胞集聚溶解破坏,引起肾微血管病变,临床出现寒战、腰痛、酱油色尿等急性溶血尿毒综合征表现。对凶险型疟疾的及时诊断,将直接关系到患者的预后。

疟疾的确诊仍靠血及骨髓涂片查见疟原虫。对反复查血涂片阴性,而临床表现酷似疟疾者,可给予有效的抗疟药进行诊断性治疗。一般在用药 24～48 h 后控制发热并不再发作,可作出疟疾的临床诊断。

疟疾应与临床发热性疾病相鉴别。重要的疾病有败血症、钩端螺旋体病、黑热病,亦常与胆道感染、尿道感染等相混淆。除注重流行病学史外,疟原虫的查找是鉴别的关键。脑型疟应与乙型脑炎、中毒型菌痢相鉴别,而溶血造成的急性肾功能损害,则应排除与药物引起的溶血、肾综合征出血热等疾病。

治 疗

(一) 对氯喹敏感的疟疾发作治疗

绝大多数间日疟仍对氯喹敏感,而多数的恶性疟已对氯喹产生耐药。

1. 氯喹(chloroquine) 标准化抗疟治疗用磷酸氯喹 1 g(含基质 0.6 g)口服,6 h 后再服 0.5 g(基质 0.3 g),于第 2、3 天再服磷酸氯喹 0.5 g,总量为 2.5 g。

2. 伯氨喹(primaquine) 磷酸伯氨喹 39.6 mg(基质 22.5 mg),紧接着抗发作药氯喹后服用,1 次/d,连服 8 d。能杀灭肝内迟发型裂殖子,控制间子疟卵形疟复发。为杀灭恶性疟配子体防止其传播,则每天服用相同剂量 2～4 d。

（二）耐氯喹疟疾发作的治疗

1. 甲氟喹（mefloquine） 本药为长效制剂，半减期长达 14 d，故仅需 1 次顿服 750 mg。甲氟喹对红内期疟原虫有较强杀灭作用。由于广泛用于耐氯喹的恶性疟治疗，现已出现明显的耐药株，限制其继续应用。

2. 磷酸咯萘啶（pyronaridine phosphate） 为我国 20 世纪 70 年代研制的抗疟药，能有效杀灭红内期疟原虫，特别在现场用于耐氯喹的疟疾治疗取得满意的疗效。用法为第 1 天 0.4 g，分 2 次口服；第 2、3 天各再顿服 0.4 g，总量 1.2 g。

3. 青蒿素（artemisinine）衍生物 双氢青蒿素片 1 g 顿服，第 2、3 天各再服 0.5 g。或蒿甲醚针剂，首剂 300 mg 肌内注射，第 2、3 天再各肌内注射 150 mg。亦可用青蒿琥酯 100 mg 顿服，第 2～5 天 100 mg/d，分 2 次服，总量 600 mg。青蒿制剂为我国研制的抗疟新药，目前已在全世界疟疾流行区，特别是耐氯喹的恶性疟流行区，被推荐为首选的联合治疗方案的基本药物。

（三）凶险型疟疾发作的治疗

由于凶险型疟疾主要由恶性疟引起，且大多对氯喹耐药，故治疗上应静脉给予抗耐氯喹疟原虫的药物，同时注重对症治疗。

1. 抗疟药物的选择 青蒿琥酯为首选的治疗药物。用青蒿琥酯 600 mg 加入 5％碳酸氢钠 0.6 ml，摇动 2 min 左右以完全溶解，再加 5％葡萄糖水 5.4 ml，最终配成青蒿琥酯 10 mg/ml。按 1.2 mg/kg 计算每次用量。首剂缓慢静脉注射后，于 4 h、24 h、48 h 可各再注射 1 次，至患者神志清醒后可改为口服 100 mg/d 治疗。亦可用磷酸咯萘啶，按 3～6 mg/kg 计算用量，用生理盐水或等渗糖水 250～500 ml 稀释后静脉滴注，视病情可重复使用。奎宁亦可用于耐氯喹的恶性疟治疗。用二盐酸奎宁 500 mg 置等渗糖水中缓慢静脉滴注，于 4 h 内滴完，12 h 后视病情可重复应用或改为口服抗疟治疗。

2. 对症治疗 凶险型疟疾发作常危及患者生命，对症治疗具有重要的作用。脑型疟常出现脑水肿及昏迷，应及时积极给予脱水及改善颅内循环的治疗。静脉给予右旋糖酐 40，对疏通颅内微循环有一定帮助。监测血糖并及时发现和纠正低血糖，注意头部降温，充分给氧均十分重要。肾上腺皮质激素的应用尚存在争议，多数认为其疗效不确切，仅短程用于临床出现超高热的患者。

预 防

（一）控制传播媒介及切断传播途径

在疟疾流行区清除按蚊孳生场所及广泛使用杀虫药物是预防疟疾流行的基本方法。由于自然环境的广大和复杂，加之媒介昆虫对杀虫剂已产生较广泛的耐药性，使控制传播媒介的措施难于达到预期的效果。在流行区广泛重视提倡使用蚊帐，尤其是应用杀虫剂浸泡的蚊帐及衣物，防止被蚊虫叮咬以切断传播途径的方法较为有效和切实可行。新近加速了新型杀虫剂的研制，以推动这一措施的实行。

（二）化学预防

化学预防包括治疗带疟原虫者及进入疟区的健康人预防服药。在流行区对 1～2 年内有疟疾史的人，进行流行高峰集体抗复发治疗。常用乙胺嘧啶 2 片（基质 50 mg），连服 2 d；继服伯氨喹 2 片(基质 15 mg)连服 8 d,可清除疟原虫,减少传染源。在非耐氯喹疟疾流行区,外来人员预防可口服氯喹 0.5 g(基质 0.3 g),每周 1 次。耐氯喹疟疾流行区可口服甲氟喹 0.25 g,每周 1 次。亦可用乙胺嘧啶 25 mg,每周 1 次;或多西环素 200 mg,每周 1 次。

(三) 疫苗预防

由于疟原虫形态的多样性及抗原复杂性,使疟疾疫苗的研制迄今尚无明显突破。虽然疟疾疫苗是控制疟疾流行最有希望的方法,但尚无临床可用的疟疾疫苗。

(雷秉钧)

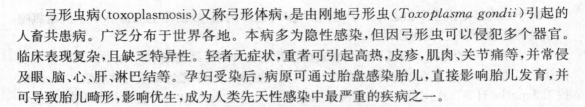

第三节　弓形虫病

弓形虫病(toxoplasmosis)又称弓形体病,是由刚地弓形虫(*Toxoplasma gondii*)引起的人畜共患病。广泛分布于世界各地。本病多为隐性感染,但因弓形虫可以侵犯多个器官。临床表现复杂,且缺乏特异性。轻者无症状,重者可引起高热,皮疹,肌肉、关节痛等,并常侵及眼、脑、心、肝、淋巴结等。孕妇受染后,病原可通过胎盘感染胎儿,直接影响胎儿发育,并可导致胎儿畸形,影响优生,成为人类先天性感染中最严重的疾病之一。

病原学

弓形虫属顶端复合物亚门、孢子纲、真球虫目,属细胞内寄生性原虫。弓形虫的发育过程中出现 5 种形态:滋养体(速殖子)、包囊(可长期存活于组织内,破裂后释出缓殖子)、裂殖体、配子体和卵囊。前 3 期为无性生殖,后 2 期为有性生殖。弓形虫生活史的完成需双宿主:在终宿主(猫和猫科动物)体内,上述 5 种形态俱存;在中间宿主(人和猫科动物以外的哺乳类动物及鸟类)体内则仅有无性生殖。卵囊由猫粪排出,被猫吞食后,在其肠中,囊内子孢子释出,侵入回肠末端黏膜上皮细胞进行裂体增殖,最后细胞破裂,裂殖子逸出,继续侵入其他细胞进行裂体增殖;部分则发育为雌雄配子体,进行配子增殖,形成卵囊,落入肠腔,随粪便排出。在适宜条件下,发育成感染期卵囊。此时如被中间宿主吞食,进入小肠后,子孢子穿过肠壁,随血液和淋巴循环播散到全身各组织细胞内以纵二分裂法进行增殖。在细胞内可形成多个虫体的集合体,称假包囊。囊内的个体即滋养体或速殖子。宿主细胞破裂后,滋养体逸出再侵犯其他组织细胞,如此反复增殖。当宿主产生免疫力后,原虫增殖减慢,其外有囊壁形成,称为包囊。囊内原虫称为缓殖子,包囊在中间宿主体内可长期存在,呈隐性感染状态。

流行病学

(一) 传染源

几乎所有哺乳类动物和一些禽类均可作为储存宿主,但以猫最为重要。猫及猫科动物是弓形虫的终末宿主,其粪便中含有大量卵囊,对本病的传播具有重要意义。急性期患者的尿、粪、唾液和痰内虽可有弓形虫，但因其在外界不能久存，故除孕妇可经胎盘传染给胎儿外，患者作为传染源的意义甚小。

（二）传播途径

1. 先天性弓形虫病 系通过胎盘传播，孕妇在妊娠期初次感染后，无论为显性或隐性，均可传给胎儿。孕期前 3 个月内胎儿受染率较低，但感染后可导致严重的先天性弓形虫病；孕期后 3 个月的感染常无临床症状，不过胎儿受染率较高，可达 65％左右。

2. 后天获得性弓形虫病 主要经口感染，进食被猫粪中感染性卵囊污染的食物和水，或未煮熟的含包囊和假包囊的肉类等，偶尔也可经输血和器官移植传播。猫、狗等的痰和唾液中都可有弓形虫，故手、脸被舔也可受感染。此外，在实验室中弓形虫可经黏膜及损伤的皮肤而侵入人体。

（三）人群易感性

人群普遍易感，饲养员、屠宰场工作人员以及医务人员等较易感染。胎儿和幼儿对弓形虫的易感性比成人高。免疫功能低下者如接受免疫抑制剂治疗、肿瘤、器官移植和 AIDS 患者等易感染本病，且多呈显性感染，可引起中枢神经系统和全身播散性感染。

（四）流行特征

本病分布遍及全球，以温暖潮湿的地区最常见。动物和人的感染较普遍，但多为隐性感染或原虫携带者。根据血清流行病学调查，我国弓形虫人体感染的阳性率为 0.33％～38.6％，平均感染率为 4％～9％。在家畜中以猫的阳性率为最高（15％～73％），其次为猪、狗等。

发病机制与病理

弓形虫不同于其他细胞内寄生病原体，几乎可感染各种类型细胞。弓形虫主要经消化道侵入人体：病原体侵入人体后，子孢子或滋养体侵入黏膜细胞并在其中繁殖，引起肠黏膜细胞破裂，滋养体经血流或淋巴扩散，经血行散布全身，在宿主细胞内繁殖引起细胞死亡。病原体从细胞逸出，再侵犯新的细胞，如此反复不已，引起局部组织细胞坏死，形成坏死病灶和以单核细胞浸润为主的急性炎症反应。

急性感染的后果取决于宿主的免疫状态，如患者免疫功能良好，感染后很快产生特异性体液免疫和细胞免疫反应，迅速产生的特异性免疫清除弓形虫形成隐性感染。原虫亦可在体内形成包囊，其周围多无明显炎症反应。如患者有免疫缺陷或免疫受损，如 AIDS 患者、肿瘤化疗患者、器官移植患者等，则感染持续，并可引起致命的全身播散性损害。包囊内原虫可长期存在，一旦宿主免疫功能降低，包囊内缓殖子释出而引起症状复发。弓形虫可作为抗原引起变态反应，形成肉芽肿样炎症。此外，弓形虫所致的局部灶性损害，尚可引起严重继发性病变，如小血管内血栓形成、局部组织梗死，周围有出血和炎症细胞包绕，久而形成空腔或发生钙化。

弓形虫病变可见于人体任何器官，常见部位有淋巴结、眼、脑、心、肺、肝和肌肉，其中以淋巴结、眼和脑的病变最具特征性。

临床表现

一般分为先天性和后天获得性两类，均以隐性感染为主，临床常无特殊表现。临床症状多由新近急性感染或潜在病灶活化所致。

（一）先天性弓形虫病

多由孕妇于妊娠期感染急性弓形虫病（常无症状）所致。孕妇感染有无症状与胎儿感染的危险性并无关系，临床表现不一。在妊娠期可表现为早产、流产或死产。出生后，可出现各种先天性畸形，包括小脑畸形、脑积水、脊椎裂、无眼、小眼、腭裂等；也可表现为经典的四联症，即脉络膜视网膜炎、大脑发育不良所致精神运动障碍、脑钙化灶和脑积水。脑部病变除脉络膜视网膜炎外，还可表现为眼肌麻痹、虹膜睫状体炎、白内障、视神经炎、视神经萎缩和眼组织缺损等。先天性弓形虫病还可有发热，多形性皮疹，肺炎，肝、脾大，黄疸和消化道症状等临床表现。

（二）获得性弓形虫病

较先天性弓形虫病的表现更为复杂。病情的严重性与机体的免疫功能是否健全有关。

1. 免疫功能正常者的获得性弓形虫病 大多数患者无症状，仅 10％～20％的患者出现症状。主要临床表现有发热、全身不适、夜间出汗、肌肉疼痛、咽痛、皮疹、肝和脾大、全身淋巴结肿大等；淋巴结肿大较为突出，除浅表淋巴结肿大外，纵隔、肠系膜、腹膜后等深部淋巴结也可肿大，腹腔内淋巴结肿大时可伴有腹痛。临床表现可疑似传染性单核细胞增多症或巨细胞病毒感染。肿大的淋巴结质硬，可伴有压痛但不化脓。症状和体征一般持续 1～3 周消失，少数病程可达 1 年。个别患者可出现持续性高热、单侧视网膜脉络膜炎、一过性肺炎、胸腔积液、肝炎、心包炎、心肌炎、格林-巴利综合征、颅内占位病变和脑膜脑炎等。

2. 免疫功能缺陷患者的获得性弓形虫病 先天性和获得性免疫功能缺陷患者感染弓形虫的危险性极大，特别是潜在性感染的复发。在这种情况下获得性弓形虫病的淋巴结病变不明显，可能出现广泛播散和迅速发生的致命性感染，表现为高热，肺炎，皮疹，肝、脾大，心肌炎，肌炎，睾丸炎，甚至引起脑弓形虫病。典型的脑弓形虫病以亚急性方式起病，有头痛、偏瘫、癫痫发作、视力障碍、神志不清，甚至昏迷，发热与脑膜刺激征较少见。脑脊液改变不显著，仅可见少数红细胞、单核细胞轻度增多，蛋白稍增高，糖可完全正常，偶有降低。

脑 CT 和 MRI 检查可显示脑炎改变，也可呈现单个和多个对比度增强的占位性病灶，直径＜2 cm，最常累及的部位为脑干、垂体、基底节以及皮髓质连接区。

部分 AIDS 患者可仅发生弓形虫肺炎而无肺外累及，预后较差，经治疗后死亡率可达35％。临床表现与卡氏肺孢菌病相似。

（三）眼弓形虫病

眼弓形虫病多数为先天性，后天所见者可能为先天潜在病灶活化所致。在欧美国家，弓形虫病是 AIDS 以及其他免疫缺陷患者的重要并发症，眼弓形虫病已成为脉络膜炎的重要原因之一。特征性损伤为眼底局灶性坏死性视网膜炎，常见症状为视力模糊、盲点、怕光、疼痛、溢泪、中心性视力缺失等。炎症消退后，视力改善，但一般不能完全恢复，可有玻璃体混浊。

实验室检查

（一）病原检查

1. 直接镜检 患者血液、骨髓或脑脊液、胸腔积液、腹水、痰液、眼房水等沉淀涂片，淋巴结活组织检查印片或组织切片,做瑞氏或姬氏染色镜检,找到滋养体可确诊为急性弓形虫病,但阳性率不高。如发现大量典型的包囊,则提示近期感染,尚不能确诊为弓形虫病。

2. 动物接种或组织培养 将待检体液或组织悬液接种于小鼠腹腔内,小鼠可产生感染,腹水中可以查到病原体。第 1 代接种阴性,应盲传至少 3 代,每 2 周 1 次。组织(猴肾或猪肾细胞)培养可分离和鉴定弓形虫。

3. 分子生物学检测技术 应用³²P 标记含弓形虫特异性 DNA 序列的探针,与患者血白细胞或组织 DNA 进行分子杂交,显示特异性杂交条带或斑点为阳性反应。此外,通过设计弓形虫特异性 DNA 保守区序列的引物,以 PCR 诊断本病,亦具敏感、快速的优点。特别是宜用 PCR 检测脑脊液和羊水中弓形虫 DNA,分别对脑弓形虫病和先天性弓形虫病的诊断有较大意义,但需要严格控制假阳性。

(二)免疫学检查

1. 检测抗体 所用抗原主要有速殖子可溶性抗原(胞质抗原)和胞膜抗原。由于弓形虫在人体细胞内可长期存在,检测抗体一般难以区别现症感染或以往感染,可根据抗体效价的高低及其动态变化判断。常用的检测方法如下。

(1)弓形虫染色试验(Sabin - Feldman dye test,DT):被视为检测 IgG 抗体的金标准,发病后 10~14 d 开始阳性,6~8 周达高峰,可持续数周至数年。1:16 提示隐性感染,1:256以上提示为活动性感染,1:1 024 为急性感染。

(2)间接荧光抗体试验(IFAT):检测 IgM 和 IgG 抗体。与 DT 一致性很强。

(3)间接血凝试验(IHA):所检测的抗体出现于感染后 1 个月左右,持续达数年,其结果重复性较差。

(4)ELISA:可检测特异性 IgM、IgG,也可用于抗原鉴定。近年来在 ELISA 的基础上衍生了多种新的测定方法,如 SPA - ELISA,辣根过氧化物酶标记 SPA 取代酶标第 2 抗体进行 ELISA 检测(SPA - ELISA);亲和素-生物素(ABC)- ELISA;凝胶扩散(DIC)- ELISA;斑点(DOT)- ELISA 以及单克隆抗体(McAb)- ELISA 等更灵敏、更特异的方法。

(5)放射免疫试验(RIA):具有高度敏感性和特异性。

2. 检测抗原 用免疫学方法检测宿主细胞内的病原(速殖子或包囊)、血清及体液中的代谢或裂解产物(循环抗原)是早期诊断和确诊的可靠方法,国内外学者建立了 McAb - ELISA 以及 McAb 与多克隆抗体的夹心型 ELISA 检测急性患者的循环抗原,其敏感度为检出血清中 0.4 μg/ml 的抗原。对于感染弓形虫的免疫缺陷患者,血清学试验检测抗体往往呈阴性结果,此时检测弓形虫抗原尤为重要。

(三)皮内试验

以受染小鼠腹腔液或鸡胚液作抗原,本试验不能诊断急性感染,仅可用作流行病学调查。

诊断与鉴别诊断

本病的临床表现复杂,确诊有赖于实验室检查。先天性弓形虫病应与 TORCH 综合征(风疹、巨细胞病毒感染、单纯疱疹和弓形虫病)中的其他疾病相鉴别。此外,尚需与梅毒、产单核细胞李斯特菌或其他细菌性和感染性脑病、传染性单核细胞增多症、淋巴结核等鉴别,

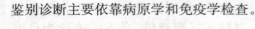

鉴别诊断主要依靠病原学和免疫学检查。

预 后

取决于宿主的免疫状况和受累器官。严重先天性感染预后多较差。后天获得性感染若能及时治疗预后良好，但如伴有免疫缺陷（如 AIDS、恶性肿瘤、器官移植等），弓形虫病易呈全身播散性，预后亦差。弓形虫眼病常反复发作。

治 疗

（一）病原治疗

用于治疗本病的药物多数对滋养体有较强的活性，对包囊除阿奇霉素等可能有一定作用外，余均无疗效。

1. 乙胺嘧啶和磺胺嘧啶　两者联合对弓形虫速殖子有协同作用。前者的成人剂量为第 1 天 200 mg，2 次分服，继以 1 mg/(kg·d)（50 mg 为限）；幼儿 2 mg/(kg·d)，新生儿可隔 3～4 d 服药 1 次。同时合用亚叶酸 10～20 mg/d，以减少剂量依赖性骨髓抑制作用。孕妇患者忌用乙胺嘧啶。磺胺嘧啶的成人剂量为 4～6 g/d，婴儿 100～150 mg/(kg·d)，分 4 次服用。疗程：免疫功能正常的急性感染者为 1 个月，免疫功能缺陷者宜适当延长，伴 AIDS 的患者宜给予维持量长期服用。SMZ - TMP 可取代磺胺嘧啶。

2. 螺旋霉素　成人 2～3 g/d，儿童 50～100 mg/(kg·d)，4 次分服，适用于孕妇和眼部弓形虫病患者。如病变涉及视网膜斑和视神经乳头时，可短程加用肾上腺皮质激素。

3. 克林霉素　成人 0.75～1.2 g/d，儿童 10～25 mg/(kg·d)，分 3～4 次服用。本药口服或注射均吸收完全，并迅速分布至全身组织与体液。在眼组织可达有效抗弓形虫浓度，尤适用于眼弓形虫病。肝、肾功能不全时慎用。克林霉素尚可与乙胺嘧啶合用。

4. 其他　阿奇霉素首剂 500 mg，第 2～5 天各 250 mg，共 1 000 mg 为一疗程。克拉霉素、氨苯砜、罗红霉素等与乙胺嘧啶联合曾试用于 AIDS 伴弓形虫脑炎患者，取得一定疗效。此外，克拉霉素加磺胺嘧啶或米诺环素以及喷他脒等对实验动物感染有满意疗效，对人体感染的作用尚有待确定。

（二）支持治疗

可给予重组 IFN - γ 或 IL - 2 等。对眼弓形虫病和弓形虫脑炎可用糖皮质激素防治组织水肿。

预 防

控制病猫。妊娠初期感染者应做人工流产，中、后期感染者应予治疗。献血员及器官移植供者中血清抗体阳性者不宜采用。加强卫生宣教。勿与猫、狗等密切接触，防止其粪污染食物、饮用水和饲料。不吃生乳或半生不熟的肉类和生蛋等。免疫预防尚在研究阶段。

（卢　清）

第四节 日本血吸虫病

血吸虫病(schistosomiasis)是由血吸虫寄生于人体静脉系统所引起的寄生虫病。寄生人体的血吸虫主要有日本血吸虫(*Schistosoma japonicum*)、曼氏血吸虫(*S. mansoni*)和埃及血吸虫(*S. haematobium*)、间插血吸虫(*S. intercalatum*)、湄公血吸虫(*S. mekongi*)和马来血吸虫(*S. malayensis*),其中以日本血吸虫、曼氏血吸虫和埃及血吸虫引起的血吸虫病流行范围最广,危害最大。我国流行的是日本血吸虫病。

日本血吸虫病的主要病变是虫卵沉积于肠道或肝脏等组织而引起的虫卵肉芽肿。急性期有发热、肝大与压痛、腹痛、腹泻、便血等,血嗜酸性粒细胞显著增多;慢性期以肝、脾大或慢性腹泻为主要表现;晚期表现主要与肝脏门静脉周围纤维化有关,临床上有巨脾、腹水等。

病原学

日本血吸虫主要寄生于肠系膜下静脉内。雌雄异体,雄虫较粗短,其腹吸盘后体两侧向腹面卷折,形成一沟槽(抱雌沟),雌虫即居留其中。虫体逆血流移行至肠黏膜下层静脉末梢中交配产卵。一条成熟雌虫可产卵 1 000~3 000 个/d。随粪便排出的虫卵入水后,在适宜温度(25~30℃)下孵出毛蚴,侵入中间宿主钉螺,在螺体内经母胞蚴和子胞蚴 2 代发育,7 周后即不断有尾蚴逸出。尾蚴在水面浮游,人、畜接触疫水时,尾蚴从皮肤(或黏膜)侵入宿主皮肤后,脱去尾部形成童虫。童虫随血流经肺静脉入左心室至主动脉,随体循环经肠系膜动脉,终而进入门静脉分支中寄生,发育至 15~16 d,雌雄童虫开始合抱、移行至肠系膜下静脉发育成熟,交配产卵。

日本血吸虫在自然界有广泛的动物贮存宿主,如牛、猪、羊、马等,以及各种野生动物,如鼠等,均可成为它的终宿主。

流行病学

日本血吸虫首先在日本山梨县发现。除我国外,菲律宾、印度尼西亚、马来西亚、泰国也有本病流行。日本血吸虫病在我国流行历史悠久,我国长江流域在 2 000 余年前已有日本血吸虫病流行。新中国成立初期,我国长江流域及其以南的江苏、浙江、安徽、江西、湖南、湖北、广东、广西、福建、四川、云南和上海等 12 个省、市、自治区共 373 个县(市)流行,钉螺面积达 148 亿 m²,12 个省、自治区累计查出患者 1 200 多万。经过半个多世纪的有效防治,我国钉螺面积大幅减少,感染血吸虫病的人口占疫区人口的比例从新中国成立初的 80%下降至不到 7%。但近年来,由于洪水不断,残存的钉螺迅速繁殖,且防疫体制不完善,血吸虫病有卷土重来之势。

(一)传染源

本病的传染源为患者和保虫宿主。在水网地区,主要传染源为患者。在湖沼地区,除患者外,耕牛与猪亦为重要传染源。在山丘地区,野生动物如鼠类也可作为传染源。

(二)传播途径

含有虫卵的粪便入水、钉螺的存在和接触疫水是本病传播的 3 个重要环节。粪便污染水源方式有河边洗刷马桶和稻田采用新粪施肥等,病牛随地大便亦可污染水源。钉螺是日本血吸虫的唯一中间宿主,故仅有钉螺存在处,才有日本血吸虫病流行。居民因生产或生活接触疫水而感染。饮用生水,尾蚴亦可从口腔黏膜侵入。

（三）人群易感性

人对血吸虫普遍易感。5 岁以下儿童感染率低,感染率随年龄增长而增高,但以 15～30 岁青壮年感染率最高。夏、秋季感染者最多。儿童及非流行区人群一旦遭大量尾蚴感染,易发生急性血吸虫病。有时为集体感染而先后发病,呈暴发流行。

（四）流行类型

根据地理环境、钉螺分布和流行病学特点,分为以下 3 种类型。

1. 水网型 主要分布于长江三角洲平原,包括上海市郊各县和江浙附近地区。钉螺沿河沟呈网状分布,居民大多因生产或生活接触疫水而感染。

2. 湖沼型 流行最为严重,分布于长江中下游两岸及其邻近湖泊地区,包括湖北、湖南、江西、安徽、江苏等省。有螺洲滩冬陆夏水,种植芦苇,有利于钉螺孳生,钉螺呈大片状分布。居民常因防洪抢险、打湖草、捕鱼摸蟹、游泳等感染,易引起急性血吸虫病。此外,耕牛在湖沼地区放牧常易被感染而成为本病重要传染源。

3. 山丘型 钉螺沿山区水系自上而下呈线状分布。地广人稀,患者较少而分散。高原平坝地区主要传染源为居民,而高原峡谷区家畜,特别是耕牛为主要传染源。

发病机制与病理

（一）发病机制

血吸虫感染的全过程中,在来自各发育阶段如尾蚴、童虫、成虫和虫卵抗原刺激下,宿主发生一系列免疫应答并诱发相应的病理变化。

1. 尾蚴皮炎 尾蚴钻进皮肤后数小时至 2～3 d 内,侵入部位真皮内,毛细血管扩张充血,伴出血、水肿及中性粒细胞与嗜酸性粒细胞浸润,局部皮肤出现红色小丘疹,称为"尾蚴皮炎",可能系通过 IgE 肥大细胞释放组胺机制所致。

2. 童虫所致病变 在移行过程中,童虫可穿透毛细血管壁,造成肺部及其他组织的一过性浸润,从而引起咳嗽、痰中带血等。这种血管炎症性病变与童虫毒素、代谢产物或死后所分解的蛋白引起变态反应有关。

3. 成虫所致病变 成虫可引起寄居部位的血管损害,如静脉炎和静脉周围炎,但病变多轻微。

4. 虫卵肉芽肿 虫卵所引起的虫卵肉芽肿是本病的基本病理变化。沉积于组织内的虫卵,其可溶性抗原成分（SEA）通过卵壳上的超微孔渗透到周围组织内,致敏 T 细胞促使其分泌各种淋巴因子,吸引巨噬细胞、单核细胞和嗜酸性粒细胞等聚集于虫卵周围,形成虫卵肉芽肿。急性期肉芽肿易液化而出现脓肿样损害,故又称为嗜酸性脓肿。在肉芽肿周围,常可见嗜酸性辐射状棒状物（Hoeplli 现象）,此系抗原、抗体形成的免疫复合物。随着病程演化,包绕虫卵周围的细胞逐渐转变为类上皮细胞、异物巨细胞和淋巴细胞,类似结核结节,因此又将此时期的虫卵肉芽肿称为假结核结节。最后,类上皮细胞转变为成纤维细胞,合成胶原纤维,以致结节纤维化。

（二）病理

日本血吸虫寄居于门静脉系统内,故受累脏器以结肠和肝脏为主。

1. 肠 病变多限于肠系膜下静脉和痔上静脉分布范围的结肠,尤以乙状结肠和直肠最为显著。虫卵沉积于肠壁的黏膜和黏膜下层,但主要在黏膜下层。由于反复感染和成虫不断产卵,肠壁反复发生急性炎症改变和纤维化,导致肠壁增厚变硬,黏膜粗糙不平,部分黏膜萎缩,部分黏膜增殖并形成息肉。在慢性病变中间杂以溃疡等急性期病理改变。在慢性溃疡、纤维增厚、息肉形成基础上,有发生癌变的可能。

2. 肝脏病变 虫卵顺血流抵达肝内门静脉分支,沉积于该处并形成急性虫卵结节。肝血窦扩张充血,狄氏腔扩大。汇管区可见以嗜酸性粒细胞为主的细胞浸润。早期肝脏肿大,表面可见虫卵结节;晚期肝脏内门静脉分支管腔阻塞及血管周围与门静脉区纤维组织增生,引起纤维阻塞性病变,导致特征性的血吸虫病性干线型肝纤维化。由于门静脉阻塞发生在肝窦前,而引起肝窦前性门静脉高压症。肝脏体积缩小、表面凹凸不平,尤以左叶为著,肝表面可有较大结节。

3. 脾脏 感染早期,脾窦充血,网状内皮细胞增生,以致脾大,急性血吸虫病尤为显著。晚期,脾脏主要因充血而肿大,脾大显著、质坚,并可引起脾功能亢进。

4. 异位损害 主要是由于重度感染时大量虫卵泛滥,逸出门静脉系统以外,沉积于其他组织、脏器而引起,以肺和脑较多见。①肺:最为常见,多见于初次感染的急性血吸虫病患者,肺部病变为间质内粟粒状虫卵肉芽肿伴周围肺泡渗液;②脑:多见于顶叶与颞叶,主要病变为虫卵肉芽肿,分布于大脑灰白质交界处,周围组织可伴有胶质增生和轻度脑水肿;③其他:脊髓、淋巴结、心包、肾脏、生殖系统等偶可有虫卵沉着,炎症反应多不显著。

临床表现

（一）急性血吸虫病

多发生于夏、秋季,男性青壮年与儿童居多。患者常因游泳、捕鱼摸蟹、打湖草、防汛等大面积接触疫水而感染。多见于初次感染者,但慢性患者大量感染后亦可得急性感染。平均潜伏期为 40 d 左右,其间可出现疫水接触处皮肤发痒、红色小丘疹、咳嗽、胸痛等尾蚴皮炎和童虫移行损伤。起病多急,有发热等全身症状。

1. 发热 急性期患者都有发热。体温多数在 38～40℃,热型以间歇型为多见,其次为弛张型,无明显毒血症症状。但重度感染者,高热持续不退,可有精神萎靡、意识淡漠等,可出现相对缓脉,易误诊为伤寒。发热期限短者 2 周,重症患者可长达数月,伴贫血、消瘦,多数患者热程在 1 个月左右。

2. 变态反应 以荨麻疹较多见,其他尚有血管神经性水肿、全身淋巴结肿大等。血中嗜酸性粒细胞常显著增多。

3. 腹部症状 半数以上患者在病程中有腹痛、腹泻,每天 2～5 次,粪便稀薄,可带血和黏液,部分患者可有便秘。重型患者由于虫卵在结肠浆膜层和肠系膜大量沉积,可引起腹膜刺激征,腹部饱满、有柔韧感和压痛,似结核性腹膜炎。

4. 肝、脾大 90% 以上患者有肝脏肿大,伴不同程度压痛,尤以左叶为著。黄疸少见。约半数患者有轻度脾大。

5. 肺部表现　大多轻微,仅有轻度咳嗽、痰少。体征不明显,可有少许干、湿啰音。X 线胸部检查可见肺纹理增加,散在性点状、粟粒样浸润阴影,边缘模糊,以中下肺部为多。一般于 3~6 个月内逐渐吸收消散。

6. 肾脏损害　少数患者有蛋白尿,管型和细胞则不多见。

(二) 慢性血吸虫病

流行区居民自幼与河水接触,小量反复感染后绝大多数表现为慢性血吸虫病。急性期患者不经治疗或治疗不彻底亦可演变为慢性甚或发展为晚期血吸虫病。

1. 无症状患者　无任何症状或体征,常于粪便普查或因其他疾病就医时发现。

2. 有症状者　以腹泻、腹痛为多见,每天 1~2 次,便稀,偶带血,重者有脓血便,伴里急后重。常有肝、脾大,早期以肝肿大为主,尤以左叶为主。随着病情进展,脾渐增大,一般在肋下 2~3 cm。随病变进展,有乏力、消瘦、劳动力减退,进而发展为肝纤维化。

(三) 晚期血吸虫病

系患者长期反复感染未经有效病原治疗发展而致,临床表现主要与肝脏和肠壁纤维化有关。根据其主要临床表现,晚期血吸虫病可分为巨脾型、腹水型、结肠增殖型和侏儒型。

1. 巨脾型　患者常主诉左上腹逐渐增大的块物,伴重坠感;脾大过脐平线,或其横径超过脐平线,质地坚硬、表面光滑,内缘常可扪及明显切迹。脾大程度与门脉高压程度并不一致,胃底、食管下端静脉曲张的发生率及严重程度和脾大程度亦不一定呈正比关系。

2. 腹水型　患者诉腹胀,腹部膨隆。腹水是门静脉高压,肝功能失代偿和水、钠代谢紊乱等诸多因素引起。腹水随病情发展逐渐形成,亦可因并发感染、严重腹泻、上消化道出血、劳累及手术等而诱发。

3. 结肠增殖型　除有慢性和晚期血吸虫病的其他表现外,肠道症状较为突出。左下腹可扪及痞块或痉挛性条索状物。结肠镜检见黏膜增厚、粗糙,息肉形成或肠腔狭窄。本型有并发结肠癌可能。

4. 侏儒型　儿童期反复感染血吸虫后,内分泌腺可出现不同程度萎缩和功能减退,以性腺和垂体功能不全最为明显。此型现已很少见。

(四) 异位损害

1. 肺型血吸虫病　多见于急性患者。在肺部虫卵沉积部位,有间质性病变、灶性血管炎和血管周围炎。呼吸道症状多轻微,常为全身症状所掩盖。

2. 脑型血吸虫病　病变多位于大脑顶叶与枕叶。临床上可分为急性与慢性两型。急性型多见于急性血吸虫病,表现为脑膜脑炎,脑脊液检查正常或蛋白质与白细胞轻度增多。慢性型多见于慢性早期患者,主要症状为局限性癫痫发作,可伴头痛、偏瘫等,无发热。颅脑CT 或 MRI 显示单侧多发性高密度结节阴影或异常信号,数厘米大小,其周围有脑水肿。

并发症

(一) 肝硬化相关并发症

以上消化道出血最常见。晚期患者因并发食管下段或胃底静脉曲张、破裂引起上消化道出血,可反复多次发生。临床上有大量呕血和黑粪,引起出血性休克,出血后可出现腹水或诱发肝性脑病(肝昏迷),但后者较少。此外,并发原发性腹膜炎和革兰阴性杆菌败血症者亦不少见。

（二）肠道并发症

血吸虫病并发阑尾炎者颇为多见，并易引起阑尾穿孔、局限性脓肿或腹膜炎。血吸虫病结肠肉芽肿可并发结肠癌，多为腺癌，恶性程度较低、转移较晚，早期手术预后较好。

（三）合并感染

1. 乙型肝炎　血吸虫病患者，尤其是晚期病例，合并病毒性肝炎者较为常见。晚期病例乙型肝炎感染率明显高于慢性血吸虫病患者和自然人群。此类患者肝功能损害较为严重，临床症状改善较慢，肝功能可长期不正常。

2. 伤寒、副伤寒　伤寒合并血吸虫病时，临床表现特殊：患者长期发热，中毒症状一般不显著，血嗜酸性粒细胞一般不低，单用抗生素治疗效果不显著，需同时治疗血吸虫病才能控制病情。

实验室检查

（一）血象

急性期患者的嗜酸性粒细胞一般为 $20\%\sim40\%$，高者可达 90%，但重症患者反可减少，甚至消失；慢性患者嗜酸性粒细胞常在 20% 之内；晚期患者因有脾功能亢进，白细胞及血小板减少，并有不同程度的贫血，嗜酸性粒细胞增多不明显。

（二）肝功能试验

急性期患者血清 ALT 可轻度升高，慢性期患者肝功能大多正常；晚期患者血清白蛋白降低，并常有白/球蛋白比例倒置现象。近年来开展血及尿羟脯氨酸、脯氨酸、透明质酸、胶原（Ⅰ、Ⅲ、Ⅳ7S 等）的测定，有利于了解肝纤维化的动态变化。

（三）肝脏影像学检查

1. 超声显像检查　可判断肝纤维化程度。应用超声扫描仪确定肝、脾和腹部血管的病变，观察肝脏表面（光滑或不规则）、左右肝叶大小、门静脉直径及脾脏大小等，并确定有无腹水、侧支循环等。

2. CT 扫描　晚期患者可显示肝包膜增厚钙化，与肝内钙化中隔相垂直。重度肝纤维化可显示龟背样图像。

（四）血清免疫学检查

血清学诊断建立在抗原、抗体反应的基础上。

1. 抗体检测　常用检测方法有环卵沉淀试验（COPT）、IHA、ELISA 等。尽管近年来血清免疫学诊断方法的研究进展显著，但由于患者血清中抗体在治愈后持续时间长，不能区别既往感染与现症患者，对药物疗效考核价值不大。

2. 抗原检测　检测抗原的明显优点为循环抗原（CAg）的存在表明活动性感染。血清（和尿）中 CAg 水平一般与粪虫卵计数有较好相关性，治疗后 CAg 较快消失，故有可能用于考核药物疗效。单克隆抗体技术的应用，已为血吸虫 CAg 的检测提供了特异性很强的探针工具。

（五）粪便检查

常用方法为尼龙绢集卵孵化法。集卵后取沉渣孵化可节省人力、物力和财力，并提高检出阳性率。虫卵计数可采用加藤（Kato‑Katz）集卵透明法，以每克粪便虫卵数（EPG）<100

为轻度感染,100～400 为中度,＞400 为重度感染。在流行病学调查时,本法可测知人群感染率、感染度,又可考核防治效果。

（六）直肠黏膜活组织检查

一般于粪便检查多次阴性,而临床上仍高度怀疑血吸虫病时进行。有出血倾向或严重痔疮、肛裂,以及极度衰弱者均不宜做本检查。

诊断与鉴别诊断

（一）诊断依据

1. 流行病学史　疫水接触是本病诊断的必要条件。患者的籍贯、职业、曾去过疫区并有与疫水接触史,对确立诊断有重要参考价值。

2. 临床特点

（1）急性血吸虫病:夏、秋季节在流行区有游泳、捕鱼摸蟹、防汛等大面积长时间疫水接触史,并有下列表现者应考虑本病的可能:①尾蚴皮炎、发热、肝肿大伴压痛、腹痛、腹泻;②血中白细胞总数和嗜酸性粒细胞显著增多。

（2）慢性及晚期血吸虫病:慢性血吸虫病患者可无明显症状,或有长期不明原因的腹痛、腹泻,便血,肝、脾大,尤以左叶肝大为主者;流行区青壮年近期出现局限性癫痫发作者均应考虑本病。流行区阑尾炎患者行手术阑尾切除时,应常规做活组织压片检查,注意有无血吸虫卵。流行区有巨脾、腹水、上消化道出血、腹内痞块或侏儒症等患者,均应疑为晚期血吸虫病。

3. 实验室诊断

（1）病原学诊断:粪便检查检出虫卵或孵出毛蚴,提示体内有活成虫寄生。但慢性与晚期患者,因肠壁纤维化,虫卵不易掉入肠腔,检查常为阴性,必要时可行直肠黏膜活检。如肠黏膜活检虫卵阳性,患者曾有疫水接触史,且从未接受过治疗,则可予以杀虫治疗。

（2）免疫学诊断:随着我国血吸虫病防治工作的深入,许多地区已消灭或基本消灭血吸虫病,人群血吸虫病感染率与感染度均明显下降,单纯采用病原学诊断方法已不能适应查治的需要。采用以血清学诊断为主的综合查病方法具有重要价值,详见"实验室检查"。

（二）鉴别诊断

1. 急性血吸虫病　有时可与伤寒、副伤寒、阿米巴肝脓肿、粟粒型结核、结核性腹膜炎、败血症等混淆。

2. 慢性与晚期血吸虫病　肝、脾大型应与慢性病毒性肝炎相鉴别,有时两者可同时存在。以腹泻、便血为主要表现者易与慢性菌痢、阿米巴痢疾、结肠癌等混淆,直肠镜检查对后者有重要意义。流行区的癫痫患者,应考虑脑型血吸虫病的可能。晚期患者应与其他原因引起的肝硬化鉴别。

预 后

急性和慢性早期患者接受病原治疗后,绝大多数症状消失,体重、体力明显增进和恢复,并可长期保持健康状态。侏儒症患者治疗后常能恢复生长发育,获得生育能力。晚期患者有高度顽固性腹水、并发上消化道出血、黄疸、肝性脑病以及并发结肠癌者,预后较差。

治 疗

（一）病原治疗

多种抗血吸虫药物，如酒石酸锑钾、六氯对二甲苯（血防846）、呋喃丙胺与美曲磷酯（敌百虫）、硝硫氰胺等曾先后应用于血吸虫病的治疗，在我国血吸虫病防治中起过一定作用，但均有较严重不良反应。自1977年国内合成吡喹酮后，上述药物均已被替代。

吡喹酮为异喹啉吡嗪化合物，性质稳定。吡喹酮口服后，80％从肠道吸收，血药浓度于2 h左右达峰值，血中生物半减期为1～1.5 h。主要在肝内代谢转化，其代谢产物无杀虫作用。肝脏对吡喹酮有很强的首次通过效应，在门脉血中药物浓度较外周血中高10倍以上。

吡喹酮为一广谱抗蠕虫药，对各种血吸虫均有良好杀虫作用，对日本血吸虫的作用尤强。血吸虫与药物接触后，立即发生痉挛性麻痹而迅速"肝移"，部分虫体在门脉血中即死亡。应用扫描电镜观察发现，吡喹酮对虫体皮层产生明显损伤，虫体抗原暴露后，易遭宿主的免疫攻击，白细胞吸附其上，并侵入虫体，引起死亡。吡喹酮对移行期童虫无杀灭作用，但对成熟的虫卵有毒性作用，未成熟的虫卵则不受影响。近年来的研究表明，吡喹酮可使血吸虫感染宿主肝组织内可溶性虫卵抗原（SEA）水平下降，从而抑制虫卵肉芽肿病变。

吡喹酮治疗各型血吸虫病的剂量与疗程如下。

1. 慢性血吸虫病 住院患者总剂量60 mg/kg，体重以60 kg为限，分2 d 4～6次餐间服。儿童体重＜30 kg者总剂量70 mg/kg。现场大规模治疗：轻、中度流行区用总剂量40 mg/kg，一剂疗法；重流行区可用50 mg/kg，1 d分2次口服。

2. 急性血吸虫病 成人总剂量为120 mg/kg（儿童为140 mg/kg），4～6 d疗法，每天剂量分2～3次服。一般病例可给10 mg/kg，每天3次，连服4 d。

3. 晚期血吸虫病 晚期病例多数伴有各种夹杂症。药物代谢动力学研究表明，慢性与晚期患者口服吡喹酮后，药物吸收慢、在肝脏内首次通过效应差、排泄慢、生物半减期延长，且药物可由门静脉经侧支循环直接进入体循环，故血药浓度明显增高，因而药物剂量宜适当减少。一般可按总剂量40 mg/kg，1次或分2次服，1 d服完。

疗效：吡喹酮治疗血吸虫病有良好疗效。急性患者按上述剂量治疗，粪便孵化于第18～20天转阴，6～12个月远期疗效在90％左右。慢性患者，在轻流行区无重复感染者，6个月粪孵阴转率在98％左右，12个月时为90％；但在重流行区可能由于重复感染，远期疗效为68％～85％。

药物不良反应：一般轻微且短暂，无须特殊处理，多可自行消退。以神经肌肉和消化系统反应为多见，如头痛、头昏、肌肉酸痛、乏力、眩晕；恶心、腹胀、腹泻，偶有食欲减退、呕吐、肝痛等。少数患者有心悸、胸闷、期前收缩（早搏），心电图示T波改变、ST段压低、Q-T延长，偶见房颤、室上性心动过速、各种传导阻滞等。此外，个别患者发生昏厥、癔症或癫痫发作等，大多为时短暂。对伴有严重心律失常或心力衰竭未获控制、晚期血吸虫病腹水、肝功能失代偿或肾功能严重障碍者一般暂缓治疗；对精神病及癫痫患者，用吡喹酮治疗亦应极其慎重，并做好相应措施。

总之，吡喹酮具有疗效高、毒性低、不良反应轻微、口服方便、疗程短、适应证广泛等优点，是迄今治疗血吸虫病较理想的药物。

（二）对症治疗

1. 巨脾症 巨脾型超过脐线，有明显的脾功能亢进。胃底食管静脉曲张及有上消化道出血史者，应积极改善全身情况，为外科治疗创造条件。为降低门静脉高压、消除脾功能亢进，巨脾型可作脾切除。

2. 上消化道出血 应予补充血容量，纠正循环衰竭，输血或血浆，气囊压迫止血。垂体后叶素可降低门静脉压力，但有高血压、冠心病和肝衰竭者慎用。奥曲肽（善得定）能选择性地降低门静脉血流与压力。三腔管双气囊压迫止血无效者或近期内曲张静脉出血复发者可通过纤维胃镜做硬化剂注射疗法，或做静脉断流术。

3. 腹水 控制钠盐和水分摄入。利尿剂以间歇使用为宜，常用者为螺内酯（安替舒通），可酌量加用呋塞米（速尿）或氢氯噻嗪（双氢克尿塞）。对顽固性腹水病例可行腹水浓缩回输治疗。

预 防

（一）控制传染源

在流行区，对患者进行普查和同步治疗。一般慢性患者可采用单剂吡喹酮治疗，可使人群感染率显著下降。耕牛可用硝硫氰胺（2％混悬液）一次静脉注射，治愈率可达98％以上。

（二）切断传播途径

消灭钉螺是控制血吸虫病的重要措施。在水网地区可采取改造钉螺孳生环境的物理灭螺法，如土埋法等。在湖沼地区可采用垦种、筑坝的方法，在居民点周围建立防螺带等，还可结合水利、水产养殖水淹灭螺。化学灭螺可采用氯硝柳胺等药物，该药对水生动物毒性大，故不可在鱼塘内施药。

（三）粪便管理与保护水源

粪便须经无害化处理后方可使用。在流行区提倡用井水，或将河水贮存3 d，必要时每担水加含氯石灰（漂白粉）1 g或次氯酸钙（漂白粉精）1片，15 min后即可安全使用。

（四）保护易感人群

关键在于加强卫生宣教，改变接触疫水的行为。严禁儿童在河水中戏水游泳。因收割、捕捞、打湖草等不能避免接触疫水时，应采取个人防护措施，可使用防护用具阻止尾蚴侵入人体，如涂擦防蚴笔（含氯硝柳胺），一次至少可防护8 h。经常下水、接触疫水面积大的人，宜穿经1％氯硝柳胺碱性溶液浸染的衣、裤、袜、戴手套等，可防尾蚴感染。口服药物预防：于感染季节，对重流行区特定人群实施蒿甲醚口服预防（剂量为每次6 mg/kg，每半月1次，共4次），可降低血吸虫感染率和减轻感染度，并可预防急性血吸虫病的发生。

（施光峰）

第五节 并殖吸虫病

并殖吸虫病（paragonimiasis）又名肺吸虫病，是寄生于以肺部为主要脏器的寄生虫所引起的一种人畜共患自然疫源性疾病。人或动物吞食含有并殖吸虫活囊蚴的蟹或蝲蛄而感染，临床表现有咳嗽、胸痛、铁锈色痰、咯血及游走性皮下结节等。虫体也可寄生在人体其他部位而出现多种复杂的症状和体征。世界上致病性并殖吸虫属主要有 8 种，中国主要流行卫氏并殖吸虫，估计感染人数达 1 000 万，其他流行区包括日本、韩国、东南亚、西非及美洲的南部和中部地区。

病原学

并殖吸虫因其生殖器官并列而命名。目前已知虫种有 50 余种（包括同种异名和亚种），亚洲最多，有 31 种。我国主要致病虫种是卫氏并殖吸虫（*Paragonimus westermani*）和四川并殖吸虫（*P. Szechuanensis*）或称斯氏狸殖吸虫（*P. Skrjabini*）。并殖吸虫分类很复杂，可根据成虫形态、生活史、生态、免疫学和致病力等方面作鉴别。近年来对并殖吸虫染色体核型进行研究，除卫氏吸虫中有少数三倍体和四倍体外，大多数为二倍体。此外，尚发现卫氏并殖吸虫存在二倍体/三倍体的嵌合体型和二倍体/三倍体/四倍体的嵌合体型。非典型的临床表现主要为三倍体型。

（一）形态学

成虫雌雄同体，有口、腹吸盘各一个。卫氏并殖吸虫成虫虫体肥厚，活体呈红褐色，固定标本呈椭圆形，长 8~16 mm，宽 4~8 mm，厚 3~5 mm。腹吸盘位于虫体中横线之前，体棘呈尖刀形或凿形，单独分散排列。四川并殖（斯氏狸殖）吸虫呈梭形，长 11~18.5 mm，宽 3.5~6 mm，腹吸盘位于体前 1/3 处，体棘以单生为主。虫卵为椭圆形，壳较厚，呈金黄色，长 80~118 μm，宽 48~60 μm，上端有盖，接近卵盖部卵壳较肥厚。囊蚴呈椭圆形或圆球形，乳白色，直径为 300~400 μm，有内、外 2 层囊壁，外壁薄而易破，内壁厚而坚韧，后尾蚴蜷曲于囊中。

（二）生活史

虫卵随终宿主的痰或吞下后经粪便排出，在澄清及流动的淡水中，25~30℃ 条件下经 15~20 d 发育成毛蚴，毛蚴钻入第 1 中间宿主体内。卫氏并殖吸虫的第 1 中间宿主为川卷螺，四川并殖吸虫（斯氏狸殖吸虫）为拟钉螺。在螺体内经胞蚴、母雷蚴、子雷蚴等发育和增殖阶段（2~3 个月）形成尾蚴。尾蚴从螺体逸出后再进入第 2 中间宿主溪蟹或蝲蛄体内，经 6~15 周形成具有传染性的囊蚴。人或动物因生食或半生食含囊蚴的蟹类、蝲蛄，或饮用含囊蚴的溪水而受染。囊蚴进入宿主小肠后，在肠腔内幼虫破囊而出，穿过肠壁而达到全身各组织，发育为成虫并产卵。卫氏并殖吸虫的成虫主要寄生在终末宿主的肺组织，寿命为 6~20 年。四川并殖吸虫（斯氏狸殖吸虫）不能适应人体内环境，不能在人体内发育成熟产卵，所以人不是它的终末宿主。

流行病学

本病主要流行于中国、朝鲜、日本、泰国、印度尼西亚和菲律宾等亚洲国家。我国 22 个省、市、自治区有本病存在，东北各省及浙江省以卫氏并殖吸虫为主，四川、江西、陕西、云南等省以四川并殖（斯氏狸殖）吸虫为主。值得重视的是近年来发现四川并殖吸虫流行的地区越来越多。

（一）传染源

卫氏并殖吸虫的重要传染源是患者、猫、狗、猪，以及某些兽类如虎、豹、狐等保虫宿主。卫氏并殖吸虫（三倍体型）在人体内可发育为成虫并产卵，成为传染源。四川并殖（斯氏狸殖）吸虫的传染源是猫、狗、果子狸和黄鼠狼等保虫宿主。日本报道因生食野猪肉而感染卫氏并殖吸虫的患者，随后发现野猪为自然界卫氏并殖吸虫的转续宿主（paratenic host）。近年来又发现鼠类在自然界可作为卫氏并殖吸虫的转续宿主。由于鼠类数量大、种类多，易被肉食性动物所捕食，在流行环节上是较野猪更为重要的转续宿主，在形成自然疫源地方面具有重要意义。

（二）人群易感性

人群对并殖吸虫普遍易感，无年龄和性别差异，但国内患者以儿童和青少年为多。流行地区并殖吸虫抗原皮试阳性率可达 20％，其中约 1/3 为隐性感染。

发病机制与病理

基本病理改变是由幼虫和成虫在移行过程中的机械作用和代谢产物刺激所引起的组织破坏、出血，渗出性炎症及愈合过程的纤维化，甚至钙化。囊肿形成是并殖吸虫病的特征性病变。人食含囊蚴的蟹类或蝲蛄后，囊蚴的囊壁在小肠中被消化，幼虫脱囊而出，穿过肠壁进入腹腔，并在腹腔中移行入腹内脏器，多数穿过膈肌而至胸腔到肺内；虫卵存在于虫体穿行的通路上或囊肿间的隧道内，也可随血流到达疏松的结缔组织内引起炎症反应，形成假结核结节和纤维化。幼虫也可到达身体的其他部位如皮下、脊髓、脑、眼眶、心包、肝脏等。幼虫在移行过程中逐渐发育成成虫。成虫可以固定在某些器官，也可以游走。严重的是成虫或幼虫均可经纵隔向上沿颈内动脉经破裂孔入颅腔；或向后腹壁穿行，经腰大肌和深层背肌，穿过椎间孔入脊髓硬膜外腔、蛛网膜下隙或脊髓，0.8％的并殖吸虫患者可并发颅内异位损害。

并殖吸虫成虫所致病变的基本病理过程可分 3 个阶段：①组织破坏期（脓肿期），虫体移行穿破组织引起出血和组织坏死，周围有单核细胞、嗜酸性粒细胞和中性粒细胞浸润并形成脓肿。②组织反应期（囊肿期），脓肿周围纤维组织增生形成纤维囊壁，内含褐色果酱状黏稠液体，镜检可见虫卵、虫体、夏科-莱登晶体、嗜酸性粒细胞等。由于成虫有游走习性，囊肿与囊肿之间有时可见"隧道"或"窟穴"。③纤维瘢痕期，囊肿内虫体移走或死亡，囊内容物排出或被吸收，纤维组织增生形成瘢痕。四川并殖吸虫的童虫不能在人体内发育至性成熟产卵，极少进入肺脏形成典型囊肿，以游走性皮下包块和渗出性胸膜炎为主要病变，但造成的损害更为显著。

临床表现

发病以缓起者居多，且早期症状不明显，潜伏期常不易确定。卫氏并殖吸虫病为 1～2 个月，四川并殖吸虫病为 3～6 个月，可短于 1 个月或长达数年。严重感染者可在一次大量生食溪蟹或蝲蛄后数日内即出现急性症状。

（一）全身症状

全身症状轻重不一，在四川并殖吸虫患者中多见。有畏寒、发热、乏力、食欲减退、盗汗、腹痛、腹泻等,部分患者可以出现荨麻疹及哮喘发作等过敏症状。

（二）临床类型

1. 胸肺型　卫氏并殖吸虫病90%以上为胸肺型。主要症状有咳嗽,初为干咳,随病程进展而痰量渐增并带有血液。痰血混合常呈铁锈色或棕褐色。烂桃样血痰为本病的最典型症状,系肺部坏死组织随痰咳出所致。在病程中常出现咯血,有时可发生大咯血。血痰中可查见并殖吸虫卵。当成虫游走于胸腔时,可侵犯胸膜,患者有胸痛及胸腔积液。四川并殖吸虫仅少数患者偶有痰中带血,但胸膜炎较多见。

2. 腹型　腹痛、腹泻、肝肿大为腹型的主要表现。在疾病早期多见。腹痛部位常不固定,呈阵痛或隐痛,无明显腹肌张力增高,但可能触及肿块或结节。腹泻多为黄色稀便,如腹腔囊肿溃破可泻黏稠脓血样便。偶可出现少量腹水。腹内肿块及肝大以四川并殖吸虫病较多见。严重者肝组织广泛坏死,可导致死亡。如肾脏受累可出现血尿。累及阑尾、胰腺和肠系膜淋巴结可发生剧烈腹痛,类似急腹症。

3. 皮下结节或包块型　皮下包块为四川并殖吸虫病的临床特点,全身均可发生皮下结节或包块,以胸、腋窝及上腹部较多,多呈长条形,直径为 1~6 cm,居深层皮下。表面皮肤常正常,偶有皮肤微血管扩张,轻微发痒。结节或包块为游走性,此起彼伏为本病最具特征的表现。有时在结节内可见童虫。四川并殖吸虫病此型占 50%~80%。卫氏并殖吸虫病约有20%病例出现皮下结节,主要分布于下腹至大腿间,结节内可能找到成虫或虫卵。

4. 脑脊髓型　本型常同时伴有胸肺型表现,以青少年多见。70%患者首先出现肺部症状,再有颅内病变的表现,如占位体征、偏瘫、癫痫发作、视神经损伤和嗜酸性粒细胞性脑膜炎。症状因虫侵犯部位而异,复杂多样,主要有头痛、呕吐、视力模糊、视神经乳头水肿、视神经萎缩等颅内压增高的症状,也可出现反复癫痫发作、视幻觉及肢体感觉异常等刺激性症状,或出现瘫痪、失语、偏盲等脑组织受损的症状。早期可有畏寒、发热及脑膜刺激征阳性。

脊髓型少见,早期表现为下肢麻木感、刺痛或伴有腰痛,继之发生一侧或双侧下肢瘫痪,大、小便失禁等脊髓压迫症状。

除上述临床类型外,还可表现为眼型,眼球突出、局部红肿和轻度疼痛。心包受累可出现心包积液,但积液量一般不多。

实验室检查

（一）血象

白细胞总数增加,一般为$(10\sim30)\times10^9$/L,急性期可达 40×10^9/L。嗜酸性粒细胞增多,为 5%~20%,急性期可达 80%。四川并殖吸虫病患者血象改变更为显著。血沉明显增速。

（二）痰液

痰液镜检可查见嗜酸性粒细胞及夏科-莱登结晶。卫氏并殖吸虫患者痰液的虫卵检出率可达 90%。纤维支气管镜活检或灌洗液细胞学检查有重要价值。

（三）粪

卫氏并殖吸虫患者有 15%~40%可在粪中找到虫卵。

（四）其他体液

脑脊髓型患者的脑脊液可查见嗜酸性粒细胞，蛋白含量轻度增加，偶见虫卵。胸腔积液为草黄色或血性，偶见夏科-莱登结晶、胆固醇晶体或虫卵。腹水黄色混浊，内含少许纤维素块、单核细胞或虫卵。

（五）免疫学检查

1. 皮内试验　以 1：2 000 的并殖吸虫抗原 0.1 ml 注射前臂内侧皮内，15～20 min 观察结果：皮丘＞1.2 cm，红晕＞2.5 cm 为阳性。阳性率可达 95% 以上，但有 1%～3% 的假阳性，与华支睾吸虫病和血吸虫病有交叉反应。

2. 抗体检测　检测血清或脑脊液中并殖吸虫抗体，阳性率达 98%～100%，可辅助诊断。早期采用补体结合试验，但操作较复杂。近年多用酶联免疫法。

3. 检测血清中抗原　用单克隆抗体-抗原斑点试验（McAb－AST）检测四川并殖吸虫的循环抗原，敏感性高、特异性强，可用作判断疗效的指标。

（六）影像学检查

胸部 X 线摄片可见胸肺型不同时期的 X 线影像改变：脓肿期可见直径 1～2 cm 大小的云絮状、密度不均、边缘模糊、圆形或椭圆形浸润阴影，多在单侧或双侧的中下肺野，且病灶位置变迁较多。囊肿期表现为大小不等的结节影，或边缘清楚的圆形或椭圆形的团块影，内含空泡，单房或多房。纤维瘢痕期表现为与血管走向并行的条索状影或大小不等的致密斑点状影。胸膜增厚及胸膜粘连极常见。在疾病早期，颅内病灶在 CT 和 MRI 上即可显示环状增强影，周围为水肿区。慢性期特异性表现为肥皂泡状钙化影。

（七）活体组织检查

四川并殖吸虫的皮下结节和包块病理检查可见典型的嗜酸性肉芽肿，部分患者可发现童虫。卫氏并殖吸虫除童虫外，还可能发现成虫或虫卵。脑活检标本中找到被包裹的虫卵可确诊。

诊　断

（一）流行病学资料

在流行地区有生食或半生食溪蟹、蝲蛄史或饮用生溪水史。

（二）临床表现

早期出现腹痛、腹泻，继有咳嗽、咯铁锈色痰、咯血、胸痛、胸腔积液。或有游走性皮下结节或包块和（或）血中嗜酸性粒细胞持续增高者均应考虑本病并仔细收集病史，如有上述阳性流行病学史则高度提示本病。有颅内压增高表现及癫痫反复发作者应考虑脑型并殖吸虫病。

（三）实验室检查

痰、粪检查见虫卵，或皮下结节活检查见并殖吸虫的童虫、成虫或虫卵为确诊本病的依据。免疫检查结果阳性具有辅助诊断价值，四川并殖吸虫病不能检出虫卵，诊断常需借助免疫学检查。

鉴别诊断

（一）肺结核和结核性胸膜炎

胸肺型并殖吸虫病的临床表现与肺结核和结核性胸膜炎的临床表现相似，腹型并殖吸虫病表现为腹膜炎、腹膜粘连、腹腔包块等也容易误诊为结核性腹膜炎，应注意与结核病的鉴别。流行病学史，实验室检查血中嗜酸性粒细胞增高，痰、粪中检出虫卵，免疫学检查结果及典型的 X 线影像可助鉴别。

（二）结核性腹膜炎

并殖吸虫可致广泛的腹膜炎，并有腹膜粘连，引起腹痛、压痛及结节硬块等症状，与结核性腹膜炎相似。但并殖吸虫病起病较急，实验室检查血中嗜酸性粒细胞增高，痰、粪中检出虫卵等可鉴别。

（三）颅内肿瘤

脑型并殖吸虫病应注意与颅内肿瘤相鉴别。本病神经系统症状复杂多样，难以孤立病灶解释。如同时有胸肺病变，有吃生蟹或半生蟹（醉蟹）史或饮生溪水史，实验室检查获阳性结果则不难与颅内肿瘤鉴别。

（四）原发性癫痫

脑型并殖吸虫以癫痫发作为主要表现者常误诊为原发性癫痫，流行病学资料及实验室检查阳性结果可鉴别。

治 疗

（一）病原治疗

吡喹酮对卫氏并殖吸虫及四川并殖吸虫均有良好疗效，具有疗效高、疗程短、不良反应小、服用方便等优点，是目前治疗并殖吸虫病的首选药物。剂量为 75 mg/(kg·d)，分 3 次口服，连服 3 d，总剂量为 225 mg/kg。脑型患者主张给予 2 个疗程，间隔期为 1 周。四川并殖吸虫皮下包块型的远期疗效尚待提高，有报道用 75 mg/(kg·d)，分 3 次口服，连服 3 d 治疗儿童四川并殖吸虫病，可以提高远期疗效。或用小剂量多疗程方法，即 100 mg/kg，分 3 d 服用，间隔 2 d，再用第 2 个疗程，多数用 2～4 个疗程（总剂量 200～400 mg）。

（二）对症治疗

咳嗽、咯血者应镇咳止血。癫痫发作者可口服抗癫痫药，颅内压增高者应注射脱水剂。

（三）手术治疗

结节或包块可以手术摘除。有明显肠粘连、肠梗阻，或脑脊髓型的神经压迫症状经病原治疗和对症治疗无效时可考虑手术治疗。

预 后

一般患者预后良好。脑脊髓型预后较差，可致残，甚至治疗无效。四川并殖吸虫病侵犯脑部较卫氏并殖吸虫病为轻，后遗症较少。

预防

预防本病的关键是改正生食、半生食溪蟹、蝲蛄及饮用生溪水的习惯,为此在流行区应加强预防本病的卫生宣传教育。彻底治疗患者及病畜,捕杀对人类有害或保虫宿主的动物是控制传染源的措施。勿随地吐痰和随地大便以防虫卵入水。

(卢　清)

第六节　华支睾吸虫病

华支睾吸虫病(clonorchiasis sinensis)是华支睾吸虫(*Clonorchis sinensis*)寄生于人体肝内胆管所引起的寄生虫病,因进食未经煮熟含活的华支睾吸虫囊蚴的淡水鱼虾而感染。临床特征为肝大、上腹隐痛、食欲缺乏、乏力、精神不振等。严重感染可并发胆管炎、胆结石,甚至肝硬化。

病原学

(一) 形态

华支睾吸虫成虫扁平,状似葵花子仁,色褐红,大小约 25 mm×5 mm。雌雄同体,有口吸盘和腹吸盘各一个。在虫体后半部有两个前后排列的分支状睾丸,卵巢较小,分 3 叶,位于睾丸之前。虫卵是人体寄生虫卵中最小的一种,约 35.1 μm×19.5 μm,略似电灯泡形,壳厚呈棕黄色,上端有小盖,盖的两旁有小的突起,下端有一疣状突起,卵内有一成熟毛蚴。

(二) 生活史

成虫寄生在猫、犬、猪等动物和人的肝内中小胆管,有时移居较大的胆管或胆总管。成虫产卵后,虫卵随胆汁进入肠道,与粪便一起排出体外,进入池塘或溪沟中被淡水螺(沼螺、豆螺等)吞食。虫卵在螺体内孵化为毛蚴,经胞蚴和雷蚴阶段发育成尾蚴,然后逸出螺体。尾蚴附着于第 2 中间宿主淡水鱼虾体表,后侵入体内形成囊蚴。作为终宿主的人或哺乳动物进食含有囊蚴而未经煮熟的鱼虾后,囊蚴的外壳被胃酸及胰蛋白酶溶化,在十二指肠内幼虫脱囊逸出,经胆管进入肝脏。成虫主要寄生于肝内的中小胆管,也可见于胆囊、胆总管甚至胰管。从囊蚴感染至成虫成熟排卵约 1 个月,成虫的寿命可长达 10～30 年。

流行病学

本病主要分布在亚洲,中国、日本、朝鲜半岛、印度、菲律宾、越南等地多见。我国除青海、宁夏、新疆、内蒙古、西藏等尚无报道外,已有 24 个省、市、自治区有不同程度流行,各地感染率和感染程度颇不一致。

(一) 传染源

主要是感染华支睾吸虫的人和哺乳动物,后者以猫为主,其次是狗,再次为鼠、猪等。

（二）传播途径

通过进食未经煮熟含有华支睾吸虫囊蚴的淡水鱼虾而经消化道感染。感染方式与生活习惯、饮食嗜好有关，如在广东珠江三角洲、香港、台湾等地人群主要通过吃"鱼生"、"鱼生粥"或烫鱼片而感染；东北朝鲜族居民主要是用生鱼佐酒吃而感染。此外，抓鱼后不洗手或用嘴叼鱼、使用切过生鱼的刀及砧板切熟食、用盛过生鱼的器皿盛熟食也可能使人感染。

（三）人群易感性

人群对本病普遍易感，无年龄、性别、种族之分。

发病机制与病理

华支睾吸虫病的病变发生与虫体、虫卵及其代谢产物密切相关。肝胆管病变程度因感染轻重而异。轻者感染虫数少，几条至几十条，肉眼未见明显病变。重者感染虫数多至数千条，病变明显。左肝管与胆总管的连接较平直，幼虫易于上行，故肝左叶的病变较重。虫体的分泌物、代谢产物和机械刺激等因素作用，可引起胆管内膜及胆管周围的变态反应及炎性反应，胆管上皮脱落，继而呈腺瘤样增生，管壁增厚，胆管阻塞，胆汁淤滞，导致胆管扩张。扩张的胆管压迫肝组织，使肝细胞不同程度变性坏死。胆管周围有大量嗜酸性粒细胞、淋巴细胞浸润和纤维组织增生，并向肝实质侵入，严重者可发展为肝硬化。虫卵、死亡的虫体、脱落的胆管上皮、炎性渗出物、细菌等可构成结石的核心，形成胆石症。长期胆汁郁积偶可引起胆汁性肝硬化。成虫寄生于胰管可引起胰腺炎。原发性肝癌、胆管上皮癌有时与华支睾吸虫感染有关。

临床表现

华支睾吸虫的致病力不强，是否出现症状与寄生的虫数及机体的反应有关，潜伏期1~2个月。轻度感染可无明显症状。

急性期感染表现见于部分初次感染者，尤其是一次摄入大量囊蚴者。主要表现为变态反应和消化道不适，包括发热、胃痛、腹胀、食欲缺乏、四肢无力、肝区痛、肝大伴压痛、轻度黄疸。血液检查嗜酸性粒细胞明显增多。数周后急性症状消失进入慢性期。

临床上见到的病例多为慢性期，患者的症状往往经过几年逐渐进展。一般以消化系统的症状为主，乏力、上腹不适、食欲缺乏、厌油腻、消化不良、腹痛、腹泻、肝区隐痛、头晕等较为常见。常见的体征有肝大，左叶为著，质软，有轻度压痛，脾大较少见。偶可因大量成虫堵塞胆总管而出现胆绞痛及梗阻性黄疸。慢性重复感染的严重病例可见肝硬化及门静脉高压症，甚至肝衰竭而死亡。

儿童严重感染可致营养不良，影响生长和智力发育，甚至呈侏儒症。

并发症

以急、慢性胆囊炎，胆管炎和胆石症最常见。严重者并发门静脉性肝硬化，甚至引起食管静脉曲张破裂出血。成虫长期堵塞胆管而导致胆汁性肝硬化。成虫阻塞胰管可引起胰管炎和胰腺炎。长期的慢性感染与原发性肝细胞癌或胆管上皮癌发生密切相关。

实验室检查

（一）血象

嗜酸性粒细胞增多，急性期可高达40％，慢性患者可增至5％～10％。严重感染者可出现贫血。

（二）虫卵检查

粪便找到华支睾吸虫卵是确诊最主要的证据。粪便直接涂片法操作虽然简便，但由于所用粪便量少，检出率不高，容易漏诊。涂片采用定量透明法（Kato－Katz甘油纸厚涂片透明法）检查华支睾吸虫卵，检出率可达95％以上。漂浮集卵法与沉淀集卵法集卵后检查较直接涂片法检出率高，并可同时进行虫卵计数，有助于了解感染程度及治疗效果。必要时行十二指肠引流，引流胆汁离心沉淀后检查虫卵。此法检出率接近100％，但技术较复杂，一般患者难以接受。临床上对患者进行胆汁引流治疗时，还可见活成虫，体表光滑，蜷缩有蠕动，可作为诊断的依据。

（三）免疫学检查

常用的方法有皮内试验（IDT）、IHA、间接荧光抗体试验（IFAT）、ELISA。ELISA既能检测血清中抗体，又能检测血循环中抗原。ELISA用于流行病学调查及流行区现场普查，具有简便、快速、敏感性高、特异性强等优点，是目前较为理想的免疫检测方法。目前国内已有快速ELISA诊断试剂盒供应。

诊断与鉴别诊断

（一）诊断依据

1. 流行病学资料 有进食未经煮熟的淡水鱼虾史。

2. 临床表现 疫区或曾在疫区居住及旅游者以消化道症状、肝肿大为主要表现，常伴有精神衰弱症状或胆囊胆管炎、胆石症时应考虑本病可能。

3. 实验室检查 血象嗜酸性粒细胞比例增加，血清特异性抗体阳性可作为辅助诊断依据。粪便或胆汁中检出华支睾吸虫卵即可确诊。

（二）鉴别诊断

1. 病毒性肝炎及肝炎肝硬化 患者消化道症状较显著，肝功能明显异常。肝炎病毒学标志阳性，粪便检查无华支睾吸虫卵可作为鉴别依据。

2. 肝片吸虫病 是一种家畜寄生虫病，人偶可因摄入含有此虫囊蚴的水生植物或饮用被囊蚴污染的生水而感染。其临床表现与华支睾吸虫病相似，但病情及梗阻性黄疸较严重，常并发胆管出血。粪检发现虫卵可确诊。

3. 其他 异性吸虫（*Heterophyes*）、猫后睾吸虫（*Opisthorchis felineus*）以及横川后殖吸虫（*Metagonimus yokogawai*）的虫卵均与华支睾吸虫相似，须注意鉴别。

预 后

轻症患者经抗虫药物治疗预后良好。重症患者甚至已发展到肝硬化者，如能避免重复感染,经积极治疗后病情及肝脏病变均可获得明显好转。并发胆囊胆管炎、胆管阻塞者,如及时治疗,预后亦良好。合并病毒性肝炎时,肝炎症状常较明显,病程迁延,肝功能恢复较慢。

治 疗

(一) 病原治疗

吡喹酮是治疗本病的首选药,具有疗程短、疗效高、毒性低、不良反应小,以及在体内吸收、代谢、排泄快等优点。用法 25 mg/kg,3 次/d,连服 2 d,治疗后 3 个月粪便虫卵转阴率达 90% 以上。不良反应轻而短暂,少数病例有头痛、头昏、乏力、恶心、腹痛、腹泻等。一般治疗量对肝、肾无明显损害。个别病例有心律失常、期前收缩(早搏)等,治疗前宜常规做心电图等心脏检查,心功能不良者慎用或剂量酌减。

阿苯达唑(丙硫咪唑)对本病亦有较好的驱虫效果,剂量为 10 mg/kg,2 次/d,连服7 d,总剂量为 140 mg/kg。可获得满意疗效,但疗程过长。短疗程用法如下:60～84 mg/kg 的剂量分 3 d 服用,效果亦佳。本药较吡喹酮的不良反应更轻,停药后可自行缓解,驱虫更安全。

驱虫治疗后 1 个月至半年内,宜以集卵法复查大便虫卵 2～3 次,均为阴性为治愈;如仍发现虫卵,可再次驱虫治疗。

(二)对症支持治疗

重度感染兼有营养不良、肝功能异常或肝硬化者,应加强营养,纠正贫血,保护肝脏,以改善全身状况,并及时进行驱虫治疗。合并胆道细菌感染时加用抗生素。合并胆总管狭窄梗阻、胆石症应手术治疗,术后给予驱虫治疗。

合并病毒性肝炎时,除积极保护肝脏外,应在病情改善的基础上,尽早进行驱虫治疗。

预 防

认真做好卫生宣教,不吃未经煮熟的鱼虾,是预防本病最简单而有效的措施。加强粪便管理,避免未经无害化处理的人或猫、狗、猪的粪便污染水源及鱼塘。在流行区对居民进行普查普治。对猫、狗等家畜不喂给生鱼,有条件者予以驱虫。

(金 燕 张树林)

第七节 姜 片 虫 病

姜片虫病(fasciolopsiasis)是由布氏姜片吸虫(*fasciolopsisbuski*,简称姜片虫)寄生于人、猪小肠内所致的人畜共患寄生虫病。临床以腹痛、腹泻、胃肠功能紊乱、营养不良为主要表现,严重时可引起全身症状。

病原学

姜片虫是寄生于人体最大的一种吸虫,雌雄同体。姜片虫成虫寄生在终宿主人或猪的小肠和十二指肠内,感染重者也可见于胃幽门部和结肠内。少者数条,多者数以百千计。以同体或异体受精产卵,虫卵随粪便排出体外到池塘和水田内时,必须在适宜的温度 29~32℃ 下,经 3~7 周发育为毛蚴。毛蚴在光线照射下从虫卵孵出侵入中间宿主扁卷螺的淋巴间隙中,需 25~30 d,经胞蚴、母雷蚴、子雷蚴阶段而增殖形成尾蚴。尾蚴从螺体逸出,附着于水红菱、荸荠、茭白、藕、水浮莲等水生植物的表面形成囊蚴,囊蚴具有感染性。人因生食带有囊蚴的水生植物被感染,囊蚴在消化液和胆汁作用下,在十二指肠脱囊成为幼虫;幼虫吸附于十二指肠或空肠上段的黏膜上,经 1~3 个月发育为成虫。虫体肥厚,背腹扁平,呈椭圆形,长 20~75 mm,宽 8~20 mm,厚 2~3 mm,活时呈肉红色,形似姜片。成虫在人体可存活 4 年半,在猪体内约 1 年,每天可产卵 15 000~25 000 个。

流行病学

(一)流行特征

本病流行具有地区性和明显的季节性,主要分布在亚洲的温带和亚热带的一些国家。浙江、江苏、江西、广东、湖南等地多见,以水乡为主要流行区,因为这些地区具备姜片虫病流行的条件,包括:适合于虫卵和幼虫发育的气候;有供幼虫寄生的扁卷螺;有供尾蚴附着变成囊蚴的媒介物——水红菱等水生植物。感染多发生于在秋季采菱季节 7~9 月。

(二)传染源

受姜片虫感染的人和猪为主要传染源及保虫宿主。虫卵随粪便排出,扁卷螺为中间宿主,菱、荸荠、藕等水生植物为传播媒介。

(三)传播途径

人、畜由于生食含姜片虫囊蚴的水生植物(菱角、荸荠等)或饮用含姜片虫囊蚴的生水而引起感染,猪可因食入含囊蚴的青饲料(如水浮莲)而感染,猪的感染率高于人。

(四)人群易感性

人类对本病普遍易感,无保护性免疫。5~20 岁的儿童和青少年感染机会较多,6~10 岁为高峰期。

发病机制与病理

成虫虫体较大,吸盘发达,吸附力强,造成的肠道机械性损伤较其他肠道吸虫明显,数量多时还可覆盖肠壁,妨碍吸收与消化,其代谢产物或分泌物可引起变态反应和毒性反应。被吸附的黏膜可发生炎症、出血、水肿、坏死、脱落以至溃疡。病变部位中性粒细胞、淋巴细胞和嗜酸性粒细胞浸润,肠黏膜分泌增加。虫数多时甚至堵塞肠腔引起肠梗阻。

临床表现

姜片虫病潜伏期 1~3 个月,绝大多数患者可无自觉症状。一般患者常见腹泻、腹痛、腹胀、上腹部隐痛、食欲怪癖、消化不良等消化道症状,粪便中常有不消化食物,量多、稀薄而奇臭,隐血试验偶呈阳性,伴腹部膨隆,肠蠕动增强,肠鸣音亢进,上腹部可见蠕动波。反复严重感染的儿童可发生营养不良、水肿、贫血和发育障碍等,偶有虫体成团而发生肠梗阻。重症者可出现衰竭症状,继发肺部或肠道感染而死亡。

实验室检查

粪便检出姜片虫卵可以确诊,各种虫卵浓缩法可提高检出率,虫卵应与粪便中其他吸虫卵如肝片形吸虫及棘口类吸虫卵进行鉴别。每克粪便虫卵数<2 000 为轻度感染,2 000～10 000 为中度感染,10 000 以上为重度感染。粪便中常有不消化食物,隐血试验偶呈阳性;血象检查为轻度贫血;白细胞增高;嗜酸性粒细胞增高,为 10%～20%。

诊　断

若患者来自或到过疫区,有生吃和啃咬水红菱、荸荠等水生植物史,有消化不良、慢性腹泻、营养障碍、食欲怪癖、善饥、水肿等症状时,应考虑本病的可能。多发于 7～9 月。确诊有赖于虫卵的检出,可用粪便直接涂片,或沉淀集卵。若患者便虫、吐虫,即可确诊。本病应注意与蛔虫病相鉴别。

并发症

肠梗阻和营养不良性水肿常见。

治　疗

重症患者于驱虫治疗前,宜先改善营养,纠正贫血。驱虫治疗首选吡喹酮,剂量为5～10 mg/(kg·d),一次顿服,有直接杀灭姜片虫的作用,治愈率达 97%～100%,具有疗程短(服药一次)、给药方便(口服)、不良反应极轻等优点。不良反应有头痛、头晕、腹痛等,一般较轻,无需特殊处理。其次为硫氯酚(别丁),成人 3 g,儿童 50 mg/kg,晚上空腹一次顿服,不排便者给泻药,一次服药后疗效可达 70% 以上。服药后可有轻度恶心、呕吐及腹部不适,一般于短期内自行消失。此外,也可使用中药。如槟榔 50 g,儿童每岁 2～3 g(总量不超过30 g),切薄片,加广木香 9 g,水 300 ml,煎煮 1 h,浓缩至 100 ml,晨起空腹 1～2 次分服,连服3 d,治愈率可达 90% 以上,有轻度恶心、呕吐或腹痛等副作用。

经彻底治疗后,2～4 个月内不发生临床症状,粪便检查无虫卵即为治愈。

预　后

无后遗症,但应防止再感染。

预　防

防治原则包括加强粪便管理,未经无害化处理的粪便(包括猪粪),不得用作种植水生植物池塘和水田的肥料,新鲜粪便贮存 18 d 后再使用(姜片虫卵经过 18 d 后会自然死亡),或每担粪肥加生石灰 50 g,1 d 后虫卵可被杀死,防止人、猪粪便通过各种途径污染水体。大力开展卫生宣教,勿生食未经刷洗及沸水烫过的水生植物,如菱角、茭白、荸荠等,或生吃前用水充分冲洗并用刀削去其皮壳;勿饮生水,接触过水生植物或污水时要洗干净手,防止囊蚴污染;勿用被囊蚴污染的青饲料喂猪,禁止在种有水生植物的池边、田边放猪;在流行区开展人和猪的姜片虫病普查普治工作;选择适宜的杀灭扁卷螺的措施。

(熊莉娟　罗端德)

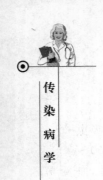

第八节 绦虫病与囊虫病

一、绦 虫 病

在中国寄生人体的绦虫有四大类,即带绦虫、膜壳绦虫、棘球绦虫和裂头绦虫。常见的绦虫病是由带绦虫中的肥胖带绦虫(牛带绦虫,*Taenia saginata*)和链状带绦虫(猪带绦虫,*Taenia solium*)成虫寄生在人体小肠引起的疾病。

病原学

肥胖带绦虫和链状带绦虫成虫乳白色,扁长如带状,可分头节、颈节、体节三部分。头节为其吸附器,颈节为其生长部分,体节可分为未成熟、成熟和妊娠3种节片。

肥胖带绦虫和链状带绦虫的成虫均寄生于人体小肠上部,头节多固定于十二指肠和空肠曲下40~50 cm处。其妊娠节片内充满虫卵(每一孕节中含有虫卵数多达数万个),常单独(或数节相连)脱落随粪便排出,也可自动排出体外,在土壤中虫卵可生存数周之久。成熟的虫卵被中间宿主牛或猪吞食后,卵壳在十二指肠内被肠液消化,六钩蚴即行脱出,借助其小钩和穿刺腺穿过肠壁,随血与淋巴循环到达全身各处,以横纹肌为主要终点,发育成为囊尾蚴,导致牛或猪的囊虫病。猪常吞食粪便中的妊娠节片,故其感染常甚严重。含大量囊虫的猪肉俗称"米猪肉"。牛为食草动物,仅吞食污染牧草的虫卵,故其感染一般不严重。人进食未煮熟、含有囊尾蚴的牛肉或猪肉,经消化液作用,囊尾蚴中的头节在肠中翻出吸附于肠壁,颈节逐渐分裂形成连串的体节,经2~3个月发育为成虫。肥胖带绦虫成虫寿命较长,一般在宿主死后,其生命才告结束,甚至可长达60年以上;链状带绦虫成虫寿命可在25年以上。人体不但是链状带绦虫的终宿主,也可成为中间宿主,发生囊虫病。

流行病学

人是本病的唯一传染源,牛和猪为中间宿主。链状带绦虫病和肥胖带绦虫病在国内分布大多为散发性,感染率为0.1%~1%,多见于东北、华北、河南、江苏、云南、广西、贵州、内蒙古、新疆、青海、西藏等地,少数民族地区尤多。饮食习惯和烹调方法是决定本病多寡和感染轻重的主要因素。某些地区的居民喜以新鲜牛肉加盐晒干,放入坛内,加大米饭发酵,作成酸牛肉取食而感染。亦有生、熟菜用同一砧板,从生肉脱落的囊尾蚴污染熟食,致素食者亦可得病。南方人喜食猪肉,故以感染链状带绦虫者为多。如在上海地区,链状带绦虫病远较肥胖带绦虫病为多,两者比例为71:1。西南及西北地区则以肥胖带绦虫病居多,其患病率5~8倍于链状带绦虫病。绦虫病患者的年龄不拘,但以21~40岁为多见。婴儿则极罕见。男性较女性稍多,但在少数地区肥胖带绦虫病患者以女性居多。

临床表现

潜伏期2~3个月,临床症状视其感染虫数和种类而异。大多系单虫感染,但在流行区约半数患者呈多虫感染,每人平均多达8条,最多达30条。国外有报告竟达150条之多。

症状多属轻微,以大便中发现虫体节片最为常见,约占98%。肥胖带绦虫的妊娠节片常在大便时成串排出,患者可有轻度肛痒。妊娠节片自肛门排出尚能收缩活动。腹痛见于1/3～1/2病例,通常并不剧烈,呈隐痛性质,一般限于上腹部或脐周。部分患者有腹胀,腹泻、便秘交替,食欲亢进,恶心,体重减轻等症状;少数患者有头痛、乏力、头晕、神经过敏等。血象多正常,约1/4病例有嗜酸性粒细胞轻度增高。

并发症

阑尾炎可能为其并发症,在阑尾中可发现虫卵或大量节片,一般常见于肥胖带绦虫病患者。链状带绦虫患者可并发囊虫病,详见"囊虫病"。

诊 断

(一)流行病学资料

有生食或半生食牛肉或猪肉史,患者来自流行地区者尤应注意。

(二)虫体排出

粪便中有白色面条状或带状能活动的虫体排出,可作出诊断。检查妊娠节片内子宫分支的数目与形状有助于鉴别绦虫的种类。

(三)粪便与肛拭检查

因妊娠节片脱离母体后能伸缩活动,同时将子宫内虫卵散布于肠道粪便中,故在患者的粪便中大多可找到绦虫卵,尤以粪便厚涂片的检出阳性率较高。粪便查获绦虫卵时即可确诊为绦虫病。

(四)免疫学检查

以不同虫体匀浆或虫体蛋白质做抗原进行皮内试验、环状沉淀试验、补体结合试验、乳胶凝集试验、ELISA等,阳性率可达73%～99%,但也可呈假阳性反应(7%～20%)。近年报告,体外收集链状带绦虫分泌或排泄的抗原,用免疫印迹法测定链状带绦虫感染者的血清,特异性高(100%),敏感性可达95%。

预 后

本病的病程虽长,但预后多良好。链状带绦虫病并发脑囊虫病者预后较差。

治 疗

驱绦虫药物种类较多,经治疗绝大多数能迅速排出虫体而痊愈,偶有未经治疗绦虫自动排出而痊愈者。

1. 吡喹酮 本品为广谱驱虫药物,对带绦虫、膜壳绦虫、裂头绦虫病疗效均高,为治疗绦虫病的首选药物。剂量按15～25 mg/kg计算(儿童以15 mg/kg为宜),1次口服。服药后偶有头昏、眩晕、乏力等不适,但数日内可自行消失。

2. 苯并咪唑类药物 近年来新衍生物有甲苯达唑、阿苯达唑等,均为广谱驱虫药物。甲苯达唑300 mg,2次/d,疗程3 d,疗效可达100%。对链状带绦虫也极有效,不良反应少,优于其他药物,排出体节完整,治疗后一般不会出现囊虫病。治疗短膜壳绦虫病、长膜壳绦虫病的疗程可延长至 5 d。动物实验表明本药有致畸作用,故不宜用于孕妇。

阿苯达唑治疗肥胖带绦虫和链状带绦虫的疗效与剂量、疗程有关,若剂量为 800 mg/d,共 2 d,其疗效分别为 88.9% 与 70%;当剂量提高到 1 200 mg/d,共 3 d,其疗效则分别为 95% 与 92%。本药不宜用于孕妇。

3. 氯硝柳胺 本药对链状带绦虫、肥胖带绦虫和短膜壳绦虫均有作用,但较吡喹酮、甲苯达唑为差,目前临床较少应用。

4. 槟榔及南瓜子联合疗法 我国学者首先倡用,两药有协同作用。槟榔对绦虫的头部及前段节片有瘫痪作用,南瓜子则使绦虫中、后段节片瘫痪,两者合用可使整个虫体变软,借小肠蠕动,随粪便排出体外。成人空腹口服 50～90 g 南瓜子仁粉(如带皮南瓜子,则为 80～125 g),2 h 后服槟榔煎剂(干燥细片 80 g 加水 500 ml 煎至 150～200 ml 的滤液)。再过半小时后服 50% 硫酸镁 50～60 ml。一般在 3 h 内即有完整而活动的虫体排出。

不论应用何种驱虫剂,应注意下列几点。

(1) 驱虫后应留 24 h 全部粪便,以寻找虫头,未获虫头者不一定表示治疗失败,因虫头不一定在治疗当日排出,或驱虫剂使虫头变形而不易辨认。

(2) 给链状带绦虫病患者驱虫时,应尽量预防呕吐反应,以免虫卵反流入胃而导致囊虫病,故服药前宜给止吐剂;服药后则给泻剂,以利肠腔内体节的完全排出。

(3) 治疗后 3～4 个月未发现虫卵,可视为治愈;若出现虫卵或体节,则应复治。

预 防

(1) 早期和彻底治疗绦虫病患者。对屠宰场工作人员应予定期检查和及时彻底治疗。加强牛、猪的管理,提倡牛有栏,猪有圈,做到人、畜分开。

(2) 大力开展卫生宣教,不吃生的或半生不熟的猪肉和牛肉。切生、熟菜的刀和砧板应严格分开,避免污染。短膜壳绦虫可经自身虫卵感染,应提倡便后、饭前洗手,不吃生的未煮熟的蔬菜。

(3) 肉品的检验。肉品检验囊虫已有数十年历史,牛的咬肌、心肌、舌肌、肩胛肌是囊尾蚴检出较多的部位。对受染的屠体通常采用冰冻或煮熟的方法有效地杀死囊尾蚴,−10℃、3～10 d 可杀死囊尾蚴。

二、囊 虫 病

囊虫病(cysticercosis)是链状带绦虫(猪肉绦虫)的幼虫(囊尾蚴)寄生人体各组织所引起的疾病。囊尾蚴可侵犯人皮肤、眼、肌肉和脑等脏器,其中以侵犯脑部最为严重。人体为链状带绦虫的中间宿主。

病原学

链状带绦虫虫卵自粪便排出时已成熟,内含六钩蚴,外有厚壳,对外界抵抗力强。人进食附有虫卵的蔬菜或瓜果后,六钩蚴在十二指肠内孵化,钻入肠壁,随后进入肠系膜小静脉及淋巴循环,进而被输送至全身,约 10 周囊尾蚴发育成熟。

囊尾蚴常被宿主所形成的囊壁所包绕,囊壁结构通常分为 2 层,内层呈玻璃样变,外层为细胞浸润(急性期以中性粒细胞及嗜酸粒性细胞为主,慢性期以淋巴细胞及浆细胞为主)。囊壁与虫体之间有囊腔,内含囊液。虫体系头向内凹的囊尾蚴头节。囊尾蚴大小一般与普通胶囊相似,位于疏松的结缔组织与脑室中者多呈圆形,在肌肉中者略伸长,在脑室底部者可达 2.5 cm,并有分支或葡萄样突起,称葡萄状囊尾蚴。囊尾蚴的寿命甚长,一般为 3～10 年,个别可长达20 年或以上,检验囊虫死活可采用胆汁孵育法,观察其蠕动力与头节是否伸出。

流行病学

(一)传染源

链状带绦虫病患者是囊虫病的唯一传染源。患者粪便中排出的虫卵对本人及其周围人群均有传染性。链状带绦虫在人体小肠内寄生时间越长,发生囊虫病的危险性亦越大。

(二)传播途径

人体囊虫病的感染方式有 3 种:①内源性自身感染,即由于呕吐等逆蠕动使妊娠节片或虫卵反流入胃,此种方式的感染度较重,囊虫可遍布全身肌肉、皮下组织和脑部;②外源性自身感染,即患者手指污染本人粪便中的虫卵,再经口感染;③异体感染,患者本人并无肠绦虫病,因摄入染有他人粪便中链状带绦虫虫卵的食物而感染。

(三)人群易感性

囊虫病患者以 21～40 岁青壮年为多,男女之比为 2.5∶1。

(四)分布

本病国内以东北、华北、云南、内蒙古等地发病率较高。在东欧、中南美、非洲、东南亚等国家均有本病流行。

发病机制与病理

六钩蚴侵入组织后可引起局部组织反应。初期为中性粒细胞和嗜酸性粒细胞浸润,继则以浆细胞和淋巴细胞为主,并有成纤维细胞增生。随后幼虫为纤维被膜所包围而形成包囊,其病理变化视囊虫寄生部位、数量和局部组织反应而不同。寄生部位以脑、皮下组织、肌肉和眼部为多。

脑囊虫的发病率颇高,占囊虫病的 60%～80%。六钩蚴可通过血流进入脑实质,大多寄生于大脑皮质邻近运动中枢;亦可由脉络膜丛进入脑室系统及蛛网膜下隙,常引起脑脊液循环阻塞与脑积水。囊尾蚴位于小脑延髓池、小脑脑桥角等部位时常伴有继发性增生性蛛网膜炎。脑囊虫周围组织在急性期有水肿、坏死,镜下有炎症细胞浸润;慢性期有萎缩、异物反应和机化。位于皮下组织及肌肉的囊尾蚴,死亡后常有钙盐沉积。位于眼部的囊尾蚴常寄生于玻璃体、眼球肌肉、眼结膜下等处,视网膜囊虫病的发病率为 27% 左右。

临床表现

潜伏期为自吞食虫卵至囊尾蚴形成,约需 3 个月。囊虫病的临床表现视囊尾蚴寄生部位、数量及人体反应而不同。

(一)脑囊虫病

临床症状极为复杂多样,从全无症状至引起猝死不等。通常病程缓慢,多在 5 年以内,个别长达 17～21 年。按其临床症状不同可分为下列几型。

1. 癫痫型 以反复发作各种类型的癫痫为特征,约半数可表现为单纯大发作,此外尚有失神、发作性幻视、视物变形、幻嗅、精神运动性兴奋及各种局限性抽搐和感觉异常。癫痫大发作的发生频率较低,大多在 3 个月以上,部分患者甚至若干年才发作一次,约 1/10 患者的癫痫发作有自行缓解倾向。

2. 脑膜炎型 以急性或亚急性脑膜刺激征为特点,长期持续或反复发作。起病时有发热,一般在 38℃左右,持续 3～5 d。脑脊液可呈炎症改变,压力增高,细胞数为(10～100)×10^6/L,以淋巴细胞为主;蛋白量增高;糖定量大多正常,个别可低于 2.22 mmol/L(40 mg/dl),易误诊为结核性脑膜炎或病毒性脑膜炎。

3. 颅内压增高型 以急性起病或进行性加重的颅内压增高为特征。头痛甚为突出,常伴呕吐、复视、视神经乳头水肿或继发性视神经萎缩,视力及听力减退。颅内压增高多由于多发包囊在颅底引起炎症粘连所致。包囊在第四脑室阻塞正中孔造成脑脊液循环障碍,可表现为间歇性剧烈头痛、呕吐、眩晕发作,常因体位改变而诱发,称为布伦斯征(Bruns sign)。

4. 痴呆型 此型患者有进行性加剧的精神异常及痴呆,半球实质内有密集的包囊,可能与囊尾蚴引起广泛脑组织破坏和脑皮质萎缩有关,不一定有颅内压增高。个别患者因幻觉、迫害妄想而自杀。

5. 脊髓型 由于囊虫侵入椎管压迫脊髓,产生脊髓受压征。临床表现为截瘫,感觉障碍,大、小便潴留等。

脑囊虫病各型间可相互交叉或转化。多数脑囊虫病同时存在皮下囊尾蚴结节,结节可在脑部症状发生前或后出现,个别患者在皮下结节出现后 22 年始出现癫痫发作。

(二) 皮下组织和肌肉囊虫病

囊虫结节的数目可为 1～2 个至数百、数千个,头部、躯干较多,四肢较少。皮下结节可自由移动,与皮肤组织不粘连,不痛不痒,也无炎症反应及色素沉着。结节可陆续分批出现,亦可逐渐自动消失。个别患者可出现假性肌肥大。

(三) 眼囊虫病

可发生于眼的任何部位,以发生在玻璃体最为常见,其次为视网膜;可为单侧或双侧,多系 1 个,也有数个者。囊虫在眼内可存活 1～1.5 年。虫活时患者尚可耐受,死亡则成为强烈刺激,引起色素层炎、视网膜脉络膜炎或化脓性全眼炎等。

诊断与鉴别诊断

(一) 病史

病人有肠绦虫病史,或粪便中发现绦虫卵或妊娠节片,可作为诊断本病的重要参考。

(二) 临床症状

皮下结节和眼囊虫病临床较易诊断。脑囊虫病如不伴有皮下结节,诊断较为困难。在我国东北、西北、华北等地区的农村,凡具有癫痫发作、颅内压增高、精神障碍等三大症状应首先考虑脑囊虫病的可能。若有皮下结节并存,为有力的佐证。

(三) X 线检查

病期较长的囊虫病患者(一般在 5 年以上)在 X 线平片上可见钙化影。颅脑 CT 与 MRI

在脑囊虫病的诊断中具重要价值,但随囊虫大小、在脑内寄生部位、存活与否等有不同的图像改变。通常脑实质型的图像以 MRI 分辨力更好。脑室型囊虫 MRI 显影更具优点,但囊虫钙化后,颅脑 CT 的图像更为清晰。

(四)免疫学检查

比较灵敏的方法有补体结合试验、IHA、ELISA 等。免疫学结果的判断,应结合临床资料综合考虑其诊断价值。

(五)活组织检查

皮下结节应常规做活组织检查,病理切片中见到囊腔中含有囊尾蚴头节为特征。

脑囊虫病引起的癫痫须与原发性癫痫以及血吸虫病、肺吸虫病等所致的癫痫相鉴别。脑膜炎型的脑囊虫病需与结核性或隐球菌性脑膜炎相鉴别。

预 后

弥漫性脑囊虫病伴痴呆者预后不良。脑囊虫病伴流行性乙型脑炎者病死率很高。眼囊虫病如能及时手术摘除,则预后良好。视网膜囊虫病如经久不治可致失明。

治 疗

(一)病原治疗

吡喹酮是治疗囊虫病的重要药物,对各型的囊虫病具有很高的疗效,总剂量为 120～180 mg/kg,3～4 d 分次口服。由于脑囊虫病患者在治程中或治疗后出现颅内压增高、癫痫发作加重现象,故治疗宜审慎。因皮肤肌肉型囊虫病患者有潜在性脑囊虫的可能,故也应住院治疗。眼囊虫病患者服用吡喹酮后局部炎症反应较剧,增加手术的复杂性,应列为禁忌。有精神障碍与痴呆表现的脑囊虫病患者,吡喹酮治疗易诱发精神异常,亦不宜采用。

近年来阿苯达唑已被证明为治疗囊虫病的有效药物,对脑型和皮肤肌肉型均具良效,有效率达 85%,治愈率为 50% 左右。治疗脑囊虫病的剂量为 18 mg/(kg·d),10 d 为 1 个疗程。皮肤肌肉型剂量为 15 mg/(kg·d),服法与疗程同前,2～3 周可重复 1 个疗程,视病情可重复 2～3 个疗程。本品不良反应较吡喹酮轻。

(二)手术治疗

位于皮质、脑实质的多发性囊虫,为了解除症状、保存视力,多采用颞肌下减压术,术后再配合药物治疗。对软脑膜有广泛粘连,特别是颅后窝粘连有不同程度积水者,可根据具体情况,将有关囊虫摘除,并做脑脊液分流术。眼球内囊虫病尤应及早治疗,先测出囊虫位置,然后切开,用钩将囊虫勾出,可获痊愈。

预 防

加强饮食卫生,不吃未煮熟的蔬菜。对链状带绦虫病患者应进行早期和彻底的治疗。

(黄玉仙　翁心华)

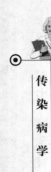

第九节　包　虫　病

包虫病(hydatid disease)又称棘球蚴病(echinococcosis),是由细粒棘球绦虫的幼虫引起的人畜共患疾病。本病临床表现视包虫囊部位、大小和有无并发症而不同。

病原学

细粒棘球蚴病(echinococcosis granulosus)又称囊型包虫病(cystic echinococcosis)。细粒棘球绦虫终宿主为犬科动物。成虫长1.5~6 nm,寄生在狗小肠内。有头节、颈节以及未成熟节片、成熟节片和妊娠节片。头节呈梨形,有顶突以及4个吸盘。顶突上有2圈小钩,妊娠节片子宫内充满虫卵。虫卵呈圆形,棕黄色,有辐射纹,内含六钩蚴。虫卵对外界抵抗力较强。在蔬菜、水果中不易被化学消毒剂杀死,煮沸或阳光直射(50℃)1 h即可杀死。

生活史:虫卵随狗粪排出体外,污染皮毛、牧场、畜舍、蔬菜、土壤、水源等。虫卵被羊或其他中间宿主吞食后,在消化液的作用下,在十二指肠内孵出六钩蚴,侵入肠壁末梢静脉,随门静脉血流,侵入肝脏和其他脏器,形成棘球蚴(包虫囊肿)。狗吞食含有包虫囊的羊或其他中间宿主的内脏后,棘球蚴在狗小肠内7周发育为成虫。细粒棘球绦虫的终宿主及中间宿主范围很广,但主要为狗和羊之间的生活循环。此外,还有狼、狐狸等终宿主与野生有蹄动物为中间宿主的生活循环,所以本病为自然疫源性疾病。

流行病学

传染源为狗。在重流行区,狗的感染率一般为30%~50%。狼、狐等主要是野生动物中的传染源。流行区羊群中常有包虫病,而居民常以羊或其他家畜内脏喂狗,使狗有机会吞食包虫囊。人、狗密切接触,借污染的手指或饮食吞入虫卵而感染。狗粪中虫卵污染蔬菜和水源,也可造成间接感染。在干燥多风地区,虫卵随风飘扬,也有经呼吸道感染的可能。人群普遍易感。本病主要流行于畜牧区,分布遍及全球。我国主要见于甘肃、宁夏、青海、新疆、内蒙古、西藏、四川西部,以及陕西、河北等地。

发病机制与病理

虫卵经口在胃及十二指肠内消化,六钩蚴脱壳而出,借小钩先吸附于肠黏膜,经肠壁进入肠系膜小静脉而到达门静脉系统。幼虫大多被阻于肝脏,在肝脏内形成包虫囊;少数通过肝静脉经下腔静脉、右心至肺部,极少数经肺侵入循环系统。包虫寄生部位以肝脏占首位(75%),肺次之(10%~15%),其他器官组织如心包、心肌、胸椎、脾等虽可累及,但较少见。肝包虫囊右叶较左叶者为多,左、右同时受侵者占24%。包虫囊大小不一,直径为5~15 cm,大的包虫囊多含子囊。肺包虫囊一般直径为5~10 mm,单侧或多侧。单个或多个。小儿包虫囊体内分布与成人有差别,脑包虫病较成人为多。肺包虫囊发生率也较高。六钩蚴在肝脏内沉着后,第4天发育至40 μm大小,并开始出现囊腔;第3周可见囊泡,第5个月达1 cm,并分为角皮层与发生膜;此后生长速度约每年1 cm。肺包虫囊一年可增长4~6 cm。包虫囊可发生钙化。

六钩蚴脱壳逸出后,6～12 h 到达肝脏,周围有大单核细胞及嗜酸性粒细胞浸润。未被破坏者于第 4 天即成为幼虫,第 3 周末转变为囊状体即棘球蚴。感染后 5 个月,其直径仅 1 cm。多数幼虫 5 年左右死亡,但部分继续生长形成巨大囊肿,容积从数百至数千毫升不等。囊肿分内、外两囊,内囊为虫体本身,外囊为宿主组织形成的纤维包膜。囊壁由角皮层与生发层(胚层)组成。前者有弹性,状如粉皮,无细胞结构,由生发层分泌物组成,起保护、吸收营养等作用;后者系寄生虫的本体,向囊腔芽生出成群的细胞,形成许多带小蒂的育囊、子囊(脱落的育囊)和原头蚴。游离于囊液中的育囊、原头蚴或子囊统称为棘球蚴砂。囊液清澈,囊液中含有毒性白蛋白,囊液漏出时产生不同程度变态反应。包虫囊有单纯和含子囊者之别。在成人 90% 以上的肝包虫囊含子囊,而儿童中 90% 以上肝包虫囊不含子囊。肺包虫囊含子囊者不到 10%。

临床表现

包虫病的症状视其寄生部位、囊肿大小及有无并发症而异。早期单纯的包虫囊多无症状,部分患者的包虫囊仅于尸检时偶然发现。

(一)肝包虫病

肝包虫囊极度肿大时,右上腹出现肿块,无痛或轻度隐痛,表面光滑,质地较坚。患者有饱胀牵曳感,并有压迫症状。囊肿大多位于右叶,且多位于表面,位于左叶者仅 1/4。肝左叶包虫囊的体征出现较早且较显著。囊肿位于右叶中心时,肝脏呈弥漫性肿大。向上发展压迫胸腔可引起反应性胸膜炎、肺不张等;向下、向前生长时则向腹腔鼓出,位于肝门附近偶可压迫胆总管引起黄疸,或压迫门静脉引起门静脉高压。大多数患者肝脏可极度肿大,局部有圆形表面平滑囊肿感;少数病例叩打囊肿后可听到震颤,因子囊互相撞击引起囊壁震动所致。肝包虫病主要并发症为感染和破裂。感染大多来自胆管或因外伤、穿刺引起。临床上有发热、肝区疼痛、白细胞与中性粒细胞增多,酷似肝脓肿。包虫囊破裂也可因外伤或穿刺引起大量囊液破入腹腔或胸腔而引起过敏性休克,并使囊液中原头蚴播散至腹腔或胸腔内引起播散性继发包虫囊肿。肝功能大多正常,血浆白蛋白降低,球蛋白增高。肝 B 超检查见平段;肝放射性核素及 CT 检查示肝内占位性病变。

(二)肺包虫病

肺组织较松弛,故包虫囊生长较快,常有干咳、咯血等症状。2/3 病变位于右肺,以下叶居多;X 线胸片检查示在无并发症的病例可见单个或多个圆形、卵圆形或多环形边缘清晰、光滑的肿块(有继发感染时边缘模糊)。囊肿随呼吸而变形,罕见钙化,大小不一,最大者可占一侧肺叶。囊肿穿破囊液可完全排出,X 线胸片上呈空洞型。囊肿破入胸腔时可发生严重液气胸。约半数患者囊肿破入支气管,囊液咳出而自愈。

(三)脑包虫病

发病率低(1%～2%),多见于儿童,以顶叶常见,临床表现为癫痫发作与颅内高压表现。包囊多为单个,多数位于皮质下,病变广泛者累及侧脑室,并压迫、侵蚀颅骨,出现颅骨隆凸。脑血管造影示巨大球形无血管区,围绕囊肿的脑血管有移位、牵拉现象,病灶轮廓清晰或模糊。脑 MRI 和 CT 检查有助于诊断。

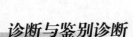

诊断与鉴别诊断

（一）流行病学

多见于畜牧区。患者大多有与狗、羊等密切接触史。

（二）临床征象

上述患者如有缓起的腹部无痛性肿块（坚韧、光滑、囊样）或咳嗽、咯血等症状应疑及本病，并进一步做 X 线和免疫学检查以明确诊断。

（三）实验室检查

1. 血象　白细胞计数大多在正常范围。约半数病例嗜酸性粒细胞增多，一般不超过10%，偶可达 70%。

2. 皮内试验　又称 Casoni 试验。以囊液抗原 0.1 ml 注射前臂内侧，15～20 min 后观察反应。阳性者局部出现红色丘疹，可有伪足（即刻反应），2～2.5 h 后开始消退，12～24 h 继以出现红肿和硬结（延迟反应）。当患者血液内有足量抗体时，延迟反应常不出现。在单纯性病例，即刻反应和延迟反应均呈阳性。在穿刺、手术或感染后即刻反应仍为阳性，但延迟反应时被抑制。皮内试验阳性率为 80%～90%。囊虫病、结核病、肝癌等患者可出现假阳性。包虫皮试操作简便，广泛用于流行病学调查与临床诊断的参考。

3. 血清学试验　血清免疫试验用以检测患者血清抗体。试验方法多种，但以 IHA 和 ELISA 最为常用。阳性率 90% 左右，亦可出现假阴性或假阳性反应，与囊虫病患者血清的交叉反应率可高达 20%～30%。采用抗原 5 和抗原 B 的亚单位进行免疫印迹试验，38 000 抗原是抗原 5 的亚单位，800/12 000 抗原是抗原 B 的亚单位，能识别患者血清中特异性抗体，故对人、畜细粒棘球蚴病有诊断价值。肺囊型包虫病血清学试验阳性率低于肝囊型包虫病。补体结合试验阳性率为 80%，约 5% 呈假阳性反应（本病与肺吸虫病和囊虫病有交叉免疫反应）。其他尚有乳胶凝集、对流免疫电泳、IFA 等，可视具体情况选用。

4. 影像学检查　包括 X 线、CT 和放射性核素扫描检查等均为诊断包虫病的重要手段。

本病应与肝脏非寄生虫性良性囊肿、肝脓肿、肠系膜囊肿、巨型肾积水、肺脓肿、肺结核球、脑瘤、骨肿瘤等鉴别。

治 疗

外科手术为根治本病首选方法，应争取在压迫症状或并发症发生前手术。手术时用细针将囊液抽去（慎防囊液外溢），然后将内囊摘除。内囊与外囊仅有轻度粘连，极易剥离，常可完整取出。肺、脑、骨等部位的包虫病亦应行摘除手术。

在手术前，向包囊内注入 2% 甲醛或 3% 过氧化氢、25% 甘油或 0.1% 西曲溴铵等可起到杀死原头蚴的作用。

苯并达唑类化合物是近年来国内外重点研究的抗包虫药，阿苯达唑和甲苯达唑被列为首选药，作为手术前后辅助用药，可减少复发率，提高疗效。阿苯达唑吸收较好，血清中浓度比甲苯达唑高 100 倍，包虫囊液中浓度较甲苯达唑高 60 倍。其代谢产物从胆汁排泄，在体内无蓄积作用。毒性很低，无致癌与致突变；但对大鼠和兔有胚胎毒与致畸性，故对孕妇禁忌。阿苯达唑目前主要用于不能或不愿手术的患者：①播散性继发性腹腔与胸腔内多发性细粒棘球蚴病；②多器官或同一器官两侧多发性包虫囊不易手术者；③肺或肝细粒棘球蚴病患者术后复发不能耐受或拒绝再次手术者；④早期患者在 B 超普查发现为囊小壁薄的细粒棘球蚴病者；⑤手术前预防术中原头蚴可能播散和移植，剂量 10～40 mg/(kg·d)，分 2 次服，30 d 为一疗程，尤以肺包虫病为佳。长期服用要随访肝、肾功能与骨髓。甲苯达唑剂量与疗程不一，通常 40～50 mg/(kg·d)，分 3 次口服，疗程 1 个月，休息半个月再服一疗程。一般治疗 3 个月，甚至数年。疗效报道不一。

预 防

在流行区避免与狗密切接触。注意饮食卫生，防止犬粪污染食物。病畜尸体应予深埋或焚毁，切勿弃置，以免狗被污染。对感染的狗可用吡喹酮、甲苯达唑、阿苯达唑等驱绦虫治疗或捕杀。提倡牧民定居，改进养犬方法。

（黄玉仙　翁心华）

第十节　类圆线虫病

类圆线虫病（strongyloidiasis）是由粪类圆线虫（*Strongyloides stercoralis*）寄生于人体小肠所引起。粪类圆线虫蚴经皮肤或黏膜侵入人体，主要临床表现为侵入处皮疹、移行期的肺部损害以及肠道寄生期的腹泻等。粪类圆线虫能在人体内繁殖产生感染期蚴（丝状蚴），在宿主体内可不断进行内源性自身感染而不同于其他蠕虫，因此在不再与外源性感染蚴接触的情况下，本虫可在人体内持久存在。在免疫缺陷者体内，大量蚴可播散而引起严重感染。

病原学

粪类圆线虫首先在 1876 年越南的法国士兵粪便中发现，尸检又在肠道、胆管、胰腺管中发现许多线虫。本虫为兼性寄生虫，其生活史包括自生世代和寄生世代。

（一）自生世代

在土壤中进行。杆状蚴以土壤中有机物为生，1～2 d 内经 4 次蜕皮发育为自由生活的成虫。雄虫 0.7 mm×(0.04～0.05 mm)，尾端向腹面蜷曲，有交合刺两根，引带相连。雌虫约 1.0 mm×(0.05～0.075 mm)，尾端较尖细。成熟雌虫子宫内含虫卵 4～16 个，后者孵化为杆状蚴。环境适宜时自生世代的生活环可继续多次。如环境不适，杆状蚴蜕皮 2 次，发育为丝状蚴（具传染性），通过皮肤或黏膜侵入人体开始寄生生活。

（二）寄生世代

丝状蚴侵入人体后，进入皮下小血管，经血循环，由右心至肺，继穿破肺泡毛细血管而入肺泡。多数幼虫由下呼吸道上升，经咽喉部吞下至消化道，定植于小肠（主要为十二指肠与空肠上部），发育成熟。寄生世代只发现雌虫，行孤雌生殖。寄生世代雌虫较细长，为 2.2 mm×(0.03～0.074 mm)，雌虫多埋于肠黏膜内，并在其中产卵。每条雌虫每天可产卵 50 个。数小时后孵出杆状蚴,自肠黏膜逸出,随粪便排出体外。在特殊情况(便秘、肠炎、营养不良、接受免疫抑制剂治疗后)下,杆状蚴可在体内迅速发育为丝状蚴,钻入肠壁,侵入血液循环,引起内源性自身感染;或丝状蚴随粪便排出时,可自肛门皮肤再次侵入,进入血液循环,此为外源性自身感染。

流行病学

患者是主要传染源。患者离开流行区后,其体内感染可持续多年,症状可不明显。主要通过皮肤或黏膜接触污染土壤而感染;在患者体内又可有自身感染这一特殊感染方式。人群普遍易感,免疫缺陷者易有重度感染。

本病主要分布于热带和亚热带,温带也较多见,在寒冷地区则多为散发流行。其分布与钩虫相似,但感染率较低。国内主要分布于长江流域及以南地区,感染率大多在 2% 以下,个别地区可达 10% 以上。

发病机制、病理与临床表现

粪类圆线虫感染可表现为以下 3 种类型。

(1) 由于机体有效的免疫应答,感染被清除。

(2) 慢性自身感染,可持续数年甚至数十年,间歇出现肠道症状。

(3) 播散性超高度感染(disseminated hyperinfection),见于长期应用糖皮质激素等免疫抑制剂而致免疫功能低下者,粪类圆线虫幼虫全身播散可致死。

(一) 皮肤损害

丝状蚴侵入皮肤时可引起局部水肿、充血、瘙痒和斑丘疹,搔破后可引起继发感染,亦可出现复发性荨麻疹,常累及臀部、腕部等。幼虫游走可引起特征性皮疹,称为肛周匐行症(larva currens),为本身自身感染引起的肛周荨麻疹带形皮损。

(二) 肺部损害

感染后 3~4 d 幼虫移行至肺部时,可引起刺激性干咳、气促、咯血等。重症患者(多为雌虫定植于支气管上皮所致)可发生支气管肺炎,痰中可找到幼虫。

(三) 肠道损害

轻型以卡他性肠炎为主;中型表现为水肿性肠炎,黏膜水肿、增厚、皱襞减少;重型表现为溃疡性结肠炎,病变甚至可波及胃,各肠壁损害中均可找到虫体。胃肠道症状主要表现为腹泻,可与便秘交替,尚可有恶心、腹痛等。重者可出现血性黏液便、麻痹性肠梗阻、电解质紊乱、脱水、衰竭等。

健康人感染后可无症状,或仅有轻度腹泻、腹痛等,但此种感染有潜在危险性。在疾病、营养不良或接受免疫抑制剂治疗及免疫功能低下的患者体内,杆状蚴可迅速发育成为具侵袭力的丝状蚴,引起重度自身感染(可为全身播散性),患者可因呼吸衰竭或休克等而死亡。急性期嗜酸性粒细胞常增多,可在 30% 以上;但重症播散型感染者不增多,甚至减少。半数患者血清 IgE 可升高。

诊 断

主要根据流行病学资料、粪便检查和血清学检查。对来自流行区的免疫缺陷者以及长期接受免疫抑制剂或放疗、化疗者应进行过筛试验,以预防超高度感染。新鲜粪便检查简单、易行,但幼虫间歇性从粪便排出,且为数甚少,需以连续 3 次粪便检查结果为准。粪便中幼虫为数甚少时,可采用贝氏幼虫浓集法或平皿培养法。当每克粪便中幼虫 1～3 条时,前两法往往不易查出。播散性重症患者支气管灌洗液、痰液、尿、脑脊液、腹水中亦可找到杆状蚴或丝状蚴。血清免疫学检查包括免疫荧光抗体试验和 ELISA,特异性和敏感性均较高,可用于粪类圆线虫过筛试验,为有效的辅助诊断方法。但仍需反复多次粪便浓集法检查,以检出杆状蚴为准。

治 疗

(一)病原治疗

噻苯达唑剂 25 mg/kg,2 次/d,连服 2 d;播散型感染者连服 5～7 d。本药不良反应较大,肝、肾功能不全者忌用。治愈率可达 90％左右。阿苯达唑 10 mg/kg,2 次/d,连服7 d,对重度感染也可取得良好疗效。甲苯达唑 300 mg,3 次/d,连用 3 d,疗效约 62％,本药与左旋咪唑合并使用可提高疗效。

(二)支持治疗

重症患者有营养不良、贫血、水肿或脱水应予输液及输血,以纠正水、电解质紊乱,积极防治休克、呼吸衰竭等。在驱虫前,忌用免疫抑制剂治疗以防自身感染和感染扩散。

预 防

患者应彻底治疗,以防止反复自身感染。加强粪便管理和个人防护。

(卢 清)

第十一节 丝虫病

丝虫病(filariasis)是指丝虫寄生于人体淋巴系统、皮下组织或浆液腔等所致的寄生虫病。本病通过蚊虫传播,临床特征早期主要为淋巴管炎和淋巴结炎,晚期为淋巴管阻塞,常形成不同部位的淋巴水肿、象皮肿和睾丸鞘膜积液。

病原学

目前已知寄生于人体的丝虫共有 8 种,依成虫在人体寄生部位可分为 3 组:积聚于淋巴系统,引起淋巴丝虫病;寄生于体腔,致组织丝虫病;寄生于皮下组织,致皮肤丝虫病。在我国主要为班氏丝虫和马来丝虫所引起的淋巴丝虫病。

班氏吴策线虫(*Wuchereria bancrofti*,简称班氏丝虫)和马来布鲁线虫(*Brugia malayi*,简称马来丝虫)的成虫形态相似,虫体细长如线,乳白色,雌雄异体,但常缠结在一起。雄性班氏丝虫长 28～42 mm,宽约 0.1 mm;雌虫的长度和宽度约为雄虫的 1 倍。马来丝虫较班氏丝虫短小。丝虫幼虫称为微丝蚴,属胎生,头钝圆,尾部尖细。

班氏和马来丝虫成虫在人体内发育,幼虫在蚊体内发育。当蚊虫叮咬患者时,微丝蚴随血液进入蚊胃,多数在胃内被消灭或随蚊的排泄物排出,残留的微丝蚴进入胸肌,经蜕皮发育成为感染期幼虫,移行至蚊的下唇,当蚊再次叮咬人时进入人体。感染期幼虫在人体内移行及发育过程中部分死亡,幼虫进入淋巴管或淋巴结发育为成虫。雌、雄成虫交配后,雌虫即产生微丝蚴。从感染期幼虫侵入人体至成虫产生的微丝蚴在外周血液出现,班氏和马来丝虫分别为半年左右和2~4个月。

丝虫的成虫在人体内的寿命可达10年以上,微丝蚴在人体内的寿命估计为3个月,在体外4℃时可存活6周。

微丝蚴从淋巴系统进入血液循环有明显的夜现周期性(nocturnal periodicity),即白天多聚集在肺毛细血管内,夜间才出现于外周血液循环。达高峰时间班氏微丝蚴为夜晚10时至次晨2时,马来微丝蚴为晚上8时至次晨4时。近年来发现,丝虫的夜现周期性与微丝蚴体内的白发荧光有关,有夜现周期性的虫种体内可见弥漫的白发荧光及大量荧光颗粒,而无夜现周期性的虫种,则无此颗粒。

流行病学

(一)传染源

血中有微丝蚴的患者和无症状的带虫者为本病的主要传染源。马来丝虫除在人体寄生外,还在猴、猫和穿山甲等动物体内寄生,其中以黑什猴为主要保虫宿主,自然感染率可达70%。班氏丝虫无自然物贮存宿主。

(二)传播途径

蚊类是班氏和马来丝虫的传播媒介。我国传播班氏丝虫的主要媒介是淡色库蚊、致乏库蚊,其次为多种按蚊;传播马来丝虫的媒介是中华按蚊。

(三)人群易感性

人群普遍易感,男女发病率无明显差别。20~50岁感染率与发病率为高峰。人感染丝虫后仅产生低水平免疫力,故可重复感染。

(四)流行特征

班氏丝虫主要分布于热带、亚热带及温带地区,包括亚洲、非洲、美洲及太平洋地区。马来丝虫仅分布于亚洲。在我国山东、河南、广东、广西、贵州、四川、台湾、福建、浙江、江苏等16个省市及自治区均有本病流行,尤以沿海地区严重。除山东、海南及重庆仅有班氏丝虫病流行,四川仅有马来丝虫流行外,其他地区均为班氏和马来丝虫病同时存在。

气温在20~30℃、相对湿度在75%~90%时最有利于微丝蚴在蚊体内发育成感染期幼虫,故一般5~10月为丝虫病的感染季节。南方地区则常年都有可能感染。

发病机制与病理

丝虫病的发病与病变主要由成虫引起,感染期幼虫也有一定的作用。微丝蚴与丝虫病病变关系不大,但治疗后短期内微丝蚴的大量死亡可在体内引起变态反应。病变的发生发展取决于丝虫种类、机体免疫反应、感染频度、感染期幼虫进入人体数量、成虫寄生部位以及是否合并继发感染等因素。

幼虫与成虫产生的代谢产物、虫体子宫内的排泄物、死亡虫体的分解产物及成虫本身的机械性刺激,均能引起全身性变态反应及局部淋巴系统的炎症反应,表现为周期发作的淋巴管炎、淋巴结炎及丝虫热等。晚期病变主要是淋巴组织病理改变及继发细菌感染。

班氏和马来丝虫病的病理变化主要在淋巴管和淋巴结,故有人称其为淋巴丝虫病。病理改变与免疫有关,可能有Ⅰ、Ⅲ、Ⅳ型变态反应参与。早期以渗出性炎症为主,淋巴结充血,淋巴管壁水肿,管腔内充满粉红色蛋白质液体和嗜酸性粒细胞,继而淋巴结和淋巴管内出现增生性肉芽肿性反应。晚期随着淋巴管内皮细胞增生,内膜增厚和纤维化,管腔中形成息肉或纤维性栓子,最后形成闭塞性淋巴管内膜炎。淋巴系统发生阻塞导致远端淋巴管内压力增高,形成淋巴管曲张、破裂,导致淋巴液流入周围组织及器官。此外,淋巴管瓣膜受到丝虫的破坏也可引起淋巴回流障碍和淋巴滞留。

班氏丝虫寄生于深部和浅部淋巴结、淋巴管中,由于阻塞淋巴管的位置不同而临床表现有异。阻塞位于腹股沟淋巴结及其主干时,可出现下肢淋巴肿;阻塞位于浅表腹股沟淋巴结或淋巴管时,出现阴囊淋巴肿;阻塞位于精索及睾丸淋巴管时,出现阴囊鞘膜积液;阻塞位于主动脉前淋巴结、肠淋巴干时,可引起泌尿系统、消化系统及腹壁淋巴管的破裂,导致乳糜尿、乳糜腹泻及乳糜腹水。淋巴液长期滞留在组织内,刺激纤维组织大量增生,皮下组织增厚、变粗、变硬形成象皮肿。因局部循环障碍易发生继发性细菌感染,使象皮肿恶化,甚至形成经久不愈的局部溃疡。

马来丝虫主要寄生于人体四肢浅部淋巴系统,易引起淋巴管炎、淋巴结炎及象皮肿,而乳糜尿、鞘膜积液、阴囊淋巴肿等发生机会较班氏丝虫少。

临床表现

（一）潜伏期

自感染期幼虫侵入机体至血液中出现微丝蚴为止,一般半年左右。

（二）微丝蚴血症期

此期一般仅有发热和淋巴系统炎症或无任何症状,不治疗,此期可维持10年左右。感染后有半数不出现症状而血中有微丝蚴,成为无症状的感染者。

（三）淋巴组织炎性病变期

1. 急性淋巴结炎和淋巴管炎　班氏丝虫病多发生于腹股沟及骨盆等处,马来丝虫多发生于肘上和腋窝。淋巴结炎不总是伴发淋巴管炎,但有淋巴管炎时一定有淋巴结炎。发作时有发热(38～39℃),淋巴结肿痛,沿大腿内侧淋巴管有一自上向下蔓延的"红线",即逆行性淋巴管炎。炎症波及皮内毛细淋巴管时,局部皮肤出现红肿,有压痛及灼热感,称丹毒样皮炎。持续3～5 d后自行消退。如继发细菌感染,则可形成脓肿。呈不定期间歇性发作,以夏、秋季多见,是马来丝虫病早期较为多见的症状。

2. 丝虫热　周期性突发性寒战、高热,2～3 d后自退。局部症状不明显,有时伴深压痛。多发于劳累后,常伴有头痛、出汗及食欲减退。丝虫热可能为腹膜后丝虫性淋巴结炎所致,多见于班氏丝虫病流行区。

3. 精索炎、附睾炎和睾丸炎　表现为发热、寒战和单侧自腹股沟向下蔓延的阴囊疼痛,放射至大腿内侧。体检发现睾丸和附睾肿大、压痛,精索上有束状结节性肿块伴压痛。炎症消退后可缓解,肿块变小而较硬。反复发作则肿块逐渐增大。多见于急性班氏丝虫病,常同时发生。精索结节是丝虫病常见和重要的临床指征。

4. 肺嗜酸性粒细胞浸润综合征 又称丝虫性嗜酸粒细胞增多症,表现为畏寒、发热、咳嗽、哮喘及淋巴结肿大等。肺部有游走性浸润,痰中可找到嗜酸性粒细胞和夏科-莱登晶体。外周血象分类中嗜酸性粒细胞占 20%～80%。血液中常可找到微丝蚴,血中 IgE 增高。

(四) 淋巴阻塞性病变期

晚期临床表现多由淋巴系统增生、阻塞所引起,但炎症仍反复出现,因此,两种病变可交叉重叠出现。

1. 淋巴结肿大和淋巴管曲张 反复发作的淋巴结炎和淋巴结内淋巴窦的曲张是造成淋巴结肿大的因素。肿大的淋巴结及周围淋巴管的曲张常于腹股沟处,单侧或双侧,形成肿块,触诊似海绵样包囊,其中有硬核感。穿刺可得淋巴液,有时可找到微丝蚴。淋巴管曲张常由频繁发作的淋巴结炎及周围炎症引起,常互相粘连而成索状,但精索静脉曲张并不粘连,可以此相鉴别。

2. 鞘膜腔积液 多见于班氏丝虫病。轻者无症状,积液较多者阴囊体积增大,皱褶消失,有下坠感而无疼痛。透光试验阳性。积液可为淋巴液或乳糜液,积液沉淀中常可找到微丝蚴。

3. 乳糜尿 为班氏丝虫常见的晚期症状,马来丝虫感染相对少见。可持续数天、数周,甚至数月。常骤然出现,发作前可无症状。尿呈乳白色,伴血尿时可呈粉红色,静置后可分为 3 层:上层为脂肪,中层为较清的液体,下层为粉红色沉淀。沉淀中有淋巴细胞和红、白细胞,有时可找到微丝蚴。乳糜尿的临床表现可分为以下 3 类:①由淋巴管破裂引起的,患者可突发腰部、盆腔及腹股沟等处疼痛,继而出现乳糜尿,也可伴寒战、发热。卧床休息或低脂低蛋白饮食后可消失。②尿道阻塞时可伴轻微腰痛、排尿困难或疼痛,阻塞物排出后可恢复正常。③长期的乳糜尿可导致蛋白、脂肪的大量丢失,患者可能出现营养不良、体重降低、贫血、神经衰弱及失眠。

4. 象皮肿 常在感染后 10 年左右发生。绝大多数发生于下肢,少数见于阴囊、阴茎、阴唇、上肢、乳房等。生殖器官的象皮肿仅见于班氏丝虫病。班氏丝虫病的腿部象皮肿通常扩展至整个腿部,形成巨大象皮肿;但马来丝虫病的腿部象皮肿很少扩展至膝关节以上。早期表现为皮肤增厚、干燥、变粗、变硬,皮肤褶皱不断加深,少数患者受累皮肤有苔藓样变或疣状物生成。因局部循环障碍,易发生细菌感染,形成慢性溃疡。

5. 阴囊淋巴肿 由腹股沟浅表淋巴结和淋巴管阻塞所致,阴囊肿大,表皮增厚呈橘皮状改变,可见透明或乳白色小水泡,破裂后有淋巴渗出,有时能查到微丝蚴。

丝虫病还可引起特殊的临床表现,如丝虫性心包炎、眼丝虫病、脾脏或其他脏器的丝虫性肉芽肿等。

实验室与特殊检查

(一) 血象

丝虫病早期有变态反应的患者,白细胞总数可升高,约为(10～20)×10⁹/L 或更高,以嗜酸性粒细胞增加为主。伴有细菌感染时,中性粒细胞显著增高。

（二）病原学检查

血液及体液中检出微丝蚴是确诊早期丝虫病的主要依据。

1. 血液微丝蚴检查 班氏丝虫在晚 10 时至次晨 2 时,马来丝虫在晚 8 时至次晨 4 时检出率最高。常用方法有:①厚血片法,耳垂血三大滴在玻片上制成厚薄均匀的厚血片,干后溶血,染色镜检。②鲜血法,耳垂血一大滴在玻片上加水溶血稀释,加盖玻片后低倍镜下找微丝蚴,微丝蚴自由摆动,前后蜷曲,较易识别。该方法简单,但阳性率低。③浓集法,取抗凝静脉血 2 ml,加蒸馏水 10 ml 溶血,摇匀,离心沉淀,取沉渣镜检,此法阳性率高。④白天诱出法,口服乙胺嗪 100 mg 后,15、30、60 min 分别采外周血找微丝蚴,检出率低。⑤薄膜过滤法,抗凝静脉血 2 ml 经孔径 3 μm 的核孔薄膜过滤后取下薄膜,用热的苏木精染色 5 min 后镜检,此法检出率和微丝蚴检出数均高于厚血片法和浓集法。

2. 各种体液微丝蚴检查 可在鞘膜积液、淋巴液、乳糜尿、乳糜腹水等标本中检查微丝蚴。

（三）活组织检查

血中微丝蚴检查阴性者可取皮下结节、浅表淋巴结、附睾结节等病变组织活检,可发现成虫及特殊病变,确定诊断。

（四）免疫学检查

免疫学试验阳性率高,但有假阳性,一般不作为确诊依据,多用于流行病学调查。

1. 皮内试验 常以犬恶丝虫抗原为皮试原。本法敏感性和特异性高,与血中微丝蚴检出符合率为 86.2%～94.1%。

2. 间接荧光抗体试验 以牛丝虫成虫为抗原,检测患者血清中抗体,阳性率 85%～99.2%。该法具高度特异性和敏感性,适用于流行病学调查,又可考核防治的成效。

3. ELISA 检测患者血清中抗体,灵敏度高、特异性强、操作简便,为本病较理想的辅助诊断方法。

4. 检测循环抗原 检测微丝蚴阳性患者有较高的敏感性,为一种特异诊断方法,但对微丝蚴阴性患者则敏感性较差。用单克隆抗体查循环抗原可作为抗丝虫病药物疗效评价的监测方法。

（五）分子生物学检查

DNA 杂交试验和 PCR 可用于微丝蚴血症检查,对血中微丝蚴量少和需接受虫种鉴定者尤为适用。

诊断与鉴别诊断

有流行区旅居史及感染机会,出现周期性发热、反复发作的淋巴结炎、逆行性淋巴管炎、象皮肿、乳糜尿、精索炎的临床表现者即应考虑丝虫病可能。外周血或体液中找到微丝蚴,即可确诊。对疑似患者而血中找不到微丝蚴可作治疗性诊断,口服治疗剂量乙胺嗪,2～14 d 内出现发热及淋巴系统反应或淋巴结节,诊断可基本确立。必要时可取浅表淋巴结、附睾或精索结节小块进行活检,可发现成虫或肉芽肿性炎症变化。

丝虫病所致的淋巴结炎、淋巴管炎及丹毒样皮炎应与细菌引起者相鉴别,细菌性淋巴管炎是自上而下向局部淋巴结发展,局部疼痛与压痛明显,中毒症状较重,血液中性粒细胞升高。精索炎与附睾炎应与附睾结核相鉴别,后者可有结核病史,附睾结核呈结节样肿大,质硬,有轻压痛,少有反复发作。象皮肿应与局部损伤、肿瘤压迫、手术切除淋巴组织后引起的象皮肿鉴别。乳糜尿应与腹腔淋巴结核和肿瘤所引起者相鉴别。晚期腹股沟淋巴结肿大形成的肿块应与腹股沟疝鉴别。

治 疗

(一)病原治疗

1. 乙胺嗪 又名枸橼酸乙胺嗪(海群生,Hetrazan),能迅速清除血中的微丝蚴。对马来微丝蚴的作用较班氏微丝蚴更为迅速而完全。较大剂量或较长疗程时,也能杀死成虫。治疗剂量和疗程可根据虫种、感染程度、患者的身体状况选择应用。①短程疗法:$1 \sim 1.5$ g/d,一次顿服或 0.75 g,2 次/d,连服 2 d;②中程疗法:0.6 g/d,分 $2 \sim 3$ 次口服,连服 7 d,适用于微丝蚴数量大的严重感染者及班氏丝虫病;③间歇疗法:每次 0.5 g,每周 1 次,连服 7 周。此法阴转率高,疗效可靠,不良反应小,但疗程较长。

乙胺嗪本身毒性甚低,治疗期间因成虫或微丝蚴死亡后释放的异体蛋白可引起变态反应,如寒战、高热、关节酸痛、皮疹等,局部反应可出现淋巴管炎、淋巴结炎、精索炎、附睾炎及皮下结节等。凡有严重心、肝、肾疾病,活动性肺结核,急性传染病,妊娠 3 个月以内或 8 个月以上的孕妇及月经期妇女,应暂缓乙胺嗪治疗。

2. 左旋咪唑 近期疗效好,而远期疗效差。剂量为 $4 \sim 5$ mg/(kg·d),分 2 次口服,疗程 5 d。微丝蚴即时阴转率可达 90.3%,但治疗后 4 个月,微丝蚴阴转率明显下降。与乙胺嗪合用可增加疗效。

3. 呋喃嘧酮 对班氏与马来丝虫成虫和微丝蚴均有杀灭作用,可作为乙胺嗪的补充药物使用。不良反应与乙胺嗪相仿。本品为肠溶片,20 mg/(kg·d),分 $2 \sim 3$ 次口服,连服 7 d 为 1 个疗程。

(二)对症治疗

1. 淋巴管炎与淋巴结炎 可口服解热镇痛剂或泼尼松,若继发细菌感染,可应用抗生素。

2. 乳糜尿 发作时应卧床休息,低脂饮食,多饮水。药物治疗效果不满意,反复发作者可应用 1% 硝酸银或 12.5% 碘化钠溶液作肾盂内冲洗。顽固性乳糜尿者可手术治疗。

3. 象皮肿 对下肢象皮肿者可采用烘绑疗法,烘疗后用弹性绷带包扎,1 次/d,20 次为1 个疗程,1 年内可间歇进行 $2 \sim 3$ 次。巨大阴囊和乳房象皮肿可施行外科整形术。鞘膜积液者可作睾丸鞘膜翻转术。

预 后

丝虫病对生命威胁不大,但反复发作的淋巴结炎和晚期的象皮肿可影响劳动力,亦可因局部慢性溃疡而导致全身性细菌感染,危及生命。

预 防

有组织、有计划地在流行区进行 1 岁以上人群的普查普治,对微丝蚴阳性者或微丝蚴阴性而有典型丝虫病体征者均应普治,这是控制传染源的较好措施。搞好环境卫生,消灭蚊虫孳生地,加强个人防蚊措施等,有效切断丝虫病传播途径。

(陈云茹　张树林)

第十二节　旋毛虫病

旋毛虫病(trichinosis,trichinellosis)是由旋毛虫(*trichinella spiralis*)引起的一种人兽共患的动物源性疾病。流行于哺乳类动物间,人因吃生或未煮熟的含幼虫包囊的猪肉及其肉制品而感染。主要的临床表现为胃肠道症状、发热、肌痛、水肿和外周血嗜酸性粒细胞增多等。

病原学

旋毛虫是一种胎生线虫,雌虫长 3～4 mm,雄虫长仅 1.5 mm。通常寄生于十二指肠及空肠上段肠壁,交配后雌虫潜入黏膜或肠系膜淋巴结,排出幼虫。后者多数由淋巴管或血管经肝及肺入体循环散布全身,但仅到达横纹肌者才能继续生存发育。以膈肌、腓肠肌、颊肌、三角肌、二头肌、腰肌最易受累,其次为腹肌、眼肌、胸肌、项肌、臀肌等,亦可波及呼吸肌、舌肌、咀嚼肌等。于感染后 5 周,幼虫在肌纤维间形成 0.4 mm×0.25 mm 的橄榄形包囊,3 个月内发育成熟(为感染性幼虫),6 个月～2 年内钙化。因其细小,X 线不易查见。钙化包囊内幼虫可存活 3 年(在猪体内可活 11 年)。成熟包囊被动物吞食后,幼虫在小肠上段自包囊内逸出,钻入肠黏膜,经 4 次脱皮后发育为成虫,感染后 1 周内开始排出幼虫。成虫与幼虫可寄生于同一宿主体内。每条雌虫可产幼虫 1 500 条左右。雄虫交配后多数由肠道排出。

流行病学

(一)传染源

猪为主要传染源,其次为其他食肉类动物如鼠、猫、犬,以及野生动物包括狼、狐、熊、野猫等,故本病亦被认为是一种自然疫源性疾病。

(二)传播途径

人主要是因食生或未煮熟的猪肉或其他哺乳类动物肉而感染。

(三)人群易感性

对本病普遍易感,感染后有一定的免疫力,再感染者病情远较初次感染者轻。

(四)流行特征

本病呈全球性分布,以欧美国家的发病率最高。在我国的云南、四川、西藏、河南、湖北、吉林、辽宁、黑龙江、内蒙古、广东、广西等均有流行。

发病机制与病理

主要取决于感染虫量与其发育阶段,轻度感染如吞食 20～30 个幼虫包囊常不发病;如吞食数千个幼虫包囊,则发生严重感染。旋毛虫寄生在空肠,引起肠黏膜充血、水肿与灶性出血,但病变一般为轻微。初期脱包囊幼虫钻入肠壁发育成熟,有肠道感染症状。雌虫产生的幼虫从肠黏膜侵入血液中移行,并穿破各脏器的毛细血管,其毒性代谢产物引起全身中毒症状与变态反应,各脏器小动脉与毛细血管损伤则产生急性炎症与间质水肿,如心肌炎、脑炎、肺炎等。心肌炎并发心力衰竭是本病死亡的主要原因。重度感染患者幼虫可侵入中枢神经系统,产生非化脓性脑膜脑炎,皮质下可见肉芽肿性结节,脑脊液中偶或见到幼虫。此外,幼虫损害肺毛细血管可产生灶性出血、水肿,甚至支气管肺炎。感染后 1~2 个月,因幼虫穿透作用和代谢产物的刺激而引起肌纤维破坏,炎症细胞浸润,纤维组织增生,形成梭状包囊。随肌肉内包囊形成,急性炎症消退,全身症状减轻、消失。

临床表现

旋毛虫对人体致病作用的强弱,与摄入幼虫包囊数量及其活力,以及宿主的免疫功能状态等因素有关。轻者可无症状,重者可致死。按旋毛虫在人体的感染过程可分为下列 3 期。

(一)侵入期(小肠期,约 1 周)

脱囊幼虫钻入肠壁发育成熟,引起广泛的十二指肠炎症,黏膜充血水肿、出血甚至浅表溃疡。约半数患者感染后 1 周内有恶心、呕吐、腹泻(稀便或水样便,每天 3~6 次)、便秘、腹痛(上腹部或脐部为主,呈隐痛或烧灼感)、食欲缺乏等胃肠道症状,伴有乏力、畏寒、发热等。少数患者可有胸痛、胸闷、咳嗽等呼吸道症状。

(二)幼虫移行期(2~3 周)

感染后第 2 周,雌虫产生大量幼虫,侵入血循环,移行至横纹肌。幼虫移行时所经之处可发生血管性炎症反应,引起显著的异性蛋白反应。临床上出现弛张型高热,持续 2 d~2 个月(平均 3~6 周),少数有鞍状热。部分患者有皮疹(斑丘疹、荨麻疹或猩红热样皮疹)。旋毛虫幼虫移行至横纹肌后可侵犯任何横纹肌引起肌炎:肌细胞横纹肌消失、变性,在幼虫周围有淋巴细胞、大单核细胞、中性粒细胞和嗜酸性粒细胞,甚至上皮样细胞浸润;临床上有肌肉酸痛,局部有水肿,伴压痛与显著乏力。肌痛一般持续 3~4 周,部分可达 2 个月以上。肌痛严重,为全身性,有皮疹者大多出现眼部症状。除眼肌痛外,常有眼睑、面部水肿、球结膜充血、视物不清、复视和视网膜出血等。重度感染者肺、心肌和中枢神经系统亦被累及,产生灶性(或广泛性)肺出血、肺水肿、支气管肺炎甚至胸腔积液;心肌、心内膜充血水肿,间质性炎症甚至心肌坏死、心包积液;非化脓性脑膜脑炎和颅内压增高等。血嗜酸性粒细胞常显著增多(除极重型病例外)。

(三)肌内包囊形成期(感染后 1~2 个月)

随着肌内包囊形成,急性炎症消退,全身症状减轻,但肌痛可持续较久,然无转为慢性的确切依据。

重症患者可呈恶病质、虚脱,或因毒血症、心肌炎而死亡。

实验室检查

(一)血象

早期移行期白细胞计数及嗜酸性粒细胞显著增多,达(10~20)×10⁹/L(1 万~

2万/mm³），但重症患者嗜酸性粒细胞可不增加。

（二）肌肉活组织检查

感染后第4周取三角肌或腓肠肌（或水肿，肌痛最显著的部位）近肌腱处肌肉一小片，置两玻片中压紧，低倍镜下观察，可见蜷曲的幼虫，虫体周围有多数炎性细胞包绕，形成小型肉芽肿。肌肉活检受摘取组织局限性的影响，在感染早期及轻度感染者不易检出幼虫。感染较轻、镜检阴性者，可将肌片用胃蛋白酶和稀盐酸消化，离心沉淀后检查幼虫，阳性率较压片法为高。

（三）免疫学检查

旋毛虫抗原可分为虫体抗原、虫体可溶性抗原（有感染性幼虫体可溶性粗抗原和自感染性幼虫体杆细胞内α颗粒提取的可溶性抗原两种）、表面抗原（自虫体表面提取或剥离的可溶性抗原），以及排泄分泌抗原（或称代谢抗原）。国内外试用过多种免疫学检查方法，包括皮内试验、补体结合试验、皂土（亦称美黏土，bentonite）絮状试验、对流免疫电泳、环蚴沉淀试验、IFA、IHA、ELISA以及间接免疫酶染色试验（IEST）等。其中后四者的特异性强、敏感性高，且可用于早期诊断。①IFA：对早期和轻度感染均有诊断价值。以全幼虫作抗原，在幼虫皮层周围或幼虫口部有荧光沉淀物者为阳性反应。患者于感染后2～7周可出现阳性反应。②IHA：用冻干致敏绵羊红细胞，以IHA检测患者血清中抗体。用滤纸干血滴代替血清，结果无显著差异，适用于流行病学调查。③ELISA：敏感性高于IFA。常采用以虫体生理盐水浸出液为抗原。④IEST：用感染鼠肌肉冷冻切片作抗原，以IEST检测患者血清中抗体。血清学试验于感染后2～4周开始阳性，感染后7周多全部阳性。反应如由阴性转为阳性，或抗体效价4倍升高者尤有诊断价值。血清学检查在抗体检测上取得良好效果，但人、畜感染旋毛虫后，抗体持久存在于血清中，不利于疗效考核。近年国内外已成功制备旋毛虫幼虫单克隆抗体。采用虫体可溶性抗原、排泄分泌抗原结合单克隆抗体、多克隆抗体-间接双抗体夹心ELISA检测患者血清中循环抗原，抗原阳性结果提示为现症感染，且具疗效考核价值。

诊断与鉴别诊断

诊断依据：①病前1～2周（1～40 d）摄食生猪肉等史；②临床特点主要为发热、肌肉疼痛和水肿、皮疹等，初期可有胃肠道症状，血白细胞总数和嗜酸性粒细胞显著增多等；③确诊有赖于肌肉活检找到幼虫和（或）血清学检查。

本病应与食物中毒（初期）、嗜酸性粒细胞增多的疾病，如结节性多动脉炎、风湿热、皮肌炎、钩端螺旋体病、流行性出血热等鉴别。流行病学资料对鉴别诊断有重要参考价值。

治 疗

（一）一般治疗

症状明显者应卧床休息，给予充分营养和水分。肌痛显著可予镇痛剂。有显著异性蛋白反应或心肌、中枢神经系统受累的严重患者，可给予糖皮质激素，最好与杀虫药同用。一般泼尼松为20～30 mg/d，连服3～5 d，必要时可延长；亦可用氢化可的松100 mg/d，静脉滴注，疗程同上。

（二）病原治疗

苯咪唑类药物中以阿苯达唑为首选,疗效好、不良反应轻。国内采用剂量为成人 400～500 mg/d,分 2～3 次口服;儿童 20 mg/kg,2 次/d,疗程 5～7 d,均取得良好疗效。必要时间隔 2 周可重复 1～2 个疗程。一般于服药后 2～3 d,体温下降、肌痛减轻、水肿消失。少数病例于服药后第 2～3 天,可发生体温上升的类赫氏反应,为虫体死亡引起异性蛋白反应。噻苯达唑对成虫和幼虫(移行期和包囊期)均有杀灭作用,剂量为 25 mg/kg,2 次/d,疗程 5～7 d,必要时间隔数日后可重复治疗。本品偶可引起头晕、恶心、呕吐、腹部不适、皮炎、血压下降、心率减慢、血清转氨酶升高等反应,加用泼尼松可减轻反应。甲苯达唑对各期旋毛虫幼虫的疗效可达 95％,对成虫疗效略低。成人为 100 mg,3 次/d,疗程 5～7 d(幼虫)或 10 d 以上(成虫)。

预 防

1. 加强卫生宣教 不吃生的或未煮熟的猪肉及其他哺乳类动物肉或肉制品是最简单而有效的预防措施。

2. 控制和管理传染源 改善养猪方法,提倡圈养,病猪隔离治疗;灭鼠,防止鼠粪污染猪圈;饲料煮熟以防猪感染。

3. 加强肉类检验 未经检验不准出售。严格卫生检验制度是切断传播途径的重要环节。库存猪肉经低温冷冻处理,在 -15℃冷藏 20 d,或 -20℃冷藏 24 h,可杀死幼虫。

(蒋卫民)

第十三节 钩 虫 病

钩虫病(ancylostomiasis)是由十二指肠钩口线虫和美洲板口线虫(简称钩虫)引起的人体寄生虫病。钩虫寄生于十二指肠,亦可寄生于肠道其他部位。靠摄入宿主血液及肠黏膜碎片生存,并造成宿主贫血、胃肠功能紊乱、营养不良等临床表现。此外,当感染性钩蚴侵入皮肤并移行至肺,最终至肠道的过程中,可引起皮炎及肺炎等症状。

病原学

钩虫为细小如针的寄生虫,因虫体呈微弯曲状而得名。雌雄异体,而雌虫体型稍大。依其口囊处具有钩齿或板齿分为十二指肠钩口线虫及美洲板口线虫两种,但其生活史、致病力、诊治特点基本一致。临床大多为两型混合感染。钩虫卵壁薄而透明,其中可见 4～8 个卵细胞。虫卵随粪便排出体外,在温暖潮湿的泥土中,迅速生长发育为杆状蚴。经第 1 次蜕皮成第 2 期杆状蚴,继续生长发育但尚无感染性。经第 2 次蜕皮后成为具有侵袭能力的感染性蚴虫丝状蚴。

人赤手裸足接触土壤时,钩蚴具有向温、向触性特点,可迅速附着人体皮肤,并侵入皮下微血管。钩蚴亦可在皮肤及肌肉中停留一段时间再入侵微血管。侵入微血管的钩蚴经右心移行到肺。钩蚴突破肺微血管进入肺泡,再经支气管至咽喉部。当人吞咽时被送入胃,最终到达小肠。经2次蜕皮后发育为成虫,借钩齿或板齿咬着于肠黏膜。寄生部位以十二指肠及空肠上段为主,但亦可寄生于整个肠道。从钩蚴侵入皮肤到发育为成虫需5~7周。

流行病学

(一)传染源

钩虫感染者为传播钩虫病的唯一传染源。家畜及动物寄生的钩虫,无法在人体发育成熟,故无传播的价值。

(二)传播途径

用新鲜粪便为农作物施肥,或随地大便的不良卫生习惯,直接造成土壤及环境污染。在农村赤手裸足在旱地劳作,经皮肤感染是钩虫感染的主要方式。偶有生食钩蚴污染的新鲜蔬菜,经口感染的情况。

(三)人群易感性

人对钩虫普遍易感,但以直接接触农田劳作的农民感染为主。与钩虫的发育及生活史相关,在温暖潮湿的旱地农作物区,如菜农、果农、茶农钩虫感染较为严重。

发病机制与病理

感染性钩蚴侵入皮肤时可引起钩蚴性皮炎。当钩蚴移行至肺部时可引起肺部病变及炎症,但钩虫引起的主要病理损伤系由成虫在肠道吸血所致。由我国学者采用犬钩口线虫所做的活体观察,每条钩虫每天吸血量为0.01~0.04 ml。国外学者采用放射性核素标记红细胞观察美洲钩虫每天吸血量为0.02~0.1 ml。加之钩虫常更换咬附部位,由钩虫分泌的抗凝物质可使原咬附伤口继续渗血。如感染钩虫具有相当数量,即可造成患者贫血。此种慢性失血不仅可以造成患者营养不良、儿童生长发育障碍,严重者可引起贫血性心脏病,危及患者生命。

钩虫引起的肠道病变主要是广泛分布的出血点及黏膜糜烂,黏膜有嗜酸性粒细胞浸润及退行性变。心肌显示肥大及脂肪性变,其他器官亦可见因营养不良所致的退行性改变及脂肪性变。

临床表现

(一)钩蚴引起的症状

钩蚴侵入皮肤移行到肺并最终至肠道的过程中,主要引起皮炎及肺炎的临床表现。钩蚴侵入皮肤处,可出现皮疹、水疱,伴有奇痒,俗称"粪毒"或"粪水疙瘩"。常见于手、足的指趾间,并可因搔抓而继发感染。当感染较重时,大量钩虫移行至肺,可引起发热、胸痛、咳嗽、痰中带血等症状,甚至哮喘样发作。胸部X线检查可见肺部浸润病变的小片状阴影。

(二)钩虫引起的症状

钩虫主要引起不同程度的贫血,但多数钩虫感染程度较轻,约80%感染者可无症状。感染较重而出现明显贫血者,表现全身乏力、腹胀、食欲缺乏、消化不良。进一步发展可出现头昏、心累、气促、全身水肿,患者完全丧失劳动力。由于坚持多年的防治工作,加之广大农村的生活及卫生条件改善,由儿童严重感染所致的生长发育障碍,成人导致的贫血性心脏病、生育功能障碍等已很少见。

实验室检查

粪便检查钩虫卵是诊断钩虫感染的主要方法。通过内镜检查亦可直接发现咬附肠壁的钩虫。为提高虫卵的检出率,常采用饱和盐水漂浮法或尼龙膜集卵法浓集虫卵,并可进行计数以确定患者感染的程度。一般以每克粪便<2 000个为轻度感染,2 000~10 000个为中度感染,重度感染则>10 000个虫卵。

钩虫病外周血检查主要为不同程度的贫血,属小细胞低色素型贫血。钩虫感染亦可引起外周血嗜酸性粒细胞增多。多数感染较轻者,血象可基本正常。

诊断与鉴别诊断

在流行地区,有赤手裸脚接触农田并有钩蚴皮炎史者,应初步怀疑其有钩虫感染。如临床表现有贫血、乏力、消化不良等症状,更应做大便检查以确定诊断。

钩虫所致的肠道慢性失血及全身衰弱的表现,主要应与溃疡病、肠结核进行鉴别。大便检查见钩虫卵是钩虫感染的确诊依据。

治 疗

1. 钩蚴性皮炎 局部可进行热敷或热水浸泡缓解症状,亦可用15%噻苯达唑软膏涂擦以杀灭局部钩蚴。

2. 钩虫所致贫血 为缺铁性贫血,治疗可在加强营养的基础上补充铁剂。常用硫酸亚铁0.3~0.6 g,3次/d。可同服10%稀盐酸1~2 ml或维生素C以助铁剂吸收。

3. 钩虫病 主要治疗仍为驱虫。常用的制剂为苯咪唑类。甲苯达唑为广谱肠道驱虫药,剂量为100~200 mg,3次/d,连服3 d。虫卵阴转率90%以上。阿苯达唑成人剂量为400 mg顿服,连服3 d。虫卵阴转率亦在90%以上。亦可服用噻嘧啶,按10 mg/kg顿服,连服3 d。上述药物不仅对两种钩虫均有效,而且可杀灭钩蚴。为增强疗效,亦可用上述药物组成的复方制剂,如含有阿苯达唑及噻嘧啶的复方阿苯达唑。驱虫治疗难以1次将虫体完全驱除干净,故一般需间歇用2~3个疗程。

预 防

钩虫病的预防包括粪便管理、普查普治患者及个人防护3个环节。

粪便管理是防止肠道寄生虫传播的根本措施。切断新鲜粪便污染环境的途径,即可终止钩虫感染的途径。进行有组织的普查肠道寄生虫病,既可有效减少传染源,又能大大降低钩虫的感染和治愈多数感染者。个人卫生防护是预防钩虫的重要补充。在感染流行季节,穿靴、戴手套下地劳作,是简便、易行的预防方法。

(雷秉钧)

第十四节 蛔虫病

蛔虫病(ascariasis)是由似蚓蛔线虫(简称蛔虫)引起的人体寄生虫病。蛔虫寄生于人体空回肠,可引起腹痛、消化不良症状,但多数人可无症状。当蛔虫窜入邻近器官,如胆管、胰腺、阑尾等,可引起严重的并发症。此外,蛔虫幼虫感染人体后,在体内移行至小肠过程中,亦可引起相应器官不同程度的炎症反应症状。

病原学

似蚓蛔线虫又称人蛔虫,是寄生人体最大的线虫,形似蚯蚓,呈淡红色。雌雄异体,雄虫短细,尾端向腹面弯曲,长 15～30 cm。雌虫粗而长,可达 30～50 cm,体内子宫含卵数多达 2 000万～3 000 万个,每日产卵 20 万个。虫卵分为受精卵与未受精卵两种,排出体外后只有受精卵能逐步发育为感染性蚴虫。蛔虫卵对外界环境具有较强抵抗力,尤在潮湿、疏松、适宜温度的土壤中可存活数年,并对一般化学杀虫剂有较强的耐受性。

蛔虫无中间宿主,受精卵在外界环境中可发育至感染期,但必须由人吞食虫卵后到达小肠才能孵化。孵出的幼虫侵入小肠黏膜后,进入黏膜下的小静脉及淋巴管,经肝静脉、下腔静脉进入右心,经肺动脉到达肺。在肺组织中经 2 次蜕皮后,穿破微血管而进入肺泡,再沿支气管、气管至会厌部。如再次被吞入胃内,到达小肠后最后一次蜕皮发育为成虫。蛔虫的整个发育周期为 60～75 d。成虫在小肠可生存 1～2 年,在体外无法生存。

流行病学

蛔虫病在全世界广泛流行,尤其在温带及亚热带地区。发展中国家因生活水平较低,环境个人卫生条件差,特别是广大农村地区感染尤为严重。我国亦为蛔虫感染严重的国家之一。近年随着经济的发展,人民生活水平普遍提高,广大农村环境卫生水平明显改善,加上多年坚持群防群治取得显著成绩,近年我国农村蛔虫感染率及感染严重程度已明显改善。

(一) 传染源

蛔虫感染者为唯一传染源。大量的蛔虫卵随感染者粪便排出体外,污染环境而引起传播。猫、犬肠蛔虫可与人发生交叉感染,犬弓首线虫及猫弓首线虫卵感染人体后,可引起内脏幼虫移行症的相关症状,但不能在人体发育为成虫。

(二) 传播途径

随粪便排出体外的受精蛔虫卵,在体外可发育为含胚蚴的感染性虫卵。当食入感染性虫卵污染的蔬菜、瓜果,以及饮水等,即可造成感染。用新鲜人粪为农作物施肥,以及农村随地大便的不良卫生习惯是造成传播的主要因素。进食生拌鲜菜、盐水泡菜、儿童餐前未洗手即直接进食,则为蛔虫感染的主要方式。

(三) 人群易感性

人群对蛔虫普遍易感。社会经济的发展程度、环境及个人卫生条件的差异,是重要的易感因素,亦是农村感染高于城市、儿童感染高于成人的重要原因。

发病机制与病理

蛔虫寄生于人体肠道,靠吸收肠道营养物质而生存。造成的症状显然与寄生虫体的数量及感染者的年龄有关。蛔虫可直接由机械性的刺激引起胃肠功能紊乱、腹痛及消化不良症状,儿童重度感染时可引起营养不良及肠梗阻。

蛔虫幼虫在体内移行时,对微血管及组织引起损伤及不同程度的炎症反应。特别是移行到肺组织的蛔蚴,可引起双肺的炎症改变。

蛔虫在小肠蠕动时,尚具有钻孔的特性。尤其当感染者饥饿或发热时,蛔虫窜动活跃,可窜入胆管、胰管、阑尾引起严重的并发症。

临床表现

人感染蛔虫后,大多数临床无自觉症状。在短期内食入多量蛔虫含胚蚴的感染性虫卵污染的食物者,可出现发热、咳嗽、咳痰、气紧等急性蛔蚴性肺炎症状,甚至有血痰、哮喘发作。外周血白细胞增高,特别是嗜酸性粒细胞增多。胸部 X 线检查可见小片状阴影或粟粒样结节影。

蛔虫成虫可引起脐周一过性腹痛及消化不良症状。蛔虫感染最重要和最明显的临床症状,是其并发症所引起。大量蛔虫感染,尤其在儿童,可由蛔虫缠绕成团致不完全肠梗阻表现。蛔虫进入阑尾可引起急性阑尾炎,窜入胆道引起胆道蛔虫病或急性胰腺炎。此时,除引起急腹症的症状外,如未能及时处理还可造成严重的后果。

实验室检查

(一)血象

蛔虫感染可引起外周血嗜酸性粒细胞增高,主要在蛔蚴体内移行阶段。在成虫寄生时,血象多数正常。

(二)粪便

粪便检查见蛔虫卵或直接发现粪便排出蛔虫,是临床诊断蛔虫感染的依据。采用盐水漂浮或滤网浓集法均易于检出虫卵,并可同时判定感染的程度。应用成虫抗原做皮试或血清学检测抗体的诊断方法,因为与其他肠道寄生虫感染有明显交叉反应,临床应用价值较小。

(三)B超及内镜检查

此类辅助检查主要用于胆道蛔虫症的诊断及治疗。

并发症

蛔虫病的并发症主要由蛔虫窜入邻近器官所引起。最常见的为胆管蛔虫症、急性阑尾炎、急性胰腺炎等。如未及时治疗,进一步引起消化道空腔器官穿孔,继发全腹膜炎,可导致严重后果。此外,在抢救危重患者气管切开及插管的患者中,时有发生蛔虫窜入插管造成气道阻塞的案例。在蛔虫感染较普遍的地区,应引起适当警惕。

诊断与鉴别诊断

绝大多数蛔虫病可根据粪便检查见蛔虫卵或粪便直接排出蛔虫获得诊断。在农村儿童中,如出现发热、咳嗽、咳痰,血嗜酸性粒细胞增多,尤有群体发病出现时,应注意蛔蚴性肺炎的诊断。

蛔虫并发症所致的急腹症,应依靠 B 超或内镜尽快明确诊断,给予及时处理,以免进一步引起严重后果。

治 疗

驱虫是治疗蛔虫病的基本措施。临床应用最广泛的是苯咪唑类驱虫药。

1. 甲苯达唑 本药为广谱驱虫药,能阻断虫体摄取葡萄糖,使其糖原耗竭 ATP 减少,致虫体肌肉麻痹而被动排除体外。成人剂量 200 mg 顿服,或 100 mg 每天 2 次。虫卵阴转率可达 90%。但药物显效缓慢,约 2 d 后开始排虫,并在治疗中可引起虫体躁动,诱发蛔虫窜入胆管等引起并发症。

2. 阿苯达唑 本药为甲苯达唑相似的广谱驱虫药,对蛔虫幼虫、成虫及虫卵均有杀灭作用。成人剂量 400 mg 顿服,亦可分为每天 2 次服用。本药同样有引起蛔虫游走导致并发症的不良反应。

3. 噻嘧啶 本药可直接抑制虫体神经肌肉传导,引起虫体肌肉痉挛性收缩而麻痹,被快速排除体外。剂量为 500 mg 顿服,或按 10~12 mg/kg 给药。虫卵阴转率超过 90%。

临床为增强疗效及互补药物优缺点,主张给予复合制剂。如由阿苯达唑及噻嘧啶组成的复方阿苯达唑,不仅驱虫效果好,而且消除了蛔虫躁动的不良反应,已获得广泛应用。

蛔虫并发症的治疗除急性阑尾炎或并发化脓性胆管炎、坏死性胰腺炎,以及肠穿孔腹膜炎需尽早手术治疗外,均以姑息治疗为主。具体包括解痉、止痛、驱虫或纤维内镜取虫,可获得满意疗效。据文献报道需要手术治疗的病例已不到 10%。

预 防

蛔虫病的预防以粪便管理切断其污染环境的途径为主。开展群体性的大规模驱虫治疗,可以明显降低感染率,减少传染源。改善环境卫生,养成良好的卫生习惯,注意饮食及饮水卫生,对防治蛔虫感染亦有重要作用。

(雷秉钧)

第十五节　蛲　虫　病

蛲虫病(enterobiasis)是相当常见的肠道寄生虫感染。由蛲虫的寄生虫寄生于人体结肠回盲部所引起的疾病,常发生于学龄前和学龄儿童,以及感染儿童的母亲,可在儿童集体机构中引起流行。症状以夜间肛门周围及外阴部瘙痒为临床特征,虽不严重,仍能影响小儿健康。

病原学

蛲虫病是一种寄生虫病。蛲虫形体很小,雄虫体长 2~5 mm,尾部向腹面蜷曲。雌虫体长 8～13 mm，体中部稍粗，尾部细长如梭形。样子如白色线头，因此，称为白线虫。

蛲虫在人体内，靠把头钻入消化道黏膜里，汲取营养和血液而生存，引起局部肠壁浅而细小的溃疡。蛲虫也吞食肠道内的营养物质。其虫卵多由口、鼻进入人体，在胃及十二指肠内孵化，孵化出来的幼虫移行于小肠，在大肠里发育成成虫（此过程为 4～6 周）。在移行的过程中要蜕 2 次皮。在结肠上部及盲肠处雌、雄交配，雄虫交配后不久即死亡。雌虫寿命最长 93～101 d，一般不超过 2 个月。

蛲虫的排卵方式特殊，雌虫成熟交尾后可育卵数万个，但不在肠内产卵，而是沿结肠下行，于夜间宿主熟睡后 1～3 h 爬到肛门外，在肛门周围的皮肤上产卵，引起肛门皮肤及会阴部奇痒。少数雌虫排卵后可回入直肠，经若干时日后再度下行产卵；但多数雌虫在肛门外死亡。虫卵长 50～60 μm，宽 20～30 μm，无色透明，两侧不对称，一侧扁平，一侧稍隆起。虫卵在空气中迅速发育，6 h 即可成为感染虫卵。患者用手搔抓后，虫卵附着在手上，如果不洗手就吃东西，虫卵即可被吞入肚子里，重新感染。如此连续不断地循环，即可患蛲虫病。

流行病学

蛲虫病是小儿时期容易感染的肠道寄生虫病。患者是传染源。虫卵从肛门至手经口感染，少数可通过内衣裤、被褥等间接感染。在卫生条件差或幼儿园、托儿所等儿童集居地易于传播和流行。

由于摄入蛲虫卵而受染。蛲虫卵进入肠道并孵化成熟。成虫通常在晚上逸出肛门，产出一批虫卵。这些卵可能污染手、衣服、床具。当卵污染手致使肛门至口腔的直接传播，或间接由蛲虫卵污染的物品到口腔的传播。

蛲虫生活在人小肠下段和大肠，雌、雄蛲虫交尾后，就会沿消化道下行。当小儿在夜间熟睡时，由于肛门的括约肌比白天松弛，雌虫就会爬到肛门周围产卵，一次可以产数条或数十条。蛲虫爬出肛门，刺激皮肤产生奇痒，影响患儿的睡眠，所以患儿常用手搔抓肛门皮肤。蛲虫繁殖力极强，产卵数目惊人。患儿搔抓过程中，手指上和甲缝中染上许多蛲虫虫卵，如果再用手拿东西吃，或有吮手指、啃指甲的坏习惯，就会将虫卵再次送入口腔。这种感染的方式叫直接感染，这是蛲虫病经久不愈的主要原因。肛门周围的虫卵，如果条件合适，可以很快变为幼虫，幼虫爬回肛门，在肠腔内发育成成虫。这种感染的方式叫逆行感染。这种机会较少。肛门周围的虫卵，可以污染衣裤、床单，手指上的虫卵可以污染玩具、用品、桌椅和周围环境。共同居住的孩子将污染的虫卵送入口中的机会更多。这种感染方式叫间接感染，所以蛲虫病容易在家庭、集体宿舍、旅店或托幼机构中造成传播。

感染儿童经适当治疗后可返回学校。蛲虫卵在室内可存活 2 周，因此在病例开始治疗后几天内，应每天清扫教室及工作室。

临床表现

症状在吞入感染性虫卵后 2 周出现，常引起肛周瘙痒和刺激，睡眠不佳。有些患者可能不出现任何症状。蛲虫病最突出的症状是夜间肛门瘙痒。蛲虫白天在肠腔中生活，患儿熟睡时，蛲虫爬出肛门。由于爬行的机械刺激和虫体分泌物的化学刺激，引起肛门皮肤奇痒，反复搔抓造成肛门周围皮肤发炎。患儿常表现为精神不安、食欲缺乏、烦躁易怒、惊哭、失眠等。蛲虫对会阴部刺激，还能引起患儿手乱抓、遗尿。

蛲虫附在肠壁上,有的还能进入肠壁肌层,影响肠道正常运动,引起患儿恶心、呕吐、腹泻。蛲虫消耗大量营养,影响患儿生长发育。

回盲部也是蛲虫生存的地方,有时蛲虫能钻进阑尾,引起蛲虫性阑尾炎。有的蛲虫还能钻进阴道、尿道,引起阴道炎、尿道炎。有的蛲虫可以经阴道钻到子宫,经输卵管再进腹腔引起子宫腹膜炎。这些少见的并发症,对患儿威胁更大。

蛲虫病主要表现为肛门周围和会阴奇痒,尤其在睡意深沉时,患儿会不自觉地搔抓肛周,导致反复感染。

诊　断

儿童如有肛周及会阴瘙痒,即应疑有本病。确诊需找到蛲虫或虫卵。患儿入睡后 1～3 h,检查肛周或衬裤上可见成虫。或于清晨大便前用棉拭或透明胶纸在患儿肛周采样,仔细观察皮肤皱褶处有白色短小细线头状成虫和虫卵即可确诊。必要时应反复多次检查。

治　疗

患者及其密切接触者均需治疗。再感染很常见。如继续接触寄生虫,可能需多次治疗。蛲虫病应按如下方法治疗。

1. 外用药

(1) 蛲虫软膏、2％氧化氨基汞(白降汞)软膏等:睡前涂于肛门部,可杀虫止痒。

(2) 大蒜汁:用大蒜三四头,捣碎后,用冷开水浸泡 24 h,过滤取汁。每晚睡前取 20～30 ml 做保留灌肠,可连用 7 d。

(3) 煤油:可用棉签蘸取煤油,置于睡着的儿童肛门处,可见到蛲虫从肛门爬出,然后,用镊子把虫体夹走。

2. 内服药

(1) 恩波吡维铵(扑蛲灵):一次驱虫率达 80％～95％,不良反应很少,可伴有恶心、呕吐、腹痛或怕光亮。服药时不要嚼碎药片,服药后粪便常被染成红色。每片药重 50 mg。每千克体重服 5 mg,如 10 kg 体重的小儿,每天服 1 片;20 kg 体重每天服 2 片;60 kg 以上的,每天可服 6 片,临睡前一次服下。2～3 周后,可重复使用。

(2) 阿苯达唑(肠虫清):无论体重及年龄,均可顿服 2 片(400 mg),可使虫体消化。2 岁以下不用。不良反应轻微,可伴有轻度头昏和腹痛。目前,治疗各种寄生虫主要使用本药。

预　防

加强卫生宣教,不吃生的或未煮熟的猪肉及其他哺乳类动物肉或肉制品。控制和管理传染源,改善养猪方法,提倡圈养,病猪隔离治疗,消灭老鼠。加强肉类检验,库存猪肉低温冷藏。培养良好的卫生习惯,勤剪指甲,饭前便后洗手,勤洗澡换衣,纠正吃手指的坏习惯。儿童集体机构应定期普查。

(蒋卫民)

第八章 其 他

第一节 发 热

中心躯体温度高于体温正常的日波动范围,通常认为口温高于 37.3℃,肛温高于 37.6℃,或一日体温变动超过 1.2℃ 时即称为发热。在大多数情况下,发热是人体对致病因子的一种病理生理反应。

热程在 2 周以内的发热称为急性发热;发热持续 3 周以上,体温多次超过 38.3℃,经过至少 1 周深入细致的检查仍不能确诊的一组疾病称为原因不明发热(fever of unknown origin, FUO)。体温(口温)37.5~38.4℃ 持续 4 周以上者称长期低热,临床上也有其特殊性。

病理生理

(一) 体温的调节

正常健康人的体温比较恒定,一般保持在 37℃ 上下的窄范围内(36.2~37.2℃)。安静时产热的主要场所是肝脏和骨骼肌,在运动或疾病伴有发热时,骨骼肌更是产热的重要场所。机体的散热主要以辐射、传导、对流、蒸发等方式进行,据估计约 90% 的热量通过上述方式散失,人体主要的散热部位为皮肤。

体温调节中枢在下丘脑,目前生理学上多采用调定点(set point)的学说来解释体温调节中枢对体温调节的功能活动。该学说认为下丘脑的体温调节中枢存在着与恒温箱温度调节器相类似的调定点,此调定点的高低决定体温的水平。体温中枢调定点上移,中心温度低于调定点时,调定点的冲动发放,调温指令抵达产热和散热器官,一方面通过运动神经引起骨骼肌的张力增加或寒战,使产热增多;另一方面经交感神经系统引起皮肤血管收缩,使散热减少,最终导致发热。

(二) 致热原与发热的机制

据现有的资料表明,除由甲状腺功能亢进(包括甲状腺危象)、剧烈运动、惊厥或癫痫持续状态等情况导致的产热过多,或因广泛皮肤病变、充血性心力衰竭等所致散热障碍造成发热以及功能性低热外,其余原因所致的发热皆可能与致热原作用于体温调节中枢有关。

致热原(pyrogens)是一类能引起恒温动物体温异常升高的物质的总称,微量物质即可引起发热。目前已知的致热原可概括为以下两类。

1. 外源性致热原 如病毒、衣原体、支原体、立克次体、螺旋体、细菌及其毒素、真菌、原虫、抗原抗体复合物、致热类固醇(如原胆烷醇酮,又名尿睾酮)、炎症的某些内源性因子、尿酸结晶、博莱霉素等,这一类致热原的分子结构复杂,不能透过血-脑脊液屏障,故不能直接进入下丘脑作用于体温中枢,而是通过宿主细胞产生所谓内源性致热原再作用于体温调节中枢,引起发热。然而,极少数外源性致热原例外,例如内毒素既能直接作用于下丘脑,又能促使各种宿主细胞合成内源性致热原。

2. 内源性致热原 内源性致热原(endogenous pyrogens, EP)是从宿主细胞内衍生的致热物质,体外细胞培养显示其主要来自大单核细胞和巨噬细胞。常见的内源性致热原有白细胞介素、肿瘤坏死因子、干扰素(IFN)等。

致热原引起发热的机制尚未完全阐明,目前认为可能是通过某些生物活性物质如前列腺素 E、cAMP、内啡肽等作为中枢介质(也称中枢发热介质),提高体温调节中枢调定点而引起的。发热的同时可增强炎症反应和免疫功能,并减少微生物和肿瘤细胞增殖。但发热过高或持续太久,可使体内分解代谢加剧,含氮物质和酮体增加,各系统功能障碍,单核-吞噬细胞功能反而减退,酶活性受抑制,水、电解质紊乱,营养不良和抵抗力下降。高热还可使患者中枢神经系统损害并带来严重危害。

临床诊断

引起发热的病因繁杂,详细询问病史、细致体格检查以及必要的实验室和辅助检查,是获得发热病因诊断的重要方法。

(一)病史在诊断中的重要性

详细采集病史是诊断的重要步骤。对发热患者尤应注意以下。

1. 观察体温与热型 对发热待查患者进行观察前,首先必须确定患者是否发热。必要时同时记录口腔与直肠温度。因为主诉发热的患者中有少数经观察证明无发热,而是生理性体温波动或伪装热。

许多发热性疾病具有特殊的热型,有时可起提示诊断的作用,因此连续测量体温是必要的。每天至少测体温 4 次,根据需要可每 2～4 h 1 次。常见的热型有:①稽留热,多为高热,常持续在 40℃上下,1 d 温差仅在 1℃以内,见于伤寒、斑疹伤寒、大叶性肺炎等;②弛张热,体温在 39℃以上,但波动较大,1 d 温差在 2℃以上,但最低体温不到正常,较多见于风湿热、败血症、脓毒血症、肝脓肿、严重肺结核等;③间歇热,1 d 温差大,波动在正常与高热之间,或高热期与无热期交替出现,如疟疾、肾盂肾炎、回归热、淋巴瘤、布鲁菌病及周期热等;④不规则热,发热无一定的规律,热度高低不等,呈不规则波动,见于阿米巴肝脓肿、肺结核、癌性发热等;⑤波状热,热度逐渐上升,达高峰后又逐渐下降至低热或常温,如此反复有似波浪,可连续达数月之久,见于布鲁菌病等;⑥消耗热,热度波动幅度更大,为 4～5℃,自高热降至常温以下,常提示毒血症严重,病情险恶,见于败血症等。必须提到:在疾病过程中,也可有两种或两种以上热型交互存在,如大叶性肺炎并发脓胸及肺脓肿等,热型可由典型稽留热变为弛张热。另一方面,由于抗生素、激素及退热药物的应用,可使热型变得不典型。此外,热型还与个体反应有关,例如老年人患休克性肺炎可无发热。因此对发热患者应按具体情况作出分析,才能得出正确的结论。

2. **观察热程与伴随症状** 热程长短对发热待查诊断具较大参考价值。一般来说,热程短,有乏力、寒战等中毒症状者,在抗生素应用、病灶切除、脓肿引流后发热即终止,全身情况也随之改善,则有利于感染性疾病的诊断。如热程中等,但呈渐进性消耗、衰竭者,则以肿瘤多见;热程长,无毒血症状,而发作与缓解交替出现,则有利于结缔组织病的诊断。

发热伴寒战,结膜充血,皮疹,呼吸道症状,神经系统症状,心血管系统症状,胃肠道症状,黄疸,肝、脾和淋巴结肿大,出血现象等均有重要参考价值。可按照症状与体征的特点作出相应的诊断。

3. **仔细追溯病史** 详细询问病史是进行准确诊断的重要环节,尤其对缺乏客观体征的长期发热患者更为重要。常规询问病史往往因患者记忆不清而漏述,反复追溯病史,常可从中获得线索(表 8-1)。特别注意的是既往发热病史、用药史、外科手术史、输血史、动物接触史、职业史、业余爱好史及旅游史等,如布鲁菌病多见于从事畜牧业(尤其是动物接生)的人群中,同性恋者及静脉注射毒品成瘾者的发热待查常以艾滋病(AIDS)或合并机会性感染的可能性较大。

表 8-1　发热待查的病史线索

病史及临床表现	发热性疾病
药物或有毒物质接触史	药物热、烟雾热
蜱接触史	间歇热、落基山斑点热、莱姆病
动物接触史	鹦鹉热、钩体病、布鲁菌病、弓形虫病、猫抓热、Q 热、兔咬热
肌痛	旋毛虫病、亚急性心内膜炎、结节性多动脉炎、类风湿关节炎、家族性地中海热、多发性肌炎
头痛	间歇热、兔咬热、慢性脑膜炎/脑炎、疟疾、布鲁菌病、中枢神经系统肿瘤、落基山斑点热
神志异常	类肉瘤性脑膜炎、结核性脑膜炎、隐球菌性脑膜炎、肿瘤性脑膜炎、中枢神经系统肿瘤、布鲁菌病、伤寒、AIDS
心血管异常	亚急性心内膜炎、Takayasu 动脉炎、结节性多动脉炎、落基山斑点热
干咳	结核、Q 热、鹦鹉热、伤寒、肺部肿瘤、落基山斑点热、急性风湿热
眼痛或视力异常	一过性动脉炎(栓塞)、亚急性心内膜炎、间歇热、脑脓肿、Takayasu 动脉炎
消耗	肿瘤、淋巴瘤、巨细胞病毒感染、单核细胞增多症、伤寒、系统性红斑狼疮、类风湿关节炎、弓形虫病
腹痛	结节性多动脉炎、脓肿、家族性地中海热、卟啉病、间歇热、胆囊炎
背痛	布鲁菌病、亚急性心内膜炎
颈痛	亚急性甲状腺炎、一过性动脉炎、化脓性颈静脉炎

（二）全面反复的体格检查

包括每日观察一般情况,检查皮肤、甲床、淋巴结、五官、心、肺、肝、胆囊、脾、外阴及肛门、脊柱与四肢及神经系统等。如 Still 病的皮疹出现与消失的时间短暂,且随体温的升降而有所改变。淋巴结、肝、脾在恶性组织细胞病与淋巴瘤的病程中常呈进行性肿大。多次仔细的眼底检查,发现脉络膜结核结节有助于粟粒型结核的早期诊断。每天听诊心脏如发现杂音改变,为诊断感染性心内膜炎提供证据。男性患者的睾丸与附睾检查、女性患者的盆腔检查,以及所有发热待查患者的肛指或乙状结肠镜检查均应列为常规。脊柱有无压痛点以及指、趾甲有无瘀点等亦应反复查找。要重视新出现的尤其是一过性的症状和体征,并据此做有关的检查,对确诊可有相当重要的意义。

(三) 实验室检查在诊断中的意义

实验室检查在诊断中具有重要意义,但应根据具体病例有选择、有目的地进行,必要时应反复送检以提高阳性率,既不可过分信赖,也不可忽视检查结果,应结合临床表现分析判断。血、尿常规,血生化检查,血(至少 3 次)、尿的细菌培养,以及胸片、腹部 B 超等检查简易可行,可列为常规。嗜异性凝集试验等特异性的血清学检查、肿瘤抗原、自身抗体等风湿病指标、CT 及 MRI、放射性核素、活组织检查等可视病情需要进行。国外文献报道约有 19% 的FUO 患者通过腹部 CT 检查获得诊断提示(多为腹腔内脓肿或淋巴结肿大),因此腹部 CT可作为此类患者首选的检查手段之一。

一般来说约有 25% 的 FUO 患者可依靠非创伤性检查获得诊断,而更多的患者(约50%)则往往需要一次或多次活组织检查方能明确。

当发热待查患者缺少特异性临床症状及体征时,应做全面的实验室检查,一旦有异常再予追踪。

(四) 病因诊断的分析

依据病史、体格检查与实验室检查结果的综合分析,一般可得出发热患者的病因诊断。急性发热病因诊断一般不困难。FUO 和长期低热具有其特殊性,现将两者的病因诊断叙述如下。

1. FUO　已报道可引起 FUO 的病因超过 200 种,不同时期、不同地区,其疾病谱有所不同。特殊人群的 FUO 病因构成也有其特殊性。总的来说可分为感染性疾病、肿瘤性疾病、结缔组织及其他疾病 4 类,囊括了 80%～90% 的 FUO 病因,但仍有 10%～20% 的病例始终原因不明(表 8-2)。近 40 年来,FUO 的病因构成有所改变(图 8-1),总体来看肿瘤性疾病的比率逐渐下降,结缔组织疾病的比率较前上升。长期发热的病人的死亡率为 12%～35%,诊断不明的患者多数可以自愈。

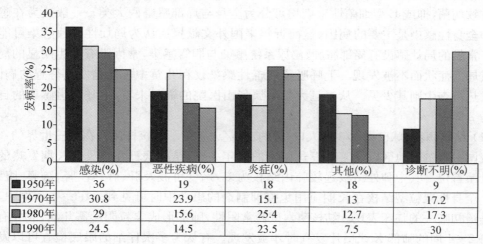

	感染(%)	恶性疾病(%)	炎症(%)	其他(%)	诊断不明(%)
■1950年	36	19	18	18	9
□1970年	30.8	23.9	15.1	13	17.2
■1980年	29	15.6	25.4	12.7	17.3
■1990年	24.5	14.5	23.5	7.5	30

图 8-1　发热待查病因构成

表 8-2　发热待查相关疾病

项　目	常见疾病	少见疾病	罕见疾病
肿瘤性	淋巴瘤、肝和中枢神经系统转移瘤	肝癌、胰腺癌、前白血病、结肠癌	心房黏液瘤、中枢神经系统肿瘤、脊髓发育不良
感染性	肺外结核（肾结核、结核性脑膜炎、粟粒型结核）、腹腔脓肿（膈下脓肿、阑尾旁脓肿、结肠旁脓肿、肝脓肿）、盆腔脓肿、亚急性心内膜炎、非结核杆菌感染等	巨细胞病毒感染、弓形虫病、伤寒、肾及肾周脓肿、牙龈脓肿、HIV 感染、隐球菌感染	小脑脓肿、慢性鼻窦炎、亚急性或慢性脊柱骨髓炎、李斯特菌感染、耶尔森菌感染、布鲁菌病、周期热、兔咬热、慢性 Q 热、猫抓热、EB 病毒感染、疟疾、钩体病、芽生菌病、组织胞浆菌病、球孢子菌病、感染性动脉瘤、落基山斑点热、莱姆病、利什曼原虫病、锥虫病、旋毛虫病、植入物感染、复发性乳突炎、化脓性颈静脉炎
结缔组织性	Still 病、颞动脉炎（老年人）	结节性动脉炎、类风湿关节炎（老年人）、系统性红斑狼疮	血管炎（如 Takayasu 动脉炎，高敏性血管炎）、Felty 综合征、假性痛风、风湿热、Sjogren 综合征、白塞病、家族性地中海热
其他	药物热、硬化病、酒精性肝病	肉芽肿性肝病、肺栓塞（多发性、复发性）	地区性肠炎、Whipple 病、Fabry 病、甲状腺功能亢进、甲状旁腺功能亢进、嗜铬细胞瘤、Addison 病、亚急性甲状腺炎、颗粒细胞缺乏、多发性肌炎、Wegener 肉芽肿、隐匿性血肿、Weber-Christian 病、类肉瘤病、下丘脑功能损害、习惯性过高热、功能性发热、肝脏巨大血管瘤、肠系膜纤维瘤病、假性淋巴瘤、原发性肉芽肿病、Kikuchi 病、软化病（malakoplakia）、高 IgD 综合征

　　1）感染性疾病　引起发热待查的感染性疾病主要由细菌感染所致，而任何一种致病菌或条件致病菌，抑或 L 型细菌性感染均可分为全身与局部感染两大类。一般认为在感染性发热中全身性感染是主要的病因，然而近年来国外文献报道认为局灶性细菌感染可能更为多见。常见的局灶感染有局部脓肿、泌尿系统感染与胆管感染，常因没有发生明显的局限性病灶或局部症状而不被发现。上呼吸道病毒性感染仅在儿童中可能是发热待查的病因，在成人发热待查中则甚少见。从复旦大学附属华山医院的资料来看，上呼吸道感染的自然病程约为 2 周。

　　（1）结核病：全球已有 1/3 的人口，即约 17 亿人感染了结核杆菌。在第三世界的一些国家和我国一些贫困地区以及工业发达国家的老年人中，结核病已在感染性长期发热的病因中上升至首位。其中肺外结核远较肺内结核为多，病变可波及肝、脾、骨、肾、脑膜、腹膜、心包等。全身性粟粒型结核在长期应用免疫抑制剂的患者中时可见到。在一些病例中，发热可能是最初唯一的临床表现。结核菌素试验常阴性，肺部形成粟粒阴影需几周，故只有在发热后每 2～4 周的肺部 X 线摄片复查时才被发现。有认为多次仔细的眼底检查可以发现脉络膜的结核结节有助于粟粒型结核的早期诊断。肝结核患者中发热占 80%～98%，但常因本病无特异症状与体征,或被其他部位结核症状所掩盖,或肝外无结核病灶(1/4~1/3 的病例胸片正常)等原因而误诊,常需行肝穿刺活检方能明确。肾结核的诊断亦较困难。尸检确诊为肾结核者中,仅 20% 生前获得诊断。有文献报道 25 名内科医师患肾结核,至确诊时 72% 已有空洞,故临床医师应提高对本病的重视。结核病患者中重症病例、老年人、合并糖尿病、营养不良、应用免疫抑制剂或免疫功能低下者,结核菌素皮内试验 40% 以上可呈阴性,加大了诊断的困难。

(2)伤寒和副伤寒:国内伤寒和副伤寒仍是发热待查的重要原因。伤寒在临床上已发生明显变化,表现为不典型者多见,相对缓脉与典型玫瑰疹少见,其耐药株感染者病情重、病程长(曾报道可长达 101 d,平均 33.58 d)、并发症多、复发率高,且多重耐药,加之早期不规则用药,造成细菌培养阳性率低,致使诊断困难。但本病发病仍有一定的季节性,在诊断中应予以重视。必须指出的是,已沿用 90 余年的肥达反应的诊断价值受到了异议,尤其是其假阳性率较高,如肿瘤性疾病(淋巴瘤、各种实体性肿瘤)、结缔组织疾病(系统性红斑狼疮、白塞病等)、非伤寒的急性感染性疾病(病毒性肝炎、肺炎、结核病、肝脓肿)、溃疡性结肠炎等可有高效价阳性的肥达反应。出现肥达试验假阳性的机制尚未完全阐明。

(3)感染性心内膜炎:感染性心内膜炎(infectious endocarditis,IE)占长期发热患者的 1%~5%,其表现复杂,误诊率较高。近 20 年来,IE 的临床特点发生了很大的变化:欧氏结节、Janeway 结节、Roth 点少见,心脏无杂音、血培养阴性的患者也越来越多,更增加了诊断的难度。无心脏杂音、血培养阴性的心内膜炎,可能是由于事前应用抗生素、病变累及心脏的右侧,以及特殊感染因子如立克次体、真菌等培养方法不当等所造成。持久 FUO 及复发性栓塞提示本病的可能。近年来认为微需氧、厌氧菌或 L 型细菌均可引起 IE,因此对某些病例应做厌氧培养及 L 型细菌培养。

(4)败血症:败血症一般热程短、毒血症状明显,常有入侵门户,较少表现为发热待查。但金黄色葡萄球菌败血症患者热程可长达半年之久,病程中的关节痛、蛋白尿、骨质破坏等伴随症状常掩盖原发病,造成诊断上的困难。然而金黄色葡萄球菌败血症通常可找到入侵途径,有一过性皮疹,关节症状以髋关节为主,大多有迁徙性病灶(肺、肝、骨)。金黄色葡萄球菌骨髓炎在 X 线上表现增生大于破坏等特点有参考价值。

(5)腹腔内感染或其他部位脓肿:在国外,有人认为腹腔内感染是发热待查中最常见的病因,尤其以肝脓肿和膈下脓肿最为多见,其次为盆腔脓肿。如临床上有发热、肝大压痛、右膈活动受限、黄疸等表现,肝脓肿诊断并不困难。但上述常见症状可只出现于疾病的后期,在病程早期,发热可为唯一的症状,肝区疼痛可缺如或晚至发热 3 个月后才出现,但患者的血清 ALP 大多升高,血清白/球蛋白比例下降,甚至倒置,肝 CT 及 MRI、肝动脉造影等均有助于早期诊断。

膈下脓肿的临床症状取决于疾病的期限和病变的位置。早期可仅有畏寒、发热、白细胞升高等,而无局部定位症状,随病程进展始出现肋下疼痛和压痛、胸膜渗出、下叶肺不张、病侧膈活动受限或消失。肺、肝联合扫描是诊断膈下脓肿较好的方法。盆腔脓肿可无腹部疼痛,仅以发热为主要表现。必须强调本病单纯化学药物治疗效果甚微,应及早明确诊断,并作外科引流。

除腹腔脓肿外,有时牙龈脓肿和脑脓肿也可能是 FUO 的病因。文献中称之为牙源性发热、慢性齿槽瘘及齿龈脓肿,热程可长达数月。

（6）胆管感染：包括胆管炎、胆囊炎、胆石症、胆囊积脓，常有畏寒、寒战、间歇性高热，部分患者可无病变部位疼痛。外周血白细胞计数增高。肝功能大多正常，但 ALP 可明显增高。B 超等影像学检查有助于诊断。

（7）慢性尿路感染：可缺少尿路刺激症状，尿常规可以正常（慢性尿路感染可以间歇性排脓尿），但尿培养阳性可确诊。

（8）AIDS：随着 AIDS 的流行与传播，因其免疫系统破坏导致的各种机会性感染或其本身所引起的长期发热已明显增加。其中结核病既是 AIDS 患者常见的机会性感染之一，又是 AIDS 患者常见的死亡原因之一。据估计每年约 30 万名新发生的结核病者可能与 HIV 感染有关。此外，肺孢菌、弓形虫、真菌、鸟分枝杆菌、巨细胞病毒和 EB 病毒等感染也十分常见。因此对发热待查患者，亦须考虑这一可能而进行有关的检测。

（9）其他各种感染：包括病毒、L 型细菌、螺旋体、立克次体、衣原体、真菌感染等。

2）肿瘤　虽然肿瘤发病率近年来有增加趋势，但由于影像学诊断技术的迅速发展与广泛应用，肿瘤性疾病在发热待查中的比率近年来仍有下降趋势。该组疾病中以淋巴瘤、恶性组织细胞病、肾上腺瘤、肝脏肿瘤、肠道癌肿等较为常见。发热与肿瘤组织迅速生长造成的坏死、肿瘤细胞的浸润、人体白细胞对组织坏死与其他炎症刺激的反应，以及肿瘤组织本身释放内源性致热原等有关。

（1）淋巴瘤：淋巴瘤是引起 FUO 最常见的肿瘤，以发热为主要症状或首发症状者占 16%～30%，病变在深部者犹然，周期热最具特征，Pel‐Ebstein 型热（3～l0 d 的发热期与无热期交替）常提示霍奇金病。周期热型淋巴瘤病程较长，最长可达 3～4 年。由于本病可无特异性症状，浅表淋巴结肿大亦可不明显，因此诊断相当困难，部分患者在死亡后尸检方能明确。无其他原因可解释的血清尿酸持续增高可能是诊断的线索（因肿瘤细胞代谢旺盛）。无创伤性检查如 CT、B 超、MRI 等均有助于了解腹腔与腹膜后有否肿大的淋巴结。近年来基因重排等分子生物学技术的发展也为淋巴瘤的诊断提供了一些手段。

抗惊厥药物如苯妥英钠（乙内酰脲）类药物可引起淋巴瘤样临床表现，包括淋巴结肿大，发热，皮疹，嗜酸性粒细胞增多，肝、脾大等。淋巴结活检切片显示正常结构消失、单核‐巨噬细胞增生、核分裂象易见、嗜酸性粒细胞浸润等类似淋巴瘤的病理变化，但找不到里‐斯细胞。停药后临床症状及病理变化均可消失。

（2）白血病：急性白血病可伴有发热，诊断并不困难。造成诊断困难的是非白血病性白血病的白血病前期（preleukemia）。外周血象可以正常，骨髓涂片亦无法确定诊断。通常认为白血病前期以发热为主要表现者占 10%～39%。除发热外，尚有贫血、紫癜、粒细胞减少等表现，发热多见于单核细胞性白血病的前期。

（3）肝肿瘤和其他实体性肿瘤：众所周知，肝癌可引起长期 FUO。国内以原发性肝癌为多，国外则以转移性肝癌为多。临床如遇有发热、剧烈的右肋痛、肝大（有结节）、黄疸、腹水、体重减轻等一般诊断并无困难。早期以发热作为主要表现时诊断令人迷惑，常伴有类白血病反应。血清 ALP 升高有助于诊断，血中甲胎蛋白定性和定量检查有确诊价值，但必须指出的是甲胎蛋白阴性者占肝细胞癌的 10%。无创伤性检查如 B 超、CT、MRI 等均有助于定位诊断。放射性核素肝扫描具有一定的诊断价值，选择性肝动脉造影诊断的正确率达 92% 以上，直径＜1 cm 的结节亦可检出。其他如肾肿瘤、肾上腺瘤、鼻咽癌、结肠癌均可起长期发热。肾癌很隐匿，约 10% 的肾癌患者以发热为主要表现，体温可高达 39～40℃ 以上，肿瘤切除后发热即可中止。此种肿瘤细胞在试管内能合成和释放内源性致热原,而无发热的肾癌患者,其肿瘤细胞则不能释放内源性致热原。B超、CT、选择性肾动脉造影有助于诊断。结肠癌尤其是右半结肠癌发热症状可以较肠道表现更为突出,此外结肠癌也可穿透浆膜形成结肠旁脓肿引起发热。息肉状癌坏死与脓肿形成均可引起发热。胰腺癌、肺癌、骨癌等实体性肿瘤发热相对较少,多与广泛转移伴肿瘤坏死或引流管道阻塞感染有关。偶尔,良性肿瘤如胃、小肠和子宫的平滑肌瘤等亦可引起发热。

3) 结缔组织疾病 这是数量相当多的一组疾病,包括系统性红斑狼疮、Still 病、药物热、多发性肌炎、结节性多动脉炎、风湿热、混合性结缔组织病等。

(1) 系统性红斑狼疮:本病多见于年轻女性,90%以上的病例可出现发热。若临床表现典型,诊断多无困难。但部分病例仅以发热为主要表现而缺乏典型皮疹。当发热为首发症状,而皮疹、骨关节与心肾及其他系统损害不明显时则较易误诊为感染性疾病。12%～20%患者的外周血狼疮(LE)细胞阴性。发热可能是早期表现,伴有雷诺现象和网状青斑,后者虽不特异,但如出现,应做有关的血清学试验。抗核抗体是自身对各种细胞核成分产生相应抗体的总称,80%～95%以上的病例抗核抗体试验阳性,尤以活动期为高,血清高效价的抗核抗体具诊断价值。抗天然或双链 DNA 抗体(抗 n - DNA 或 ds - DNA 抗体)特异性高,常提示患者有肾损害,预后差。抗变性或单链 DNA 抗体(抗 d - DNA 或 ss - DNA 抗体)则特异性差,服用普鲁卡因胺、异烟肼等引起狼疮样综合征时均可出现阳性。抗核蛋白(DNP)抗体往往仅在活动期中出现。抗盐水可提取核抗原抗体(抗 ENA)中 Sm 抗体阳性率不高(仅20%～25%),但具较高特异性(达 90%)。抗核糖核酸蛋白(RNP)阳性病例往往不累及肾脏,是预后较好的类型。

(2) 类风湿关节炎:有认为 FUO 中约 6%归因于类风湿关节炎,在 6 岁以下的儿童中则很少见到,8%见于较大的儿童。少年类风湿关节炎(Still 病)以往又称为变应性亚败血症,临床表现为高热、关节痛、肌痛、反复一过性多形性皮疹、白细胞增高,并可有淋巴结肿大、肝、脾大,心包炎或胸膜炎与皮下结节。血培养多次阴性,抗生素无效而激素治疗有效支持本病的诊断。本病多在少年期发病,间隔 10 年无症状,而在成年时再出现症状。Still 病缺乏特异性诊断,需除外其他疾病后始能作出确诊。比较少见的 Reiter(赖特)综合征除类风湿关节炎外,同时有尿道炎、结膜炎等表现。先有尿道炎,可持续数周,关节症状可较迟出现,全身症状有发热、腹泻、心肌炎等。病程有时为 2 个月,长者达年余。Felty 综合征是类风湿关节炎中更为少见的类型,除类风湿关节炎的表现外,尚有外周血白细胞下降、临床上出现无其他病因可解释的脾大。

(3) 系统性血管炎:系统性血管炎是一组以血管壁炎症、纤维素样坏死为特征的疾病,临床上常表现为乏力、皮肤损害、关节炎、多系统侵犯和多脏器功能衰竭。在疾病早期可非特异地表现为发热、疲劳、体重减轻、肌痛、关节痛、贫血、血沉增快等,多系统侵犯者常表现为鼻塞、咳嗽、肺部多个结节性病灶或弥漫性渗出性病灶、尿检异常、皮疹、头痛、头晕、周围神经炎等。其病因有原发、继发之分。本病缺乏特征性诊断手段,抗中性粒细胞抗体检测对部分类型血管炎有较好的诊断价值。按累及血管不同,本病可分为大血管性血管炎、中等血管性血管炎和小血管性血管炎。其中显微镜下多血管炎、颞动脉炎等均是常见的 FUO 病因。

颞动脉炎:是老年患者中常见的长期发热原因,占 16%～17%,平均发病年龄为 70 岁。本病多伴头痛、视力损害,有时可触及头皮结节或结节样暴胀的颞浅动脉等。颞动脉活检可以确诊。对激素治疗效果良好。

显微镜下多血管炎:除发热外常伴脏器损害,尤以肾脏为著,常表现为节段性坏死性肾小球肾炎和急进性肾小球肾炎,临床上表现为血尿、肾功能不全;脑和肺的血管也多有累及,引起相应的临床表现。

(4) 亚急性甲状腺炎:少数患者可有甲状腺局部压痛,持续发热,急性期患者甲状腺吸碘率降低和血清 T4 升高呈分离现象,有助于诊断。

(5) 混合性结缔组织病(MCTD):1972 年 Sharp 提出本病是独立的疾病,以女性多见(约占 80%)。症状不一,可如红斑狼疮或硬皮病样,或以皮肤表现为主,但又难以确定究竟属哪一种疾病。其中雷诺现象尤为突出(见于 90% 患者),可早于其他症状几个月或几年出现,约 2/3 雷诺现象患者有食管蠕动低下,手呈弥漫性肿胀,失去弹性,不易捏起,手指呈腊肠样,皮肤硬化,面硬肿,皮肤紧张增厚,弹性差。肾脏可轻度累及或不累及。高效价的 RNP 抗体阳性是本病的特征之一。必须注意的是重叠结缔组织病者的症状同时符合两种以上疾病的诊断,且无高效价 RNP 抗体。以往认为 MCTD 累及肾脏者少,对皮质激素疗效好,预后佳,但近年来发现成人病死率为 4%～7%。儿童病例病情较凶险,心和肾受累较成人为多,可有严重血小板低下。

4) 其他

(1) 药物热:患者可仅以发热为主要表现,常与特异性体质有关。往往先有感染,于用药之后发生药物热,故两者容易混淆。药物热一般有恒定的潜伏期,于给药后 7～10 d 以上发生,热型无特异性。药物热实系过敏性血管炎,可同时伴发荨麻疹、肌肉关节痛等血清病样反应。一般状况较好,血嗜酸性粒细胞增多,中性粒细胞减少或缺乏。停药后发热一般在 48 h 消退,但可视药物排泄或代谢速度而异。如患者再次服用同种药物,很可能在数小时内再次出现发热。各种抗生素、磺胺、异烟肼、丙硫氧嘧啶、对氨水杨酸、苯妥英钠等均可引起药物热。

(2) 肉芽肿性疾病:引起发热待查的肉芽肿性疾病主要有肉芽肿性肝炎、结节病、局限性回肠炎等。肉芽肿性肝炎是许多疾病引起的一个病理过程,结核及其他分枝杆菌感染、组织胞浆菌病、梅毒、结节病、某些寄生虫病和肿瘤都会出现肉芽肿性肝炎,然而亦有一些病例无原发病可寻。本病多见于 50～60 岁成年人,病程可达数月至数年,临床表现为长期间歇性高热伴消瘦、软弱、关节酸痛,而肝病症状轻微,血清 ALP、BSP 多有轻度升高,部分患者有血清转氨酶升高,肝组织活检可以明确诊断。

结节病为全身性肉芽肿病,可累及肺、皮肤、淋巴结等,早期仅有发热、体重下降、乏力等表现而无定位症状,某些病例只在肝脏发现肉芽肿,Kveim 反应可阳性,组织活检可确诊。

克罗恩病患者有活动性肠道炎症及组织破坏后毒素吸收均可导致发热,一般为低热或中等度热,但在急性重症患者或有化脓性并发症时可出现高热伴畏寒、寒战。个别患者仅有发热而无肠道症状,造成诊断困难。

(3) 伪装热:常见于女性,热程长(可超过 6 个月)但无消耗性改变。1 d 内体温多变,无规律性,脉搏与体温不成比例,退热时无出汗,皮肤温度与体温不成比例等为诊断的线索。观察下测量肛温可获诊断。

(4) 家族性地中海热及周期热:家族性地中海热表现为原因不明的间歇性发热,一般从儿童时期开始。除发热外,可有腹膜、胸膜浆液性炎症、特征性皮损(痛性红斑),偶尔有关节痛、头痛等症状。常有自发性缓解和复发交替,发作时白细胞增高、血沉增快,缓解时恢复正常。本病多见于犹太人、阿美尼亚人、阿拉伯人,但亦可见于其他民族如西欧人,无特殊治疗。近年来有人报告用秋水仙碱可预防发作。国内不一定有本病,但确有原因不明的周期热患者,热程较长,发热周期不很规则,激素与解热镇痛药可退热(个别病例激素并不能退热)。文献报道有些周期热患者发热时血中非结合原胆烷醇酮增加,并命名为原胆烷醇酮热,以示不同于地中海热。

2. 长期低热　由感染性疾病引起者占40%,非感染性疾病占57%,原因不明占3%。

1)感染性疾病

(1)结核病:任何部位,如肺、肠、腹膜、淋巴结、肾、关节、盆腔等的结核均可引起长期低热。除局部症状外,若患者血沉增快,结核菌素1∶10 000皮内试验呈强阳性反应,而未发现其他发热原因,则有一定参考价值,可采用抗结核治疗试验。

(2)病毒性肝炎:慢性活动性和迁延性肝炎患者可有长期低热,以青年女性为多,常伴有食欲缺乏、乏力、腹胀、肝区隐痛等症状,而肝功能试验大多正常。文献报道认为,肝病时肝内类固醇代谢障碍,患者血中非结合还原胆烷醇酮增多,则可引起类固醇热。

(3)慢性尿路感染:为女性患者常见的低热病因。部分患者可无明显的尿路刺激症状,甚至尿常规检查也可正常,而仅以低热为唯一临床表现。

(4)慢性病灶感染:慢性病灶感染如牙周脓肿、鼻窦炎、胆囊或胆管感染、前列腺炎、慢性盆腔炎等均可引起低热。但找到病灶不能即认为是低热的病因,应视病灶清除后低热是否消退而定。

(5)布鲁菌病:本病可表现为长期低热,伴乏力、头痛、关节痛、出汗和其他类似神经症的症状。结合接触史、阳性布氏杆菌凝集试验可确定诊断。

(6)巨细胞病毒感染:本病的临床表现可为持续性低热、慢性肝脏病变或类似传染性单核细胞增多症。诊断有赖于血清免疫试验、尿上皮细胞中发现巨细胞病毒包涵体和血、尿中的病毒分离或分子生物学检测。

2)非感染性疾病

(1)结缔组织疾病:非典型的风湿病可引起长期低热,亦多见于女性,常伴有关节痛和心动过速等症状。血沉、黏蛋白、血清抗链球菌溶血素"O"均可增高。抗风湿治疗效果良好。其他结缔组织病如类风湿关节炎、系统性红斑狼疮等在病程的早期典型症状出现前亦可有长期低热。

(2)内分泌腺疾病:持续性低热为甲状腺功能亢进的常见症状,结合临床其他表现和甲状腺功能测定可确定诊断。嗜铬细胞瘤有阵发性高血压、心率增快、基础代谢率增高等,因此患者可有低热,肾上腺B超、CT等检查有助于诊断,尿中测定儿茶酚胺及其代谢产物是重要的诊断手段。

(3)间脑综合征:间脑综合征患者的体温上午较下午高,身体两侧体温可明显不同,持续性低热多见,对解热药无反应或呈倒错反应。结合内分泌代谢障碍和自主神经功能紊乱表现等诊断并不困难。

(4)恶性肿瘤:恶性肿瘤有时也可表现为低热,当老年者出现原因不明的低热时,除外恶性肿瘤,特别是实体性肿瘤,应详细进行有关检查。

(5)功能性低热:除月经前期低热、妊娠期低热以及在高温环境下引起的生理性低热外,功能性低热可分为神经功能性低热与感染后低热两类。神经功能性低热多见于青年女性，长期低热可长达数月或数年。有些患者低热有季节性，出现于夏季，且每年如此。体温在一昼夜内波动幅度较小，往往不超过 0.5℃，且口腔、腋窝与直肠温差不大，甚至可出现腋温大于口温、口温大于肛温或腋温大于肛温的反常现象，两侧腋温可相差 1℃ 以上。体温昼夜规律失常，晨间体温反较午后为高。不少患者伴有神经功能不稳定的表现，如脸色潮红、皮肤划痕症、心动过速，甚至暂时性血压升高等自主神经功能紊乱或神经症色彩。但患者一般情况好，体重无变化，虽经各种药物治疗无效，但不经治疗也可自行消退。神经功能性低热在内科门诊中较为常见，约占长期低热病人总数的 1/3，预后良好。

感染后低热：急性病毒或细菌感染得到控制后，高热消退但可出现持续较久的低热，并伴有乏力、食欲缺乏等现象。此种发热可能与体温调节中枢功能失常或自主神经功能紊乱有关。例如急性链球菌感染控制后，患者可出现低热、关节痛和自主神经功能紊乱症状，抗"O"可增高，但血沉正常或轻度增高，此种情况称为"链球菌感染后状态"。

治疗原则

对发热待查患者按前述诊断方法与步骤明确诊断后，可针对病因作出相应的处理和治疗。但是在病因未明时，合理的处理十分重要，其中尤应注意下列问题。

（一）糖皮质激素的应用

糖皮质激素因其具抗炎、抗毒、抗休克以及免疫抑制的作用，因而对包括感染、结缔组织-血管性疾病、肿瘤在内的大多数病因引起的 FUO 都具有良好的退热作用。由于疗效显著，基层医院中在发热患者中滥用激素的现象日益严重。激素的滥用不但改变了原有的热型和临床表现，使诊断发生困难，长期应用还加重原有的感染性疾病或诱发二重感染等并发症，延误必要的治疗。因此，一般情况下不主张在病因未明的发热患者中使用激素。少数情况下，患者高度怀疑为药物热、Still 病等变态反应性疾病且病情紧急时，方可在有经验的医师指导下谨慎使用激素类药物。

（二）抗菌药物的应用

几乎所有发热待查的患者收住入院前均已不同程度接受了抗菌药物的治疗，其中大量的患者最后证实并不需要这类治疗。滥用抗生素治疗的直接后果是造成经济上的巨大浪费；其次抗生素的使用将使细菌培养等病原学检查的阳性率大为下降，造成诊断困难；长期使用多种抗生素导致药物热、二重感染等情况并不鲜见，干扰了对原发病的准确诊断和处理。但是，对急性高热病者，疑为感染性发热且病情严重时，可在必要的实验室检查和各种培养标本采取后，根据初步临床诊断予以经验性的抗菌治疗。

（三）退热剂的应用

关于退热剂的应用意见尚未统一。有认为退热剂会改变热型，影响诊断与预后的判断以及对治疗效果的估价，某些药尚可影响患者的防御功能，如阿司匹林可抑制干扰素，延长病毒的脱壳；水杨酸可降低实验动物的存活率。但对于高热中暑、手术后高热、高热谵妄、婴幼儿高热等应采取紧急降温措施。退热剂降温应审慎，体温骤然下降伴大量出汗时，可导致虚脱或休克。老年人和体弱者尤应注意。

物理降温也可作为紧急降温措施，降温效果显著的酒精、温水擦浴尤为常用，冰袋或冷水袋置于前额、腋窝、腹股沟部冷敷亦可尝试,但后者降温效果略逊;有条件时,同时降低室温(使室温维持在27℃左右),降温效果则更为理想。

(四)诊断性治疗

当病因一时难以查明时,在不影响进一步检查的情况下,按可能性较大的病因进行诊断性治疗,期待获得疗效而作出临床诊断。必须指出,诊断性治疗应选用特异性强、疗效确切及安全性大的治疗药物,剂量应充足并完成整个疗程,无特殊原因不得随便更换试验药物。这样的诊断,治疗有效后方可作为临床的依据。如对于疑为疟疾的患者,多次血片或骨髓涂片中始终未能查见疟原虫,可试用氯喹,治疗成功后可作出疟疾的临床诊断。其他如结核病、阿米巴性肝脓肿等疾病也是常见的可以采用诊断性治疗的病种,但需要指出的是对结核疑似患者进行诊断性治疗时观察时间应足够长,一般以3~4周以上为宜。此外,值得注意的是国内外均有学者提出对高度疑似淋巴瘤但缺乏病理依据的病例,若病情严重也可试用COP或CHOP等方案行诊断性治疗。必须指出由于化疗对人体损害较大且治疗无效时并不能完全否定淋巴瘤的诊断,故采用该方法应十分审慎。

对部分症状轻微,经过详细检查仍不能明确病因的发热待查患者,也可在专科门诊进行长期随访而不作特殊处理,确有不少患者可获自愈。

(翁心华　陈　澍)

第二节　医院感染

医院感染或医院获得性感染(hospital infection, hospital - acquired infection, nosocomial infection),是指住院患者在医院内获得的感染,包括住院期间发生的感染和在医院内获得而出院后发病的感染;但不包括入院前已开始或入院时已存在的感染。医院工作人员在医院内获得的感染也属医院感染。医院感染的病原体多为条件致病菌,常对多种抗生素耐药,临床表现形式多样,治疗困难,病死率高。

随着医学科学的进步和人类寿命延长,各种慢性病、肿瘤等免疫缺陷患者不断增多,免疫抑制剂、广谱抗生素、放疗以及侵袭性医疗措施被广泛应用,使得医院感染已成为当今世界突出的公共卫生问题。医院感染涉及临床各科室,危害严重,延长患者住院日,增加患者痛苦甚至威胁生命,并可造成重大经济损失。因此正确认识医院感染,采取合理的预防和治疗措施以降低医院感染的发病率和病死率是当务之急。

病原学

引起医院感染的病原绝大多数为细菌,革兰阴性杆菌仍占第1位,但近年来革兰阳性球菌分离率呈上升趋势。另外,真菌、病毒、支原体属等也是引起医院感染的重要病原体。

(一)细菌

医院感染病原体约90%以上为细菌,其中约60%为革兰阴性杆菌,主要有大肠埃希菌、克雷白菌属、肠杆菌属等肠杆菌科细菌,以及近年来逐渐增多的铜绿假单胞菌、不动杆菌属、嗜麦芽窄食单胞菌、伯克霍尔德菌及黄杆菌属细菌等,这些细菌可导致下呼吸道、外科伤口、尿路、血行感染等各类医院感染。另外,嗜肺军团菌和其他军团菌属亦可导致医院肺部感染。

金黄色葡萄球菌、凝固酶阴性葡萄球菌和肠球菌属等革兰阳性球菌也是医院感染常见病原菌,尤多见于外科伤口感染及血行感染中。近年来,凝固酶阴性葡萄球菌由于已成为静脉导管、脑室引流管、骨科人工装置、人工心脏瓣膜等部位感染重要病原菌,而日益受到重视。随着头孢菌素类的广泛应用,各种肠球菌属感染也有增多趋势,其中主要引起尿路感染和伤口感染。B群溶血性链球菌为新生儿脑膜炎和败血症的主要致病菌,A群溶血性链球菌可引起术后伤口感染。

拟杆菌属为厌氧菌感染最常见的病原菌,可引起胃肠道和妇科手术后的腹腔和盆腔感染。梭杆菌属、消化球菌和放线菌属等可引起口腔及呼吸系统的感染,如吸入性肺炎、坏死性肺炎、肺脓肿、脓胸等。由拟杆菌属、丙酸杆菌尚可引起败血症和心内膜炎。艰难梭菌可引起假膜性肠炎,常见于抗菌药物导致的严重菌群失调。

(二) 真菌

由于侵袭性操作、各类留置导管、广谱抗生素和静脉营养的广泛应用,兼以实验室诊断水平的提高,近年来真菌在医院感染病原体中比例显著升高。据报道真菌约占医院感染病原的24%,念珠菌属最为常见,其中以白念珠菌为主,近年来热带念珠菌、近平滑念珠菌、光滑念珠菌、克柔念珠菌等非白念珠菌亦有增多趋势。念珠菌属除可导致医院肺部感染外,亦可因留置静脉导管引起败血症或在免疫缺陷患者中造成皮肤黏膜念珠菌病。在免疫缺陷患者中,可发生曲霉肺部感染和新生隐球菌性脑膜炎。白念珠菌以外的其他念珠菌大多对氟康唑耐药,曲霉仅对两性霉素B和伊曲康唑敏感。

(三) 病毒

病毒也是医院感染的重要病原体。流感病毒、呼吸道合胞病毒、腺病毒、副流感病毒和风疹病毒可引起医院呼吸道感染、风疹等。在器官移植及骨髓移植者中,多见巨细胞病毒感染。医院内病毒性肝炎主要为乙型及丙型肝炎,与输血及其他血制品、血液透析等因素密切相关。柯萨奇病毒B可引起新生儿感染并形成流行。由轮状病毒和诺瓦克因子所致的腹泻多发生于婴儿和老年人。

(四) 其他

沙眼衣原体所致的结膜炎和肺炎见于新生儿。解脲脲原体和阴道加德纳菌可定植于肾移植患者,肾移植患者也易感染肺孢菌和弓形虫。输血可传播疟疾等。阿米巴原虫、犬弓首蛔虫和粪类圆线虫感染常见于精神病患者或智能低下儿童。粪类圆线虫亦可借器官移植而传播。近年来朊毒体导致医院感染的危险也受到关注。

(五) 常见病原体的特点

1. 大部分为条件致病菌　正常人皮肤黏膜有常驻菌群,并对外来菌有生物排斥作用。在严重疾病或医源性因素影响下,常驻菌群种类、数量及构成比发生改变,可导致感染或为外来菌侵入创造条件。

2. 革兰阴性杆菌较多　革兰阴性杆菌广泛存在于土壤、物体表面及水中,是医院感染最常见的病原菌。铜绿假单胞菌可广泛分布于医院各处(包括洗手池、卫生间等环境中),甚至消毒液也可被污染并导致传播。

3. 多重耐药性细菌常见 近年来,由于广谱抗生素在临床广泛应用(包括不合理应用),抗菌药物的耐药现象日趋严重,医院分离出的细菌因产生 β-内酰胺酶而对抗生素具有耐药性,特别是产头孢菌素酶(AmpC)和超广谱 β-内酰胺酶(ESBL)细菌感染日趋增多,对氟喹诺酮类、氨基糖苷类等常用抗菌药物的耐药性也逐年增高。近年来,临床上产酶葡萄球菌菌株已达 90％ 以上,耐甲氧西林金黄色葡萄球菌也日趋增多,在一些大型医院可占葡萄球菌临床分离株的 50％～70％ 以上,并在医院某些病房造成暴发流行,甚至还出现对万古霉素低度耐药金黄色葡萄球菌的报道。目前,耐青霉素肺炎链球菌及耐万古霉素肠球菌引起的感染日趋增多,给医院感染的治疗带来极大困难。

4. 多为人体正常菌群 在与人体共同进化的过程中,一些细菌和其他微生物长期存在于人体皮肤、上呼吸道、口腔及肠道黏膜表面,处于共生状态,从而构成皮肤黏膜长期存在的大量正常菌群(其中包括条件致病菌)的生物保护作用。若正常菌群的数量或构成发生变化,或人体皮肤黏膜等屏障结构受到损伤,即可发生感染。

流行病学

(一)发病率

医院感染的发病率因地区、医院类别以及各临床科室床位构成等因素而异,规模较大的医院(>500 张床)、公立医院和教学医院发病率较高。各国医院感染的发病率一般为 5％～10％,如美国报道为 5.7％,英国和爱尔兰为 9％,澳大利亚为 5.5％,我国医院感染监测系统报道的医院感染现患率为 4％～9％。医院感染中以尿路感染、下呼吸道感染、伤口感染和血行感染为多见。如美国 CDC 的统计资料显示,医院感染中尿路感染最常见,其他依次为外科伤口感染、下呼吸道感染、血行性感染等;上海的一项调查则显示下呼吸道感染最多见,其他依次为尿路感染、外科伤口感染、肠道感染、血行感染等。医院感染不仅危害患者健康和生命,而且导致医疗开支大幅升高。据估计美国每年发生 200 万例次医院感染,每例次平均延长住院时间 4 d,每年直接增加医疗开支为 20～45 亿美元。

(二)传染源

1. 外源性 病原体来自患者体外,如其他住院患者、医院工作人员、陪护家属、探望者和医院环境,亦称为交叉感染。患者也可受到医院环境中细菌的感染和定植。

2. 内源性 病原菌为患者皮肤、口腔、咽部和胃肠道的正常菌群或住院期间新的定植菌,亦称为自身感染。

(三)传播途径

医院感染的传播方式以接触传播最为多见,其次经血液、空气传播和器械等媒介物传播较少见。

1. 接触传播 ①直接接触传播:指病原体在患者之间或由患者到医务人员再到患者间传播,如母亲产道的病原体 B 群链球菌、淋病奈瑟菌、产单核细胞李斯特菌、沙门菌属、单纯疱疹病毒(HSV)、沙眼衣原体、乙型肝炎病毒(HBV)等在分娩时均可传给新生儿;②间接接触传播:指病原体由病原污染传播至医院设施、医疗器械、患者用具或他人等媒介,随后再经被污染媒介传播感染。其中医院工作人员与患者接触频繁,通过污染的手在患者间传播感染,是最重要的间接接触传播方式。另外,侵袭性操作时,医疗器械不仅可导致外源性感染,还可将患者自体细菌带入无菌部位导致内源性感染,如导尿时可将会阴部细菌带到膀胱。

2. 血液传播 是近年来较引起重视的一种传播方式。乙型和丙型肝炎病毒、AIDS 病毒、巨细胞病毒和弓形虫等通过血液和血制品传播,国内外均有大量病例报道,某些病原甚至造成医院内流行。

3. 空气传播 空气传播多见于流感病毒、结核杆菌、疱疹病毒、曲霉等,葡萄球菌和链球菌虽可借空气传播,但较接触传播为少。

4. 器械传播 铜绿假单胞菌、不动杆菌属、肺炎克雷白菌、嗜肺军团菌等可通过雾化吸入器和氧气湿化瓶及空调系统等散播。食物、药物、静脉输液及侵袭性医疗设备也是医院感染的传播途径。

(四) 易患因素

易感人群包括:①细胞或体液免疫缺陷患者,中性粒细胞 $<500 \times 10^6/L$ 者;②新生儿、婴幼儿和老年人(<1 岁或 >65 岁);③糖尿病、肝病、肾病、结缔组织病、慢性阻塞性肺疾病、恶性肿瘤患者;④烧伤或创伤产生组织坏死者等。

广谱抗菌药物的应用可引起机体菌群失调而致二重感染,激素、免疫抑制剂、抗癌药以及侵袭性操作则可导致全身或局部免疫损害而易患医院感染。常见侵袭性操作包括:①静脉导管、气管切开或插管、心导管、导尿管、"T"管引流、人工呼吸器、腹膜或血液透析、腰椎穿刺等;②异物的植入,如人工心脏瓣膜、人工关节或乳房假体;③器官移植或血管移植;④手术,尤其是污染手术和持续时间较长的手术。

临床表现

尽管医院感染与相应社区获得性感染(community-acquired infection)的临床特征基本相似,但两者在以下几方面存在明显差异:①相同部位医院和社区获得性感染的病原体构成不同;②即使相同病原菌,医院感染分离菌株对抗菌药物敏感性较社区感染分离菌株差,常表现为多重耐药;③由于患者基础疾患的掩盖,以及各种治疗措施的干预,医院感染的临床表现常较隐匿且非典型;④患者多合并导致免疫功能低下的基础疾病或接受影响机体免疫力的治疗,医院感染常常更加危重、难治,病死率高。

(一) 肺部感染

国外医院肺炎发病率为 $0.5\% \sim 2\%$,占医院感染的 $15\% \sim 20\%$。国内报道医院肺炎发病率为 $0.5\% \sim 5\%$,占医院感染的 $10\% \sim 33\%$,居医院感染首位。医院肺部感染多见于严重基础疾病患者,病死率高,可达 $20\% \sim 50\%$,呼吸机相关的肺炎病死率更可高达 70%。

医院肺炎的主要入侵途径为上呼吸道定植菌的吸入,患者间交叉感染也可导致医院肺炎,工作人员的手、呼吸器、喷雾器、增湿器、空调系统等皆可成为细菌传播的媒介;另外,少数情况下金黄色葡萄球菌和革兰阴性杆菌的血行播散也可引起医院肺炎。医院肺炎的易患因素包括:机械通气、入住监护室、气管插管、意识障碍、手术后、老年人、慢性肺部疾病、低蛋白血症。对我国医院肺炎报道的分析显示,老年人、入住监护室、机械通气患者发生医院肺炎的相对危险度分别为 3.85%、12.78% 和 43.27%。

引起医院肺部感染的病原菌主要为革兰阴性杆菌和金黄色葡萄球菌。其中革兰阴性杆菌占 50%～60%,包括克雷白菌属、肠杆菌属等肠杆菌科细菌、铜绿假单胞菌、不动杆菌属、嗜麦芽窄食单胞菌、伯克霍尔德菌、黄杆菌属等糖非发酵菌。金黄色葡萄球菌也是引起医院内肺部感染较常见的病原菌,占 19%～27%,其中住院 3～5 d 感染分离菌株主要为甲氧西林敏感株,住院 5 d 以上感染分离菌株则多数为甲氧西林耐药株。昏迷、休克等患者可因吸入口腔分泌物而发生厌氧菌(消化球菌、消化链球菌、梭杆菌属等)或厌氧菌与需氧菌混合感染。亦有军团菌导致医院肺炎暴发流行的报道。医院肺炎患者中念珠菌属的分离率为 0.7%～7%,但研究表明呼吸道标本检出念珠菌患者中真正为侵袭性感染者仅占少数。在细胞免疫功能低下患者,病原体尚包括曲菌、念珠菌属、卡氏肺孢菌、巨细胞病毒、呼吸道合胞病毒、沙眼衣原体、非典型分枝杆菌属等。呼吸道合胞病毒为 2 周岁以内婴幼儿下呼吸道感染最重要的病原体。

(二)尿路感染

尿路感染为最常见的医院感染,在国外既往约占医院感染的 40%,其发病率为 2%～5%。近年其比重较明显下降,约占医院感染的 28%。在我国,尿路感染占医院感染的 20%～32%,包括有症状尿路感染、无症状尿路感染及肾周感染等。医院尿路感染的主要入侵途径是逆行入侵,尿道口病原体或污染的导尿管、膀胱镜以及尿路冲洗液等均可成为传染源。少数医院尿路感染为血源性或不明原因。约 90% 的患者与导尿或尿路器械操作有关,其中 75%～80% 患者的感染由导尿引起,另外 5%～10% 与膀胱镜检查等其他尿路操作有关。感染发生率随导尿管放置时间而增加,每放置 1 d 出现菌尿症的机会为 5%～10%,放置 2 周后 50%～100% 的患者将发生感染。此外,密封式导尿系统反复打开,膀胱冲洗,或集尿袋位置高于耻骨联合水平,以及女性、老年、尿路梗阻、膀胱输尿管反流、膀胱排空障碍等均为易患因素。

医院尿路感染的主要病原体以革兰阴性杆菌为主(约 80%),如大肠埃希菌、假单胞菌属等。革兰阳性球菌主要是 D 群链球菌及金黄色葡萄球菌等。长期应用抗菌药物者真菌性尿路感染也常见,以白念珠菌为主。此外,在少数长期留置导尿管的患者中可有两种或两种以上病原菌的混合感染。在导管相关的尿路感染患者中 1%～5% 易并发菌血症,有报道革兰阴性杆菌菌血症中约 30% 来源于尿路。

(三)手术切口感染

手术患者伤口感染发生率 1.5%～13%,其中清洁伤口感染为 1%～2%,清洁-污染伤口感染为 2%～10%,污染伤口为 10%～20%。手术后切口感染占医院感染的 10%～20%,居医院感染的第 2～3 位。

外科切口感染的传染源包括:工作人员手、呼吸道等携带的细菌,患者皮肤、消化道、呼吸道、泌尿生殖道的正常菌群,患者会阴、鼻和皮肤病损区带有的金黄色葡萄球菌等细菌,污染的手术器械、敷料、消毒剂以及手术室环境中细菌。外科切口感染主要通过直接接触传播,即手术人员或患者手、皮肤、衣物上细菌直接进入伤口,或空腔脏器切开后,细菌污染伤口;污染的媒介也可间接传播。手术室空气消毒或超净层流室可减少术后感染,提示部分切口感染系经空气传播。新生儿、老年人和肥胖患者易发生伤口感染,糖尿病、激素治疗、免疫抑制剂的应用可增加患者对切口感染的易感性。术前住院时间长、长期卧床、低蛋白血症、手术时间长、失血量多和引流等皆可使感染发生的机会增多。

切口感染的主要致病菌为金黄色葡萄球菌、凝固酶阴性葡萄球菌及肠球菌属等革兰阳性球菌,以及铜绿假单胞菌、大肠埃希菌、克雷白菌属、肠杆菌属细菌等革兰阴性杆菌。金黄色葡萄球菌为切口感染的重要致病菌,发生率为17%～20%。近年来凝固酶阴性葡萄球菌及肠球菌引起的切口感染日益增加,分别占切开感染的12%和13%左右。类杆菌等厌氧菌是妇科手术后感染的常见致病菌。此外,尚有少量真菌感染。

(四) 血流感染

医院血流感染的发病率为0.3%～2.8%,仅占医院感染的1.6%～5%,但为高危的医院感染,病死率达20%～50%。休克、感染来源于腹腔或下呼吸道、老年人、监护室患者,以及伴有化脓性迁徙性病灶等为死亡危险因素。

原发血流感染(由静脉输液、血管内检测装置及血液透析引起或原发感染病灶不明的感染)约占血流感染的半数,其主要入侵途径为插管局部感染沿导管入侵或病原体随污染的输液或导管入侵。继发血流感染则来源于尿路、外科伤口、下呼吸道、皮肤和腹腔、盆腔等感染。血流感染的易患因素包括新生儿,65岁以上老年人、慢性肾病、肝硬化、糖尿病、肿瘤和血液病等免疫缺陷疾病,重度创伤或烧伤,粒细胞缺乏症,应用激素或免疫抑制剂,化疗,静脉高营养,血管插管,血液透析,其他侵袭性操作等。血管导管的类型、部位、放置时间等均与血行感染发生率相关,中心静脉导管发生率高于周围静脉,塑料导管高于金属导管,股静脉导管高于锁骨下或颈静脉导管。一项调查显示,无静脉输液、采用周围静脉输液和中心静脉插管输液患者血流感染的发生率分别为0.05%、0.37%和4.48%。据国际多中心医院感染监测(NNIS)资料显示,平均每1 000例患者发生3～5例血流感染,平均每1 000住院日,发生血流感染2～14例次。

医院血流感染最常见的病原菌是革兰阳性球菌,约占60%以上,其次是革兰阴性菌和真菌。革兰阳性菌以凝固酶阴性葡萄球菌最常见,约占30%。革兰阴性杆菌血流感染主要为大肠埃希菌、克雷白菌属、肠杆菌属,少数为铜绿假单胞菌。近年来耐药葡萄球菌日益增多,MRSA可占30%～50%,甚至以上。6%～8%血流感染的致病菌为念珠菌属,通过中心静脉静脉高营养补充发生的血流感染中,50%～80%的致病菌为白念珠菌。近年来其他念珠菌引起血流感染的发病率有逐年上升趋势。

(五) 消化系统感染

1. 抗生素相关性肠炎 抗菌药物尤其是口服药物和胆管浓度高的药物可导致以腹泻为主要表现的胃肠炎症状,其中最严重的类型为假膜性肠炎,重症者的病死率可达30%。抗生素相关性肠炎(antibiotic-associated colitis)的主要病原菌为艰难梭菌,可分离自50%～75%病例,而在假膜性肠炎中分离率更高达90%以上。其他可能的病原菌包括念珠菌属和产气荚膜梭菌等。假膜性肠炎尤易发生于胃肠道手术后、肠梗阻、尿毒症、糖尿病、再生障碍性贫血及老年患者应用抗菌药物过程中。除万古霉素等少数抗菌药物外,大多数抗菌药物可引起本病,其中氨苄西林、林可霉素、克林霉素、β-内酰胺类药物最为多见。

2. 其他消化道传播疾病 一些在社区经消化道传播的病原体也可导致医院感染,如甲型和戊型病毒性肝炎、沙门菌属、致病性大肠埃希菌、葡萄球菌、志贺菌属、空肠弯曲菌、小肠结肠炎耶尔森菌、溶组织内阿米巴、轮状病毒、诺瓦克类病毒等所致的胃肠炎等。

(六) 血液、血制品及移植物传播感染

一些肝炎病毒、HIV、疱疹病毒、EB病毒等可经血液、血制品及移植物传播,我国HBV

感染率高,HIV 感染率尚在上升中,应加强对血液、血制品采集、应用的管理,以及对移植器官、组织的筛选,以避免这类传播导致严重后果。

1. 病毒性肝炎 主要为乙型和丙型肝炎,近年来丁型和庚型肝炎也时有报道。传播途径主要为:①输血或血制品;②血液透析;③污染针头刺伤;④感染性的血或体液自有轻微损伤的皮肤、口腔黏膜、眼结膜侵入;⑤实体器官移植;⑥污染医疗器械。这类疾病可在血液、血制品和器官供者向受者、医院工作人员和患者之间以及患者之间传播。内科和口腔科医师的乙型肝炎发生率为一般人群的 5 倍,而外科医师、血液透析部门工作人员以及接触血液的实验室人员发生率为一般人群 10 倍。被 HBeAg 阴性血污染针头刺伤后传染乙型肝炎的发生率为 1%~6%。如果被 HBeAg 阳性血污染针头刺伤,发生率可达 22%~40%。输血后病毒性肝炎的发生率与接受输血次数及输血量密切相关,既往输血后丙型肝炎的发病率为 3%~21%,乙型肝炎为 5%~10%;但随着管理的加强和病毒检测水平的提高,输血后病毒性肝炎的发生率显著下降。

2. AIDS HIV 可通过以下途径在医院工作人员和患者之间以及患者之间传播:①血液或血制品传播;②污染针头刺伤;③污染血或体液自有轻微损伤的皮肤、口腔黏膜、眼结膜侵入;④污染器械。其中血液或血制品传播是 AIDS 传播的重要途径,许多国家报道污染血液或Ⅷ因子、白蛋白、丙种球蛋白等血制品导致 AIDS 的事例。在采用 HIV 筛选试验(1985年)前,欧洲和美国血友病患者 50% 感染 HIV。类似事例在我国也有发生,更为严重的是,在个别地区曾有不法分子在采血时重复使用采血器材导致 HIV 感染流行,使血液传播成为该地区 AIDS 传播的主要途径。

3. 其他疾病 输血、血制品以及器官移植尚可导致巨细胞病毒感染、EB 病毒感染、梅毒、疟疾等众多其他疾病的传播。

(七) 中枢神经系统感染

中枢神经系统感染常见于颅脑手术及脑脊液分流术后,病原菌主要为肠杆菌属、铜绿假单胞菌、不动杆菌属等革兰阴性菌,以及金黄色葡萄球菌和凝固酶阴性葡萄球菌等革兰阳性球菌。脑脊液鼻漏时则以肺炎链球菌多见。

(八) 腹腔感染

腹腔手术,包括由于肿瘤、结石、囊肿等各种原因需进行的肝、胆、胰、脾等手术均有可能发生手术后腹腔感染。尤其是坏死性胰腺炎,各种引流管多,因此发生腹腔感染的机会多,病死率也增高。引起腹腔感染的常见病原菌包括大肠埃希菌、肠杆菌属、克雷白菌属等肠杆菌科细菌,铜绿假单胞菌、肠球菌属、葡萄球菌等革兰阳性球菌,以及脆弱类杆菌等厌氧菌。腹腔感染常为需氧菌和厌氧菌混合感染。坏死性胰腺炎合并感染病原体为念珠菌属等真菌亦非少见。

(九) 植入物感染

人工关节、心脏瓣膜、乳房假体等一些植入物可并发感染。人工关节置换术后感染发生率,国外报道为 2.5%~8.9%,国内报道为 5%。骨关节感染的最常见病原菌为金黄色葡萄球菌和凝固酶阴性葡萄球菌,其他病原菌包括肠杆菌科细菌和假单胞菌属等。心瓣膜术后可发生感染性心内膜炎,手术 2 个月内病原菌主要为凝固酶阴性葡萄球菌和金黄色葡萄球菌,偶见革兰阴性杆菌和真菌。乳房假体植入后感染病原菌以葡萄球菌为多。

植入物感染的治疗除药物外,常需取出植入物,增加患者痛苦和医疗费用,因此目前多主张在植入前预防应用抗菌药物。

医院感染的控制

医院感染的控制有赖于广泛、可靠的医院感染监测和防治网络,切实、有效的预防措施,以及对医院感染积极、合理的治疗。

(一)建立医院感染监测和防治机构

1. 组织机构 各医院应组成由感染科医师、专职护士、微生物学家、流行病学专家以及管理人员等参加的医院感染控制机构,负责:①根据医院特点制订相应医院感染防治措施;②医院感染监测;③监督医院感染防治措施的执行;④有关医院感染知识的宣传和教育。医院感染控制机构在医院感染控制中发挥核心作用,但全体医院工作人员认真协助完成医院感染监测工作,严格执行医院感染防治措施同样重要。

2. 医院感染的监测 通过对医院感染发生、分布及各种影响因素的分析,为医院感染的控制提供依据。监测内容包括:①医院感染总发生率、各科室发生率、各部位感染发生率,以及高危人群和高危科室发生率;②危险因素;③病原体构成;④漏报率;⑤细菌耐药性监测;⑥暴发流行情况;⑦环境监测等。

医院感染发病率的计算方法有以下两种:

患者感染率(%)=新发生感染例数(或例次数)/同期住院人数×100;患者日感染率(%)=新发生感染例数(或例次数)/出院患者总住院日数×100。我国主要采取前者,但国外如美国 CDC 趋于采用后者。

由于单个医院监测资料有限,发达国家建立了国家和地区医院感染监测网络,参加医院以统一诊断标准进行医院感染监测并将资料汇总,从而积累了翔实的医院感染发生、分布、危险因素、病原构成、细菌耐药性等资料。目前我国也初步建立了医院感染监测网络。另外,DNA 指纹、耐药谱、血清学分型等众多技术及方法的应用,使感染源和传播途径的追踪更为完善,这些工作为医院感染预防措施和治疗方案的制订提供了坚实基础。

(二)预防措施

尽管目前尚无法完全避免医院感染尤其是内源性医院感染,但研究表明有效的预防措施可以减少 20%～35% 的医院感染,因此通过控制传染源、切断传播途径和减少易患因素 3 个环节来降低医院感染发病率具有重要价值。

1. 控制传染源 主要措施有:①积极治疗医院感染患者;②严格环境消毒措施;③妥善处理患者排泄物、分泌物和污染物品、器械;④对医院工作人员进行全面体检,以避免医院工作人员传播结核、病毒性肝炎、伤寒等疾病;⑤携带者的处理,如以莫匹罗星软膏治疗鼻腔携带金黄色葡萄球菌工作人员。

2. 切断传播途径 主要措施有:①医院布局合理,减少医院感染传播机会;②对不同传播途径疾病采取相应隔离措施;③严格无菌手术和操作;④医务人员应严格执行手卫生规范,接触患者前后均应洗手;⑤严格血液、血制品和移植器官、组织的筛选和管理,确保排除感染各类肝炎病毒、HIV 等病原体的供者;⑥严格器械消毒;⑦对符合适应证者予以手术前抗菌药物预防用药。

3. 减少易患因素 应尽量做到:①缩短患者住院时间和入住重症监护室(ICU)时间;

②避免不必要的侵袭性操作；③避免应用机械通气、各类导管，或缩短应用时间；④避免滥用广谱抗菌药物；⑤及时纠正或改善患者免疫缺陷状态。

（三）医院感染的诊治

目前，国内外根据大量医院感染监测资料，已制定了肺炎、血流感染、中枢神经系统等各类医院感染的诊疗指南，对医疗实践有重要指导意义。各科医师应在了解当地、近期各类医院感染病原体构成及细菌耐药性情况下，参考相应部位感染诊疗指南，确定治疗方案。在诊疗中应注意以下原则：①医院感染表现可能较为隐匿且非典型，应提高警惕，尽早采取各种诊断措施发现医院感染；②医院感染更为危重，应根据可能病原及时选用杀菌作用强、疗效高的抗菌药物予以经验治疗；③医院感染常由多重耐药菌引起，应尽早进行细菌培养和药敏试验检查，以保证治疗具有针对性；④患者多合并免疫缺陷疾病或被实施抑制免疫的诊疗措施，除抗感染治疗外，应尽量纠正免疫抑制因素，如纠正低蛋白血症、粒细胞缺乏，停用糖皮质激素、免疫抑制剂和化疗药物，移去导管、植入物等。

（卢　清）

第三节　感染性休克

感染性休克（septic shock）是指侵入血液循环的病原微生物及其毒素、胞壁产物等，激活宿主的细胞和体液免疫系统，产生各种细胞因子和内源性炎症介质，引起全身炎症反应综合征（systemic inflammatory response syndrome，SIRS），进一步作用于机体各个器官、系统，造成细胞、组织破坏，代谢紊乱，功能障碍，甚至多器官功能衰竭，导致以休克为突出表现的危重综合征。因此，感染性休克是微生物因子和机体防御机制相互作用的结果，微生物的毒力和数量以及机体的内环境与应答是决定感染性休克发生、发展的重要因素。

病原学

常见致病菌为革兰阴性细菌，如肠杆菌科细菌（大肠埃希菌、克雷白菌、肠杆菌等）、非发酵菌（假单胞菌属、不动杆菌属等）、脑膜炎球菌、拟杆菌等。革兰阳性菌如葡萄球菌、链球菌、肺炎链球菌、艰难梭菌等也可引起休克。某些病毒如引起肾综合征出血热的汉坦病毒等也易引起休克。

发病机制与病理生理

（一）微循环障碍的发生与发展

从微循环障碍的观点看，在休克发生、发展过程中，微血管经历痉挛、扩张和麻痹 3 个阶段：①初期由 α 受体支配的微血管（主要有皮肤、骨骼肌、肾、肺、肝、胃肠道等）强烈收缩，外周阻力增高，而由 β 受体支配的动-静脉短路，造成毛细血管网灌注不足，缺血、缺氧，以及毛细血管静脉压降低，组织间液进入血管内。参与此期微循环变化的主要有交感-肾上腺髓质系统释放的儿茶酚胺、肾素-血管紧张素系统、血栓素 A_2、血小板活化因子（PAF）和白三烯等。②随着休克的发展，组胺和缓激肽等血管活性物质释放，无氧代谢产物（乳酸）生成增多，微动脉与毛细血管前括约肌舒张，而微静脉持续收缩，加上白细胞附壁黏着、嵌塞，致微循环内血流淤滞，其流体静压增高，毛细血管通透性增加，血浆外渗、血液浓缩。有效循环血量减少、回心血量进一步降低，血压明显下降。缺氧和酸中毒更明显，氧自由基生成增多，引起广泛的细胞损伤。③晚期血液不断浓缩、血细胞聚集、血液黏滞性增高，又因血管内皮损伤等原因致凝血系统激活而引起 DIC，微血管床堵塞，灌流更加减少，并出血等，导致多器官功能衰竭，使休克难以逆转。

（二）休克的细胞损伤机制

微循环障碍在休克的发生中固然重要，但细胞的损伤可发生在血流动力学改变之前，亦即细胞的代谢障碍可为原发性，由病原微生物及其产物直接引起。目前已知，革兰阴性细菌的内毒素、外毒素、蛋白酶，革兰阳性菌的外毒素、肠毒素，以及病毒及其产物等均可激活全身炎症连锁反应。革兰阴性菌内毒素（LPS）是激发机体免疫反应的主要物质，LPS 可释放入血或直接作用于多种效应细胞（单核-吞噬细胞、中性粒细胞、内皮细胞等），产生各种炎症介质，初始炎症介质是 TNF-α 和 IL-1。TNF-α、IL-1 又可进一步激活其他炎症介质的释放，进一步放大炎症反应。

机体的炎症反应呈双相免疫调节作用，炎症反应一旦启动，代偿性抗炎反应亦被激活来调节炎症反应，如抗炎介质 IL-4、IL-10、IL-13、PGE_2、皮质激素、转化生长因子（TGF）等，这些介质抑制炎症因子的活性和合成。此外，近年还发现内毒素可与杀菌性/通透性增强蛋白（BPI）结合。BPI 是人体内一种具有抗菌活性的内源性蛋白，来自中性粒细胞，与内毒素类脂 A 有高度亲和性。PBI 与 LPS 结合后，因阻断了内毒素脂多糖结合蛋白（LBP）与 CD14 的结合，起到抑制炎症因子活性的作用。

尽管人体免疫细胞能识别内毒素并激活全身免疫系统来清除细菌，但是，炎症介质与抗炎介质之间的相互作用在机体抗感染免疫活性上起着极为关键的作用。若两者不能保持平衡，内毒素及其诱导产生的细胞因子等炎症介质过度表达，可引起原发性细胞损伤，以及休克、多脏器功能衰竭的发生；或持续性免疫抑制，细胞炎症反应刺激性下降时，持续低反应性就会增加继发感染的发生，最终仍导致细胞破坏和感染性休克的发生。

细胞膜功能障碍出现最早，胞膜损伤使膜上的 Na^+-K^+-ATP 酶运转失灵，致细胞内 Na^+ 增多、K^+ 降低，细胞出现水肿。线粒体是休克时最先发生变化的细胞器，当其受损后可引起下列变化：①其呼吸链功能发生障碍，造成代谢紊乱；②其氧化磷酸化功能降低，致三羧酸循环不能正常运行，ATP 生成减少，乳酸积聚；③胞膜上的离子泵发生障碍，细胞内外 Na^+、K^+、Ca^{2+}、Mg^{2+} 等离子浓度差转移，K^+ 和 Ca^{2+} 从线粒体丢失，胞质内 Ca^{2+} 增多，激活胞膜上的磷脂酶 A_2，使胞膜磷脂分解，造成胞膜损伤，通透性增高，Na^+ 和水进入线粒体，使之肿胀、结构破坏。溶酶体含多种酶，为细胞内主要消化系统，休克时溶酶体膜通透性增高，溶酶释出，造成细胞自溶死亡。

临床表现

（一）感染性休克的临床分期

1. 休克早期　除少数高排低阻型休克（暖休克）病例外，多数患者有交感神经兴奋症状：

患者神志尚清,但烦躁、焦虑、神情紧张,面色和皮肤苍白,口唇和甲床轻度发绀,肢端湿冷,可有恶心、呕吐。尿量减少,心率增快,呼吸深而快,血压尚正常或偏低,脉压差小。眼底和甲皱微循环检查可见动脉痉挛。

2. 休克中期 随着休克发展,患者烦躁或意识不清,呼吸浅速,发绀,皮肤湿冷,脉搏细速,按压稍重即消失,浅表静脉萎陷。心音低钝,血压下降,收缩压降至 90 mmHg 以下。原有高血压者,血压较基础水平降低 20%～30%,脉压差小。尿量更少,甚或无尿。

3. 休克晚期 发生 DIC,患者有顽固性低血压和广泛出血[皮肤黏膜和(或)内脏、腔道出血],并出现多器官功能衰竭,主要包括以下几点:①急性肾衰竭,尿量明显减少或无尿。尿比重固定,血尿素氮、肌酐和血钾增高。②急性心功能不全,患者常有呼吸突然增快、发绀、心率加速、心音低钝,可有奔马律、心律失常,亦有患者心率不快或呈相对缓脉,面色灰暗,中心静脉压(CVP)升高和(或)肺动脉楔压(PAWP)升高。心电图可示心肌损害、心内膜下心肌缺血、心率失常和传导阻滞等改变。③急性呼吸窘迫综合征(ARDS),表现为进行性呼吸困难和发绀,吸氧亦不能使之缓解,无节律不整。肺底可闻及细湿啰音或呼吸音减低。X 线胸部摄片示散在小片状浸润阴影,逐渐扩展、融合。血气分析示 $PO_2 < 60$ mmHg,重者 $PO_2 < 50$ mmHg;或 $PaO_2 : FiO_2 \leqslant 200$($PaO_2$ 单位 mmHg)。④脑功能障碍,引起昏迷、一过性抽搐、肢体瘫痪,以及瞳孔、呼吸改变等。⑤其他,肝衰竭引起昏迷、黄疸等。胃肠道功能紊乱表现为肠鼓、消化道出血等。

(二)感染性休克的特殊类型

中毒性休克综合征(toxic shock syndrome,TSS)包括金黄色葡萄球菌 TSS 和链球菌 TSS,是由金黄色葡萄球菌或链球菌等某些特殊菌株外毒素引起的一种少见的急性综合征。

1. 金黄色葡萄球菌 TSS 由非侵袭性金黄色葡萄球菌产生的外毒素引起。首例报道于 1978 年。早年多见于应用阴道塞的经期妇女,主要见于欧美等国。随着阴道塞的改进,停止使用高吸水性阴道塞后,金黄色葡萄球菌 TSS 发病率已明显下降;而非经期 TSS 增多,其感染灶以皮肤和皮下组织、伤口感染居多,其次为上呼吸道感染等。国内所见病例几乎均属非经期 TSS。TSS 的主要临床表现为急起高热,体温在 39℃ 以上,伴有恶心、呕吐、腹痛、腹泻、肌痛、咽痛和头痛等症状。患者常有烦躁不安和意识不清,但无局灶性神经体征或脑膜刺激征。严重低血压导致低容量性休克,也可表现为直立性低血压或直立性头晕。发病头 2 d 可发生猩红热样皮疹,严重低血压时可不出现皮疹,1～2 周后皮肤脱屑(足底尤其显著)。经期 TSS 患者阴道常有脓性排出物,宫颈充血、糜烂,附件可有压痛。约 3% 患者可复发。

2. 链球菌 TSS 亦称链球菌 TSS 样综合征。A 群、B 群、C 群、G 群链球菌以及草绿色链球菌中的缓症链球菌感染均可引起 TSS。1983 年起,北美及欧洲相继报道 A 群链球菌所致的中毒性休克综合征(STSS),其主要致病物质为致热性外毒素 A。国内于 1990 年秋～1991 年春长江三角洲某些地区(海安、无锡等)发生猩红热样疾病的暴发流行,后经证实该病为 STSS,为近数十年来罕见。本病潜伏期较短,起病急骤,常有畏寒、发热、头痛、咽痛、咽部充血、呕吐、腹泻等前驱症状。患者全身中毒症状严重,近半数患者有不同程度低血压,甚至出现昏迷,少数有多器官功能损害。发热第 2 天可出现猩红热样皮疹,恢复期皮肤出现脱屑。此外,近年猪链球菌引起人类感染的暴发流行再次引起人们对此类链球菌的高度关注。其实,早在 1968 年就有人感染猪链球菌的临床病例,以后相继在欧洲、亚洲等国家和地区报道人感染猪链球菌病例,其致病物质主要是荚膜多糖及其产生的溶血素等毒力因子。1998 年我国江苏省暴发人感染猪链球菌病,病情凶险,25 例患者中 14 例死亡。2005 年四川省暴发人感染猪链球菌病疫情,为国内迄今为止最大规模人感染猪链球菌病疫情,发病人数达 204例,其中死亡 38 例。本病起病急骤,高热、寒战、头痛、头昏、全身不适、乏力,伴有皮肤瘀点、瘀斑,并很快会出现休克及化脓性脑膜炎表现。通常当地有猪等家畜疫情,且在发病前 7 d 内有病(死)猪等家畜接触史。

实验室检查

(一)血象

白细胞总数大多增高,为 $(10\sim30)\times10^9/L$,中性粒细胞增多为主,伴核左移现象。血细胞比容和血红蛋白增高为血液浓缩的标志。并发 DIC 时,血小板进行性减少。

(二)病原学检查

在抗菌药物治疗前常规进行血(或其他体液、渗出物)和脓液培养(包括厌氧菌培养),分离出致病菌后做药敏试验。

(三)尿常规和肾功能检查

发生肾衰竭时,尿相对密度(比重)由初期的偏高转为低而固定(1.010 左右),尿/血肌酐比值 <15,尿/血毫渗量之比 <1.5,尿钠排泄量 >40 mmol/L。

(四)血液生化检查

二氧化碳结合力(CO_2CP)为临床酸碱平衡的常测参数,但存在呼吸衰竭和混合性酸中毒时,必须同时做血气分析。电解质测定中血钠多偏低,血钾高低不一,取决于肾功能状况。血清 ALT、肌酸磷酸激酶、LDH 同工酶的测定可反映组织器官的损害情况。血乳酸水平的动态监测对患者组织缺氧程度及预后评估有着重要的临床价值。

(五)血液流变学和有关 DIC 的检查

休克时血液黏滞度增高,初期呈高凝状态,其后纤溶亢进而转为低凝。发生 DIC 时,血小板计数进行性降低,凝血酶原时间及凝血活酶时间延长,纤维蛋白原减少,纤维蛋白降解产物增多;凝血酶时间延长,血浆鱼精蛋白副凝试验(3P 试验)阳性。

(六)血流动力学监测

收缩压下降至 90 mmHg 以下,或原有高血压者下降 20％以上,脉压 <30 mmHg,并有组织低灌注表现。低血压程度与休克程度相关,但也有例外。平均动脉压(MAP)能更好地反映组织灌注水平,一般 MAP 低于 $65\sim70$ mmHg 提示组织灌注不足。CVP 主要反映回心血量和右心室搏血功能,也可作为了解容量血管张力的参数,应结合血压加以判断。正常为 $8\sim12$ mmHg。在心功能减损时,监测 PAWP 对指导输液,防止肺水肿较 CVP 更为可靠。PAWP 正常为 $8\sim12$ mmHg,能较好地反映左心室搏血功能,PAWP 升高提示肺淤血,>18 mmHg 时应限制输液。SvO_2 和 $ScvO_2$ 为氧代谢监测的重要参数,对感染性休克的诊断和早期治疗具有重要的临床价值。一般情况下,SvO_2 为 $60％\sim80％$,$ScvO_2$ 比 SvO_2 数值高 $5％\sim15％$,其动态变化常作为组织灌注改善的早期指标,持续降低提示预后不佳。

诊断与鉴别诊断

对易并发休克的一些感染性疾病患者应密切观察病情变化,下列征象的出现预示休克发生的可能:体温过高(>40.5℃)或过低(<36℃);非神经系统感染而出现神志改变,如表情淡漠或烦躁不安;呼吸加快伴低氧血症和(或)代谢性酸中毒,而胸部X线摄片无异常发现;血压<90 mmHg或体位性低血压;心率增快,与体温升高不平行,或出现心率失常;尿量减少(<30 ml/h)至少1 h以上;血象示血小板减少和白细胞(主要为中性粒细胞)显著增多或减少;不明原因的肝、肾功能损害等。一旦患者具备以下因素时,感染性休克诊断则成立:①临床上有明确的感染;②有SIRS;③收缩压<90 mmHg或较原基础值下降幅度超过30~40 mmHg至少1 h或血压依赖输液或药物维持;④有组织灌注不良的表现,如少尿(尿量<30 ml/h)超过1 h,或有急性意识障碍。

感染性休克应与低血容量性休克、心源性休克、过敏性休克、神经源性休克等鉴别。

预后

取决于下列因素:①治疗后患者神志清醒安静、四肢温暖、发绀消失、尿量增多、血压回升、脉压差增宽,则预后良好;②原发感染灶能彻底清除或控制者预后较好;③伴严重酸中毒和高乳酸血症者预后多差,并发DIC或多器官功能衰竭者病死率亦高;④有严重原发基础疾病,如白血病、淋巴瘤或其他恶性肿瘤者休克多难以逆转;⑤夹杂其他疾病,如糖尿病、肝硬化、心脏病等患者预后亦差。

治疗

(一)抗感染治疗

在病原菌未明前,可根据原发病灶、临床表现,推测最可能的致病菌,选用强力的、抗菌谱广的杀菌剂进行治疗,并以在组织中能达到足够杀菌浓度的抗生素为宜,待病原菌确定后,再调整用药方案。不同类型的广谱抗菌药物在抗菌活性方面存在差异,即使是同类或同代的抗菌药物之间也存在不同的抗菌活性。抗生素的早期合理使用能显著提高患者存活率,因此应根据药物的适应性、抗菌活性以及耐药性的变迁等因素来选用抗生素,具体抗菌药物的选用可参考"败血症"节。局部感染灶(原发感染灶和迁徙性病灶)的寻找和处理,如留置导管的更换、脓肿的外科引流等,亦为彻底清除病原菌的重要环节。

(二)抗休克治疗

除积极控制感染外,应针对休克的病理生理给予补充血容量、纠正酸中毒、调整血管收缩功能,消除血细胞聚集以防止微循环淤滞,以及维护重要脏器的功能等。

1. 补充血容量 扩容治疗是抗休克治疗的基本手段。扩容所用液体应包括晶体和胶体的合理组合。

(1)胶体液:①右旋糖酐40(Mr 2万~4万),能覆盖红细胞、血小板和血管内壁,增加互斥性,从而防止红细胞凝集,抑制血栓形成,改善血流。输注后可提高血浆渗透压,拮抗血浆外渗,从而补充血容量,稀释血液,降低血黏度,疏通微循环,防止DIC。滴速宜较快(4 h内),每天用量以不超过1 000 ml为宜。有严重肾功能减退、充血性心力衰竭和出血倾向者最好勿用。偶可引起变态反应。②血浆、白蛋白和全血,适用于低蛋白血症患者,如肝硬化、慢性肾炎、急性胰腺炎等。无贫血者不必输血,已发生 DIC 者输血亦应审慎。血细胞比容以维持于 35%～40% 为宜。③其他,羟乙基淀粉(706 代血浆)亦可提高胶体渗透压。

(2) 晶体液:碳酸氢钠林格液和乳酸钠林格液等平衡液所含各种离子浓度较生理盐水更接近血浆中的水平,可提高功能性细胞外液容量,并可部分纠正酸中毒。对肝功能明显损害者以用碳酸氢钠林格液为宜。

一般先输右旋糖酐 40(或平衡盐液),有明显酸中毒者可先输 5% 碳酸氢钠盐液,在特殊情况下可先输给白蛋白或血浆。滴速宜先快后慢,用量宜先多后少,尽快改善微循环、逆转休克状态。补液量应视患者具体情况和心、肾功能状况而定。补液过程中应注意患者有无肺水肿征象,必要时可在中心静脉压和(或)肺动脉楔压监护下输液,或同时监测血浆胶体渗透压和肺动脉楔压的梯度。5%～10% 葡萄糖液主要供给水分和热量,减少蛋白质和脂肪的分解。25%～50% 葡萄糖液尚有短暂扩容和渗透性利尿作用,休克早期不宜用。扩容治疗要求达到:①组织灌注良好,患者神情安宁,口唇红润,肢体温暖,发绀消失;②收缩压>90 mmHg,脉压差>30 mmHg;③脉率每分钟<100 次;④尿量>30 ml/h;⑤血红蛋白恢复到基础水平,血液浓缩现象消失;⑥血流动力学指标,CVP 为 8～12 mmHg,MAP≥65 mmHg,$ScvO_2$ 或 SvO_2≥0.70。

2. 纠正酸中毒 纠正酸中毒可增强心肌收缩力、恢复血管对血管活性药物的反应性,并防止 DIC 的发生。首选的缓冲碱为 5% 碳酸氢钠,其次为 11.2% 的乳酸钠(肝功能损害者不宜用)。缓冲碱主要起治标作用,且血容量不足时,缓冲碱的效能亦难以发挥。

3. 血管活性药物的应用

(1) 扩血管药物:适用于低排高阻型休克(冷休克),应在充分扩容的基础上使用。常用:①α 受体阻滞剂,可解除内源性去甲肾上腺素引起的微血管痉挛和微循环淤滞,可使肺循环内的血液流向体循环而防治肺水肿。本组的代表药物为酚妥拉明(苄胺唑啉),作用快而短,易于控制。剂量为 5～10 mg/次(儿童 0.1～0.2 mg/kg),以葡萄糖液 500～1 000 ml 稀释后静脉滴注。开始时宜慢,以后根据反应,调整滴速。情况紧急时,可先以小剂量加入葡萄糖液或生理盐水 10～20 ml 缓注,继以静脉滴注 0.1～0.3 mg/min。心功能不全者宜与正性肌力药物或升压药物合用以防血压骤降。其他还有氯丙嗪、酚苄明(苯苄胺)等。②β 受体兴奋剂,以异丙肾上腺素为代表,有加强心肌收缩和加快心率、加速传导以及中等度扩血管作用。但在增强心肌收缩的同时,显著增加心肌的耗氧量和心室的应激性,易引起心律失常。有冠心病者忌用。剂量为 0.1～0.2 mg/100 ml。滴速:成人为 2～4 μg/min,儿童 0.05～0.2 μg/kg。心率以每分钟不超过 120 次、儿童每分钟不超过 140 次为宜。多巴胺具有兴奋 α、β 和多巴胺受体作用,视剂量大小而异:剂量为 2～5 μg/(kg·min)时,主要兴奋多巴胺受体,使内脏血管扩张,尿量增加;剂量为 6～15 μg/(kg·min)时,主要兴奋 β 受体,使心肌收缩力增强,心排血量增加,而对心率的影响较小,较少引起心律失常,对 $β_2$ 受体的作用较弱;当剂量超过 20 μg/(kg·min)时,则主要起 α 受体兴奋作用,也可使肾血管收缩,应予注意。常用剂量为 10～20 mg/100 ml,滴速 2～5 μg/(kg·min)。多巴胺为目前应用较多的抗休克药物,对伴有心肌收缩力减弱,尿量减少而血容量已补足的休克患者疗效较好,但近年有认为小剂量对肾脏并无保护作用。多巴酚丁胺是 β 受体兴奋剂,具有增强心肌收缩力,增加心排血量的作用,对内脏灌注有一定的改善。常应用于心功能降低患者,剂量为 2～

20 μg/(kg·min)，但不单独使用。③抗胆碱能药，为我国创用，有阿托品、山莨菪碱、东莨菪碱等。本组药物具有解除小血管痉挛，改善微循环；阻断 M 受体，维持细胞内 cAMP/cGMP 的比值态势；兴奋呼吸中枢，解除支气管痉挛，抑制腺体分泌，保持通气良好；调节迷走神经，较大剂量时可解除迷走神经对心脏的抑制作用，使心率加快；抑制血小板和中性粒细胞凝聚等作用。大剂量阿托品可引起烦躁不安、皮肤潮红、灼热、兴奋、散瞳、心率加快、口干等。东莨菪碱对中枢神经作用以抑制为主，有明显镇静作用；剂量过大时可引起谵妄、激动不安等。山莨菪碱在解痉方面有选择性较高，而不良反应相对较小的优点，临床用于感染性休克，常取代阿托品或东莨菪碱。有青光眼者忌用本组药物。阿托品：成人 0.3～0.5 mg/次，儿童每次 0.03～0.05 mg/kg；东莨菪碱：成人 0.3～0.5 mg/次，儿童每次 0.06 mg/kg；山莨菪碱：成人 10～20 mg/次，儿童每次 0.3～2.0 mg/kg。静脉注射，每 10～30 min 注射一次，病情好转后逐渐延长给药间隔直至停药。如用药 10 次以上仍无效，或出现明显中毒症状，应立即停用，并改用其他药物。

（2）缩血管药物：通过其较强的 α 受体兴奋作用，可提升 MAP 而改善组织灌注，但血管管径却缩小。在下列情况下可考虑应用：①血压骤降，血容量一时未能补足，可短期内应用小剂量以提高血压，加强心缩，保证心脑血供；②与 α 受体阻滞剂或其他扩血管药物联合应用以消除其 α 受体兴奋作用而保留 β 受体兴奋作用，并可对抗 α 受体阻滞剂的降压作用，尤适用于伴有心功能不全的休克病例。常用的缩血管药物有去甲肾上腺素和间羟胺，前者剂量为 0.5～1.0 mg/100 ml，滴速 4～8 μg/min；后者剂量为 10～20 mg/100 ml，滴速 20～40 滴/min。去甲肾上腺素目前已成为血管活性药物治疗的一线选择，但一定要在充分补充血容量的基础上使用。

4. 维护重要脏器的功能

（1）心脏正性肌力药物的应用：重型休克和休克后期病例常并发心功能不全，老年人和幼儿尤易发生。出现心功能不全征象时，应严格控制静脉输液量和滴速；并给予快速正性肌力药物如毛花苷 C 或毒毛花苷 K 以增强心肌收缩力，应用血管解痉剂（需与去甲肾上腺素同用）、给氧、纠正电解质和酸碱平衡紊乱等。

（2）维护呼吸功能，防治 ARDS：重症患者应监测 SaO_2 变化，SaO_2 低于 90%～94% 是 ARDS 的早期表现，应给予积极的处理。若鼻导管吸氧或面罩吸氧治疗，氧流量＞5 L/min 或吸入氧浓度＞40% 条件下，SaO_2 仍低于 90%～94%；或经积极氧疗，SaO_2 虽能维持在 90%～94%，但呼吸频率高于 30 次/min，伴有明显的呼吸困难，均应及时考虑机械通气。根据 ARDS 的病理生理特征，应调整潮气量，使气道平台压力不超过 2.94～3.43 kPa（30～35 cmH₂O），以防止肺泡过度膨胀，同时应选择适当水平的 PEEP 避免呼气末肺塌陷。

（3）维护肾功能：休克患者出现少尿、无尿、氮质血症等时，应鉴别其为肾前性或急性肾功能不全所致。在有效心搏血量和血压回复之后，如患者仍持续少尿，可行液体负荷与利尿试验：快速静脉滴注甘露醇 100～300 ml，或静脉注射呋塞米 40 mg，如排尿无明显增加，而心功能良好，可再重复一次。若仍无尿，提示可能已发生了急性肾功能不全，应给予相应处理。对于少尿或血肌酐＞442 μmol/L，且循环稳定的患者，可采用血液透析治疗。若循环不稳定，或存在严重全身炎症反应和多器官功能衰竭，有条件者可实施肾脏替代治疗。

（4）脑水肿的防治：出现神志改变、一过性抽搐或颅内压增高征象时，应及早给予血管解痉剂、渗透性脱水剂（如甘露醇）。脱水过程中应注意避免血容量不足而引起血压下降和肾功能损害。

(5) DIC的治疗：DIC的诊断一经确立后，采用中等剂量肝素，每4～6 h静脉注射或静脉滴注1.0 mg/kg(一般为50 mg，相当于6 250 u)，使凝血时间(试管法)控制在正常的2倍以内。DIC控制后方可停药。在DIC后期，继发性纤溶成为出血的主要原因时，可加用抗纤溶药物。

(6) 糖皮质激素的应用：动物实验和早期临床应用(采用大剂量：泼尼松龙30 mg/kg或地塞米松2 mg/kg)，取得相当效果；但以后多项多中心、前瞻性、随机对照研究未能证实糖皮质激素的疗效，临床荟萃分析甚至发现，糖皮质激素治疗组死亡相关风险系数略高。因此，感染性休克患者不主张大剂量糖皮质激素的应用。近年有临床随机对照研究结果显示，经充分扩容后仍需大剂量血管活性药物来维持血压稳定的患者，小剂量糖皮质激素的应用(氢化可的松200～300 mg/d，疗程5～7 d)有利于感染性休克的治疗。但新近一项大规模、多中心、随机对照研究结果表明，尽管有助于早期血压的恢复与稳定，减少血管活性药物的剂量，但并未降低病死率，可能与应用后继发感染、血糖升高、休克的再次发生有关，所以糖皮质激素的应用与否还有待于更进一步的临床研究来明确。

(朱利平)

第四节 抗菌药物的临床应用

感染性疾病目前仍是临床最常见的疾病之一，抗菌药物也是临床上应用最为广泛的一类药物。近年来随着细菌耐药性的增长，耐药菌引起感染的抗菌治疗面临新的挑战。为了解抗菌药物的特性，规范和合理应用抗菌药，避免和减少无指征滥用及不良反应的发生，使临床用药安全有效，本节就抗菌药物的药物代谢动力学特性、抗菌药物的治疗应用、预防应用，以及在特殊生理、病理状态情况下的应用等方面进行阐述。

抗菌药物的临床药物代谢动力学

任何药物在人体内的吸收、分布、代谢和消除的过程以数学方程式描述，即为临床药物代谢动力学[简称药动学(PK)]。

(一) PK的基本概念

1. 房室模型 PK通常以房室模型(compartment model)模拟人体，即将人体视为一个系统，按药动学特点以数学方法将系统划分为若干室，而不受解剖位置和生理功能的限制。最常用者为一室和二室。一室模型是假设药物进入人体后迅速分布到全身各种体液和组织中并达到动态平衡，然后药物自此室消除。二室模型是将人体模拟为中央室和周边室，药物进入人体时先进入中央室，再向周边室分布。一般中央室代表血液以及心、肝、肾等血供丰富的组织，周边室则多代表脂肪、皮下组织、静止状态的肌肉等血供少或血流缓慢的组织。

2. 药时曲线、药时曲线下面积 药时曲线是反映药物进入人体后，其浓度随时间变化的动态曲线，该曲线下面积称为药时曲线下面积(area under the concentration-time curve,

AUC）。AUC 代表药物在血液中的相对量。

3. 生物半减期　生物半减期（biological half life，$T_{1/2}$）指药物自体内消除半量所需时间。

4. 表观分布容积　表观分布容积（apparent volume of distribution，Vd）代表药物在体内分布房室的大小。

5. 清除率　清除率（clearance，CL）表示药物经肾、肝、肺和皮肤等各种途径自体内清除的速率。

（二）PK 在抗菌药物应用中的临床意义

1. 制订合理的给药方案　通过对抗菌药物各项 PK 参数的测定，根据患者感染的疾病、病情及病原菌的不同，结合药效学（PD）资料制订治疗不同感染的给药方案，以提高疗效和减少不良反应。

2. 抗菌新药的临床评价　略。

3. 用于筛选新药及其制剂　通过对药物不同品种 PK 参数的比较，可筛选优良品种。对口服制剂生物等效性测定可筛选吸收完全、药效高的制剂。

（三）抗菌药物的体内过程

抗菌药物经吸收（口服和肌内注射）或直接（静脉给药）进入血液循环后以两种形式存在，一部分与血清蛋白结合，一部分未结合者呈游离状态，后者具有抗菌活性。游离及结合部分呈动态平衡。游离状态药物易分布进入组织和体液，部分可在组织内代谢。在分布过程中药物开始自体内清除，以药物原形或代谢物形式排出体外。

1. 吸收　抗菌药口服及肌内注射给药后吸收入血循环达血药高峰浓度（C_{max}）。不同的抗菌药，其吸收程度和吸收速率各不相同。头孢氨苄、头孢拉定、头孢克洛、阿莫西林、氯霉素、SMZ-TMP、克林霉素、利福平、多西环素、异烟肼、氟胞嘧啶、甲硝唑，以及某些氟喹诺酮类如氧氟沙星、左氧氟沙星、加替沙星等口服后吸收迅速而完全。

2. 分布　抗菌药在血供丰富的肝、肾、肺组织中浓度较高，而在血供差的部位如脑、骨、前列腺等组织中浓度较低。某些部位存在生理屏障，如血-脑屏障的存在使大多药物的脑脊液浓度低，但氯霉素、磺胺嘧啶、异烟肼、氟胞嘧啶、甲硝唑和氟康唑等则可透过血-脑屏障，在脑脊液可达有效药物浓度。头孢唑啉等第 1 代头孢菌素、苯唑西林等在脑脊液中浓度低，在脑膜有炎症时仍不能达到有效浓度，因此不宜用于细菌性脑膜炎。

某些抗菌药可穿过血-胎盘屏障自母体进入胎儿体内。氯霉素、四环素、磺胺药、氟喹诺酮类等通过胎盘较多，庆大霉素、链霉素等次之，头孢菌素类、多黏菌素类、苯唑西林等则较少。

抗菌药全身应用后可分布至各组织和体腔，骨组织中以克林霉素、林可霉素、磷霉素（注射给药）和氟喹诺酮类的浓度较高，氟喹诺酮类、红霉素、SMZ-TMP、四环素等可在前列腺液组织中达有效浓度。

3. 代谢　部分抗菌药物如氯霉素、红霉素、磺胺药、利福平等主要经肝代谢，其代谢物可与原形药同时自肾排出体外或自肝胆系统排泄。

4. 排泄　大部分抗菌药物主要经肾排泄，如 β-内酰胺类多数品种、氨基糖苷类等药物。抗菌药物在胆汁中浓度随不同药物而异，大环内酯类、林可霉素类、利福平、四环素、头孢哌酮、头孢曲松等胆汁浓度可达血药浓度的数倍至数十倍。

根据上述抗菌药物体内过程的一般规律和特点,抗感染治疗中需注意以下几点:①需根据病原菌对抗菌药敏感情况,分别选用在该组织或体液中分布良好的药物。②口服吸收良好的抗菌药可用于治疗敏感菌所致的轻、中度感染,不必用注射剂,但处理严重感染时,仍需采用静脉给药以保证疗效。③抗菌药局部用药应尽量避免;但治疗细菌性或真菌性脑膜炎,药物难以透过血-脑屏障时,可分别辅以鞘内给药。④氨基糖苷类、四环素类和氟喹诺酮类易透过血-胎盘屏障,并可能对胎儿造成损害,妊娠期患者不宜应用。⑤多数抗感染药物在尿液中的浓度高,治疗单纯性下尿路感染时应选用毒性低、价廉的口服抗菌药物。

(四) PK、PD 与疗效的关系

抗菌药物的疗效取决于体内感染灶中的药物能否达到有效浓度,并清除其中的病原菌。近年来将 PK 和 PD 两者相结合的概念引入,描述了药物抗菌活性和血药浓度之间的动态变化,为制订有效抗菌治疗方案,达到最佳临床和细菌学疗效提供了依据。

根据动物实验及临床研究,各类抗菌药在体内的杀菌模式大致可分为浓度依赖性和时间依赖性两类。浓度依赖性抗菌药是指药物的杀菌活力在一定范围内随药物浓度的增高而增加,此类药物均具有较长的抗生素后效应(post antibiotic effect, PAE)。属于此类药物者有氨基糖苷类、氟喹诺酮类、甲硝唑等,与其杀菌活力有关的 PK/PD 参数为 C_{max}/MIC 和 AUC_{24}/MIC。时间依赖性抗菌药指杀菌活性与药物浓度超过 MIC 时间的长短有关,如果血或组织内药物浓度低于 MIC 值时,细菌可迅速生长、繁殖。时间依赖性抗菌药物又根据有无明显 PAE 分为:①PAE 无或时短,属于此类者有 β-内酰胺类、碳青霉烯类、氨曲南、红霉素等大环内酯类和克林霉素等,PK/PD 参数为血药浓度达到或超过 MIC(T>MIC)持续的时间占两次给药间期的百分率(%T>MIC);②PAE 较长者包括阿奇霉素、四环素类、万古霉素、利奈唑胺和氟康唑等。PK/PD 参数为 AUC_{24}/MIC。

治疗细菌性感染时,除根据患者感染部位、感染严重程度和病原菌种类选用抗菌药物外,应参考上述 PK/PD 原理制订各类抗菌药物的合理给药方案。如浓度依赖性的氨基糖苷类、氟喹诺酮类可减少给药次数,或单次给药,增加每次给药剂量,使 C_{max}/MIC 和 AUC_{24}/MIC 值达较高水平,以达到最大的杀菌作用。但氨基糖苷类在治疗感染性心内膜炎等重症感染时,仍需一日多次给药。时间依赖性的 β-内酰胺类且消除半减期短者应多次给药以使 T>MIC 的时间延长,达到最佳临床和细菌学疗效。

抗菌药物的合理应用

(一) 抗菌药物临床应用的基本原则

1. 诊断为细菌性感染者方有指征应用抗菌药物 根据患者的症状、体征,以及血、尿常规等实验室检查结果,初步诊断为细菌性感染者以及经病原检查确诊为细菌性感染者方有指征应用抗菌药物。

2. 尽早确立感染性疾病的病原学诊断 正确的病原学诊断是合理应用抗菌药物的先决条件,在开始用药前尽可能留取各种有关标本进行涂片和细菌培养。

3. 抗感染药物的经验治疗 若无实验室设备,或在病情危急必须立即处理时,可根据患者的详细病史、流行病学、感染的症状及体征推测可能引起感染的病原菌和感染的诊断,并

尽早给予有效的抗菌药物治疗。待细菌学阳性结果后再根据结果调整用药。

4. 熟悉抗菌药物的适应证、抗菌活性、PK 和不良反应　抗菌药物在治疗性选用时应结合其抗菌活性、PK、PD、不良反应、药源、价格等而综合考虑。

5. 抗菌药物治疗方案应按照患者的生理、病理、免疫等状态合理用药　肝、肾功能减退，老年人，新生儿，妊娠期，哺乳期的感染患者应用抗菌药时，其体内过程各不相同，需按照其生理、病理特点合理用药（详见本节相关部分）。

（二）常用抗菌药物的适应证

1. 青霉素类　根据其抗菌作用可将青霉素分为以下 4 种类型：①主要作用于革兰阳性菌、革兰阴性球菌的青霉素类，如青霉素 G；②耐青霉素酶青霉素类，如苯唑西林或氯唑西林等；③广谱青霉素类，如阿莫西林、氨苄西林等；④对铜绿假单胞菌有活性的广谱青霉素类，如哌拉西林、羧苄西林等。

青霉素适用于化脓性链球菌及肺炎链球菌等敏感菌所致败血症、肺炎、脑膜炎、扁桃体炎、中耳炎、猩红热、丹毒、产褥热等，也用于草绿色链球菌和肠球菌属所致感染性心内膜炎，尚可用于炭疽、气性坏疽、梅毒、鼠咬热、钩端螺旋体病等。葡萄球菌属中（包括金黄色葡萄球菌和凝固酶阴性葡萄球菌）多数菌株产生青霉素酶，宜选用苯唑西林或氯唑西林等耐酶半合成青霉素，但耐甲氧西林葡萄球菌对青霉素类均耐药，不宜选用。近年来国内外报道肺炎链球菌对青霉素不敏感株分离率呈上升趋势。若为青霉素中介株（PISP）仍可选用青霉素，但需增大治疗剂量；青霉素耐药株（PRSP）感染则不宜再选用青霉素。氨苄西林等广谱青霉素类可用于敏感菌所致呼吸道、胃肠道、泌尿道、皮肤软组织感染，败血症，心内膜炎。此外，哌拉西林等可用于铜绿假单胞菌等感染的治疗。

2. 头孢菌素类　按研制开发时间、抗菌作用、抗菌谱及对 β-内酰胺酶的稳定性等，可将头孢菌素分为 4 代。第 1 代头孢菌素主要用于需氧革兰阳性球菌感染，包括葡萄球菌（包括耐青霉素株）、溶血性链球菌、肺炎链球菌等，对需氧革兰阴性杆菌作用差，对 β-内酰胺酶不稳定。注射剂均有一定肾毒性，不能通过血-脑屏障进入脑脊液中。第 1 代头孢菌素常用品种有头孢唑啉、头孢噻吩、头孢氨苄和头孢拉定，其静脉制剂的适应证为上述敏感菌所致血流感染、感染性心内膜炎、呼吸道感染、尿路感染，头孢唑啉常用于围手术期预防术后感染。口服制剂仅用于轻症感染。

第 2 代头孢菌素除对革兰阳性菌具良好作用外，对流感嗜血杆菌和部分肠杆菌科细菌亦具抗菌活性，但其作用不及第 3 代头孢菌素，而对 MRSA、肠球菌属及假单胞菌属仍无抗菌活性，对 β-内酰胺酶稳定性较高，肾毒性较第 1 代头孢菌素为低。常用品种有头孢克洛、头孢呋辛、头孢丙烯和头孢替安，第 2 代头孢菌素主要用于敏感菌所致各系统感染，口服制剂仅用于轻症感染。

第 3 代头孢菌素的特点是对需氧革兰阴性杆菌尤其是肠杆菌科细菌具强大抗菌作用，但对革兰阳性菌作用不如第 1、2 代头孢菌素，头孢他啶、头孢哌酮对假单胞菌属具良好抗菌活性。第 3 代头孢菌素对 β-内酰胺酶大多高度稳定，无明显肾毒性，并可部分透过血-脑屏障至炎症的脑脊液中。本类药物常用品种有头孢噻肟、头孢曲松、头孢他啶、头孢哌酮等。第 3 代头孢菌素主要用于敏感菌所致的各系统感染，其中头孢哌酮和头孢他啶尚可用于铜绿假单胞菌所致的各种感染。

第 4 代头孢菌素与第 3 代头孢菌素相比，对某些染色体介导的 Bush I 组酶较第 3 代头孢菌素稳定,因而对肠杆菌属和柠檬酸菌属的作用优于第3代头孢菌素,对细菌细胞膜的穿透性更强。临床应用品种有头孢吡肟、头孢匹罗,主要用于医院内耐药革兰阴性菌所致严重感染,以及免疫缺陷者感染。头孢吡肟也可用于中性粒细胞减少患者发热的经验治疗。

3. 其他 β-内酰胺类抗生素

(1)碳青霉烯类:本类药物对肠杆菌科、不动杆菌属、铜绿假单胞菌均有强大抗菌活性,对葡萄球菌、链球菌属及脆弱类杆菌等多数厌氧菌亦有良好作用。对β-内酰胺酶高度稳定,包括 ESBL。本类药物主要用于医院内多重耐药革兰阴性菌所致各种严重感染(包括产ESBL 株)、严重需氧和厌氧菌混合感染,以及免疫缺陷者的感染。药物中的亚胺培南引起癫痫样不良反应较美罗培南和帕尼培南多见,故不宜用于中枢神经系统感染患者。后两种药物可应用。

(2)β-内酰胺类与β-内酰胺酶抑制剂的复合制剂:舒巴坦、克拉维酸、他唑巴坦均为β-内酰胺酶抑制剂,三者的抗菌作用微弱,但对β-内酰胺酶有较强、不可逆性的抑制作用。三者与β-内酰胺类的复合制剂,使某些对β-内酰胺酶不稳定的β-内酰胺类如氨苄西林、阿莫西林、哌拉西林、头孢哌酮等重新对耐药菌恢复抗菌活性,并扩大了抗菌谱,使之对脆弱类杆菌和产酶金黄色葡萄球菌抗菌作用增强。因此可用于因产酶而对β-内酰胺类呈现耐药细菌所致的呼吸道、泌尿道、腹腔及盆腔等感染。哌拉西林/他唑巴坦及头孢哌酮/舒巴坦尚可用于铜绿假单胞菌所致的各种感染,口服制剂用于轻症感染。

4. 氨基糖苷类 本类药物对需氧革兰阴性菌包括肠杆菌科细菌和铜绿假单胞菌具强大的杀菌作用,对葡萄球菌也有良好抗菌活性,对链球菌属和肺炎链球菌作用差。对厌氧菌无作用,也不易透过血-脑屏障。具有耳毒性、肾毒性和神经肌肉接头阻滞作用。适用于住院患者中严重革兰阴性杆菌感染,通常与β-内酰胺类合用。本类药物不宜用于轻症感染或作为尿路感染的首选药物,用于门诊以处理儿童的呼吸道感染或高热尤属不当。

5. 大环内酯类 大环内酯类宜用于各种社区获得性呼吸道感染,包括由肺炎支原体、肺炎衣原体和军团菌所致者,也可用于皮肤软组织感染。红霉素也可用于弯曲菌属感染、软下疳、百日咳等。大环内酯类新品种与沿用药物相比,抗菌谱扩大,对流感嗜血杆菌、卡他莫拉菌、鸟分枝杆菌等有良好的抗菌活性,组织浓度增高,半减期延长,服药次数减少(每天1次),不良反应减少。

6. 四环素类和氯霉素 因常见的病原菌对四环素类耐药者多见,又有对骨骼、牙齿、肝、肾等脏器的毒性反应,故本类药物仅限用于立克次体病、布鲁菌病、支原体感染、军团菌病、霍乱、回归热,以及少数敏感菌株所致的感染。孕妇及 8 岁以下小儿不宜用。氯霉素宜用于包括伤寒在内的沙门菌属感染、厌氧菌感染、立克次体病,敏感菌所致的脑膜炎、脑脓肿等。由于其血液系统毒性反应,不宜用于轻症感染,更不可作为预防用药。

7. 多肽类抗生素 主要包括:①万古霉素和去甲万古霉素和替考拉宁等,本类药物对各种革兰阳性球菌具有强大抗菌活性,耐甲氧西林葡萄球菌、肠球菌属等对该类药高度敏感,革兰阴性杆菌通常呈现耐药。本类药物有明显的肾、耳毒性。仅用于严重革兰阳性球菌感染,特别是甲氧西林耐药葡萄球菌、肠球菌感染,如血流感染、心内膜炎、皮肤软组织感染以及骨髓炎等。②多黏菌素类也属多肽类抗生素,临床上选用多黏菌素 B 和多黏菌素 E,两者的抗菌谱相似,主要对革兰阴性杆菌和铜绿假单胞菌有强大抗菌作用,但各种变形杆菌、革兰阳性菌和厌氧菌均耐药。由于其明显的肾毒性和神经毒性,两者的全身用药已被其他抗菌药物所取代,现仅用于局部用药。但由于多黏菌素类的抗菌作用强,细菌对之不易产生耐药性,故遇多重耐药革兰阴性杆菌(不动杆菌、铜绿假单胞菌)所致的严重感染应用其他抗菌药物无效时,仍可作为选用药物。

8. 对耐甲氧西林葡萄球菌、肠球菌属有良好抗菌活性的其他类药物 如夫西地酸以及利奈唑胺,其适应证与万古霉素相仿,但后者可用于万古霉素耐药的肠球菌感染。

9. 氟喹诺酮类 本类药物抗菌谱广,对革兰阴性杆菌具强大抗菌作用,对甲氧西林敏感金黄色葡萄球菌亦具良好作用。近年来新开发的品种,如左氧氟沙星、莫西沙星等对肺炎链球菌、溶血性链球菌作用增强。对大肠埃希菌的耐药性显著增高。本类药物主要用于敏感的革兰阴性菌所致肠道感染、尿路感染、前列腺炎、淋病、呼吸道感染、骨及关节感染,以及皮肤软组织感染。可致幼年动物软骨损害,作用机制为抑制蛋白合成,因此不宜用于未成年人及孕妇。

10. 磺胺药与甲氧苄啶 目前临床应用较多者为口服易吸收磺胺药,包括磺胺甲噁唑(SMZ)、磺胺嘧啶(SD)及其与甲氧苄啶(TMP)的复方制剂,如 SMZ - TMP。

磺胺药对不产酶金黄色葡萄球菌、溶血性链球菌、肺炎链球菌具抗菌作用。对革兰阴性杆菌的抗菌作用,不同菌株间差异较大,敏感及耐药菌株均存在。对于卡氏肺孢菌及诺卡菌也具有抗菌作用。目前 SMZ - TMP 主要用于敏感菌所致尿路感染、伤寒和其他沙门菌属感染、肠道感染、卡氏肺孢菌肺炎等。

11. 抗真菌药 随着广谱抗菌药物、皮质激素、免疫抑制剂的应用及一些大手术的开展,深部真菌感染的发生率日益增高。目前深部真菌感染的治疗药物两性霉素 B 仍为念珠菌属、隐球菌属及曲霉属、毛霉引起各系统感染的宜选药物,因两性霉素 B 不良反应常见,使临床应用受到一定限制。近年来尚有新品种用于深部真菌感染的治疗,包括如下。

(1)吡咯类:①氟康唑,可用于念珠菌病、隐球菌病的治疗,也可用于移植患者预防念珠菌感染的发生。在治疗隐球菌脑膜炎时,本药可作为两性霉素 B 联合氟胞嘧啶初治后的维持治疗药物。②伊曲康唑,静脉注射液可用于组织胞浆菌病、皮炎芽生菌病以及不能耐受两性霉素 B 或两性霉素 B 治疗无效的肺部或肺外曲霉病,也可适用于粒细胞缺乏患者怀疑真菌感染的经验治疗。口服制剂可用于念珠菌病及皮癣。本类药物静脉注射不宜用于肌酐清除率<30 ml/min、充血性心力衰竭的患者。③伏立康唑,为侵袭性曲霉病的初治选用药物,也可用于不能耐受其他药物或其他药物无效的尖端足分支霉及镰孢霉病及念珠菌病。本药静脉注射剂不宜用于肌酐清除率<50 ml/min 的患者。

(2)含脂类两性霉素 B:由于两性霉素 B 去氧胆酸盐不良反应多见,近年来含脂类两性霉素 B 已用于临床,如两性霉素 B 脂质体(ambisome)、两性霉素脂质复合体(abelcet)及两性霉素 B 胶质分散体(amphotec)。本类药物主要适用于不能耐受两性霉素 B 去氧胆酸盐,或经两性霉素 B 去氧胆酸盐治疗无效的患者。

(3)棘白菌素类:①卡泊芬净,主要适用于抗真菌治疗无效或无法耐受的侵袭性曲霉病、念珠菌病的治疗以及中性粒细胞减少伴发热患者可能有真菌感染的经验治疗;②米卡芬净,可用于治疗食管念珠菌病及造血干细胞移植及实体器官移植患者移植前念珠菌感染的预防。

抗菌药物的预防性应用

抗菌药物的预防性应用涉及临床各科,因此严格掌握预防应用的适应证,合理选用抗菌药物的剂量、疗程,对于降低高危患者的感染率以及提高外科手术患者的成功率无疑是至关重要的。

（一）预防用药原则

（1）主要用于预防一二种特定细菌侵入体内,如伤口（金黄色葡萄球菌、大肠埃希菌等）或血液循环（草绿色链球菌、粪肠球菌等）而发生感染,可能获相当效果;如目的在于防止任何细菌的侵入,则往往徒劳无功。

（2）在一段时间内预防用药,可能有效;如长期预防用药,常不能达到目的。

（3）患者的原发疾病可以恢复或纠正者,预防用药可能有效;如原发疾病不能治愈或纠正,或对于免疫缺陷患者,预防用药应尽可能少用或不用;应密切观察病情。一旦出现感染征兆时立即采取各种有关标本进行培养和药物试验,并及早给予经验治疗。

（4）对普通感冒、麻疹、病毒性肝炎、脊髓灰髓炎、水痘等病毒性疾病有发热的患者,昏迷、休克、心力衰竭、免疫抑制剂应用者等,预防用药既缺乏指征,也无效果,并易导致耐药菌感染,对上述患者通常不宜常规预防用抗菌药。

（二）预防用药在内科、儿科领域中的应用

内科领域中感染的预防应用范围包括:①预防风湿热复发,主要预防风湿性心脏病患儿、风湿热或链球菌咽峡炎患者;②流行性脑脊髓膜炎的预防,预防用药对象主要为集体机构（部队、托儿所、学校）中与患者密切接触者;③流感嗜血杆菌脑膜炎,主要预防对象为患者家中幼儿,或与患者有密切接触者;④预计肯定与流感患者、结核接触者;⑤HIV、HSV－1、B群链球菌感染,围生期感染;⑥免疫缺陷者机会菌感染,包括粒细胞缺乏而不发热者、骨髓移植和 HIV 感染者预防卡氏肺孢菌感染;⑦疟疾（进入疫区者）,预防性应用的抗菌药物选择主要为苄星青霉素、青霉素 V、阿莫西林、SMZ－TMP、SD 等。

（三）预防用药在外科领域中的应用

1. 外科预防用药的目的　目的是预防手术部位感染,包括切口和手术所涉及的器官和腔隙感染,但不包括与手术无直接关系、术后可能发生的全身性感染。

2. 外科手术预防用药基本原则　根据手术野有否污染或污染可能,决定是否预防用抗菌药。

（1）清洁手术:手术野为人体无菌部位,局部无炎症、无损伤,也不涉及呼吸道、消化道、泌尿生殖道等人体与外界相通的器官。手术野无污染,通常不需预防用抗菌药,仅在下列情况时可考虑预防用药:①手术范围大、时间长,污染机会增加;②手术涉及重要脏器,一旦发生感染将造成严重后果;③异物植入手术;④高龄或免疫缺陷者等高危人群。

（2）清洁-污染手术:上、下呼吸道,上、下消化道,泌尿生殖道手术,或经以上器官的手术,由于手术部位存在大量人体定植菌群,手术时可能污染手术野导致感染,故此类手术需预防用抗菌药。

（3）污染手术:由于胃肠道、泌尿道、胆管的体液大量溢出或开放性创伤未经扩创等已造成手术野严重污染的手术,此类手术需预防用抗菌药。

术前已存在细菌性感染的手术,属抗菌药治疗性应用,不属预防应用范畴。

3. 外科预防用抗菌药的选择及给药方法

（1）抗菌药物选择:第 1 代头孢菌素,尤以头孢唑啉的应用最为普遍,头孢拉定和第 2 代中的头孢呋辛也可采用。抗菌药的选用需根据可能发生的感染及感染的病原菌种类而定。例如预防以金黄色葡萄球菌为主要病原菌的切口感染则可选用。

（2）给药方法：接受清洁手术者，在术前 0.5～1 h 内给药，或麻醉开始时给药（静脉给药可在术前 0.5 h，肌内注射在术前 0.5～1 h），使手术切口暴露时局部组织中已达到足以杀灭手术过程中污染手术野细菌的药物浓度。如果手术时间超过 3 h，或失血量大（＞1 500 ml），可在手术中给予第 2 剂（使用长半减期抗菌药者除外）。预防用药时间不超过 24 h，个别情况可延长至 48 h。手术时间较短（＜2 h）的清洁手术，术前用药一剂即可。接受清洁-污染手术者的手术时预防用药亦为 24 h，必要时延长至 48 h。污染手术可依据患者情况酌量延长。对手术前已存在感染者，抗菌药使用时间应按治疗性应用而定。

（四）抗菌药物的局部应用

抗菌药物局部用药难以在感染部位达到有效浓度，且易导致变态反应及细菌耐药性的产生，因此仅在少数情况下局部用药，如全身给药后局部难以达到有效治疗浓度的中枢神经系统感染、包裹性厚壁脓肿、眼科感染者。以下情况的抗菌药物局部应用需引起重视：①鉴于第 3 代头孢菌素对革兰阴性杆菌有较强抗菌活性，脑膜炎症时渗入脑脊液的药物可达有效水平，故革兰阴性杆菌脑膜炎无需鞘内给药。两性霉素 B 在脑脊液中浓度低，因此隐球菌脑膜炎患者需辅以鞘内给药。②多数抗菌药物包括 β-内酰胺类、大环内酯类、SMZ - TMP、氟喹诺酮类等经口服、肌内注射或静脉注射后，在痰、支气管分泌物以及肺组织中的药物浓度可达有效水平，临床应用于各种肺部细菌感染也获得较好效果，因此加用气溶吸入在大多数情况下并无必要。③浆膜腔和关节内注入抗菌药物并无必要，因很多药物全身用药后在上述浆膜腔内已能到达有效浓度。④可供局部应用的药物有新霉素（也有发生变态反应的报道）、杆菌肽、莫匹罗星、SD-银盐等。

（五）抗菌药物的联合疗法

联合应用抗菌药物的目的主要在于获得协同抗菌作用，至少也应取得累加作用。以下对抗菌药联合应用适应证等加以叙述。

抗菌药物联合应用的适应证：①病原菌尚未明确的危重细菌性感染，如中性粒细胞缺乏症患者发热提示为细菌感染时；②单一抗菌药不能控制的感染，如肠穿孔后所致腹膜炎常为需氧菌与厌氧菌的混合感染；③单一抗菌药不能控制的严重感染，如感染性心内膜炎或铜绿假单胞菌败血症等；④长程治疗病原菌亦对药物产生耐药者，如抗结核及抗真菌治疗时的联合用药；⑤减少毒性反应，如两性霉素 B 与氟胞嘧啶联用后，剂量均可减少，从而降低了毒性反应。联合用药时需选具有协同作用的药物，以青霉素类或头孢菌素类与氨基糖苷类的联合最为常用，联合后常可产生协同作用，提高疗效。

抗菌药物在特殊病理、生理情况下的应用

老年人、新生儿、小儿、妊娠期和哺乳期患者的特殊生理状况，对抗菌药在该类患者中的吸收、分布、代谢和排泄（ADME）过程均具不同的影响，因此应根据其不同的生理特点拟订合理的给药方案。

（一）老年患者抗感染药应用的基本原则

由于老年人组织器官呈生理性退行性变化，各脏器功能及免疫功能也减退，罹患感染应

用抗菌药时需注意以下事项。

（1）老年人肾功能呈生理性减退，按一般常用量接受主要经肾排出的抗菌药时，由于药物自肾排出减少，导致在体内积蓄，血药浓度增高，容易出现药物不良反应。因此老年患者，尤其是高龄患者接受主要自肾排出的抗菌药时，应按轻度肾功能减退情况减量给药，可用正常治疗量的 2/3～1/2。青霉素类、头孢菌素类和其他 β-内酰胺类的大多数品种即属此类情况。

（2）老年患者宜选用毒性低并具杀菌作用的抗菌药，青霉素类、头孢菌素类等 β-内酰胺类为常用药物，毒性大的氨基糖苷类、万古霉素、去甲万古霉素等药物应尽可能避免应用，有明确应用指征时在严密观察下慎用，同时应进行血药浓度监测，据此调整剂量，使给药方案个体化，以达到用药安全、有效的目的。

（二）新生儿患者抗感染药应用的基本原则

新生儿期一些重要器官尚未完全发育成熟，在此期间其生长发育随日龄增加而迅速变化，因此新生儿感染使用抗菌药时需注意以下事项。

（1）新生儿期肝、肾均未发育成熟，肝酶的分泌不足或缺乏，肾清除功能较差，因此新生儿感染时应避免应用毒性大的抗菌药，包括主要经肾排泄的氨基糖苷类、万古霉素、去甲万古霉素等，以及主要经肝代谢的氯霉素。确有应用指征时，必须进行血药浓度监测，据此调整给药方案，实施个体化给药，以确保治疗安全、有效。不能进行血药浓度监测者，不可选用上述药物。

（2）新生儿期避免应用或禁用可能发生严重不良反应的抗菌药，如可影响新生儿生长发育的四环素类、喹诺酮类禁用，可导致脑性核黄疸及溶血性贫血的磺胺类药和呋喃类药避免应用。

（3）新生儿期由于肾功能尚不完善，主要经肾排出的青霉素类、头孢菌素类等 β-内酰胺类药物需减量应用，以防止药物在体内蓄积导致严重的中枢神经系统毒性反应发生。

（4）新生儿的体重和组织器官日益增长和趋于成熟，抗菌药在新生儿的 PK 亦随日龄增长而变化，因此使用抗菌药时应按日龄调整给药方案。

（三）妊娠期和哺乳期患者抗感染药应用的基本原则

1. 妊娠期患者应用抗感染药的基本原则　妊娠期患者抗感染药的应用需考虑药物对母体和胎儿两方面的影响。

（1）对胎儿有致畸或明显毒性作用者，如奎宁、利巴韦林在妊娠期禁用；四环素类等在妊娠期避免应用。

（2）对母体和胎儿均有毒性作用者，如氨基糖苷类、万古霉素、去甲万古霉素等，妊娠期避免应用；确有应用指征时，须在血药浓度监测下使用，以保证用药安全、有效。

（3）药物毒性低，对胎儿及母体均无明显影响，也无致畸作用者，妊娠期感染患者可选用，如青霉素类、头孢菌素类、磷霉素等。

2. 哺乳期患者的抗菌药物应用　哺乳期患者接受抗菌药物后，药物可自乳汁分泌，通常母乳中药物含量不高，不超过哺乳期患者每天用药量的 1‰；少数药物乳汁中分泌量较高，如氟喹诺酮类、四环素类、大环内酯类、氯霉素、SMZ-TMP、甲硝唑等。青霉素类、头孢菌素类等 β-内酰胺类和氨基糖苷类等在乳汁中含量低。然而无论乳汁中药物浓度如何，均存在对乳儿潜在的影响，并可能出现不良反应，如氨基糖苷类抗生素可导致乳儿听力减退，氯霉素可致乳儿骨髓抑制，SMZ 等可致核黄疸、溶血性贫血，四环素类可致乳齿黄染，青霉素类可致变态反应等。因此感染治疗哺乳期感染患者时应避免选用氨基糖苷类、喹诺酮类、四环素类、氯霉素、磺胺药等。哺乳期感染患者应用任何抗菌药物时，均宜暂停哺乳。

（四）肾功能减退患者抗感染药的临床应用

1. 基本原则　许多抗感染药在人体内主要经肾排出，而某些抗感染药具有肾毒性，肾功能减退的感染患者应用抗感染药的原则如下。

（1）尽量避免使用肾毒性抗感染药，确有应用指征时，必须调整给药方案。

（2）根据感染的严重程度、病原菌种类及药敏试验结果等选用无肾毒性或肾毒性低的抗感染药。

（3）根据患者肾功能减退程度以及抗感染药在人体内排出途径调整给药剂量及方法。

2. 抗感染药的选用及给药方案调整　根据抗感染药体内过程特点及其肾毒性，肾功能减退时抗感染药的选用有以下几种情况。

（1）主要由肝胆系统排泄或由肝脏代谢，或经肾脏和肝胆系统同时排出的抗感染药用于肾功能减退者，维持原治疗量或剂量略减。

（2）主要经肾排泄，药物本身并无肾毒性，或仅有轻度肾毒性的抗感染药，肾功能减退者可应用，但剂量需适当调整。

（3）肾毒性抗感染药避免用于肾功能减退者，如确有指征使用该类药物时，需进行血药浓度监测，据此调整给药方案，达到个体化给药；也可按照肾功能减退程度（以内生肌酐清除率为准）减量给药，疗程中需严密监测患者肾功能。

肾功能轻、中、重度减退时的内生肌酐清除率为 $>50\sim90$ ml/min、$10\sim50$ ml/min 和 <10 ml/min。如缺少内生肌酐清除率数值时，也可以血肌酐值按下式计算，但其可靠性较直接测定的内生肌酐清除率者为差。

内生肌酐清除率（男）(ml/min)＝(140－年龄)×体重(kg)/72×血肌酐值(mg/dl)

内生肌酐清除率（女）(ml/min)＝内生肌酐清除率（男）×0.85

（五）肝功能减退患者抗感染药的临床应用

肝功能减退时抗感染药的选用及剂量调整需要考虑肝功能减退对本类药物体内过程的影响程度，以及肝功能减退时本类药物及其代谢物发生毒性反应的可能性。由于药物在肝脏代谢过程复杂，不少药物的体内代谢过程尚未完全阐明，根据现有资料，肝功能减退时抗感染药的应用有以下几种情况。

（1）主要由肝脏清除的药物，肝功能减退时清除明显减少，但并无明显毒性反应发生，肝病时仍可正常应用，但需谨慎，必要时减量给药，治疗过程中需严密监测肝功能。红霉素等大环内酯类（不包括酯化物）、林可霉素、克林霉素属此类。

（2）药物主要经肝脏或有相当量经肝脏清除或代谢，肝功能减退时清除减少，并可导致毒性反应的发生，肝功能减退患者应避免使用此类药物。氯霉素、利福平、红霉素酯化物等属此类。

（3）药物经肝、肾两种途径清除，肝功能减退者药物清除减少，血药浓度升高，同时有肾功能减退的患者血药浓度升高尤为明显，但药物本身的毒性不大，严重肝病患者，尤其肝、肾功能同时减退的患者在使用此类药物时需减量应用。经肾、肝排出的青霉素类和头孢菌素类属此种情况。

（4）药物主要由肾排泄，肝功能减退者不需调整剂量。氨基糖苷类抗生素属此类。

抗菌药物的投药法

抗菌药物的投药法如给药途径、给药间隔时间、给药方法、剂量和疗程等均会影响治疗效果，因此在采用任何抗菌药物前必须充分了解其 PK 特性（如吸收、分布、排泄、消除半减期、生物利用度等）和药物可能发生的一些不良反应。由于不同个体对药物可存在着 PK 差异和耐受性不同，故应用毒性较大的抗菌药物如氨基糖苷类、万古霉素、多黏菌素类、两性霉素 B 等时应制订个体化给药方案，有条件者可进行血药浓度测定。

（一）抗菌药物的给药途径

抗菌药物的给药途径分全身应用和局部应用两类，全身应用包括静脉推注和静脉滴注、肌内注射和口服。局部应用包括气溶吸入（也称气雾吸入）、鞘内和脑室内注射、滴鼻、滴耳、滴眼、皮肤黏膜应用、胸腹腔和关节腔内应用等。

（二）给药间隔时间

各种抗菌药物对不同病原菌具有不同的抗菌活性和 PK 特点，近年来应用 PK/PD 原则选择抗菌药物，制订给药方案，对指导临床合理用药具重要意义，属浓度依赖性药物包括氟喹诺酮类、氨基糖苷类、阿奇霉素等可每天给药一次（重症感染者例外），属时间依赖性抗菌药物包括青霉素类、头孢菌素类和其他 β-内酰胺类、红霉素、克林霉素等消除半减期短者，应每天多次给药。

（三）剂量和疗程

1. 剂量　抗菌药物的剂量可按体重或体表面积计算，国内大多以体重为基础，成人以 50～60 kg（除去过多脂肪的标准体重）为准，同一抗菌药物的剂量可因不同感染、不同部位、不同给药途径等而有差别。在治疗某些重症感染或感染部位存在生理屏障时，则需采用治疗剂量的高限，如治疗感染性心内膜炎及化脓性脑膜炎时，均属此类情况。而治疗单纯性下尿路感染时，应用治疗剂量的低限即可。

2. 感染性疾病的疗程　抗菌药物的疗程因不同感染而异，一般宜用至体温降至正常、症状消退后 72～96 h，但血流感染、骨髓炎、感染性心内膜炎、化脓性脑膜炎、伤寒、布鲁菌病、溶血性链球菌咽峡炎、结核病等不在此列。感染性心内膜炎的疗程宜 4～6 周以上，且最好采用杀菌剂。伤寒在热退后宜继续用药 7～10 d 以上以防复发。治疗血流感染，宜用药至症状消退后 1～2 周，以彻底清除病原菌。布鲁菌病最易复发，四环素类（与氨基糖苷类联合）的疗程为 6 周或 6 周以上。溶血性链球菌咽峡炎的症状在应用青霉素后 1～2 d 内即见消退，但青霉素的疗程不宜少于 10 d，以彻底清除咽部的致病菌，从而防止或减少风湿热的发生。

（吴菊芳）

第五节　抗菌药物的不良反应

药物的不良反应（adverse reactions）是指在常用剂量下由于药物或药物相互作用而发生

与防治目的无关的有害反应,包括药物引起的毒性反应、变态反应、后遗反应和致畸作用,以及抗菌药物引起的二重感染等。不良反应的发生与药物使用的时间密切相关。

（一）毒性反应

药物包括抗菌药物的毒性反应是指药物引起的生理、生化等功能异常和（或）组织、器官等的病理改变,其严重程度可随剂量增大和疗程延长而增加;其机制可为药物的化学刺激、人体细胞蛋白质合成或酶系功能受阻等,也可因宿主原有的遗传缺陷或病理状态而诱发。毒性反应是抗菌药物所引起的各种不良反应中最常见的一种,主要表现在肾、神经系统、肝、血液、胃肠道等系统及给药局部反应。

1. 肾脏　肾脏是大多数抗菌药物的主要排泄途径,药物在肾皮质内常有较高浓度积聚,因此肾毒性相当常见,表现轻重不一,自单纯尿常规或血生化异常、不同程度肾功能减退至尿毒症均可发生。产生肾毒性的抗菌药物主要有氨基糖苷类、多黏菌素类、两性霉素 B、万古霉素、四环素类、磺胺药、部分头孢菌素类等,大多为可逆性,于停药后逐渐恢复。

氨基糖苷类直接损伤肾小管上皮细胞,严重时引起肾小管坏死及急性肾衰竭,老年人、脱水者、两种以上肾毒性药物联用者尤易发生。多黏菌素类的肾毒性发生率高,约 20% 患者出现蛋白尿、血尿、少尿等。第 1 代头孢菌素如头孢唑啉在用量较大时具一定肾毒性。两性霉素 B 可引起多种肾损害,发生率高,几乎发生于所有应用者;同时尿钾排出增加,可出现低血钾。磺胺药和喹诺酮类较大量长疗程应用时可在肾小管内结晶析出,引起血尿或梗阻性肾病,甚至发生少尿或急性肾衰竭。万古霉素等糖肽类主要损及肾小管,与庆大霉素等氨基糖苷类合用肾毒性增加。

在应用氨基糖苷类、万古霉素等耳及肾毒性较强的抗菌药物时,应严密观察,对老年人、婴幼儿、孕妇等尤宜特别注意。做必要的血、尿常规,肝、肾功能等实验室检查,有条件时应定期监测血药浓度。注意避免合用可能加重肾毒性的药物。根据 PK/PD 研究结果,氨基糖苷类每天一次给药不影响疗效,可减少耳、肾毒性。

2. 神经精神系统

（1）中枢神经系统:青霉素类特别是青霉素 G 全身用量过大或静脉给药速度过快时,可对大脑皮质产生直接刺激,出现肌阵挛、惊厥、癫痫、昏迷等严重反应,称为"青霉素脑病"。异烟肼、环丝氨酸等的剂量过大可使脑内谷氨酸脱羧酶的活性减低、维生素 B_6 缺乏和 γ-氨基丁酸(GABA)含量减少而导致癫痫。亚胺培南和氟喹诺酮类也可出现惊厥、癫痫等,与药物在中枢神经系统的浓度过高有关。这些药物静脉滴注的速度宜慢,一次滴注时间不宜少于 1 h。鞘内或脑室内注入抗菌药物可引起明显的中枢神经系统症状,除隐球菌性脑膜炎等感染外,应尽量避免使用。

（2）脑神经:第Ⅷ对脑神经损害或耳毒性为氨基糖苷类的重要毒性反应之一,与其他耳毒性药物如强利尿剂、万古霉素、多黏菌素类等合用时毒性反应加剧,老年人和婴儿尤易发生。耳毒性的发生机制与内耳淋巴液中药物浓度较高有关。对耳前庭损害较显著者为链霉素和庆大霉素。米诺环素常可发生短暂的耳前庭损害如眩晕、耳鸣、共济失调等。抗菌药物对视神经损害的报道较少,乙胺丁醇口服应用后可发生球后视神经炎、视网膜出血及色素层变化。使用伏立康唑者约 30% 出现视觉改变、视力模糊等,发生机制尚不清楚。

（3）神经肌肉接头:大剂量氨基糖苷类快速静脉给药,有引起肌肉麻痹的可能。尤其是手术过程中接受麻醉剂和(或)肌肉松弛剂者,老年人、重症肌无力及肾功能减退者更易发生呼吸肌麻痹。临床表现为四肢软弱、周围血管性血压下降，以及心肌抑制症状等，严重者可因呼吸肌麻痹而危及生命。多黏菌素类可引起严重神经肌肉接头阻滞，林可霉素类、四环素类等也偶可引起。氨基糖苷类等药物静脉滴注的速度宜慢，不可静脉推注。出现神经肌肉接头阻滞时，可用钙剂及新斯的明改善症状。

（4）周围神经：链霉素、庆大霉素、多黏菌素类、异烟肼、硝基呋喃类、乙胺丁醇等可引起周围神经炎，与 Ca^{2+} 或维生素 B_6 缺乏、药物直接刺激外周神经等因素有关。链霉素注射后发生的口周及手足麻木可应用葡萄糖酸钙、氯化钙等以减轻症状；异烟肼等引起的周围神经炎可用较大量的维生素 B_6 治疗。

（5）精神症状：抗菌药物如氯霉素、普鲁卡因青霉素、喹诺酮类、环丝氨酸、异烟肼等有时可引起精神症状，如幻视幻听、定向力丧失、狂躁吵闹、失眠、猜疑等，或表现为抑郁症，可有自杀企图。常见于肾功能减退而给药剂量未减或原有中枢神经系统病变者。

3. 肝脏 肝脏为主要代谢器官，抗菌药物及其代谢物通过对肝脏的毒性作用或变态反应而引起肝脏损害，或影响代谢酶功能。四环素静脉注射量较大或长期口服时有可能导致急性或亚急性肝细胞脂肪变性。红霉素酯化物可引起胆汁淤积性黄疸，可能同时有毒性反应及变态反应的参与，临床表现主要有黄疸、瘙痒、上腹痛，可伴发热。磺胺药引起的肝脏损害临床表现类似肝炎的症状。抗结核药物中异烟肼、利福平、对氨水杨酸、吡嗪酰胺、乙硫异烟胺等均可引起一定肝损害，主要是毒性反应，联合用药时肝毒性增加。呋喃唑酮、呋喃妥因等可引起胆汁淤积，可能为一种免疫反应。两性霉素 B 及其含脂复合体的疗程一般较长，在疗程中常可出现肝毒性如血清转氨酶升高、黄疸、肝大等。

4. 血液系统 血液系统的不良反应往往同时有毒性反应及变态反应的参与。抗菌药物可通过多种机制引起贫血。氯霉素是其中较突出的一种，可引起 3 种类型贫血：①红细胞生成抑制所致的贫血；②再生障碍性贫血；③葡萄糖-6-磷酸脱氢酶（G-6-PD）缺乏所致的贫血。在 G-6-PD 缺乏时可诱发溶血性贫血者尚有磺胺药、呋喃类等。两性霉素 B 可与红细胞膜上的固醇结合，使细胞膜的通透性改变而发生溶血。β-内酰胺类及氟喹诺酮类药物偶可引起溶血性贫血。

（1）白细胞减少和血小板减少：氯霉素、磺胺药、β-内酰胺类、大环内酯类、氟胞嘧啶、氨基糖苷类、四环素类、两性霉素 B、灰黄霉素等均可引起白细胞和（或）血小板减少，但发生率较低，停药后很快恢复，可无临床症状。为药物对骨髓幼稚细胞的抑制或免疫反应所致。

（2）凝血机制异常：β-内酰胺类应用后可抑制肠道菌群，影响维生素 K 吸收而使凝血酶原合成减少，同时拉氧头孢、头孢哌酮、头孢孟多等药物结构中尚含有 N-甲基硫化四氮唑，其结构与谷氨酸相似，可干扰维生素 K 所参与的羧化反应，而影响血小板凝聚功能，导致鼻出血、消化道出血等。较多见者有拉氧头孢、头孢哌酮、头孢孟多等。应用这些药物时，可加用维生素 K_1，预防出血。

5. 胃肠道 多数抗菌药物口服或注射后，胆汁中浓度较高者可引起恶心、呕吐、腹胀、腹泻等胃肠道反应。化学性刺激是产生胃肠道反应的主要原因，也可由肠道菌群失调引起。四环素类引起的胃肠道反应最为常见；大环内酯类中以红霉素口服后的胃肠道不良反应最多见，罗红霉素、阿奇霉素、克拉霉素等新大环内酯类的胃肠道反应相对较少；氯霉素、磺胺药等口服后也易发生胃肠道反应。

6. 局部 青霉素 G 钾盐肌内注射后发生局部疼痛者相当多见，可有硬结形成。红霉素乳糖酸盐、两性霉素 B 等静脉给药时,可出现静脉炎,甚至可导致血栓性静脉炎。

7. 其他 应用四环素类可引起乳齿黄染、牙釉质发育不全及颅内压升高(婴幼儿多见),8 岁以内的小儿禁用四环素类。动物实验显示,喹诺酮类药物对软骨有损害作用,18 岁以内的未成年人禁用喹诺酮类。早产儿和新生儿应用较大剂量氯霉素时可出现灰婴综合征。两性霉素 B 静脉滴注可出现寒战、高热等输注反应。

两性霉素 B 静脉滴注过快时有导致心室颤动、心跳骤停的可能,万古霉素静脉滴注也可引起心跳骤停。青霉素大量静脉滴注时偶可引起暂时性心电图变化,可能是冠状动脉水肿导致的心肌缺血。氟喹诺酮类药物引起的心血管系统不良反应主要为 Q-T 间期延长。应用格帕沙星、司氟沙星的患者中有 3% 发生 Q-T 间期延长,可能的机制为喹诺酮类药物抑制细胞色素 P450 介导的代谢过程。目前已停止格帕沙星的临床应用,司氟沙星、加替沙星等氟喹诺酮类药物也需避免用于 Q-T 间期延长者或与其他可能导致 Q-T 间期延长的药物(如胺碘酮)合用。

青霉素治疗梅毒、回归热等,有时可使疾病的症状和体征加剧,称为赫氏反应;较大量氯霉素治疗伤寒时可因细菌死亡,释出大量内毒素引起治疗休克(也称赫氏样反应),应用四环素、氯霉素等治疗布鲁菌病、回归热、钩端螺旋体病等也可能发生此种现象。

(二)变态反应

变态反应是应用抗菌药物后的常见不良反应之一,几乎所有抗菌药均可引起轻、重不一的变态反应,最多见者为皮疹,其他尚有过敏性休克、血清病样反应、药物热、血管神经性水肿、嗜酸性粒细胞增多症、溶血性贫血、再生障碍性贫血、接触性皮炎等。

1. Ⅰ型变态反应 包括过敏性休克、支气管哮喘、喉头水肿、即刻型荨麻疹等。应用青霉素 G 时发生过敏性休克最为多见,主要与其制剂中所含的杂质小抗原决定簇有关。

2. Ⅱ型变态反应 临床表现有溶血性贫血、白细胞减少和血小板减少等,吸附于细胞表面的抗菌药物过敏原与相应的抗体 IgG、IgM 或 IgA 结合后,在补体参与下引起细胞破坏和溶解。

3. Ⅲ型变态反应 主要为青霉素所致的血清病样反应,大抗原决定簇刺激人体产生特异性 IgG,两者结合成可溶性复合物,沉积在毛细血管管壁上,并激活补体系统,生成血管活性物质,导致局部充血与水肿。

4. Ⅳ型变态反应 某些经常接触青霉素、链霉素等抗菌药物者可发生接触性皮炎。

变态反应的临床表现及防治如下。

(1)过敏性休克:以青霉素引起者最为常见,过敏性休克的发生常极为迅速,约半数患者的症状发生在注射后 5 min 内,注射后 30 min 内发生者占 90%,但也有个别病例于数小时内或在连续用药的过程中发生。

临床症状可分 4 组:①呼吸道阻塞症状,表现为胸闷、心悸、喉头阻塞感、呼吸窘迫、脸色潮红等,伴有濒危感、口干、头昏、脸及四肢麻木等;②微循环障碍症状,表现为烦躁不安、面色苍白、畏寒、冷汗、脉搏微弱、血压下降等;③中枢神经系统症状,表现为昏迷,抽搐,意识丧失,大、小便失禁等;④皮肤过敏反应,如瘙痒、荨麻疹、其他皮疹等。其他常见症状尚有腹痛、恶心、呕吐、腹泻、打喷嚏、咳嗽、发热等。第 1、2 组症状较多见,第 3 组症状为严重呼吸道阻塞或微循环障碍的后果。重症患者可在短时间内死亡。

为防止过敏性休克的发生,应用抗菌药物特别是青霉素、链霉素等前,必须详细询问药

357

物过敏的既往史、家族史以及是否为过敏体质。使用各类青霉素类制剂前必须先做皮试,青霉素皮试对预测包括过敏性休克在内的变态反应有一定价值,对皮试阴性者仍应提高警惕。过敏性休克必须分秒必争就地抢救,切忌远道运送。肾上腺素为首选药物,成人可立即肌内注入 0.1％肾上腺素 0.5～1.0 ml,病情严重者于静脉内给药。其他选用药物有血管活性药物、扩容剂、肾上腺皮质激素、抗组胺药物、葡萄糖酸钙等。喉头水肿严重引起窒息时,应及早气管切开。

除青霉素类和氨基糖苷类外,头孢菌素类、磺胺药、四环素类、林可霉素类、大环内酯类、氯霉素、利福平等偶可发生过敏性休克。

头孢菌素类与青霉素类之间发生交叉过敏反应为 3％～8％。对于发生皮疹等青霉素过敏反应者,应用头孢菌素类时需谨慎,应根据患者情况充分权衡利弊后决定是否应用。对于青霉素过敏性休克或即刻反应者,不宜再选用头孢菌素类。

(2) 药物热:药物热的潜伏期一般为 7～12 d,短者仅 1 d,长者达数周。热型大多为弛张型或稽留热,多数伴有皮疹。停药后 2～3 d 内大多可以退热,外周血象中嗜酸性粒细胞往往增多。药物热的主要诊断依据:①应用抗菌药物后感染得到控制,体温下降后又再上升。②发热或热度增高不能用原有感染解释,而且也无继发感染的证据。患者虽有高热,但一般情况良好。③某些患者尚伴有其他变态反应,如皮疹、嗜酸性粒细胞增多等。④停用抗菌药物后体温迅速下降或消退。药物热可发生于应用各类药物后,但以 β-内酰胺类最常见。

(3) 皮疹:可出现各型皮疹,如荨麻疹、斑丘疹、红斑、麻疹样皮疹、猩红热样皮疹、天疱疮样皮疹、湿疹样皮疹、结节样红斑、多形性红斑、紫癜、剥脱性皮炎、大疱表皮松解萎缩性皮炎、渗出性红斑,以后三者的预后较严重,以荨麻疹、斑丘疹、麻疹样皮疹比较多见。皮疹多于治疗开始后 10 d 左右出现,以往曾接受同一抗菌药物的患者,则可于给药后数小时到 1、2 d 内迅速出现。各类抗菌药物均可引起皮疹,常见抗菌药物有青霉素、链霉素、氨苄西林、磺胺药等。出现皮疹通常应及时停用抗菌药,停药后皮疹多在 1～3 d 消退,必要时可用抗过敏药物等对症处理。

(4) 其他:血清病样反应多见于应用青霉素的患者,其症状与血清病基本相同,有发热、关节疼痛、荨麻疹、腹痛、嗜酸性粒细胞增多等。除并发喉头水肿或脑部的血管神经性水肿者外,一般症状较轻,停药即可,无需特殊处理。血管神经性水肿绝大多数由青霉素引起,一般并不严重,但波及呼吸系统及脑部时有危及生命的可能。光敏反应多发生于应用司氟沙星、洛美沙星等喹诺酮类或四环素类过程中。

(三) 二重感染

二重感染是抗菌药物应用过程中出现的新感染。在正常情况下,人体的口腔、呼吸道、肠道、生殖系统等体腔有细菌定植,当长疗程应用广谱抗菌药物后,敏感菌群受到抑制,而未被抑制者过度繁殖,导致二重感染。此外,严重原发疾病、大手术和应用肾上腺皮质激素等均可损害人体的免疫功能,也为细菌入侵和继发感染创造有利条件。

二重感染的病原菌主要有革兰阴性杆菌、真菌、葡萄球菌属等,可引起口腔及消化道感染、肺部感染、尿路感染、血流感染等。一般出现于用药后 3 周内,多见于长疗程应用广谱抗菌药物者、婴儿、老年人、有严重原发病者及进行腹部大手术者。

白念珠菌等念珠菌属引起口腔感染的临床表现为鹅口疮,口腔黏膜可见乳白色斑块。白念珠菌肠炎表现为水样便或黏液便,每日数次至 10 余次不等。长期应用广谱抗菌药物时,应密切观察口腔内有无鹅口疮发生,并送检有关标本做涂片镜检和培养。对于白念珠菌引起的口腔感染或肠炎,一般不需特殊治疗,及早停用广谱抗菌药后可恢复。口腔感染者可局部涂用制霉菌素混悬剂,腹泻明显者也可口服制霉菌素治疗。

假膜性肠炎等抗生素相关性腹泻、肺部感染、尿路感染、血流感染等的诊治参见"医院感染"节。

(王明贵)

第六节　抗病毒药物

长期以来,抗病毒药物的研发速度较慢,临床上应用的抗病毒药物数量远少于抗菌药物。这是由多方面因素决定的。首先,这是病毒的生物学特性所决定的。细菌能在细胞外生长,具有与哺乳类动物细胞很不相同的代谢和结构特征,而病毒必须在细胞内复制,借助于宿主细胞的酶系统、大分子物质及细胞器来合成完整的病毒颗粒。因此,安全、有效的抗病毒药物必须具有高度的选择性,否则会在临床使用中产生很大的毒性作用。第二,由于病毒的复制特性,在体外对抗病毒药物的作用进行评价时必须做相当复杂的活细胞培养,而从培养系统中得出的结果变化很大,有时与体内的抗病毒效果之间也有较大的差异。第三,由于测定细胞内抗病毒药物的浓度较为困难,不容易获得抗病毒药物的 PK 数据。以上都为抗病毒药物的研制、开发和临床应用带来了困难。

近年来,随着计算机技术、分子生物学技术、药物合成技术的发展和新的体外培养系统的发现与完善,抗病毒药物的发展较快,尤其是核苷类似物和蛋白酶抑制剂的研制更是如此,一批新的核苷类似物类和蛋白酶抑制剂抗病毒药物已用于或将要用于 HIV、HBV、HCV 感染的治疗。本节将按药物的结构类别,分别简述目前在临床上应用的抗病毒药物,并将抗反转录病毒药物单列出来进行介绍。

(一)三环胺类抗病毒药物

1. 金刚烷胺　金刚烷胺(amantadine,symmetrel)为人工合成的三环癸烷衍生物,在低浓度(≤1.0 mg/L)时即可特异性地抑制甲型流感病毒(包括禽流感病毒)。金刚烷胺与甲型流感病毒 M_2 蛋白相互作用,使 M_2 离子通道功能受到抑制,阻止病毒脱壳及其核酸的释出,从而抑制了病毒的复制。甲型流感病毒易对金刚烷胺耐药,即使 M_2 蛋白仅有单个氨基酸发生改变,也会使病毒对金刚烷胺产生耐药性。

口服后,金刚烷胺在胃肠道可被完全吸收,药物可浓集于肺组织、鼻部分泌物和唾液内,浓度接近血浓度。容易透过生物膜,脑脊液的浓度为血浆浓度的一半。金刚烷胺可分泌至乳汁中,气雾吸入本药后,鼻部清洗液的浓度平均为 2~19 mg/L。金刚烷胺在体内不被代谢,几乎全部以原形从尿排出。一次口服后,1 周内仍可从尿中测出。半减期为 12~17 h。老年人伴有肾功能减退时,其半减期可延长至 2 倍以上。当内生肌酐清除率<0.167 ml/s · 1.73 m² 者,半减期可延长至 30 d。

金刚烷胺主要用于甲型流感的防治,对乙型流感无效。口服本药可使 50% 成年患者发热及其他症状持续时间缩短1~2 d,排毒量减少。要求在发病24~72 h内服用,否则无效。本药不影响流感疫苗的免疫反应,可以与疫苗(应包括近年的流行株)同时使用,至2周抗体产生后再停用。在甲型流感流行期间,服用本药可防止55%~80%的接触者发病,尤其是老年人或有原发病者(如心血管疾病、肺病、神经肌肉病及免疫缺陷)。金刚烷胺仅有口服制剂,预防用药剂量:成人为100 mg/d,儿童(<9岁)为5 mg/(kg·d),最大剂量为150 mg/d。服用时间为整个流行期(通常为4~8周)。接受疫苗者至少2周。治疗用药剂量:成人为200 mg/d(每12 h 100 mg),疗程5~7 d。儿童甲型流感的治疗剂量同预防剂量。肾功能减退者和老年人要相应减少剂量。孕妇忌用,因动物试验有致畸胎作用。

口服治疗剂量(<200 mg/d)有较好的耐受性。常见的不良反应有头痛、易激动、头晕目眩、失眠、发音不清、共济失调、食欲缺乏和恶心、腹泻、口干、皮疹等。一般无严重的肝、肾和造血系统的毒性反应。金刚烷胺与抗胆碱药同时应用时,可产生急性精神症状,应避免合用。癫痫、精神病者禁用。

2. 金刚乙胺 金刚乙胺(rimantadine)为金刚烷胺的衍生物,作用与金刚烷胺类似。抗甲型流感病毒的作用比金刚烷胺强4~10倍,且抗病毒谱广,毒性低。半减期为24~36 h,可用于成人甲型流感的防治以及儿童甲型流感的预防。常用量为200 mg/d,分1~2次口服,疗程同金刚烷胺。不推荐用于儿童甲型流感的治疗。一次口服本药后仅30%左右以原形从尿中排出。甲型流感病毒对本药可产生交叉耐药性。

(二)核苷(酸)类似物

近年来,核苷(酸)类似物抗病毒药物的研究相当活跃,相继推出了一系列高效低毒的核苷(酸)类抗病毒药物,主要用于HIV、疱疹病毒、HBV和HCV感染的治疗。有些核苷(酸)类似物除了具有显著的抗HIV作用之外,还具有较强的抗HBV作用,如拉米夫定、替诺福韦、恩曲他滨等。

1. 阿糖腺苷 阿糖腺苷(arabinosyl adenine, Ara-A; vidarabine)为人工合成的嘌呤核苷类似物,有广谱的抗病毒作用,对疱疹病毒属如单纯疱疹病毒1、2型(HSV-1、HSV-2)、带状疱疹病毒,痘病毒,HBV等多种DNA病毒有较显著的抑制作用。目前已证实,Ara-A进入细胞后,经磷酸化而生成Ara-AMP、Ara-ADP、Ara-ATP,后者是生物活性成分,能与脱氧ATP竞争地结合到病毒的DNA聚合酶上,因而抑制DNA聚合酶的活性及病毒DNA的复制。

本药主要用于HSV脑炎、新生儿HSV感染、疱疹性角膜炎、带状疱疹的治疗。由于Ara-A已多数被阿昔洛韦所替代,因后者的应用更为安全、有效,故目前Ara-A在临床上已很少应用。

2. 阿昔洛韦 阿昔洛韦(acyclovir, ACV;无环鸟苷)是嘌呤核苷衍生物,其抗病毒作用具有高度的选择性,这与其作用机制有关。阿昔洛韦在疱疹病毒感染的细胞内经磷酸化形成单磷酸阿昔洛韦后才能起抗病毒作用,而磷酸化需借助病毒编码的胸腺嘧啶脱氧核苷激酶(TK)的作用,故在未受感染的细胞内,阿昔洛韦不能转化为单磷酸阿昔洛韦。单磷酸阿昔洛韦又经宿主细胞激酶的作用,转变成三磷酸阿昔洛韦。后者在感染HSV细胞中的浓度比未感染细胞中高40~100倍。三磷酸阿昔洛韦通过以下方式抑制病毒:①干扰病毒DNA聚合酶以抑制病毒;②在DNA聚合酶的作用下,与增长的DNA链结合,造成DNA链的中断。

阿昔洛韦为广谱抗病毒药物,主要对HSV-1、HSV-2具有强烈的抑制作用,其抗病毒的活性比 Ara-A 强 160 倍。对其他的水痘-带状疱疹病毒(VZV)、EB 病毒、HBV 也有抑制作用。对巨细胞病毒的抑制作用相对较弱。HBV 的基因组内尚未发现病毒编码 TK 的基因,对它的抑制作用推测是感染细胞内激酶将阿昔洛韦磷酸化成为三磷酸阿昔洛韦,从而抑制 HBV。少数 VZV 病毒株因不产生 TK 而对阿昔洛韦耐药。

阿昔洛韦可作为 HSV 脑炎的首选药物,每次 10 mg/kg,每 8 h 静脉滴注,疗程 10 d。儿童 1~12 岁每次为 6 mg/kg,每 8 h 一次,5~7 d。阿昔洛韦对皮肤黏膜疱疹的疗效也较为显著,需根据疾病的严重程度和患者能否口服,而选择阿昔洛韦静脉使用或口服给药。口服一般为每次 200~400 mg,5 次/d,疗程 5~7 d。对化疗期或器官移植后的患者,阿昔洛韦的预防性静脉用药可减少 HSV 相关性疾病的发生率。VZV 对阿昔洛韦的敏感性较差,故治疗时常需较大的剂量。阿昔洛韦对巨细胞病毒感染的疗效较差。

阿昔洛韦的不良反应较少,常见的不良反应有恶心、呕吐、腹泻等。大剂量静脉滴注可发生肾毒性,尿素氮、肌酐升高,肾小管内出现结晶而致肾小管阻塞;部分患者发生静脉炎、局部疼痛及暂时性 ALT 升高。

3. 更昔洛韦 更昔洛韦(ganciclovir,DHPG)又称丙氧鸟苷,是去氧鸟苷类化合物,化学结构与阿昔洛韦相似,但在侧链上多一个羟基,使其能掺入宿主和病毒的 DNA 中,从而抑制 DNA 的合成。

本药能对抗所有的疱疹病毒,作用机制与阿昔洛韦相似,但对巨细胞病毒有强烈的抑制作用。在体外及动物试验中,其抑制病毒作用较阿昔洛韦强 25~100 倍。感染巨细胞病毒的细胞内三磷酸盐的浓度比未感染细胞的浓度至少高 10 倍,细胞内更昔洛韦浓度也超过阿昔洛韦浓度约 10 倍。对病毒 DNA 聚合酶的抑制作用较宿主细胞的 DNA 聚合酶更强。

更昔洛韦的生物利用度非常低(小于给药量的 5%),口服吸收差,故需静脉注射给药。90% 的本药 24 h 内通过肾脏排出,血浆半减期为 3~4 h,细胞内半减期>24 h。肾功能不全者应适当减量。透析可使更昔洛韦的血浆水平减少 50%,透析后应补充药物的剂量。

本药主要用于 AIDS 患者及其他免疫缺陷者并发的巨细胞病毒感染,如巨细胞病毒性视网膜炎、骨髓移植后巨细胞病毒性肺炎、胃肠炎等。推荐剂量为 10 mg/(kg·d),分 2 次静脉滴注,疗程 2~3 周。

骨髓抑制作用是最常见的毒性反应。用药后约 40% 患者的中性粒细胞低至 1×10^9/L 以下,20% 患者的血小板减至 5×10^9/L 以下,并可导致贫血。中性粒细胞低至 0.5×10^9/L 时需停药。此外,不良反应还有轻度的肝功能损害、尿肌酐升高、消化道症状等。

4. 喷昔洛韦和泛昔洛韦 喷昔洛韦(penciclovir,PCV)为阿昔洛韦和更昔洛韦类似物。PCV 在 HSV 感染细胞内由病毒编码的 TK 进行第 1 步磷酸化,生成 PCV 单磷酸衍生物,然后由细胞核苷酸激酶逐步磷酸化成 PCV 二磷酸及 PCV 三磷酸,PCV 三磷酸为抗病毒活性化合物。其抗病毒作用机制与阿昔洛韦三磷酸相似,为 HSV DNA 聚合酶底物竞争性抑制剂及 DNA 链末端终止剂。正常细胞内 PCV 三磷酸很少,故选择性强,对细胞毒性低。PCV 三磷酸对 HSV DNA 聚合酶的亲和力不如阿昔洛韦三磷酸,但 PCV 三磷酸在感染细胞内被病毒 TK 磷酸化效率比阿昔洛韦高,PCV 三磷酸浓度高,且持续时间长。PCV 三磷酸在 HSV 感染细胞内半减期为 10~20 h,故抗病毒活性强而持久,用药次数比阿昔洛韦少。PCV 抗 HSV-1、HSV-2 及 VZV 的活性与阿昔洛韦相似,但对人巨细胞病毒(HCMV)抑制作用弱。目前 PCV 仅有外用乳膏剂和静脉注射用粉针剂,主要用于治疗 HSV 引起的感染,也可用于治疗带状疱疹病毒感染。

泛昔洛韦（famciclovir，FCV）为 PCV 的前药。FCV 口服吸收快，在肠壁和肝脏由脱脂酶和黄嘌呤氧化酶催化迅速转化为 PCV。口服吸收好，生物利用度高于阿昔洛韦，口服治疗优于 PCV。本药主要用于带状疱疹和单纯疱疹的治疗。治疗带状疱疹推荐剂量为每次 250 mg 或 500 mg，3 次/d，连服 7 d，发疹 48 h 内用药较好。治疗原发性单纯疱疹，每次 250 mg，3 次/d，连服 5 d。治疗复发性单纯疱疹，每次 125 mg，2 次/d，连服 5～10 d。本药耐受性好，未见明显不良反应。妊娠及哺乳妇女慎用。

5. 伐昔洛韦 伐昔洛韦（valaciclovir，VCV；明竹欣）是阿昔洛韦前药，体内活性型为阿昔洛韦三磷酸，为 HSV DNA 聚合酶底物竞争性抑制剂及 DNA 链末端终止剂。水溶解度比阿昔洛韦好。口服吸收好，很快在人小肠壁及肝脏内被 VCV 水解酶迅速水解成阿昔洛韦。VCV 口服生物利用度为 54.2%，比阿昔洛韦（15%～20%）高 3 倍。临床应用的剂量为口服 500 mg，2 次/d，5～10 d；治疗带状疱疹的剂量为口服 1 000 mg，3 次/d，7 d。大多数对阿昔洛韦耐药的 HSV 及 VZV 毒株与 PCV 有交叉耐药。耐药机制为病毒编码的 TK 发生点状突变或缺失，或病毒编码的 DNA 聚合酶发生突变。VCV 与阿昔洛韦一样，用于治疗疱疹性角膜炎、生殖器疱疹、唇疱疹、全身性疱疹、带状疱疹及疱疹性脑炎，不良反应同阿昔洛韦。

6. 昔多福韦 昔多福韦（cidofovir，HPMPC）是胞苷酸衍生物，其活性化合物为由细胞核苷酸激酶转化的 HPMPC 二磷酸。HPMPC 二磷酸为病毒 DNA 聚合酶底物——脱氧胞嘧啶核苷三磷酸的竞争性抑制剂，结合入病毒 DNA 后，可进一步降低病毒 DNA 合成，可能导致病毒 DNA 不稳定。HPMPC 不需病毒 TK 活化即可发挥抗病毒作用，具有广谱抗病毒活性，尤其对耐其他核苷（酸）类似物抗病毒药物的病毒株感染有效。HPMPC 抗 HCMV 活性强，治疗指数比 GCV 及膦甲酸钠（PFA）分别高 8 倍及 150 倍。本药对 HSV、VZV 等也有抑制作用。HPMPC 与 PFA、GCV、齐多夫定或阿昔洛韦体外有相加或协同抗 HCMV 活性。已有对 HPMPC 耐药的 HCMV 毒株。HPMPC 的口服生物利用度差（<5%），需静脉给药。80% 以上的药物以原形从尿排出，血浆半减期 2.4～3.2 h，在细胞内 HPMPC 二磷酸为双相代谢，半减期分别达 24 h 和 65 h。与丙磺舒合用可阻断 HPMPC 从肾小管排泄，使 HPMPC 血浓度增加 2 倍。用于治疗不能耐受 GCV 及膦甲酸钠治疗或治疗无效的 HCMV 感染，剂量为每次 5 mg/kg，每周 1 次，2 周以后每隔 1 周 1 次（与丙磺舒同用）。HPMPC 的肾毒性较大，可引起蛋白尿和血肌酐异常，须同时滴注丙磺舒和生理盐水减少肾毒性。当血清肌酐水平超过 1 326 μmol/L（15 mg/dl）时，或尿蛋白"＋＋"以上时，应禁用该药。

7. 伐更昔洛韦 伐更昔洛韦（valganciclovir，VGCV）为更昔洛韦的前体药，口服后在肠道和肝脏中水解为更昔洛韦，发挥相同的抗病毒机制。口服生物利用度是更昔洛韦的 10 倍，与更昔洛韦静脉滴注的生物利用度相近。本药主要用于 AIDS 患者巨细胞病毒性视网膜炎的治疗，450 mg 片剂，口服 900 mg，2 次/d；3 周后减为 900 mg，1 次/d，维持 1 周。口服伐更昔洛韦可有效防止器官移植者巨细胞病毒感染。已有报道，161 例口服本药防止巨细胞病毒感染的器官移植者中仅 1 例发生感染，而不用药者感染比率高达 50%。口服 900 mg，1 次/d，连用 100 d，与口服更昔洛韦 1 000 mg，3 次/d 等效。本药可引起恶心、呕吐、腹泻、头痛等不良反应，可致中性粒细胞、血小板减少，贫血，且在动物试验中有致畸性，能严重影响精子生成。

8. 利巴韦林 利巴韦林（ribavirin，三氮唑核苷，病毒唑）系鸟苷次黄嘌呤核苷类似物，为广谱抗病毒药物,药物本身并无直接灭活作用。其作用机制是药物进入细胞后磷酸化为利巴韦林单磷酸,能竞争地抑制肌苷-5′-单磷酸脱氢酶,使肌苷单磷酸不能转化为次黄嘌呤单磷酸,阻断鸟苷单磷酸的合成,从而抑制多种 DNA 和 RNA 病毒的复制。

口服吸收迅速,生物利用度约 45%,几乎不与血浆蛋白结合。药物在呼吸道分泌物中的浓度高于血药浓度。长期用药后脑脊液内药物浓度可达同时期血药浓度的 67%。药物能进入红细胞内,并在其中蓄积,引起溶血性贫血。可透过胎盘,也能进入乳汁。本药水溶性好,可作为气雾剂用于幼儿呼吸道合胞病毒性支气管炎和肺炎,甲、乙型流感和副流感病毒Ⅰ、Ⅲ型感染。静脉滴注时,成人 500~1 000 mg/d,分 2 次给药,每次静脉滴注 20 min 以上。疗程 3~7 d。本药也可治疗拉沙热、流行性出血热等严重病例。

长期使用本药可致贫血,为可逆性。静脉给药引起血胆红素增高者可高达 25%。因动物试验可致畸胎,故孕妇慎用。

在临床上,利巴韦林的另一个主要适应证为慢性丙型肝炎。利巴韦林与 IFN-α 联合应用已成为慢性丙型肝炎的标准治疗方案。在联合治疗方案中,利巴韦林的剂量应在 16 mg/(kg·d)以上,但 1 d 总量不宜超过 1 200 mg。在临床上利巴韦林的剂量需根据体重进行调整,体重>80 kg 者,剂量为 1 200 mg/d;体重为 60~80 kg 者,为 900~1 000 mg/d;体重<60 kg 者,为 800 mg/d,安全性较好。利巴韦林单独应用对慢性丙型肝炎无效,故一定要与 IFN-α 联合应用。在 IFN 联合利巴韦林抗 HCV 的治疗中,利巴韦林作用的可能机制为:①细胞内磷酸化的利巴韦林产物可轻度抑制 HCV NS5B RNA 聚合酶的活性;②作为病毒的诱变剂,导致病毒基因组的编码错误,降低感染性病毒的产生;③抑制宿主次黄嘌呤核苷单磷酸脱氢酶的活性,导致细胞内三磷酸鸟苷池的耗竭,影响病毒 RNA 的合成;④利巴韦林有免疫调节作用,能使病毒免疫应答从 Th2 型转向 Th1 型,增加 Th1 型细胞因子(IL-2、IFN-γ)和 TNF-α 的产生,诱导宿主 T 细胞介导的免疫应答,增加病毒感染细胞的清除。

为了克服利巴韦林诱导引起溶血的不良反应,目前正在研究的有两种新型的利巴韦林类似物即 levovirin 和 viramidine。levovirin 是利巴韦林的左旋对映异构体,具有与利巴韦林相似的免疫调节活性,毒性低,耐受性良好,以非磷酸化的形式自尿液排泄,从而避免了在红细胞中蓄积而产生不良反应。viramidine 是一种利巴韦林的非活性原形药,在肝细胞腺苷脱氨酶的作用下脱去氨基转化为利巴韦林,使得利巴韦林在肝中而非红细胞中蓄积,因此对红细胞的毒性较利巴韦林明显降低,耐受性也明显增加。

9. 拉米夫定 拉米夫定(lamivudine,3TC,贺普丁)为二脱氧胞嘧啶核苷类似物,在细胞内代谢生成拉米夫定三磷酸盐。它是拉米夫定的活性形式,既是 HIV 反转录酶和 HBV 抑制剂,也是这两种酶的底物。拉米夫定掺入病毒 DNA 链中,阻断病毒 DNA 链的合成,从而抑制 HIV 和 HBV 的复制。拉米夫定三磷酸盐不干扰正常细胞脱氧核苷的代谢,对哺乳动物 DNA 聚合酶 α 和 β 的抑制作用微弱,对哺乳动物 DNA 含量几乎无影响,对线粒体的结构、DNA 含量及功能无明显的毒性。

拉米夫定口服后吸收良好,生物利用度为 80%~85%,与血清白蛋白结合率<16%~36%,可通过血-脑屏障进入脑脊液。拉米夫定主要以原形经肾脏排泄,对肾功能减退者,需根据肌酐清除率调整剂量。妊娠期间不推荐使用本药。

拉米夫定可用于治疗 HIV-1 和 HIV-2 感染,单独应用易产生耐药性,与齐多夫定联合使用可减少耐药性。剂量为 150 mg,2 次/d。拉米夫定也常用于慢性乙型肝炎的治疗,剂量为 100 mg,1 次/d。对 HBeAg 阳性慢性乙型肝炎患者,拉米夫定治疗的终点为 HBeAg 血清转换。在发生 HBeAg 血清转换后继续治疗 6～12 个月,以巩固疗效。对于 HBeAg 阴性慢性乙型肝炎,拉米夫定的疗程不能确定。美国肝病研究会(AASLD)建议,拉米夫定治疗的终点应该为 HBsAg 转阴。对于已经发生肝硬化的患者,拉米夫定可延缓肝硬化的进展,降低肝癌发生率。对于肝硬化患者,拉米夫定的疗程需要更长,甚至终身治疗。其他 3 种核苷(酸)类似物(阿德福韦、恩替卡韦和替比夫定)的疗程与拉米夫定类似。

拉米夫定长期治疗使耐药性增加。研究结果显示,拉米夫定治疗 1～5 年的基因耐药率分别为 14%、38%、49%、66% 和 70%。YMDD 变异是导致 HBV 对拉米夫定的原因。发生 YMDD 变异后,多数患者出现 ALT 的反跳,偶尔可发生肝功能失代偿,甚至死亡(尤其是已有肝硬化患者)。因此,临床上应注意疗效与危害(YMDD 变异)的平衡,治疗过程中必须定期监测 HBV DNA 水平和基因型耐药。与阿德福韦联合治疗可减少拉米夫定耐药性的产生。

拉米夫定与其他 3 种核苷(酸)类似物(阿德福韦、恩替卡韦和替比夫定)停药后,部分患者可出现 ALT 反跳(尤其是未发生 HBeAg 血清转换者),多发生在停药后 1 年内(平均 4 个月内),少数可出现肝功能失代偿,甚至引起死亡。因此,在停用核苷(酸)类似物 1 年内,应进行严密的临床随访。

10. 阿德福韦酯 阿德福韦酯(adefovir dipivoxil,ADV;贺维力)是阿德福韦的前药。由于阿德福韦的胃肠道吸收较差,口服生物利用度很低,因而需制成阿德福韦的二特戊酰氧亚甲基酯,即阿德福韦酯。阿德福韦为无环嘌呤类核苷酸类似物。阿德福韦酯易在胃肠道中吸收,口服吸收后,迅速被非特异性酶水解形成阿德福韦,再经两步磷酸酯化,形成阿德福韦二磷酸酯。后者可以与腺苷酸竞争性渗入病毒 DNA 链,作为终止物抑制 DNA 聚合酶,终止 DNA 新生链的合成,从而使病毒复制受到抑制,具有抗反转录病毒、HSV(包括拉米夫定耐药 HBV 毒株)和疱疹病毒的作用。本药体内半减期较长,为 12～36 h,因而可以每天一次口服。口服吸收后,90% 以上的药物不经过代谢直接由尿液排泄。阿德福韦的不良反应较少,但量超过 30 mg/d 时,可引起肾毒性。推荐的剂量为 10 mg/d。

阿德福韦主要用于 HBeAg 阳性或阴性慢性乙型肝炎、乙型肝炎肝硬化、拉米夫定耐药慢性乙型肝炎患者的治疗,其抗 HBV 作用比拉米夫定稍差,但 HBV 对阿德福韦的耐药率远低于拉米夫定。对于核苷(酸)类似物初治患者,第 1～5 年的基因型耐药率分别为 0%、3%、11%、18% 和 29%,对于拉米夫定耐药患者,单用阿德福韦 1～2 年的耐药率分别为 6.4%～18% 和 25.4%。HBV RT 区 rtA181 位和 rtN236 位变异是 HBV 对阿德福韦产生耐药的机制。拉米夫定和阿德福韦联合治疗可减少拉米夫定耐药患者对阿德福韦耐药率,故目前对于拉米夫定耐药患者,应在拉米夫定治疗基础上加用阿德福韦。由于阿德福韦的耐药率较低,故本药尤其适合需要长期治疗者。

11. 恩替卡韦 恩替卡韦(entecavir,ETV;博路定)是环戊基鸟苷类似物,经口服吸收后,在细胞内磷酸激酶作用下,磷酸化生成具有药物活性的三磷酸 ETV,作用于 HBV DNA 复制的起始、反转录和 DNA 正链合成 3 个环节,从而抑制 HBV 的复制。同时 ETV 还对拉米夫定耐药株、阿德福韦耐药株具有较强的抑制作用。近期体内、外研究发现,ETV 对 HIV 也有一定的抑制作用,并可诱导 HIV 出现 M184V 变异。ETV 比其他核苷(酸)类似物(如拉米夫定、泛昔洛韦等)更易被磷酸化,而这可能是其对 HBV 有高活性的原因之一。由于

ETV 对 HBV 聚合酶具有高度的选择性,故其细胞毒性极低,选择指数>8 000。ETV 口服吸收良好,生物利用度高,有效血浆半减期为 20～24 h,血浆蛋白结合率低。体内代谢率很低,主要在肾脏以原形排泄(60%～80%),不良反应较少。

在临床上,ETV 已被用于慢性乙型肝炎、乙型肝炎肝硬化、拉米夫定或阿德福韦耐药慢性乙型肝炎的治疗。对核苷(酸)类似物初治的慢性乙型肝炎,ETV 剂量为 0.5 mg,1 次/d;对于拉米夫定耐药慢性乙型肝炎,ETV 的剂量为 1 mg,1 次/d。在已上市的核苷(酸)类似物中,ETV 对 HBV DNA 的抑制作用最强,耐药率最低。对于核苷(酸)类似物初治患者,治疗 4 年的基因型耐药率均低于 1%;对于拉米夫定耐药患者,单用 ETV 治疗 1～2 年的耐药率分别为 6% 和 8%。已知 ETV 耐药相关的变异位点为 rtT184、rtS202 和 rtM250V,但上述位点的单独变异并不引起耐药,只有在 M204V+L180M 变异的基础上,出现上述任何一个位点变异,才导致耐药,表明 ETV 具有较高的耐药基因屏障,后者是 ETV 耐药率低的主要原因之一。由于 ETV 的耐药率较低,故尤其适合需要长期治疗者。

12. 替比夫定 替比夫定(telbivudine,LdT,素比伏)是一种合成的胸腺嘧啶核苷(酸)类似物,可被细胞激酶磷酸化,转化为具有活性的三磷酸盐形式。替比夫定-5′-三磷酸盐通过与 HBV DNA 聚合酶的天然底物——胸腺嘧啶-5′-三磷酸盐竞争,抑制该酶活性。替比夫定-5′-三磷酸盐还可渗入病毒 DNA,导致 DNA 链合成终止,从而抑制 HBV 复制。替比夫定同时是 HBV 第 1 条链与第 2 条链合成的抑制剂,而且对第 2 条链的抑制作用更明显。替比夫定-2′-三磷酸盐即使浓度达到 100 μmol/L 对人细胞 DNA 聚合酶 α、β 或 γ 也没有抑制作用,因此,对 HBV DNA 聚合酶具有高度选择性。本药对 HIV 无抑制作用。口服吸收良好,不受进食影响,在细胞内的半减期为 14 h。在体外和动物体内试验中,替比夫定未显示遗传毒性和致畸性,对胚胎发育无不良作用,也未发现潜在的致癌性。临床上的不良反应较少,但少数病例可出现肌酸激酶增高,停药后可恢复正常。

在临床上本药已用于慢性乙型肝炎的治疗,其抑制 HBV DNA 的作用优于拉米夫定。推荐剂量为 600 mg,1 次/d。本药的耐药率低于拉米夫定。对于 HBeAg 阳性慢性乙型肝炎患者,治疗 1 年和 2 年的基因型耐药率分别为 4.4% 和 21.6%;对于 HBeAg 阴性慢性乙型肝炎患者,治疗 1 年和 2 年的基因型耐药率分别为 2.7% 和 8.6%。目前发现,与替比夫定耐药相关的变异类型只有 M204I(而不是 M204V)。因此,本药与拉米夫定有交叉耐药性。

13. 替诺福韦酯 替诺福韦酯(tenofovir disoproxil fumarate,TDF;富马酸替诺福韦酯)是替诺福韦的前药。替诺福韦几乎不经胃肠道吸收,因此需进行酯化、成盐,成为替诺福韦酯富马盐酸。替诺福韦化学结构与阿德福韦相似,属核苷(酸)类似物。替诺福韦酯口服吸收后很快就水解为替诺福韦,替诺福韦被细胞激酶磷酸化生成具有药理活性的代谢产物替诺福韦二磷酸,后者可抑制 HBV 聚合酶和 HIV 反转录酶,阻止 DNA 链的延伸。替诺福韦对 HBV 野毒株的作用优于阿德福韦,对目前的核苷(酸)类似物耐药 HBV 毒株均有较强的作用。替诺福韦酯与食物同服时生物利用度可增大约 40%,替诺福韦双磷酸盐在细胞内的半减期约为 10 h,可 1 d 给药 1 次。本药主要经肾小球过滤和主动小管转运系统排泄,70%～80% 以原形经尿液排出体外。在临床上可治疗 HIV/HBV 混合感染,与其他反转录酶抑制剂合用治疗 HIV-1 感染,但尚未批准单独用于 HBV 感染的治疗。剂量为每次 300 mg,1 次/d,与食物同服。常见的不良反应主要是胃肠道反应。中、重度肾功能不全的患者(肌酐清除率＜50 ml/min),替诺福韦的肾脏清除明显下降,不建议用于肾功能不全患者。由于替诺福韦具有较强的抗 HBV 野毒株及核苷(酸)类似物耐药株的作用,耐药性低,且无明显的肾毒性,口服耐受性好,故在慢性乙型肝炎的治疗中具有广阔的前景。

(三) 焦磷酸类抗病毒药物

主要有膦甲酸钠(phosphonoformate, PFA; foscarnet; foscavir),为焦磷酸盐衍生物,是广谱抗病毒药,可竞争性地抑制病毒 DNA 聚合酶(包括巨细胞病毒、EB 病毒、VZV、HSV-1、HSV-2)以及流感病毒 RNA 聚合酶,也可非竞争性地抑制反转录病毒等。膦甲酸钠的作用机制与核苷(酸)类药物不同,直接作用于核酸聚合酶的焦磷酸结合部位,不涉及 TK,故对阿昔洛韦、更昔洛韦等耐药病毒株仍有抑制作用。

膦甲酸钠因口服吸收差,生物利用度＜20%,通常需静脉给药。本药消除半减期为 3～6 h,血浆蛋白结合率约 15%,可部分通过血-脑屏障,脑脊液中的浓度约为同期血药浓度的13%～68%。约 20% 的药物沉积于骨,其次为肾、肺和心脏,体内分布广。其在体内不被代谢,主要由尿排出。由于药物的肾毒性,当血清肌酐升高时,必须减少药量。

膦甲酸钠主要用于 AIDS 伴发带状疱疹、单纯疱疹及生殖器疱疹感染,肾脏和骨髓移植患者合并巨细胞病毒肺炎、视网膜炎,或对阿昔洛韦、更昔洛韦耐药者的治疗。AIDS 伴发巨细胞病毒视网膜炎时,60 mg/(kg·d),分 3 次静脉滴注,每次持续 2 h,疗程 2～3 周。骨髓移植伴发巨细胞病毒视网膜炎感染者,除上述剂量外尚加维持量 60 mg/kg,每周 5 d,疗程2～16 周。用药后 62.5% 患者完全缓解,37.5% 患者部分缓解。近年来报道 AIDS 患者用膦甲酸钠 2 400 μg/0.1 ml 的溶液直接眼内注射治疗巨细胞病毒视网膜炎,3% 膦甲酸钠油膏治疗皮肤和唇部疱疹,0.3% 或 1% 膦甲酸钠用于生殖器疱疹。近年来,有学者用膦甲酸钠治疗重症慢性乙型肝炎,但其疗效尚有待评价。

膦甲酸钠的不良反应有:①贫血;②肾功能损害、血肌酐升高(约占用药者 50% 以上);③低钙血症及高磷血症,血肌酸升高;④局部注射处可产生血栓性静脉炎;⑤发热、恶心、呕吐、头痛;⑥生殖器溃疡、癫痫及其他中枢神经障碍。同时使用肾毒性药物如两性霉素 B、氨基糖苷类抗生素等可增加肾毒性。

(四) 神经氨酸类似物抗病毒药物

流感病毒的扩散与其表面的 2 种糖蛋白有关,即血凝素(hemagglutinin, HA)和神经氨酸酶(neuraminidase, NA),两者均可与末端含有神经氨酸残基的受体相互作用。HA 与感染细胞表面的受体结合后,病毒开始入侵细胞。NA 能够水解感染细胞表面糖蛋白末端的唾液酸与相邻糖基的 α-2 糖苷键。切除病毒表面和感染细胞表面的唾液酸,一方面破坏了细胞膜上的病毒特异性受体,使病毒从感染细胞膜上释放;另一方面,可以防止病毒从宿主细胞释放后形成聚集体,允许病毒扩散并增强其感染能力。此外,呼吸道的黏蛋白中也含有神经氨酸残基,因此受体破坏还可促进病毒从呼吸道黏液层向周围组织扩散。由于 NA 在流感病毒复制和传播中发挥重要作用,并且其活性中心的氨基酸组成高度保守,人们把焦点放在以 NA 为靶点的选择性抑制剂的开发上。

流感病毒 NA 抑制剂是一类新型的抗流感病毒药物,可选择性、竞争性地抑制流感病毒NA,使新形成的病毒无法从细胞表面释放,并使病毒自身聚集,阻断病毒在呼吸道黏膜分泌物中的传播。由于所有甲型和乙型流感病毒 NA 活性中心的氨基酸序列均高度保守,故若

NA 抑制剂(如 oseltamivir)对某一流感病毒的 NA 具有抑制作用,它对其他病毒的 NA 同样有抑制作用。因此,NA 抑制剂的疗效明显优于其他抗流感病毒药物,具有良好的临床应用前景。目前已应用于临床的 NA 抑制剂有以下两种。另外一种 NA 抑制剂——帕拉米韦(peramivir)是一种新型环戊烷类抗流感药物,由于口服制剂疗效不佳,目前将要进行注射制剂的临床试验。

1. 扎那米韦 扎那米韦(zanamivir,GR121167X,GG167)是第 1 个新型抗流感病毒的 NA 抑制剂,是基于 NA 三维结构而设计出来的唾液酸类似物,能黏附于糖结合物表面的唾液酸受体,作用于流感病毒 NA 的活性位点,选择性地抑制甲型、乙型流感病毒的 NA 活性,在体外试验中的抗流感病毒作用明显优于金刚烷胺、金刚乙胺和利巴韦林。此外,在体外扎那米韦还能特异性地抑制甲型鸟流感病毒的 NA,对 H5N1 感染的小鼠也有保护作用。

本药口服生物利用度低,只有 2%,体内分布容积小,肾脏清除快,所以只能作为局部用药,经鼻腔或口腔吸入给药。一系列临床试验结果显示,扎那米韦(10 mg 每天 2 次吸入)可以减少主要症状持续时间 1～2.5 d,对发病 30～36 h 的患者疗效明显,并且可减少病程中解热镇痛药物的用量,改善自然发生流感患者的一般状况,而不良反应并不比安慰剂组增加。扎那米韦还可用于流感的预防,健康成人每天一次吸入,用药 4 周,能有效预防流感季节的流感发生。由于只能吸入给药,而许多患者难以接受这种用药方式,例如婴幼儿和体质虚弱的老年人吸入用药存在困难,并且吸入用药在呼吸道内无法达到持续有效的药物浓度,因此也无法达到更高的保护效果。最常见的副作用是鼻部不适等。

2. 奥司他韦 奥司他韦(oseltamivir,GS4104/Ro64 - 0796,)是第 2 个上市的 NA 抑制剂,商品名为 tamiflu™(达菲)。对流感病毒的 NA 具有特异性的抑制作用,能够抑制流感病毒在体内的扩散。体外试验显示,奥司他韦在极低浓度时就对流感病毒 A 和 B 各种亚型具有抑制作用。奥司他韦口服后经胃肠道迅速吸收,绝对生物利用度约为 80%。在肝脏酯酶的作用下转变为其活性代谢形式 GS4071,即奥司他韦的羧化物,可迅速分布至流感病毒复制的主要部位(呼吸道上皮细胞的表面)。食物对奥司他韦的 PK 参数没有影响。口服奥司他韦后,约 5% 以原形从尿中排出,60%～70% 转变为 GS4071,通过肾脏排泄,不到 20% 从粪便中排出。肾功能严重损害时应减少剂量。

多项随机、双盲和安慰剂对照的研究显示,奥司他韦治疗流感具有较好疗效,能够缩短病程、缓解症状、降低并发症及减少抗生素用量。奥司他韦对流感具有预防作用,能够降低流感的发生率。奥司他韦推荐应用于发病不超过 2 d,年龄≥1 岁者的流感治疗。青少年和成人(≥13 岁)的治疗剂量为 75 mg,2 次/d,共 5 d。肾功能严重损害时(肌酐清除率<30 ml/min)应减量为 75 mg,1 次/d,共 5 d。预防性用药推荐应用于与流感患者接触 2 d 之内。年龄≥13 岁者,剂量为 75 mg,1 次/d,至少 7 d。当社区流感暴发时,服药时间应尽可能延长。奥司他韦还是目前 WHO 推荐的防治高致病性禽流感的药物。

奥司他韦在离体和在体试验中均未发现毒性反应,口服奥司他韦耐受性良好。口服奥司他韦最常见的不良反应为恶心和呕吐等。耐药的发生率很低,免疫力正常的成人,耐药率约 1%。目前认为耐药机制主要有 2 种:①与 NA 有关的耐药,由于流感病毒的 RNA 发生点突变,使 NA 活性中心的氨基酸发生改变,因而酶功能受损,导致耐药的发生;②与 NA 无关的耐药,由于 HA 受体的结合位点或附近发生改变,使 HA 与受体

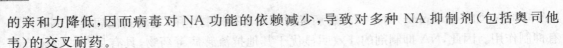

的亲和力降低,因而病毒对 NA 功能的依赖减少,导致对多种 NA 抑制剂(包括奥司他韦)的交叉耐药。

(五) IFN 类抗病毒药物

IFN 是人体受各种诱导物刺激而产生的一类蛋白质,具有抗病毒、免疫调节及抗增殖作用,因而抑制病毒的生长。IFN 可分为 α、β、γ 3 种主要类型,它们分别为人白细胞 IFN、人成纤维细胞 IFN 和人免疫细胞 IFN。具有抗病毒作用的 IFN 主要是 IFN - α 与 IFN - β,其中,IFN - α 抗病毒作用最显著,在临床上应用最为广泛,所用者大多为基因重组 IFN。

IFN 并不直接进入宿主细胞杀伤病毒,而是在细胞表面与特殊受体结合,诱导产生 20 余种细胞蛋白,其中某些蛋白对不同病毒具特殊抑制作用。针对不同宿主细胞和不同病毒,IFN 可通过抑制病毒进入宿主细胞,阻止其脱壳、mRNA 的合成或甲基化,阻止病毒蛋白的翻译或病毒装配和释放等而抑制病毒的生长繁殖。另一方面 IFN 并可作用于机体免疫系统,包括增加前炎性细胞因子的产生,增强(低浓度)或抑制(高浓度)抗体生成,增强 NK 细胞活性、巨噬细胞的吞噬作用和溶细胞作用,抑制巨噬细胞移动,增强细胞表面 MHC 抗原的表达、细胞毒 T 细胞的溶解作用、IgE 介导的组胺释放、淋巴细胞和辅助细胞 Fc 受体表达等。总之,IFN 通过其抗病毒作用和对免疫反应的调节作用而减轻和消除病毒感染。但在某些病毒感染中,IFN 亦产生一些全身症状和引起组织损伤。

在临床上,具有显著抗病毒作用的主要是 IFN - α,多用于治疗慢性病毒性肝炎,包括慢性乙型和丙型肝炎。由于普通 IFN - α 疗效不理想,且每周需多次给药,故目前已被聚乙二醇化 IFN - α 所取代。目前,市场上有两种聚乙二醇化 IFN,即 40 000 的 α - 2a 聚乙二醇化 IFN(PEGASYS®)和 12 000 的 α - 2b 聚乙二醇化 IFN(PegIntron™),均已被批准用于慢性乙型肝炎和丙型肝炎的治疗,每周给药一次,皮下注射。在治疗慢性丙型肝炎时需与利巴韦林联合应用,单用疗效较低。

IFN 不良反应较多,包括:①流感样综合征,出现不同程度发热、寒战、全身不适、肌痛;②部分患者有骨髓暂时抑制,出现白细胞(尤其是中性粒细胞)和血小板减低,停药后可恢复;③1/3 病例轻度脱发;④心动过速;⑤偶可诱发癫痫、抑郁症等。

(六) 抗反转录病毒药物

抗病毒药物通过抑制 HIV 复制过程中所需的酶活性以及阻断 HIV 与 CD4 细胞的融合而达到抑制 HIV 复制的目的。针对 HIV 的抗病毒药物有 4 类,即核苷类反转录酶抑制剂(NRTI)、非核苷类反转录酶抑制剂(NNRTI)、蛋白酶抑制剂(PI)和融合抑制剂(FI)。

1. NRTI 为最早使用的抗 HIV 药物,可竞争性地与反转录酶结合,从而抑制 HIV 的复制。本类药物包括:①齐多夫定(zidovudine, AZT 或 ZDV);②去羟肌苷(didanosine, ddI);③扎西他滨(zalcitabine, ddC);④司他夫定(stavudine, d4T);⑤拉米夫定(lamivudine, 3TC);⑥阿巴卡韦(abacavir, ABC);⑦替诺福韦(tenofovir disoproxil fumate, TDF);⑧恩曲他滨(emtritabine, FTC)等。

2. NNRTI NNRTI 通过与反转录酶的非底物结合部位结合而抑制 HIV 反转录酶的活性。目前有 3 种 NNRTI,即依非韦伦(efavirenz)、奈韦拉平(nevirapine)和地拉韦啶

（delavirdine），地拉韦啶已极少应用。

3. PI 本类药物是在 CD4 细胞内阻断蛋白酶的作用，阻止 HIV RNA 装配成 HIV，同时阻止 HIV 从 CD4 细胞内释放到细胞外。本类药物有沙奎那韦（saquinavir）、茚地那韦（indinavir）、利托那韦（ritonavir）、奈非那韦（nelfinavir）、安普那韦（amprenavir）、洛匹那韦＋利托那韦（lopinavir＋ritonavir）。

4. FI 阻断 HIV 与 CD4 细胞膜融合，从而阻止 HIV RNA 进入 CD4 细胞内。目前只有一种融合抑制剂 enfuvirtide，或称 T20。

已被 FDA 批准的抗反转录病毒药物见表 8-3。

表 8-3 抗反转录病毒药物

通 用 名	服用方法	食物影响	药物清除	不良反应
NRTI				
齐多夫定（zidovudine，AZT，ZDV）	200 mg 每天 3 次或 300 mg 每天 2 次	进食不影响服药	以 AZT 葡萄糖醛酸化物的形式（GAZT）代谢，GAZT 从肾脏代谢	骨髓抑制：贫血或白细胞减少 其他：对药物不耐受、头痛、失眠、神经衰弱、乳酸性酸中毒和严重脂肪变性性肝大发生率低，但有致命的危险
去羟肌苷（didanosine，ddI）	＞60 kg：200 mg 每天 2 次（咀嚼片），250 mg 每天 2 次（散剂）或 400 mg 每天一次（片或胶囊） ＜60 kg：125 mg 每天 2 次（咀嚼片），167 mg 每天 2 次（散剂）或 250 mg 每天一次（片或胶囊）	进食可使药物水平下降 55%。应于饭前半小时或饭后 2 h 服，避免过量饮酒	肾排泄率 50%	胰腺炎、外周性神经病、恶心、腹泻。使用 NRTI 后，乳酸性酸中毒合并肝脂肪变性少见，但有致命的危险
扎西他滨（zalcitabine，ddC）	0.75 mg 每天 3 次	进食不影响服药	肾排泄率 70%	外周性神经病、口腔炎。乳酸性酸中毒和严重脂肪变性性肝大发生率低，但有致命的危险
恩曲他滨（emtritabine）	200 mg 每天一次	进食不影响服药	主要经肾排泄	
替诺福韦（tenofovir，disoproxil fumarate）	300 mg 每天一次（肌酐清除率＞60 ml/min），肌酐清除率＜60 ml/min 不建议服用	与食物同服可增加生物利用度	经肾小球过滤、肾小管重吸收	神经衰弱、头痛、腹泻、恶心、呕吐、胃肠胀气
司他夫定（stavudine，d4T）	＞60 kg：40 mg 每天 2 次 ＜60 kg：30 mg 每天 2 次	进食不影响	肾脏排泄 50%	胰腺炎、外周神经病、肝脂肪变性、乳酸性酸中毒少见但可能致死

通 用 名	服用方法	食物影响	药物清除	不 良 反 应
拉米夫定 (lamivudine, 3TC)	150 mg 每天 2 次 <50 kg：2 mg/kg 每天 2 次或同服 AZT，如 combivir， 1 片每天 2 次	进食不影响	以原形经肾脏 排泄	乳酸性酸中毒少见但可能 致死
阿巴卡韦 (abacavir, ABC)	300 mg 每天 2 次	进食不影响，乙 醇使 ABC 水平 增加 41%	通过乙醇脱氢酶 和葡萄糖醛酸 转移酶代谢。 肾脏排泄 82% 的代谢物	变态反应（可能是致命性 的）；发热、出疹、恶心、呕 吐、不适或虚弱和食欲缺 乏，可能也有呼吸系统症 状（喉部疼痛、咳嗽等）。 与 NRTI 合用后，乳酸性 酸中毒合并肝脂肪变性少 见，但可能致死
NNRTI				
奈韦拉平 (nevirapine)	200 mg 口服，每天 1 次，14 d 14 d 后，200 mg 口 服，每天 2 次	进食无影响	通过细胞色素 P450（3A 诱导 剂）代谢；80% 通过尿排泄 （以葡萄糖醛 酸化物代谢， 原形代谢< 5%，10%通过 粪排泄）	皮疹、ALT 升高
地拉韦啶 (delavirdine)	400 mg 每天 3 次， 片剂可分散于 ≥850 ml 水制成 混悬液，与 ddI 和 抗酸药间隔 1 h 服用	进食无影响	通过细胞色素 P450（3A 抑 制剂）代谢； 51%通过尿排 泄（原形代谢 <5%，44%通 过粪排泄）	皮疹、ALT 升高、头痛
依非韦伦 (efavirenz)	600 mg 每天睡前服	避免高脂饮食后 服用，药物水 平上升 50%	通过细胞色素 P450（3A 诱 导剂/混合剂） 代谢；14%～ 34%通过尿排 泄（以葡萄糖 醛酸化物代 谢，原形代谢 <1%），16%～ 61% 通过粪 排泄	皮疹、中枢神经系统症状、 ALT 升高、大麻素试验假 阳性、猴子试验有畸形 发生

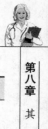

通 用 名	服用方法	食物影响	药物清除	不良反应
PI				
茚地那韦 （indinavir）	800 mg 每 8 h 1 次 与 ddI 同服相隔 1 h	进食可使药物水平下降 77%，餐前 1 h 和餐后 2 h 服用，可进脱脂牛奶和低脂饮食	通过细胞色素 P450 代谢，3A4 抑制剂	◆ 肾结石 ◆ 胃肠道反应：恶心 ◆ 实验室检查：间接胆红素升高 ◆ 头痛、神经衰弱、视物模糊、头晕、皮疹、金属味觉、血小板减少、脱发 ◆ 高血糖 ◆ 脂肪重新分布和脂质代谢异常 ◆ 可能增加血友病患者的出血机会
利托那韦 （ritonavir）	600 mg 每 12 h 1 次 与 ddI 同服相隔 2 h	进食可使药物水平上升 15%。如果可能，与食物同服可增加耐受性	通过细胞色素 P450 代谢，强 3A4 抑制剂	◆ 胃肠道反应：恶心、呕吐、腹泻 ◆ 口周感觉异常，可缓解 ◆ 肝炎 ◆ 胰腺炎 ◆ 神经衰弱 ◆ 味觉障碍 ◆ 实验室检查：三酰甘油升高 200%，CPK 和尿酸升高 ◆ 高血糖 ◆ 脂肪重新分布和脂质代谢异常 ◆ 可能增加血友病患者的出血机会
奈非那韦 （nelfinavir）	750 mg 每天 3 次 1 250 mg 每天 2 次	进食可使药物水平上升 2～3 倍，与食物同服	通过细胞色素 P450 代谢，3A4 抑制剂	◆ 腹泻 ◆ 高血糖 ◆ 脂肪重新分布和脂质代谢异常 ◆ 可能增加血友病患者的出血机会
沙奎那韦 （saquinavir）	800 mg 每 8 h 1 次 （硬胶囊） 1 200 mg 每天 3 次 （软胶囊）	与利托那韦合用，食物不影响	通过细胞色素 P450 代谢，3A4 抑制剂	◆ 胃肠道反应：恶心、腹泻 ◆ 头痛 ◆ ALT 升高 ◆ 脂肪重新分布和脂质代谢异常 ◆ 可能增加血友病患者的出血机会 ◆ 高血糖

通 用 名	服用方法	食物影响	药物清除	不良反应
安普那韦 （amprenavir）	＞50 kg：1 200 mg 每天 2 次（胶囊）；1 400 mg 每天 2 次（口服液） ＜50 kg：20 mg/kg 每天 2 次（胶囊）；每天最大剂量 2 400 mg ＜50 kg：1.5 ml/kg（口服液）；每天最大剂量 2 800 mg	高脂肪餐可使 AUC 下降 21%。可与或不与食物同服，避免脂肪餐	通过细胞色素酶 P450 代谢，3A4 抑制剂	◆ 口腔感觉异常 ◆ 皮疹 ◆ 肝功能升高 ◆ 高血糖 ◆ 脂肪重新分布和脂质代谢异常 ◆ 可能增加血友病患者的出血机会 ◆ 怀孕妇女、＜4 岁的小孩、肝或肾衰竭患者、服用双硫仑或甲硝唑的患者禁止使用含有丙烯乙二醇的口服溶剂
fosamprenavir	14 00 mg 每天 2 次或 700 mg 每天 2 次 + 利托那韦 100 mg 每天 2 次	可与食物同服	通过细胞色素酶 P450 代谢，3A4 抑制剂	◆ 胃肠道反应：恶心、呕吐、腹泻 ◆ 口腔感觉异常 ◆ 转氨酶升高 ◆ 高血糖 ◆ 脂肪重新分布和脂质代谢异常
洛匹那韦＋利托那韦（lopinavir＋ritonavir）	400 mg 洛匹那韦＋100 mg 利托那韦每天 2 次	中度脂肪餐可分别使胶囊和口服液 AUC 下降 48% 和 80%，可与食物同服	通过细胞色素酶 P450 代谢，3A4 抑制剂	◆ 胃肠道反应：恶心、呕吐、腹泻 ◆ 神经衰弱 ◆ 转氨酶升高 ◆ 高血糖 ◆ 脂肪重新分布和脂质代谢异常 ◆ 可能增加血友病患者的出血机会 ◆ 口服溶液含有 42% 乙醇
阿扎那韦 （atazanavir）	400 mg 每天 2 次或 300 mg 每天 2 次＋利托那韦 100 mg 每天 2 次	可与食物同服	通过细胞色素酶 P450 代谢，3A4 抑制剂	◆ 胃肠道反应：恶心、呕吐、腹泻 ◆ P－R 延长 ◆ 胆红素升高 ◆ 高血糖 ◆ 脂肪重新分布
替拉那韦 （tipranavir）	500 mg 每天 2 次＋利托那韦 200 mg 每天 2 次	可与食物同服	通过细胞色素酶 P450 代谢，3A4 抑制剂	◆ 胃肠道反应：恶心，呕吐，腹泻 ◆ 肝功能异常 ◆ 脂肪重新分布和脂质代谢异常
FI （enfuvirtide，T－20）	90 mg 每天 2 次皮下注射			局部注射反应、高敏反应、增加细菌性肺炎发生率

（张继明）

第七节　抗寄生虫药物

(一) 抗寄生虫药物的历史与现状

抗寄生虫药物是化学治疗的重要组成部分。回顾历史的发展,祖国医学很早就有许多关于驱虫药的描述。早在 2 000 多年前,《神农本草经》已有治疟恒山(常山)的记载。历来国内外均认为常山是最早的抗疟药,但从汉墓马王堆出土的《五十二病方》中已发现青蒿的记载,比常山早约 200 年,堪称世界抗疟药史的第 1 页。我国科学家在 1950 年前后,阐明了常山有效成分常山碱的化学结构。国外根据常山碱的化学结构,合成多种喹唑啉的衍生物,已发展成为一种类型的抗疟药。

在现代医学的发展过程中,抗寄生虫药物从最初的金属类化合物,逐渐转向化学合成药。例如 1918 年在埃及用于治疗血吸虫病的有机锑类药物酒石酸锑钾,一度是治疗血吸虫病的主要药物;砷剂和锑剂亦曾作为丝虫病的治疗药物,但金属化合物毒性大,不是驱虫治疗的理想药物,已趋向淘汰,逐渐被许多新的化学合成药所取代。特别是近 10 余年来,寄生虫病化学治疗有了很大的进展,抗寄生虫药物在不断更新。1972 年吡喹酮的问世是蠕虫病化学治疗的一个重要里程碑,是各种吸虫病与绦虫病治疗上的重大突破,它对寄生在血管内(日本血吸虫、埃及血吸虫、曼氏血吸虫)、肝胆管内(华支睾吸虫、后睾吸虫、肝片吸虫)、肺内(卫氏与斯氏肺吸虫)与小肠内(姜片虫、日本裂隙吸虫)的吸虫病均有良好的效果。

苯并咪唑类药物的合成为线虫病治疗提供了重要的武器。20 世纪 70 年代甲苯达唑首先在美国、加拿大,以后在亚洲、非洲、拉丁美洲各国广泛用于肠道线虫病的治疗,一致取得了较好的效果。国内也于 1975 年仿制成功,在临床应用中也证明其对肠道线虫病的良好疗效。与其同属一类的阿苯达唑,是苯并咪唑类药物中当前最好的驱虫药之一,并认为是跨纲广谱(不仅对蠕虫病有效,对个别原虫如贾第鞭毛虫亦有效)的驱虫新药。1975 年由美国史克(Smith Kline)制药公司研制成功,1976 年问世,现法国、非洲、拉丁美洲以及中东许多国家均已广泛应用于临床。1979 年我国合成成功,1981 年开始大量投产供人、畜应用。奥苯达唑(oxibendazole)是一种新的苯并咪唑氨基甲酸甲酯类广谱驱蠕虫剂,国外已作为兽药上市。我国于 1980 年仿制成功,对本品的正确评价有待于临床进一步观察与应用。

在抗疟药方面,国外最早用的是辛可那树皮(cortex cinchonine),即金鸡纳树皮。19 世纪初法国化学家从金鸡纳树皮分离出奎宁和辛可宁,奠定了奎宁在疟疾化学治疗中的地位。1914 年后,由于第一次世界大战,德国人的奎宁来源被切断,于是努力从事合成抗疟药的研究,合成了扑疟母星和米帕林(阿的平),两者虽均已淘汰,却奠定了研究 8 - 氨基喹啉类药物(如伯氨喹)及 4 - 氨基喹啉类似物(如氯喹)的基础。近年来,我国研制的青蒿素及其衍生物与磷酸咯萘啶治疗耐氯喹恶性疟,逾越了喹啉类药物的范畴,也取得了可喜的成果。近来,卤泛群(halofantrine)和本芴醇(benflumetol)被视为很有希望的抗疟新药,主要用于耐药恶性疟的治疗。

寄生虫病化学治疗可分为医院内治疗和现场普治两个方面。前者仅限于少数患者,而后者则是大规模的,尤其是需要提供安全、有效、不良反应少、易于耐受的药物,作为防治工作中的重要武器。寻找广谱、高效、低毒、短疗程、易于服用的新抗寄生虫药物是一门综合性科学。首先需要由药物化学工业者合成大量化合物进行筛选，或将现有的药物进行化学结构的改造。其次是药理学者进行 PK 的研究，以提供临床前的药理信息。临床试用前，应进行毒性试验（包括致突变、致畸胎与致癌试验）；临床应用期间，应严格考核疗效和观察其不良反应。还应该指出，在我国人、畜共患的原虫病与蠕虫病很多，前者如弓形虫病，后者包括所有吸虫病、旋毛虫病、囊虫病和包虫病等。很多药物，包括吡喹酮与阿苯达唑是先用于动物，然后才用于患者，因此加强人医与兽医的合作，共同寻找与研制新药，积极治疗人、畜共患的寄生虫病，这也是寄生虫病化学治疗方面的一个重要内容。此外，寄生虫病药物治疗不但需要研究新药，而且对老的药物也需要重新评价。因为新药的不良反应不是在少数患者中短期治疗中能见到的，往往是在大规模治疗中，或在临床应用多年后才被发现，所以，必须在长期使用并观察后才能作出全面的评价。

（二）抗原虫药物

1. 抗疟药 根据抗疟药对疟原虫生活史的作用环节，可将其分为 3 类：①主要用于控制症状，如氯喹、奎宁等；②抗复发药物，如伯氨喹；③预防用药，如乙胺嘧啶等。

1）氯喹 在非抗氯喹恶性疟的流行区，氯喹仍不失为一种杀血内裂殖体的首选药物。临床应用其二磷酸盐，服药后 24～48 h，发热、寒战等症状大多消退，48～72 h 血中疟原虫消失。氯喹还具有胃肠道吸收迅速完全（吸收率近 100%）的特点，其在红细胞内的浓度比血浆内高 10～20 倍，而受染红细胞内的氯喹浓度又比正常红细胞高 25 倍。氚标记与电镜观察发现原虫的食物泡和溶酶体是氯喹的浓集部位。食物泡内的 pH 为酸性，可导致碱性药物氯喹的浓集。氯喹的浓集又消耗了食物泡内的氢离子，更提高了食物泡内的 pH，使消化血红蛋白的血红蛋白酶受损失。疟原虫不能消化所摄取的血红蛋白，导致氨基酸的"饥荒"，并引起 RNA 崩解，最终导致氯喹和 DNA 的结合。近年来，一种见解认为氯喹对疟原虫的早期作用是引起疟色素的凝结。疟色素的主要成分铁原卟啉区（ferriprotoporphyrin IX，FP）可损害红细胞。推测原虫体内具有一种或多种受体（即 FP 结合物），可能是一种白蛋白，可与 FP 结合，形成无毒的复合物，使原虫生物膜免受 FP 的损害。氯喹的作用机制可能是将 FP 结合物与 FP 分开，并形成有毒性的氯喹-FP 复合物，从而发挥抗疟的作用。

（1）剂量和用法

控制疟疾急性发作：氯喹的治疗剂量为 2.5 g 总量，首次 1.0 g 顿服（磷酸氯喹每片 0.25 g，含基质 0.15 g），第 2～3 天为 1 次/d，每次 0.75 g。如与伯氨喹合用，只需第 1 天服 1.0 g。儿童首剂 16 mg/kg（高热期酌情减量，分次服用），6～8 h 后和第 2～3 天各服 8 mg/kg。治疗间日疟或卵形疟时还需在氯喹治疗后服用伯氨喹，15 mg/d，共 14 d，以清除肝组织内的疟原虫休眠子和外周血内的配子体，防止复发和传播。

疟疾的预防：成人每周 1 次，每次 0.5 g；儿童每次 8 mg/kg。从暴露前 2 周直至末次暴露后 6 周。

（2）不良反应：服药后可能有头痛、头晕、胃肠道反应、耳鸣、烦躁、皮肤瘙痒等，停药后症状可消失。

2）羟氯喹 为 4-氨基喹啉，作用同氯喹，对间日疟、三日疟、卵形疟原虫以及敏感恶性疟原虫均有效，但其抗疟作用不及氯喹。

羟氯喹可用于疟疾的预防，剂量为：成人每周 1 次，400 mg 顿服；儿童 5 mg/kg，每周 1

次。治疗疟疾的急性发作,成人首剂服用 800 mg,6 h 后 400 mg,以后 2 d 每天 400 mg;儿童首剂 10 mg/kg,以后每天 5 mg/kg。羟氯喹还可治疗系统性红斑狼疮、盘状红斑狼疮和类风湿关节炎。

3) 奎宁 奎宁是喹啉类衍生物,能与疟原虫的 DNA 结合,形成复合物,抑制 DNA 复制和 RNA 转录,从而抑制原虫的蛋白合成,作用较氯喹为弱。另外,奎宁能降低疟原虫氧耗量,抑制疟原虫内的磷酸化酶而干扰其糖代谢。奎宁也引起疟色素凝集,但发展缓慢,很少形成大团块,并常伴随着细胞死亡。电镜观察,可见原虫的核和外膜肿胀,并有小空泡,血细胞颗粒在小空泡内聚合,此与氯喹的色素凝集有所不同。在血液中,一定浓度的奎宁可导致被寄生红细胞早熟破裂,从而阻止裂殖体成熟。本药对红外期无效,不能根治良性疟,长疗程可根治恶性疾,但对恶性疟的配子体亦无直接作用,故不能中断传播。奎宁对心脏有抑制作用,延长不应期,减慢传导,并减弱其收缩力。对妊娠子宫有微弱的兴奋作用。

剂量和用法如下。

成人常用量:①用于治疗耐氯喹虫株引起的恶性疟时,采用硫酸奎宁,1.8 g/d,分次服用,疗程 14 d。严重病例(如脑型)可采用二盐酸奎宁,按体重 5~10 mg/kg(最高量500 mg),加入氯化钠注射液 500 ml 中静脉滴注,4 h 滴完,12 h 后重复一次,病情好转后改口服。②本药已不作为间日疟的首选药,必要时控制症状可口服重硫酸奎宁,第 1 天一次 0.48 g,第 2 天一次 0.36 g,3 次/d,连服 7 d。

小儿常用量:用于治疗耐氯喹虫株所致的恶性疟时,<1 岁者给硫酸奎宁 0.1~0.2 g/d,分 2~3 次服;1~3 岁 0.2~0.3 g;4~6 岁,0.3~0.5 g;7~11 岁为 0.5~1 g,疗程10 d。重症患儿应用二盐酸奎宁注射液剂量同成人,为 5~10 mg/kg(最高量 500 mg)。

4) 青蒿素及蒿甲醚 青蒿素是中国的一种草药,在传统祖国医学应用已有数世纪的历史,但直到 1977 年才发现它有强大抗疟作用,而且抗恶性疟原虫作用优于奎宁等抗疟药。到 1994 年止,在东南亚与拉丁美洲国家已治疗 150 余万患者。

青蒿素是一种从菊科艾属植物黄花蒿地上部分提取的,其化学结构是内含过氧基团的新型倍半萜内酯,其杀虫机制为血浆中游离铁与血红素-铁促使其过氧基因环分裂产生自由基,后者与疟原虫蛋白结合将虫杀死。此外,氧自由基与血红素结合产生疟疾色素。通过青蒿素化学结构改造现已合成生产一系列抗疟作用更强的衍生物与不同剂型,用于不同途径给药:蒿甲醚(肌内注射与口服)、青蒿琥酯(口服、静脉与肌内注射)、双氢青蒿素(口服)与青蒿素栓剂,后者在农村用于患儿治疗。此外,国外在研究蒿乙醚的合成与生产。

目前蒿甲醚与青蒿琥酯是国内常用的两种青蒿素衍生物,后者为水溶性,性质不稳定,注射制剂需用 5% 碳酸氢钠溶液稀释新鲜配制。蒿甲醚为油剂,在室温下可保存 4 年以上,用于肌内注射。蒿甲醚油丸用于口服。青蒿素及其衍生物是血中恶性疟原虫早期裂殖体杀灭剂,对恶性疟原虫环状体尤有杀灭作用,并具有快速作用的优点,其退热时间与血中疟原虫无性体消失时间均快于氯喹,而不良反应较氯喹少而轻。治疗总剂量视恶性疟病情轻重而异。青蒿素及其衍生物开始应用时,总剂量与疗程(3 d)不足,复燃率高。蒿甲醚肌内注射总剂量增至 480 mg/5 d 6 剂、重型恶性疟总剂量增至 600 mg/7 d 6 剂后,复燃率降至 5% 左右。临床上蒿甲醚与青蒿琥酯对重型恶性疟,尤其是儿童脑型恶性疟疗效显著,大大降低了病死率。脑型恶性疟的发病机制是由于恶性疟原虫晚期滋养体与裂殖体在脑微血管内扣压隔离(sequestration),感染红细胞相互粘连并与微血管内皮细胞相黏附,导致微循环障碍,引起弥散性脑部损伤。青蒿素及其衍生物杀死恶性疟原虫环状体可阻止成熟滋养体与裂殖体的产生与形成,故可用于耐氯喹重型恶性疟与脑型疟患者的抢救。本类药物具有高效、低毒、无耐药性与价格低廉等优点,现已成为治疗恶性疟的首选药物。

5) 咯萘啶 是苯萘啶类新药,具有高效、特效、低毒等优点。其作用特点为对氯喹抗药的患者亦有效,适用于治疗各种疟疾包括脑型疟和凶险疟疾的危重患者。口服给药总量 1.2 g,3 d 分服,第 1 天 0.3 g,1 d 2 次,第 2、3 天各 0.3 g(基质)。近年发现单用本药有一定的复发率,咯萘啶(500 mg)与磺胺多辛(1.0～1.5 g)和乙胺嘧啶(50 mg)联合一次顿服,可防止复发。

6) 卤泛群 为红内期裂殖体杀灭剂,对氯喹敏感及耐药的恶性疟和三日疟原虫均有杀灭作用,对间日疟原虫也有作用。其抗疟作用与甲氟喹相似,部分对甲氟喹耐药的恶性疟原虫对本药仍呈现敏感。卤泛群对疟原虫的作用机制尚未完全阐明,据报道卤泛群可与正铁血红蛋白区形成复合物,损害原虫的细胞膜,引起裂殖体的溶解与死亡。卤泛群用于治疗耐药疟原虫的剂量为成人每 6 h 1 次,每次 500 mg,连服 3 次;儿童宜用混悬液,8 mg/kg,每 6 h 1 次,连服 3 次。卤泛群对多重耐药疟原虫的治愈率达 85%～100%,平均临床退热时间及症状消失时间为 24～60 h,疟原虫阴转时间为 36～72 h。由于卤泛群对红外期或配子体的作用不显著,因而不用于预防性用药。部分药物可从乳汁排出,故孕妇和乳妇禁用。

7) 本芴醇 属芳香环甲醇类,实际上与奎宁、甲氟喹同属一类,是我国创制的抗疟新药。能杀灭疟原虫红内期无性体,杀虫比较彻底,治愈率为 95% 左右,但对红前期和配子体无效。主要用于恶性疟疾,尤其适用于抗氯喹恶性疟疾的治疗。动物试验证明其具较好的抗疟作用,但对氯喹仍显示有交叉抗性。用药品与亚油酸制成丸剂,每丸含本芴醇 50 mg 治疗恶性疟,疟原虫于 5 d 内转阴,3 d 内退热。第 1 天服 0.8 g(16 丸),第 2～6 天,每天服 0.4 g,总量 2.8 g(56 丸)。治疗后 4～5 周内随访 9 例,未见复燃。治疗效果与原虫密度关系不大,对恶性疟有性体无效。不良反应为头昏、恶心、呕吐、唾液过多。目前尚在继续研究中。

8) 伯氨喹 控制疟疾复发的药物中,伯氨喹是根治效果最好、毒性较低且有实用价值的药物。伯氨喹的杀虫机制尚不清楚,电镜观察显示伯氨喹可使疟原虫的线粒体形态发生变化,抑制线粒体的氧化作用,使其摄氧量显著减少;同时伯氨喹又可干扰辅酶Ⅱ的还原过程,使辅酶Ⅱ减少,严重破坏红外期疟原虫的糖代谢和氧化过程。

伯氨喹的剂量与疗程,国内目前推荐 8 d 疗法。磷酸伯氨喹 1 次/d,每次基质 22.5 mg(每片 13.2 mg,含基质 7.5 mg),连服 8 d。不良反应较其他抗疟药为大,治疗量可引起头晕、恶心、呕吐和腹痛。先天性葡萄糖-6-磷酸脱氢酶缺乏者服药后易产生溶血反应,出现甲床与口唇发绀。伯氨喹对胎儿的作用尚不清楚,孕妇不宜应用;粒细胞减少者禁用。

9) 乙胺嘧啶 是二氢叶酸还原酶的抑制剂,对 4 种疟原虫红前期均有抑制作用,对红内期的抑制作用仅限于未成熟的裂殖体阶段,能抑制滋养体的分裂。乙胺嘧啶通过抑制二氢叶酸还原为四氢叶酸,从而影响嘌呤及嘧啶核苷酸的生物合成,最后使核酸合成减少,使细胞核的分裂和疟原虫的繁殖受到抑制。疟原虫的 DNA 合成主要发生于滋养体阶段,故乙胺嘧啶主要作用于进行裂殖体增殖的疟原虫,对已发育完成的裂殖体则无效。因此,乙胺嘧啶临床起效慢,不用于控制疟疾症状,但可作为病因性预防。

2. 抗利什曼原虫药

1) 两性霉素 B 脂质体　利什曼病流行于世界上 80 个国家。其不同虫种与虫株可引起不同类型临床表现,如内脏、皮肤与皮肤黏膜型利什曼病等。在我国流行的主要是内脏利什曼病(黑热病)。内脏利什曼病的治疗仍存在不少问题,例如五价锑的毒性以及原虫对药物产生耐受性与耐药性等。喷他脒(戊烷脒)与两性霉素 B 对抗锑性内脏利什曼病的治疗效果不满意,而且毒性很大。脂质体作为一种新的剂型,静脉注射后被单核-吞噬细胞吞噬,导向药物选择性地浓集在单核-吞噬细胞系统器官内(如肝、脾等),逐渐释放,故其血浆药物浓度甚低,毒性大为降低。1991 年国外应用两性霉素 B 脂质体治疗抗锑性黑热病取得显著效果,此后陆续证实两性霉素 B 脂质体治疗内脏利什曼病达到临床痊愈。在印度,从大豆提取卵磷脂(phosphatidylcholine)与胆固醇以 7∶3 比例配制的两性霉素 B 脂质体,其包裹率达 90%。两性霉素 B 脂质体静脉注射后,几乎无局部与全身反应,一般情况很差的婴幼儿也能耐受。剂量为 1~3 mg/(kg·d),连续 21~30 d。本制剂价格较贵,故目前仅用于治疗耐药性黑热病病人。

2) 喷他脒　为一芳香基双脒,有羟乙磺酸盐和甲磺酸盐两种。用于治疗黑热病、卡氏肺孢菌病和早期非洲锥虫病。

喷他脒可引起热带利什曼原虫运动核、线粒体、核糖蛋白体的形态变化。墨西哥利什曼原虫接触喷他脒后可出现线粒体分裂、膜断裂,并抑制无鞭毛体向前鞭毛体的转变。本药还可通过抑制氧化磷酸化和二氢叶酸还原酶的活性,影响葡萄糖代谢和抑制核酸和蛋白质的合成等,从而杀灭卡氏肺孢菌;可抑制锥虫的胸腺嘧啶合成酶,影响 DNA 的生物合成。喷他脒口服不易吸收,多用肌内注射方式给药。在肝内不进行生物转化,大多以原形从尿中排出;可通过胎盘,但不宜通过血-脑屏障。应用过程中可致血压下降、肾损害、粒细胞减少等不良反应。

用于黑热病和皮肤黏膜利什曼原虫治疗,剂量为 4 mg/kg,1 次/d,连用 2 周,肌内注射;治疗卡氏肺孢菌病的剂量为 4 mg/kg 肌内注射,连用 12~13 d,合并 AIDS 的患者可适当延长疗程;对锥虫病患者的剂量为 4 mg/(kg·d),疗程为 10 d。

3. 抗肠道原虫药

1) 甲硝唑　阿米巴原虫、贾第鞭毛虫、人毛滴虫、结肠小袋虫均称为肠道原虫。甲硝唑是治疗上述各种原虫的首选药物,剂量为 400 mg,3 次/d,10 d 为 1 个疗程。口服易吸收、渗透力强,可透过血-脑屏障,进入细胞内以及兼有较强的抗厌氧菌作用为本药特点。反复给药无蓄积现象,毒性低,治疗剂量患者多能耐受。近年来发现本药对细菌有致突变作用,小鼠长期服用有致癌作用,但根据多年来的临床实践,女性患者妊娠期服用未发现致畸胎作用,因此常规剂量短期应用引起突变与癌变的作用极少。为了审慎起见,妊娠期与哺乳期最好不用。

2) 替硝唑　近年来国外已应用替硝唑替代甲硝唑治疗阿米巴病,单用本药不能消灭肠腔中的阿米巴包囊,治疗阿米巴病时有主张配用二氯尼特糠酸酯(diloxanide furoate),剂量为 0.5 g,3 次/d,连服 10 d 为 1 个疗程。

4. 抗其他原虫药　弓形虫、隐孢子虫虽属条件致病性原虫,但在免疫缺陷患者中可引起各种机会性感染。弓形虫可引起全身弥散性感染,隐孢子虫可致慢性顽固性腹泻。弓形虫病的治疗为防止治疗后复发,采用诱导维持疗法,即在 4~6 周有效的诱导疗法后继以小剂量的药物维持治疗。一般采用乙胺嘧啶，成人首剂 200 mg，随后 50～75 mg，儿童 1 mg/kg 分 2 次服；加磺胺嘧啶，成人 4～6 g/d，儿童 150 mg/kg，持续用药 4～6 周后改乙胺嘧啶 25～50 mg/d、磺胺嘧啶 2～4 g/d，作长期维持治疗。孕妇忌用乙胺嘧啶（以防致畸），可用螺旋霉素 2～4 g/d，4 次分服，3 周为 1 个疗程。孕妇还可应用克林霉素 600～900 mg/d 治疗。AIDS 患者并发隐孢子虫感染的治疗可试用螺旋霉素，但不易控制，病死率较高。

（三）抗蠕虫药物

1. 抗吸虫药物 传统的吸虫病治疗药物，在吡喹酮问世后几乎全部被替代。

吡喹酮是一种新型广谱抗蠕虫病药物，1972 年由原西德怡默克（Emerck）和拜耳（Bayer）药厂研制成功，它是杂环吡嗪-异喹啉衍生物。市售吡喹酮为外消旋化合物。1983 年国内首次用分析合成法获得其左旋与右旋光学异构体，并证明左旋吡喹酮是杀血吸虫的主要成分，而右旋吡喹酮则几乎无效。

吡喹酮口服后在肠道内被迅速吸收，血清中生物半减期为 1～1.5 h。家兔实验治疗证明，吡喹酮在门静脉血浓度较外周血高 10～20 倍。主要在脾脏内代谢，迅速而且几乎完全转化，故在肝脏有显著的首次通过效应，其主要代谢产物为单羟基和多羟基盐类，几乎无杀虫作用。代谢产物主要由肾脏（80%～85%）排泄，部分药物从胆汁中排出，可达到一定的药物浓度，故对肝吸虫病治疗有效。90% 以上的代谢产物在 24 h 内排出，故在体内无积蓄作用。

吡喹酮的杀虫机制大致有下列两个方面：其一是虫体与药物接触后，立即发生肌痉挛性麻痹，引起肝移。虫体的挛缩可能与其肌内 Ca^{2+} 含量增高有关；其二是药物对虫体皮层产生迅速而明显的损伤，引起表皮肿胀，出现许多空泡，最终表皮糜烂溃破。吸虫的皮层具有主要的生理和防御功能。皮层被破坏后，影响虫体吸收和排泄功能，更重要的是其体表抗原暴露后，失去免疫伪装而遭受免疫攻击，白细胞黏附与侵入，引起虫体死亡。体外与体内试验证明，吡喹酮杀虫作用的强弱与吸虫皮层的厚薄有密切关系。扫描电镜观察可见，在同一浓度（1 μg/ml）的吡喹酮作用下，皮层损害程度以日本血吸虫与华支睾吸虫最为显著，卫氏肺吸虫次之，而肝片吸虫则不明显。这与卫氏肺吸虫和肝片吸虫皮层肥厚，由致密的纤维丝组成有关，故临床上吡喹酮治疗卫氏肺吸虫与肝片吸虫病的剂量应较大，疗程应较长。

吡喹酮的剂量与疗程：各种吸虫与绦虫及其幼虫在人体内寄生部位不同。吡喹酮口服吸收后，在不同体液与组织中浓度相差悬殊，虫体皮层厚薄也不同，因此对不同寄生虫病所采用的剂量大小、疗程长短与次数也不一致：①寄生在小肠内的吸虫与绦虫，吡喹酮与之接触，故剂量最小，一次顿服即可，如姜片虫、绦虫病的治疗剂量通常为 10 mg/kg，顿服。日本血吸虫寄生在门静脉系统内，吡喹酮在门静脉血中浓度很高。过去对慢性患者采用总剂量 60 mg/kg，2 d 疗法，近年来现场采用 40～50 mg/kg，一剂疗法，效果也很好。对急性血吸虫病患者，采用总剂量 120 mg/kg，4～6 d 疗法。②寄生在组织内的蠕虫，如各种肝吸虫与肺吸虫，因为吡喹酮自肠道吸收后在肝脏内迅速而几乎全部转化，即在肝脏内首次通过效应的关卡作用很强，所以在胆汁与系统循环血液中浓度大大降低，故临床治疗剂量较大，一般为 20～25 mg/kg，3 次/d，连续 3 d 为 1 个疗程。③寄生在脑部的蠕虫或其幼虫，不但剂量大，而且宜采用多个疗程，以保证疗效。如囊虫病，国内一般采用总剂量 120 mg/kg（有高至 180 mg/kg者），4 d 分服。国外亦有采用每天 50 mg(kg·d)，15 d 为 1 个疗程。

吡喹酮的不良反应一般轻而短暂，患者耐受性与安全性均好。常见的不良反应有头昏、头痛等，对肝脏的损害很少见。少数患者出现房性或室性期前收缩（早搏），Ⅰ度房室传导阻滞,ST 段与 T 波的改变。肠道寄生的吸虫与绦虫,虫体迅速被驱除,很少产生反应;但寄生在胆管的如华支睾吸虫大量被驱除,从胆管排出时可引起胆绞痛。寄生在组织内的蠕虫如血吸虫、肺吸虫、囊虫等,无排除出路,虫体就地死亡,可引起发热、血嗜酸性粒细胞增多或有皮疹等。例如全身性弥散型囊虫病,虫体死亡后释放出大量抗原,偶可引起过敏性休克。其中尤应注意弥散型脑囊虫病患者于吡喹酮治疗时可引起颅内压增高症状,重者可并发脑疝。治疗过程中应辅以脱水剂与肾上腺皮质激素,以防意外。

2. 抗线虫药物　根据药物的化学结构,可以将驱线虫药物分为:①哌嗪类(乙胺嗪、哌嗪等);②咪唑类(左旋咪唑、甲苯达唑、阿苯达唑等);③嘧啶类[噻嘧啶、莫仑太尔(甲噻嘧啶)、奥克太尔(酚嘧啶)等];④季铵盐类[羟萘苄芬宁(灭虫宁)、噻乙吡啶(噻乙啶)];⑤其他化合物,如酚类(己雷琐辛)、有机磷(美曲膦酯)、卤烃类(四氯乙烯)。目前羟萘苄芬宁、己雷琐辛、美曲膦酯、四氯乙烯等药物由于其疗效低、毒性大、安全性差均已被淘汰。咪唑类与嘧啶类药物虽然具有疗效好、毒性低的特点,但各种药物对不同种类线虫的作用也不全相同。

1) 哌嗪　一度是广为应用的驱蛔虫、蛲虫的药物,但由于抗虫谱不广,驱虫疗效不及咪唑类和噻嘧啶,现已少用。

2) 左旋咪唑　是一种烟酸型胆碱促进剂,能使线虫肌肉收缩,可能对虫体的微管结构有抑制作用,临床用于治疗蛔虫病、钩虫病,并对丝虫感染亦有效,但近年来已被苯并咪唑类药物取代。

3) 甲苯达唑　对肠道线虫有选择性和不可逆性抑制其摄取葡萄糖的作用,使虫体内源性糖原耗竭,引起虫体死亡,并对成虫和虫卵均有作用。甲苯达唑在肠道中吸收甚少,故有利于驱肠道线虫,而且不良反应也很少。但是如果用以杀死组织内寄生的蠕虫,如肌肉内旋毛虫和肝包虫,则需长期大剂量治疗。

4) 阿苯达唑　是当前最好的驱虫药。它对多种寄生虫均有高度活性,在体内迅速代谢成亚砜和砜,其杀虫机制与甲苯达唑相似。它不仅对肠道线虫病有效,且对绦虫类、吸虫类(华支睾吸虫、肺吸虫)也有效,甚至还可用于治疗梨形鞭毛虫病。阿苯达唑较甲苯达唑在肠内略易吸收,而且在肝脏内代谢产生的活性代谢产物——阿苯达唑-亚砜在血浆中浓度较高,可透入组织与体液,故其治疗效果,不论对肠道线虫或组织内寄生的蠕虫如旋毛虫、囊虫与棘球蚴等,均优于甲苯达唑。此外,阿苯达唑与其代谢产物从胆汁中排泄,对华支睾吸虫病治疗亦有较好效果。

阿苯达唑的作用机制主要是通过阿苯达唑-亚砜与虫体细胞的微管蛋白发生选择性结合作用,阻止其聚合形成微管。微管破坏后引起运输堵塞,高尔基复合体内分泌颗粒积聚,致使细胞胞质溶解而死亡。它也可以抑制虫体摄取与利用葡萄糖,使虫体内源性糖原逐渐耗尽,并且抑制延胡索酸还原酶,阻碍 ATP 产生,致使虫体因能源断绝而死亡。

阿苯达唑的剂量与疗程:肠绦虫病的阿苯达唑剂量均为 400～800 mg/d,连服 3 d 左右。但治疗寄生在组织内的囊虫病剂量较大,通常为 15～18 mg/(kg·d),10 d 为 1 个疗程,一般需 2～3 个疗程。新近也有采用 15 mg/(kg·d),以 1 个月为 1 个疗程。脑型必须住院治疗,治程中应密切注意颅内压升高。华支睾吸虫病的阿苯达唑治疗剂量 10 mg/(kg·g),7 d 为 1 个疗程。肺吸虫病的剂量 8 mg/(kg·d),2 次分服,7 d 为 1 个疗程。包虫病的治疗剂量为 10～40 mg/(kg·d),分 2～3 次服,30 d 为 1 个疗程;但不能取代外科治疗,仅作为外科治疗后的一个补充。旋毛虫病的治疗剂量 24～32 mg/(kg·d)，分 3 次口服，疗程 5 d。

　　近年来，阿苯达唑使包虫病的治疗发生了重要变化：①囊型包虫病，播散性与多器官、多发性囊型包虫病大多不能手术治疗，可采用阿苯达唑治疗。国内外不少学者甚至主张对无并发症肝包虫囊肿患者首先采用阿苯达唑治疗，如果无效，再考虑手术摘除。手术前后服用阿苯达唑各 1 个月，以防止扩散与复发。剂量为 10～20 mg/(kg·d)，治疗期限从 3 个月至数年不等。患者经长期阿苯达唑治疗后，肝脏 B 超与 CT 扫描检查，可见包虫囊肿缩小，母囊内的子囊也逐渐消失。②泡型包虫病，不论手术与否，应采用阿苯达唑长期连续治疗。泡型包虫病患者的临床症状如肝区隐痛、黄疸、咯血等大多在治疗 1～2 个月内消失。在药物维持治疗期间，大多数患者可照常工作，故发病率与病死率显著降低。但患者在停用药物后，远期复发率较高。复发患者再次采用阿苯达唑治疗仍然有效。阿苯达唑治疗泡球蚴病的剂量与疗程视肝脏病变大小而异。一般推荐剂量为 20 mg/(kg·d)，疗程 3 年或以上，个别晚期患者需终身维持治疗。治疗期间应定期进行肝功能试验与血象检查，观察不良反应。每年进行肝 B 超和(或)CT 扫描，考核疗效。

　　5) 三氯苯达唑(triclabendazole)　是另一种苯咪唑药物，最初用于牛、羊肝片吸虫病治疗，一剂口服即有良好疗效，毒性很低。动物实验证明三氯苯达唑对肝片吸虫和并殖吸虫有杀虫作用。临床上初步试用于少数肝片吸虫患者与非洲的并殖吸虫病儿童，均取得较好效果。以三氯苯达唑治疗犬卫氏并殖吸虫感染，也取得显著效果，值得重视。

　　6) 奥苯达唑(oxibendazole)　对多种动物的肠道线虫均有良好的驱虫效果，且毒性低，治疗剂量下对动物无不良影响，特别是无致畸和致突变作用。国内学者首先将本药过渡到临床，初步临床和扩大临床试验证明，人对本药的耐受性良好。治疗剂量下不良反应轻微，不失为一种颇有前途的广谱驱肠道蠕虫药物，既适于医院内治疗，又可用于现场普治。

　　7) 乙胺嗪　乙胺嗪(海群生，hetrazan)对微丝蚴及成虫均有杀灭作用，服药后反应较大，治愈丝虫病须在数年内多次反复治疗。成人剂量 0.6 g/d，分 3 次服，连服 7 d，总剂量为 4.2 g。

　　8) 呋喃嘧酮　对成虫及微丝蚴均有杀灭作用，可作为乙胺嗪的补充药物。肠溶片 20 mg/(kg·d)，分 2～3 次服，连用 7 d 为一疗程。

　　9) 伊维菌素(ivermectin，依弗米丁)　是放线菌阿弗米丁链霉菌产生的一种新抗生素，属大环内酯结构。在国外首先用于盘尾丝虫病取得良好效果，使皮肤内微丝蚴消失，眼视力有不同程度改善。本药也可用于治疗班氏丝虫病，剂量为 150 μg/kg，一次顿服，可使血中微丝蚴迅速消失，每 6 个月～1 年治疗 1 次。治疗后 6 个月复查，仅少数患者血中微丝蚴复现，故对丝虫雌虫也有一定抗虫作用。伊维菌素治疗安全有效，剂量小，不良反应很少，安全阈很宽，但价格较贵。伊维菌素的杀虫机制是影响虫体内神经递质——GABA 的释放。它是 GABA 的促效剂。动物试验证明，它刺激线虫神经突触前 GABA 的释放和增加 GABA 与突触后 GABA 受体结合，抑制神经间的信息传递，使虫体麻痹。GABA 对线虫是一种抑制神经传导的递质，但对哺乳动物的影响极少，因为哺乳动物的 GABA 神经局限于中枢神经内，而伊维菌素不能通过血-脑屏障，故对人毒性极低。

(施光峰)

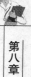

第八节　临床微生物学

（一）正常菌群和病原微生物

人们赖以生存的地球到处存在着微生物,与人类健康和疾病有密切关系的病原微生物同样无处不在。传统的观念认为,外界环境中引起人类感染性疾病的病原微生物只有少数,例如伤寒沙门菌、痢疾志贺菌、鼠疫耶尔森菌、炭疽杆菌、布氏杆菌、结核杆菌、脊髓灰质炎病毒和疟原虫等。它们进入正常人体组织,抵抗宿主的防御功能,在体内繁殖,引起宿主的组织损伤和功能障碍。这种能引起人类疾病的病原称为致病微生物或病原微生物;而引起疾病的细菌称为病原菌(pathogen)。外界病原入侵所引起的感染称为外源性感染(exogenous infection)。近年的研究证实,在正常人体体表以及与外界相通的腔道如口腔、鼻咽腔、肠道、前尿道和阴道等存在着各种微生物,这些微生物在人体免疫功能正常条件下对人体有益无害,称为"正常微生物群";以细菌和真菌为主,故简称"正常菌群"(normal microbiota)。它们寄居于人体与上述外界相通腔道内的现象称为"定植"(colonization)。正常菌群对于人体生态平衡和内环境的稳定有重要作用。正常菌群的存在是保持人体健康的重要因素,它反映在正常情况下,宿主、正常菌群和外环境共同适应,保持平衡的状态。如破坏这种菌群间的平衡会导致菌群失调,并有引起感染可能。当机体抵抗力降低时,即免疫功能低下时,定植菌或致病力很低的微生物可能侵入人体其他部位,这些微生物称为机会致病性微生物或条件病原微生物;如是细菌或真菌则称为"条件致病菌"(opportunistic pathogen)。由于系从原来寄居于肠道、口、咽、下尿道和阴道等部位的正常菌群转移至其他易感部位造成的感染,因此这种感染称"内源性感染"(endogenous infection),又称"自身感染"(auto‐infection)或"机会感染"(opportunistic infection)。这些条件病原微生物可以属人类正常微生物群或是环境中通常不致病的微生物,例如细菌中的大肠埃希菌、产气肠杆菌等肠道细菌,铜绿假单胞菌,表皮葡萄球菌,肠球菌等;真菌中的念珠菌、曲霉、新生隐球菌、毛霉等;病毒中的 HSV、带状疱疹病毒、巨细胞病毒等;原虫中的弓形虫等。

寄居在人体各部位的正常微生物群见表 8‐4。

表 8‐4　寄居在人体各部分的正常微生物群

部　位	主　要　微　生　物
皮　肤	葡萄球菌属、八叠球菌、JK 群棒状杆菌、痤疮丙酸杆菌等
口　腔	草绿色链球菌、奈瑟菌属、卡他莫拉菌、类白喉棒状杆菌、真杆菌、核梭杆菌、拟杆菌属、厌氧革兰阳性和阴性球菌、念珠菌等
鼻咽腔	草绿色链球菌、奈瑟菌属、厌氧球菌、腺病毒、念珠菌等
眼结膜	表皮葡萄球菌、JK 群棒状杆菌、丙酸杆菌属等
肠道（空肠末端、回肠、结肠）	大肠埃希菌、产气肠杆菌、变形杆菌属、铜绿假单胞菌、葡萄球菌属、八叠球菌、肠球菌属、拟杆菌属、双歧杆菌、真杆菌、核梭杆菌、消化球菌、消化链球菌、念珠菌、埃可病毒、腺病毒等

部　　位	主 要 微 生 物
前尿道	表皮葡萄球菌、JK 群棒状杆菌、非致病性抗酸杆菌、肠球菌属等
阴　道	乳杆菌、JK 群棒状杆菌、大肠埃希菌、拟杆菌属、肠球菌属、奈瑟菌属、厌氧球菌等

（二）病原微生物的分类

与人类感染性疾病有关的病原微生物有病毒、立克次体、螺旋体、细菌、真菌和寄生虫，尤以病毒、细菌及真菌引起的疾病为多见。下面就病毒、细菌及真菌的分类作一简单介绍。

1. 病毒的分类

1）传统分类法　按病毒对宿主或宿主某一器官的"嗜性"，结合流行病学特点如主要传播途径、侵袭部位、临床特征等而分群：①呼吸道病毒；②肠道病毒；③皮肤及黏膜的出疹性病毒；④虫媒病毒；⑤神经病毒；⑥肿瘤病毒等，常可通过不同途径侵犯多种脏器引起综合征，因而较难归类。由于现代分类法与临床的联系尚不完善，故大多学者仍沿用比较实用的传统分类法。

2）现代分类法　根据病毒的核酸成分、电镜下结构、大小和抗原性等理化和生物学特征进行分类，可将所有人与动物病毒分为 DNA 和 RNA 病毒两大类。大多数病毒已分归为不同的科、属、种，有的分亚科、亚属。目前至少有 14 个 RNA 病毒科和 7 个 DNA 病毒科。

2. 细菌的分类　目前在细菌的分类中，主要采用的两大类方法是表型分类法和分子生物学技术分类。

1）表型分类法　一种传统的细菌分类法，以细菌的形态、结构、生理、生化和血清学反应等细菌的表型为主要依据。此法缺点是把细菌的每一种生化反应看成是固定不变的，例如遇乳糖突变阴性的大肠埃希菌不可能再是大肠埃希菌，而导致鉴定分类错误。20 世纪 60 年代后，根据大量的特性，包括形态、生理和生化指标，用计算机计算菌株间相似度，将完全相似者归在一群，称数值分类法。如 API 20E，Vitak，ATB 等均是以数值分类法为原理进行的。根据 *Bergey*（1994 年版）对细菌的分类，Jawetz 等（1995 年）提供了根据革兰染色、细胞壁的有无及真性菌和古细菌作为医学细菌的主要分类。在 *Bergey* 的第 9 版中把所有的细菌列为 1～35 群（group），其中 19 个群与人类疾病有关。

2）分子生物学技术分类　亦称基因诊断。由于分子生物学技术的发展，可通过分析 DNA 的碱基组成、基因组大小和比较 DNA 的同源性，从而比较细菌 DNA 的亲缘关系。近年来已经发展并正在趋向成熟的几种新技术如特异性基因探针（DNA - DNA）杂交技术、聚合酶链反应（PCR）技术和基因芯片技术已逐渐用于致病菌的检测，可以对细菌进行种水平的鉴定和分类，使一些细菌可以得到明确的归属。

3. 真菌的分类　真菌（fungi）属真核微生物。传统分类方法主要依据真菌的形态、细胞生理、生化，尤其是有性生殖阶段的形态特征。如依据真菌能引起的疾病部位可简单分成两类：浅部真菌和深部真菌。浅部真菌指由密切相关的一群浅在寄生性真菌，可侵犯表皮、毛发和指（趾）甲，寄生或腐生于表皮角质层、毛发和甲板的角蛋白组织中，引起浅部真菌病。深部真菌则是指浅部真菌以外可引起机体各部位、各系统疾病的真菌，种类较多，常见者有念珠菌、隐球菌、曲霉等，其他少见的有孢子丝菌、暗色真菌、毛霉、蛙粪霉、青霉、地霉、组织胞浆菌、球孢子菌、副球孢子菌、皮炎芽生菌和鼻孢子菌等。此外,还可采用分子生物学技术对真菌 DNA 进行分析,但由于对丝状真菌的 DNA 提取还有一定的困难,因此目前仅限于酵母样真菌。

(三)感染性疾病的病原检查

感染性疾病的病原学检查具有非常重要的临床意义:①有助于明确感染性疾病的诊断,阳性培养结果表示患者有感染或者为病原携带者,常是临床诊断的重要依据;②有助于临床医师合理用药,防止因滥用抗菌药物造成耐药菌的发生和传播;③有助于医院感染的监控,防止医院感染的暴发流行;④有助于了解本医院、本地区乃至全国的临床分离菌的变迁。因此,在临床上疑为感染性疾病者均应采集相关标本送临床微生物实验室进行病原微生物的诊断,应尽一切努力分离出病原微生物作为治疗依据。

1. 标本的采集、运送和处理 由于每一种感染性疾病均有其特异病原微生物。然而,人体的各部位存在大量微生物,而且人体不同部位中有的带有大量微生物,有的暂时存在少量微生物,有的部位则是无菌的。因此要确定某一微生物是非致病的,共生的或致病的往往十分困难。为了正确检出病原微生物,正确地采集、运送和处理样本甚为重要,这是诊断感染性疾病的关键步骤。为此:①所有标本的采集均应在抗菌药物使用之前;②采集标本前局部应做好准备工作,标本应来自病变部位;③标本必须迅速及时送到检验部门,或经适当处理后运送;④采用改良或选择性培养基或特殊培养基,某些标本在接种培养前需先做涂片和革兰染色检查;⑤分离和鉴定病原菌后应做抗菌药物敏感度测定,需要时可测定联合药敏,供临床选用药物的参考。

1)血行性感染 对于疑有各类血行性感染患者采样应在给予抗菌药物治疗前多次(至少 3 次)抽血送培养。感染性心内膜炎、动脉内膜炎、伤寒、布鲁菌病等血行性感染病原为持续存在者,可于 24 h 内每隔 1 h 采血 1 次,连续 3 次。但在其他感染中可能为间歇性者,宜在寒战前 30~60 min 或寒战后 1 h 内采血也可获得高的阳性率;在 24~48 h 内分别采血 3 次,成人每次采血量不应少于 10 ml,并可根据临床需要加送厌氧菌和真菌培养。如临床考虑有特殊病原的可能性,应采用特殊培养基以提高阳性率。

2)呼吸道感染 痰标本虽最易采集,但咳出的痰常受口咽部菌群的污染。采样前应先用无菌生理盐水漱口,然后取深咳出的痰液作为标本。对干咳、痰少患者用雾化吸入 45℃、10%氯化钠溶液,使痰湿化易于咳出。一份合格的痰标本应该是痰涂片镜检每低倍视野<10 个鳞状上皮细胞,>25 个多核白细胞。如果镜检有多量上皮细胞存在,但脓细胞缺如则应重新采集。此外也可通过纤维支气管镜防污染毛刷采集分泌物标本,收集支气管肺泡灌洗液做相关病原体培养,必要时尚可取组织做病理检查。

3)尿路感染 清洁中段尿培养和尿常规检查,对于尿路感染中病原学诊断和治疗后疗效随访均有重要价值。诊断泌尿系统感染的细菌学标准一般为菌落计数≥10^5 CFU/ml。但菌落计数低于此标准并不能完全排除尿路感染,其原因可能由于患者饮水量多、尿液 pH<5、尿液中有抗菌药物存在、尿路梗阻或慢性肾盂肾炎等,应进一步检查以明确诊断。此外,当患者不能排尿或诊断治疗必需时可采用导尿管导尿。

4)无菌部位的感染

(1)中枢神经系统感染:中枢神经系统感染主要为细菌性脑膜炎、病毒性脑膜炎和脑炎、真菌性脑膜炎、结核性脑膜炎和其他病原如钩端螺旋体、弓形体等引起的脑膜炎和颅内感染等,因此脑脊液标本的微生物检查具有重要临床意义。采集脑脊液要严格执行无菌操作,避免污染。采集后尽快送检验室。如有可能宜在床边接种以提高培养的阳性率。送达的标本应离心后做涂片和革兰染色检查等。常规检查对鉴别诊断很有帮助。颅内脓肿需考虑在厌氧条件下运送标本和进行厌氧培养。怀疑病毒性脑膜炎或脑炎时,取急性期和恢复期血清,做相应的血清学检查。

(2) 其他体腔的感染:严格执行无菌操作采集和送检胸腔积液、心包液、腹水和滑膜腔液,做需氧培养,必要时送厌氧培养,可直接用注射器抽取后运送。如临床需要,尚可送相应标本做结核杆菌或真菌培养。

5) 伤口感染和脓肿 伤口感染以细菌感染为主,偶有分枝杆菌或真菌感染。棉拭子采取标本易污染,宜用注射器和针头吸取脓液和分泌物直接送实验室或用厌氧容器运送。陈旧开放性和慢性流脓伤口或窦道很容易被皮肤黏膜的正常菌群或环境中细菌污染,因此必要时可对慢性损害的活检组织进行培养或特殊染色组织学检查。腹腔脓肿和深部脓肿都应同时做需氧和厌氧菌培养。静脉留置导管可送做培养检查,拔管前先对插管口皮肤严格消毒,再将拔出导管头部剪下置无菌容器送至实验室。

6) 胃肠道感染 粪便标本的采集应注意挑取脓血、黏液部分送细菌培养,主要用以检测沙门菌、志贺菌、弯曲菌、耶尔森菌等菌属。宜将新鲜粪便送镜检或培养。一次培养阴性不能确定无病原菌,至少 3 次阴性才能排除。如临床上怀疑霍乱弧菌、副溶血性弧菌、弯曲菌属、产肠毒素性或侵袭性大肠埃希菌等感染时,应注明以便接种特殊的培养基。一次粪便镜检不能排除肠道寄生虫,如蓝氏鞭毛虫常间歇出现在标本中,应反复多次送检。

病毒感染因病原不易被检出或培养需较长时间,一般实验室无条件进行病毒分离,故多数情况下需依赖免疫学检查而确诊。立克次体感染情况与病毒感染大致相同。细菌感染和寄生虫病也常用免疫学方法辅助诊断。

2. 病原微生物的鉴定

1) 快速鉴定的试剂盒(板)和自动化仪器 病原微生物的鉴定主要依据不同病原菌对糖类的发酵反应、不同酶系统和代谢产物或菌液生长浊度等特点,选择一组生化反应系统鉴定细菌,俗称生化鉴定。目前在临床微生物实验室常用的商品化试剂盒(板)有 API 系列和 ATB 等 20 余种,以 API 系列的使用最为普遍。此外,还有 Vitek 系统、Walk Away 系统、ATB - plus 等多种自动化鉴定仪。这些试剂盒(板)与自动化仪器由于提高了生化试验的敏感性和菌液浓度,孵育 4~6 h 便可判读结果,可满足临床快速诊断和早期治疗的需要。

2) 免疫诊断法 除上述鉴定系统外,近年来在病原微生物的鉴定上还发展和应用了免疫诊断技术,包括:①特异性微生物抗原的检测;②微生物抗原的特异性抗体检测,其中标记抗体技术,如荧光免疫测定技术和酶免疫技术已广泛用于临床感染性疾病的病原诊断,前者如 A 群链球菌、军团菌、沙眼衣原体、卡氏肺孢菌、甲型流感病毒、副流感 1~3 型病毒、呼吸道合胞病毒等检测;后者可用于测定多种病毒感染患者血清中的 IgM 抗体,如巨细胞病毒、EB 病毒、HAV、HBV、HIV、诺瓦克病毒及某些立克次体感染等,亦用于检测沙眼衣原体、B 群溶血性链球菌、嗜肺军团菌、脑膜炎球菌 A 抗原以及鼠疫患者血清中鼠疫杆菌抗原的检测等。

3) 单克隆抗体的应用 单克隆抗体已广泛用于临床标本中微生物抗原的直接检测,或经培养后鉴定病原或其某一特殊组分。荧光标记单克隆抗体可用于沙眼衣原体、嗜肺军团菌、梅毒螺旋体等抗原检测,以及肝炎病毒、轮状病毒、呼吸道合胞病毒、HSV、腺病毒、肠道病毒、HIV 等多种病毒抗原的检测,并已有商品化药盒供应。除病原诊断外,单克隆抗体广泛应用于基础研究和流行病学研究。此外,还可用于检测体液中多种寄生虫抗原,如疟原虫、锥虫、绦虫和血吸虫等。

随着分子生物学技术的发展,以及临床常见致病菌对抗菌药物耐药性机制的研究,一种运用细菌的保守序列 23S RNA 和 16S RNA 以及运用编码细菌耐药性的耐药基因直接从标本中鉴定细菌和检测耐药细菌的基因诊断技术正在研究建立中,如 DNA 探针杂交、PCR、DNA 序列分析、SSCP、RFLP 和基因芯片技术等。上述方法适用于一些生长极为缓慢的病原微生物或应用传统的培养方法目前尚不能培养的病原检测,正处于研究阶段。

(四)与抗菌药物治疗有关的实验室检查

1. 药敏试验 测定抗菌药物在体外对病原微生物有无抑制作用的方法称为药敏试验,常以最低抑菌浓度(MIC)来表示。各种致病菌对不同抗菌药的敏感性不同,同一种细菌的不同菌株对不同抗菌药的敏感性亦有差异,因此药敏测定结果是正确选用抗菌药物的重要依据。

1)常用的药敏测定方法

(1)稀释法:以一定浓度的抗菌药物与含有被试菌株的培养基进行一系列不同倍数稀释(通常为双倍稀释),经培养后观察其 MIC。用肉汤培养基在试管内进行试验者称试管稀释法,用微量板进行者为微量稀释法。

(2)扩散法(纸片法):亦称 K-B 法或琼脂扩散法。将浸有抗菌药物的纸片贴在涂有细菌的琼脂平板上,抗菌药物在琼脂内由纸片中心向四周扩散,其浓度呈梯度递减,因此在纸片周围一定距离内的细菌生长受到抑制,过夜培养后形成一个抑菌圈,其直径大小与药物浓度的对数呈线性关系。

(3)E 测定法(Epsilometer test,E test):在琼脂扩散法的基础上改良而成。方法是将抗菌药物放置于 5 mm×50 mm 的不透明薄型塑料带上。本法集稀释法(定量)和扩散法(简便)等优点,测定结果与上述两法的符合率均在 95% 以上。

2)药敏结果判断标准及临床意义 通常采用美国国家临床实验标准化研究所[Clinical and Laboratory Standards Institute (CLSI)原为美国国家临床实验标准化委员会(NCCLS)]公布的药敏结果判断标准,采用三级划分制。但应注意必须采用 CLSI 文件中规定的药敏试验材料和方法。临床微生物实验室向临床报告时采用 S、I、R 分别表示试验菌对抗菌药物的敏感性。其临床意义如下。

(1)敏感(S):当一种细菌引起的感染,用某种药物常用剂量治疗有效,这种细菌即对该药敏感,即常规用药时达到的平均血药浓度约可达该药对细菌 MIC 的 2~5 倍或以上。

(2)中介(I):当细菌引起的感染仅在应用较高治疗剂量抗菌药物时才有效,这种细菌对该药仅呈中度敏感。常规剂量达到的平均血浓度一般相当于或略高于对细菌的 MIC。毒性较小的药物,适当加大治疗剂量仍可获得临床疗效。

(3)耐药(R):药物对某一细菌的 MIC 高于治疗剂量在血或体液内可能达到的浓度;或细菌能产生灭活抗菌药物的酶,则不论其 MIC 值大小如何,仍应判定该菌为耐药。例如产青霉素酶的金黄色葡萄球菌即应认为该菌对青霉素耐药。

2. 联合药敏试验 某些病原菌对各种抗菌药物敏感性较差(如铜绿假单胞菌),以及复数菌感染和某些病原尚未查明的严重感染,常需采用两种抗菌药物联合治疗。此时可产生协同、相加、无关和拮抗等作用,因此对细菌培养阳性者可进行联合药敏试验,供临床选用抗菌药物联合治疗时参考。

在实验室中常用部分抑菌浓度指数(fractional inhibitory concentration index,FIC)作为联合药敏试验结果的判断依据。

甲药的 MIC   乙药的 MIC

协同作用:FIC 指数≤0.5,即两种抗菌药物联合后的抗菌活性显著大于各单药抗菌作用之和。

相加作用:FIC 指数>0.5～1,即两种抗菌药物联合后,其抗菌活性较任一种单药稍有增加。

无关作用:FIC 指数>1～2,即两种抗菌药物的活性均不受另一种药物的影响。

拮抗作用:FIC 指数>2,即一种抗菌药物的活性被另一种抗菌药物削弱。

3. 临床上重要的耐药菌

1) 甲氧西林耐药葡萄球菌　甲氧西林耐药葡萄球菌(methicillin‐resistant Staphylococcus,MRS)主要是由于携带编码青霉素结合蛋白(PBP2′)的 mecA 基因,使该菌对 β‐内酰胺类抗生素的亲和力显著降低,导致其对甲氧西林、苯唑西林,也对所有青霉素类、头孢菌素类等 β‐内酰胺类抗生素耐药。部分 MRS 菌株尚可对氨基苷类抗生素和喹诺酮类药物耐药,该类耐药菌株包括甲氧西林耐药的金黄色葡萄球菌(MRSA)和甲氧西林耐药的凝固酶阴性葡萄球菌(MRCNS)。上述 MSS 或 MRS 引起的感染治疗药物选择不同,因此临床微生物实验室的正确报告对临床合理选用抗菌药物十分重要。目前已知葡萄球菌属的大多数菌株可产青霉素酶,金黄色葡萄球菌中约有 90% 或以上的菌株产生青霉素酶,凝固酶阴性葡萄球菌中亦有约 85% 以上的菌株产生青霉素酶,故目前青霉素已不用于治疗葡萄球菌感染。葡萄球菌属中的 MSS 菌株(MSSA 和 MSCNS)对苯唑西林、氯唑西林等耐酶青霉素、第 1 代头孢菌素和 β‐内酰胺酶抑制剂复方制剂等仍敏感;但如果当临床微生物实验室报告确证为 MRS 时均应视作对所有 β‐内酰胺类抗生素耐药,即使体外药敏试验对头孢菌素、酶抑制剂复方制剂以及碳青霉烯类显示敏感,但体内应用往往失败,需根据细菌药敏试验选用万古霉素等糖肽类、利奈唑胺等抗菌药物治疗。

2) VRE 和 HLARE 肠球菌　VRE 菌株指的是万古霉素耐药肠球菌(vancomycin‐resistant Enterococcus)。目前已发现有 VanA、VanB、VanC、VanD、VanE、VanF 和 VanG 型 7 种基因型,对糖肽类中的万古霉素和替考拉宁显示不同程度的耐药性。HLARE(high‐leval aminoglycoside‐resistant Enterococcus)菌株指的是高水平氨基糖苷类耐药肠球菌,是因细菌产生一种质粒介导的双功能氨基糖苷钝化酶 AAC(6′)‐APH(2″)所致。该种肠球菌可对青霉素类或糖肽类与氨基糖苷类联合呈现耐药。

因此当临床微生物实验室的报告为万古霉素耐药的肠球菌,特别是 VanA 型的耐药肠球菌,目前有效的治疗药物很少(如利奈唑胺),治疗十分困难,可进一步进行氯霉素、红霉素、利福平、四环素等药敏试验;VanB 类的耐药肠球菌,通常对替考拉宁敏感,VanC 型耐药菌株在临床上少见。如报告为 HLARE 菌株则提示庆大霉素等氨基糖苷类抗生素与 β‐内酰胺类或糖肽类药物如青霉素、氨苄西林以及万古霉素联合,对该肠球菌感染无协同抗菌作用。

3) 青霉素不敏感肺炎链球菌　目前临床上依据对青霉素敏感性的不同可将肺炎链球菌

分为 3 类:青霉素敏感肺炎链球菌(PSSP)、青霉素中介肺炎链球菌(PISP)和青霉素耐药肺炎链球菌(PRSP),其中后两者又称青霉素不敏感肺炎链球菌(PNSP)。由于上述 3 种肺炎链球菌对 β-内酰胺类抗生素的耐药程度不同,因此所致感染的治疗策略也不同。PSSP 对青霉素类、头孢菌素类等 β-内酰胺类抗生素均呈现敏感,因此对于该种菌株所致的感染仍可采用青霉素、阿莫西林等治疗。PISP 对头孢氨苄、红霉素、克林霉素、SMZ - TMP 等的耐药率可达 40%~80%;但对第 2 代和第 3 代头孢菌素、氟喹诺酮和万古霉素等仍可呈现敏感,对阿莫西林等的敏感性下降。因此对于 PISP 感染选用第 2 代和第 3 代头孢菌素类,在选用阿莫西林时治疗剂量宜增高。PRSP 是一类多重耐药株,由于其对青霉素耐药性并非是青霉素酶引起,所以对一些 β-内酰胺酶抑制剂复方制剂同样耐药,部分菌株对第 3 代头孢菌素亦可耐药。因此宜根据药敏试验选用头孢噻肟、头孢曲松、美罗培南、亚胺培南、万古霉素和氟喹诺酮类等抗菌药。此外,新近研制的链阳性菌素和利奈唑胺对该类高耐药株也有良好作用。

4)细菌的 β-内酰胺酶 细菌产生 β-内酰胺酶是细菌对青霉素类、头孢菌素类 β-内酰胺类抗生素耐药的最主要和常见的耐药机制,该酶能水解青霉素类和头孢菌素类结构中的 β-内酰胺环而使之失去抗菌活性导致细菌耐药,因此检测细菌 β-内酰胺酶,对于临床选用抗菌药物有重要的参考价值。如 β-内酰胺酶检测阳性的嗜血杆菌属、淋球菌和卡他莫拉菌对青霉素、氨苄西林和阿莫西林耐药,肠球菌属因产生 β-内酰胺酶而对氨苄西林或青霉素耐药。

5)细菌的超广谱 β-内酰胺酶 目前肠杆菌科细菌面临的一个严重问题是细菌产生超广谱 β-内酰胺酶(extended spectrum β - lactamase, ESBL)。ESBL 是一类在广谱酶 TEM、SHV 的酶基因发生 1~5 个或以上核苷酸的点突变衍化而来的系列酶,现已发展到包括 CTX - M 型系列酶、OXA 系列酶以及 PER、SFO、GES、TLA、VEB、BES、CME、IBC 等其他系列酶在内的五大系列酶。ESBL 水解底物谱广,可同时水解青霉素类,第 1 代、第 2 代、第 3 代及第 4 代头孢菌素,还可水解单环类的氨曲南。该酶为质粒介导,可以在不同的菌株间或菌属间传播,造成耐药细菌的暴发流行,因此检测细菌的 ESBL 具有十分重要的临床意义。

临床上凡报告为 ESBL 产生株,均应视作该菌株对上述所有 β-内酰胺类抗生素耐药。此外,ESBL 菌株往往也是多重耐药菌株,在对上述 β-内酰胺类抗生素耐药的同时,也常可对氨基糖苷类、氟喹诺酮类耐药,这给临床治疗带来很大的困难。但头霉素以及碳青霉烯类则对之稳定,ESBL 并可为酶抑制剂如克拉维酸等所抑制。因此,目前临床上对产 ESBL 菌所致感染的治疗,可根据病情以及药敏试验结果合理选用酶抑制剂和 β-内酰胺类的复方制剂,如哌拉西林/他唑巴坦、头孢哌酮/舒巴坦或头霉素类或亚胺培南、美罗培南和氨基糖苷类、氟喹诺酮类等其他抗菌药物。

除上述提到的 ESBL 外,在大肠埃希菌和肺炎克雷白菌中可产生质粒介导的 AmpC 酶;在铜绿假单胞菌、鲍曼不动杆菌中还可产生水解底物谱更广的 ESBL,如金属碳青霉烯酶、丝氨酸碳青霉烯酶。此外,细菌可因具有包括膜屏障机制(外膜孔蛋白丢失或内膜上的泵出机制)等多种耐药机制而产生泛耐药菌株(pan - drug resistance, PDR)。

4. 血清杀菌浓度 为对临床治疗及时作出判断以及预测感染患者的预后,必要时可在患者经抗菌药物治疗后,血清中含有一定浓度的抗菌药物时,采取患者血清进行血液内抗菌活性的测定。具体可采取患者给药后的最高(峰值)和最低(谷值)水平时的两份血清标本,与患者自身分离所得的细菌,用试管稀释法或杀菌浓度测定法进行试验。患者血清能抑制细菌生长的(无肉眼可见生长的)最大稀释度,即代表患者血清的抑菌力称血清抑菌效价(serum inhibitory titre)。患者血清能够使检测菌最初的菌量减少99.9%的最大稀释度,即代表患者血清的杀菌力,称血清杀菌效价(serum bactericidal titre)。一般认为患者血清的杀菌效价在1:8以上者提示治疗有效,在1:4以下提示治疗可能失败。本试验对于严重感染患者,如感染性心内膜炎,或中性粒细胞减少合并败血症的患者可能有一定参考意义。

脑脊液的杀菌效价试验亦可参照上述实验方法进行。

5. 治疗药物监测　药物作用的强弱与细胞外液中的药物浓度成正比,而后者与血药浓度呈平行关系,因此测定血药浓度可作为感染部位药物浓度的间接指标。治疗药物监测即采用快速、准确和灵敏的测试技术测定血药浓度,制订最适剂量和给药间期的个体化给药方案,以提高药物疗效和降低不良反应。在抗菌药物应用中,血药浓度监测主要适用于治疗指数低、毒性大的药物,例如用氨基糖苷类抗生素、万古霉素和氯霉素;新生儿、婴幼儿、肾功能减退等特殊生理、病理情况的患者应用毒性大的药物时均应常规进行血药浓度监测。

用于治疗药物监测的方法必须具有特异性强、灵敏度高和快速的特点,以适应及时调整给药方案的要求,测定方法有荧光免疫法、酶免疫法、放射免疫法和高效液相层析法。以上方法均可满足血药浓度测定方法的要求,以荧光免疫法应用最多。

(朱德妹)

第九节　传染病与生物恐怖

生物恐怖是21世纪人类面临的一个重大挑战,对人群的生命和健康存在着潜在的巨大威胁。流行病学研究人群疾病和健康规律的学科特点,公共卫生保护人群生命健康的专业使命,使公共卫生和流行病学自然地成为反生物恐怖的主要生力军之一。反生物恐怖包括对生物恐怖的预防、早期发现、及时控制和预后处理,它所需要的主要也是公共卫生和流行病学科预防和控制突发性大规模传染病流行的策略和方法。

(一) 生物恐怖的定义

生物恐怖是恐怖主义的一种,是指恐怖分子基于某种政治目的,利用传染性病原体或其产生的毒素等作为恐怖手段,通过一定的途径散布致病性细菌、病毒等,企图造成人群中传染病的暴发、流行或中毒,导致人群失能和死亡,以期引发人们的恐惧和社会动荡,达到恐吓或强迫政府或文明社会,传递某种政治、宗教或意识形态信息,引起政治或社会变化的一种非法暴力行为。因生物恐怖技术含量低、危害性大、病原体常为多重耐药、缺乏有效的治疗手段,一旦发生,后果极为严重。

(二) 生物恐怖的历史

生化武器其实是一类古老的武器。文献记载,14世纪使欧洲死去1/4~1/3的人口并涉及北美和亚洲(包括中国)的黑死病(即鼠疫)大暴发就与生物武器有关。最近发现的证据提示,1346年蒙古人和意大利在卡法(Kaffa,现在乌克兰境内)的围城战可能是触发鼠疫流行的一个原因。蒙古人围城久攻不下，便将带有鼠疫的尸体抛进城内。城内处理尸体造成大规模传播，引起鼠疫大暴发，卡法不攻自破。城破后逃命的人又把鼠疫带到了欧洲。

另一个例子发生在1754～1767年法印战争中。英国在北美洲的军队从医院拿来天花患者用过的毯子，送给没有天花免疫力的印第安人。很快，天花在印第安部落中流行起来，造成大量死亡。第二次世界大战期间，侵华日军曾使用炭疽、霍乱和鼠疫等生物武器残杀中国人。臭名昭著的日本"731"部队至少在11个城镇释放生物武器病原体，杀死10 000多人。新近的例子有：①1984年9月中旬，美国一个万人小镇突然有750多人在前后几天都拉肚子。原因是当地一邪教在餐馆食物中放了沙门菌。邪教想让镇民选举时生病，不能去投票，他们就能在选举时获胜。②美国"9·11"事件后的炭疽危机，导致4个州和华盛顿特区22人得病，5人死亡。国会关门，邮件积压。报告可疑炭疽的电话不断，当局调查疲于奔命，全国陷于恐怖之中。

（三）生物恐怖的致病因子

美国联邦疾病控制和预防中心列出3类可能用于生物武器的病毒、细菌和毒素，其中第1类需要美国公共卫生和医疗系统随时准备应对的有6种/组，包括天花病毒、炭疽杆菌、鼠疫杆菌、兔拉热、肉毒杆菌和病毒性出血热病毒；第2类包括：布氏杆菌、威胁食物安全组（如沙门菌属）、（马）鼻疽与类鼻疽病原体、鹦鹉热衣原体、Q热病原体、蓖麻子病原体、葡萄球菌肠毒素B、脑炎病毒、威胁水安全组（如霍乱杆菌、隐孢子虫等）；第3类指新出现的传染病威胁，如Nipah病毒和汉坦病毒感染等。可以肯定传染性非典型性肺炎的病毒也将被列入生物恐怖之列。第1类疾病/病原很容易散布或通过人与人传播，死亡率高并可造成主要的公共卫生影响，可能引起公众恐惧和社会秩序紊乱，需要公共卫生系统采取特殊行动。因为这类疾病/病原可以构成对国家安全的威胁，必须高度重视。即使它们非常罕见，公共卫生系统和初级医疗保健人员也必须随时准备对付这类疾病/病原。第2类疾病/病原比较重要，相对容易散布，发病率中等，病死率低，需要加强对这类疾病/病原的诊断和监测能力。第3类疾病/病原包括新出现的各种传染病，可能通过生物工程改造在将来引起大规模的传播，一般容易获取、生产和散布，具有潜在的高发病率和高死亡率以及造成主要的公共卫生影响。

在这众多的潜在生物恐怖病原中，真正可能大规模地危害人群，造成城市或国家瘫痪，人类有能力进行准备用于生物恐怖的病原是数量有限的，最可能被利用为生物武器的病原体有3种：第一是天花，第二是炭疽，第三是鼠疫。与生物恐怖有关的炭疽已于2001年在美国出现，其他两种目前还没有发现，但不能排除它们被生物恐怖分子掌握和使用的可能。

（四）生物恐怖的流行病学特点

生物恐怖造成的疾病流行有着同普通传染病一样的某些特点，但同时也有其独特的流行病学规律。

1. 传染源难以追查 一般的生物恐怖引起的传染病是通过人工散布气溶胶、污染水源和食品，或由媒介生物而引起的。由于攻击点具有不确定性和分散性，对于这种突发性的传染病流行，很难确定最初的传染源。

2. 传播途径异常 在正常的情况下，每种传染病都有其特定的传播途径，例如消化道传染、接触传染、呼吸道传染等。但在生物恐怖袭击中，通常采取气溶胶方式经呼吸道感染，这种反常的传播途径给疾病的诊断和治疗增加了难度。

3. 人群免疫力水平低 生物恐怖分子往往会选择目标人群缺乏免疫力的病原体。随着生物技术的发展，一些传统的病原微生物经过改造和修饰，使其增强致病力并获得某些抗药性，或者将多种微生物的毒力因子杂交在一起，增加了防治难度。

4. 流行形式异常 通常情况下，除了通过食物和水源污染造成的传染病流行曲线呈陡然上升而缓慢下降的特点外，一般传染病的病例数都是逐渐增多，最后达到高峰。而在生物恐怖袭击后，受攻击区域的人群可同时大批感染，出现暴发性流行，发病例数在短期内迅速达到高峰。

另外，生物恐怖引起的传染病不受流行地区、季节的限制，没有明显职业性差异，任何接触到病原体的人都可能感染。

（五）研究生物恐怖的意义

生物武器一般具有低可见度、高破坏性的特点。由于不少病原体既可用于科研，也可用于生物武器，加上生物技术的普及，不少可用于生物武器的病原体易获取，易制造，易释放，易造成人群心理恐惧，易使医疗机构瘫痪。但是，真正能够完全满足以上生物恐怖武器特点的病原体并不多。人们如果能够掌握规律，做好准备，与生物恐怖有关的疾病是可以预防和控制的。

经典流行病学三角形模式认为，疾病是宿主、病原体和环境三者相互作用的结果，传播病原的媒介物起中介作用。在全球节奏加快，不确定因素不断增加和生物恐怖的阴影下，宿主、病原体、环境和媒介物都发生了变化，使得与生物恐怖有关的疾病具有一些新的流行病学特征。对生物恐怖分子，致病是第二位的，威胁没有安全感的人群才是最重要的。美国炭疽危机事件中，接受预防性抗生素治疗者就有 32 000 多人，全国为此投入的公共卫生资源、警力以及对经济造成的损失更是无法估计。

生物恐怖本身并不可怕，可怕的是对生物恐怖的无知和畏惧。了解生物恐怖的来龙去脉，掌握与生物恐怖有关疾病的流行病学特点，人们一定能够预防和控制生物恐怖引起的各种疾病及其对社会的影响。

（六）生物恐怖的现场救治

1. 现场区划 热区（hot zone，红区）是紧邻事故污染现场的地域，一般用红线将其与其外的区域分隔开来，在此区域救援人员必须装备防护装置，以避免被污染或受到物理损害。温区（warm zone，黄区）为围绕热区以外的区域，在此区域的人员要穿戴适当的防护装置避免二次污染的危害。一般以黄色线将其与其外的区域分隔开来，此线也称为洗消线，所有出此区域的人必须在此线上进行洗消处理。冷区（cold zone，绿区）在洗消线外，患者的抢救治疗、支持指挥机构设在此区。事故处理中也要控制进入事故现场的人员，公众、新闻记者、观光者和当地居民可能试图进入现场，对他们本人和其他人带来危险，所以，首先要建立的分离线是冷线（绿线），控制进入人员。

根据监测信息采集各种可疑材料，包括各种投放物，被污染的物品，来自患者、尸体及动物等的标本。因病原体多为强致病微生物，在采集标本时应特别注意个人防护，最好穿隔离衣、戴防护专用口罩和手套，采样完毕应彻底消毒处理所用器材及衣物等用品。环境标本应在消毒、杀虫及灭鼠前采样，患者标本应在开始用药治疗前采集。盛放标本的容器应经高压灭菌处理或蒸煮，并保持干燥、清洁，注明采集地点、时间、标本数量，采集人姓名和单位等。

为防止标本变质,对采集的标本应尽快送检。不能立即送检的标本应储存在阴凉处或冰箱内。有些标本需用保存液保存,含病毒、立克次体等的标本可用 50% 中性甘油生理盐水保存,病理标本浸泡在 10% 甲醛溶液中。为防止扩大传染,应将标本严密包装后送检。

2. 五步检伤法 气道检查:首先判定呼吸道是否通畅、有无舌后坠、口咽气管异物梗阻或颜面部及下颌骨折,并采取相应措施保持气道通畅。呼吸情况:观察是否有自主呼吸、呼吸频率、呼吸深浅或胸廓起伏程度、双侧呼吸运动对称性、双侧呼吸音比较,以及患者口唇颜色等。如疑有呼吸停止、张力性气胸或连枷胸,须立即给予人工呼吸、穿刺减压或胸廓固定。循环情况:检查桡、股、颈动脉搏动,如可触及则收缩压估计分别为 10.7 kPa(80 mmHg)、9.3 kPa(70 mmHg)、8.0 kPa(60 mmHg)左右;检查甲床毛细血管再灌注时间(正常为 2 s)以及有无活动性大出血。神经系统功能:检查意识状态、瞳孔大小及对光反射、有无肢体运动功能障碍或异常、昏迷程度评分。充分暴露检查:根据现场具体情况,短暂解开或脱去伤病员衣服充分暴露身体各部位进行望、触、叩、听等检查,以便发现危及生命或正在发展为危及生命的严重损伤。

(七)个体防护装置

个体防护装置(personal protective equipment,PPE)是指为了保护突发公共卫生事件处置现场工作人员免受化学、生物与放射性污染危害而设计的服装、眼罩、手套和呼吸器,阻断现场环境中有害物质侵害的装置。疾病控制、卫生监督、临床急救等有处置突发公共卫生事件的专业人员日常工作中穿着的工作服和口罩无防护现场有害因素的功能。在传染性疾病的控制过程中,防护服的功用是为现场、临床工作人员接触到具有潜在感染性的现场环境,患者的血液、体液、分泌物等提供阻隔防护作用。在设计上除要满足穿着舒适和对颗粒物隔离效率的要求外,还对防水性、透湿量、抗静电性、阻燃性等有较高的要求。所使用的防护服应符合中华人民共和国国家标准《医用一次性防护服技术要求》(GB 19082 - 2003)的要求。在使用中,防护服内仅需穿着柔软保暖的棉织内衣即可,无需穿多套防护服。医疗机构制作的"隔离服"穿透性高,其他性能难以判定,随着使用次数的增加,性能会有所下降,所以不建议使用。

在事件发生的初期不明致害物性质或浓度、存在方式不详的情况下,要以最严重事件的要求进行防护。防护服要衣裤连身式,具有高的液体阻隔效能、过滤效率高、防静电性能好等。此类防护服使用后要封存,等待明确事件性质后按照相应的类别处理。

(翁心华　卢洪洲)

急性传染病的潜伏期、隔离期和观察期

病　名	潜　伏　期		隔　离　期	接触者观察期
	常　见	最短至最长		
甲型病毒性肝炎	30 d 左右	15~45 d	自发病之日起不少于 30 d	密切接触者医学观察 45 d
乙型病毒性肝炎	60~90 d	45~160 d	急性期隔离至病情稳定	急性肝炎密切接触者医学观察 45 d
丙型病毒性肝炎	40 d 左右	15~180 d	同上	
戊型病毒性肝炎	40 d 左右	15~75 d	自发病日起不少于 30 d	密切接触者医学观察 60 d
脊髓灰质炎	5~14 d	3~40 d	自发病之日起不少于 40 d	集体机构儿童检疫 35 d
伤寒	12~18 d	5~40 d	症状消失后 15 d 或粪、尿培养连续 2 次阴性	医学观察 25 d
副伤寒	8~10 d	2~15 d	同伤寒	医学观察 15 d
霍乱、副霍乱	1~3 d	数小时至 7 d	症状消失后,大便培养连续 3 次阴性,或自发病起至少 15 d	医学观察 5 d,并大便培养 3 次阴性
细菌性痢疾	2~4 d	数小时至 7 d	症状消失后 1 周或大便培养连续 3 次阴性	医学观察 7 d
阿米巴痢疾	7~14 d	4 d~1 年	症状消失,大便连续 3 次无滋养体及包囊	不检疫
沙门菌食物中毒	18 h	4 h~3 d	病人集中隔离、治疗至症状消失后	不检疫
葡萄球菌食物中毒	2.5~3 h	0.5~6 h		
肉毒梭菌食物中毒	12~36 h	2 h~10 d		
嗜盐菌食物中毒	6~20 h	1~99 h		
流感	1~2 d	数小时至 4 d	症状消失或热退后 2 d	大流行期间集体机构人员检疫 4 d
麻疹	10~12 d	6~21 d	出疹后 5 d,合并肺炎延长至出疹后 10 d	易感者医学观察 21 d
		(被动免疫可延至 28 d)		接受过被动免疫者检疫 28 d

病 名		潜 伏 期		隔 离 期	接触者观察期
		常 见	最短至最长		
风疹		10～21 d	5～25 d	一般不需隔离,必要时隔离至出疹后 5 d	不检疫
水痘		14 d	10～21 d	全部结痂,但不少于病后 2 周	医学观察 21 d
流行性腮腺炎		14～21 d	8～30 d	症状、体征消失或发病后 10 d	医学观察 21 d
猩红热		2～4 d	1～7 d	接受治疗后 7 d 或咽拭子培养阴性	医学观察 7 d
白喉		2～4 d	1～7 d	症状消失后,咽拭子培养 2 次阴性或症状消失后 14 d	医学观察 7 d
百日咳		7～14 d	3～21 d	病后 40 d 或痉咳后 30 d	医学观察 21 d
流行性脑脊髓膜炎		2～3 d	数小时至 7 d	症状消失后 3 d 或病后 7 d	医学观察 7 d
流行性乙型脑炎		7～14 d	4～21 d	体温正常,隔离在防蚊室内	不检疫
流行性斑疹伤寒		10～12 d	5～23 d	彻底灭虱或体温正常 12 d	彻底灭虱,医学观察 15 d
流行性出血热		7～14 d	5～60 d	急性症状消失	不检疫
狂犬病		20～90 d	10 个月至 1 年以上	症状消失	不检疫,被可疑狂犬咬伤后注射疫苗
布鲁菌病		14～21 d	3 d～1 年	症状消失	不检疫
鼠疫	腺鼠疫	2～5 d	1～8 d	至淋巴结痊愈	医学观察 9 d,接受过预防接种或血清检疫 12 d
	肺鼠疫	1～3 d	数小时至 3 d		
炭疽		1～3 d	12 h～12 d	症状消失,细菌学检查 2 次阴性	医学观察 21 d
钩端螺旋体		7～13 d	3～28 d	症状消失,痊愈	不检疫
回归热		7～8 d	2～14 d	彻底灭虱或体温正常 12 d	彻底灭虱,医学观察 15 d
疟疾	恶性疟	12 d	7～15 d	不隔离	不检疫
	间日疟	13～15 d	10～20 d	住室内应防蚊、灭蚊	不检疫
	卵形疟	长潜伏期原虫可达 6 个月以上			
	三日疟	21～30 d	14～45 d		不检疫
登革热		5～6 d	3～19 d	防蚊、灭蚊,发病后 5 d	不检疫

（俞　蕙）

小儿各种预防接种实施程序表

预防病名	结核病	脊髓灰质炎	麻疹	百日咳、白喉、破伤风	流行性乙型脑炎	乙型肝炎
免疫原	卡介苗(减毒活结核杆菌混悬液)	脊髓灰质炎减毒活疫苗糖丸	麻疹减毒活疫苗	百日咳菌液、白喉类毒素、破伤风类毒素	乙型脑炎疫苗	乙型肝炎疫苗
接种方法	皮内注射	口服	皮下注射	皮下注射	皮下注射	皮下注射
剂量	0.1 ml	三价混合型糖丸1粒 1周岁内连服3次	0.2 ml	第1次 0.5 ml 第2次 0.5 ml 第3次 0.5 ml	1~6岁 0.5 ml 7~12岁 1.0 ml 13~14岁 1.5 ml 15岁以上 2 ml	重组(酵母)疫苗 5 μg 重组(CHO细胞)疫苗 10或20 μg
初种年龄	生后2~3 d~2个月内	2个月以上	8个月以上易感儿	3个月以上小儿	1岁以上	出生24 h内
复种	接种后于7岁,12岁进行复查,结核杆菌数阴性时加种	1岁半及4岁各加强1次	7足岁加强1次	1岁半至2岁加强百白破疫苗1次,7周岁加强精制白喉破疫苗或精制百白破疫苗1次	次年加强1次,6岁,10岁时各加强1次	1,6个月
反应情况及处理	接种后4~6周局部有小溃疡,保护创口不受感染,个别腋下或锁骨上淋巴结肿大或化脓。处理:肿大用热敷,化脓用干针筒抽出脓液,破溃涂5%异烟肼软膏或20%PAS软膏	一般无特殊反应,有时可有低热或较轻泻	部分小儿接种后6~12 d有发热及卡他症状,一般持续2~3 d。也有个别小儿出现散在皮疹或麻疹泰膜斑	一般无反应,个别轻度发热,局部红肿、疼痛。处理:多饮开水,有硬块时可逐渐吸收	一般无反应,个别低热、轻度红肿、疼痛很快消失	一般无反应,个别低热
注意点	2个月小儿接种前应做结核菌素试验(1:2 000),阴性才能接种,且接种后8周内要避免接触结核患者	冷开水送服或含服,服后1 h内禁用热开水	接种前1个月及接种后2周避免用胎盘球蛋白、丙种球蛋白,被动免疫制剂	掌握间隔周期,避免无效注射	如一年漏注,第2年需全程注射	可与卡介苗分处接种

(陈 澍)

常见传染病的消毒方法

消毒(disinfection)是指用化学、物理、生物的方法杀灭或消除环境中的致病微生物,达到无害化。消毒是传染病防治工作中的重要环节,是切断传染病传播途径的有效措施之一,借以阻断和控制传染病的发生。

一、消毒的种类

(一)疫源地消毒

是指对目前存在或曾经存在传染源的地区进行消毒,目的是杀灭由传染源排到外界环境中的病原体。疫源地消毒又可分为:终末消毒、随时消毒。

1. 终末消毒 当患者痊愈或死亡后,对其原居住地进行的最后一次彻底的消毒。消毒范围除对病人所处环境、接触物品和排泄物消毒外,还包括病人治愈出院前的一次自身消毒或病人死后的尸体消毒处理。终末消毒的传染病有:霍乱、伤寒、副伤寒、细菌性痢疾、病毒性肝炎、脊髓灰质炎、肺结核、炭疽等。

2. 随时消毒 指对传染源的排泄物、分泌物及其所污染的物品及时进行消毒,是有传染源存在时的消毒措施,目的是及时杀灭或清除传染源排出的病原微生物。

(二)预防性消毒

是指未发现传染源,对可能受病原体污染的场所、物品和人体所进行的消毒措施,如饮水消毒、餐具消毒、手术室和医护人员手的消毒等。

二、消毒的方法

(一)消毒方法的分类

根据消毒杀灭微生物的种类和作用强弱可将各种物理和化学消毒方法分为高效、中效、低效 3 种消毒方法。具有不同消毒效果的化学消毒剂也分为高效、中效和低效消毒剂。

1. 高效消毒法 可杀灭物体上一切微生物。该类消毒方法有热力灭菌、电离辐射、微波等物理消毒法,化学消毒法中高效消毒剂有醛类(甲醛、戊二醛)、环氧乙烷、过氧化氢、臭氧等。含氯制剂和碘伏居于高中效消毒剂之间。

2. 中效消毒法 有杀灭除细菌芽胞以外的各种微生物。主要消毒方法有紫外线、超声波等物理消毒方法。中效消毒剂有碘类、醇类、酚类和有些含氯消毒剂。

3. 低效消毒法 只能消灭细菌繁殖体和亲脂病毒。此类物理消毒方法有通风换气、冲洗等。低效消毒剂有季铵盐类[如苯扎溴铵(新洁尔灭)]、胍类[如氯己定(洗必泰)]消毒剂等。

(二)常用消毒方法

1. 物理消毒法 包括机械、热、光、电、微波、辐射等。

(1)机械消毒:用机械的方法从物品表面,水,空气,人、畜体表除掉污染的有害微生物,常用方法有刷洗、通风、过滤等。用肥皂流水洗刷双手,可消除手上大部分的细菌及病毒等微生物;通风可使室内空气中微生物显著减少;6层纱布可阻留97%的病原菌以预防呼吸道传染病。

（2）热力灭菌:包括:①煮沸消毒,该法简单易行,可杀死细菌繁殖体,但细菌芽胞耐热力较强,不易杀灭。本法可用于处理传染病人的剩余食物,污染的棉织品、食具及金属、玻璃等制品。煮沸10 min 即可,但对乙型肝炎病毒污染的物品应延长至15～20 min。②高压蒸汽灭菌,效果较可靠,适用于耐热和耐潮物品。通常压力为98 kPa,温度为121～126℃,15～20 min 即能彻底杀灭细菌芽胞。③预真空型压力蒸汽灭菌,这是新型灭菌法,先使灭菌器形成负压,再导入蒸汽,能加强蒸汽对消毒物品的穿透力。2 min 内能杀灭芽胞,物品亦能迅速干燥。④巴氏消毒法:方法有两种,一种利用热水灭菌,一种利用蒸汽进行消毒。温度一般为65～75℃,10～15 min,但不能杀灭芽胞。此外,尚有流动蒸汽消毒、干热灭菌法、火烧等。

（3）辐射消毒:在医院中也较常用,可分为:①非电离辐射,包括紫外线、红外线和微波。紫外线常用于室内空气消毒和一般物品的表面消毒,为低能量电磁波辐射,光波波长为250～265 nm,杀菌作用最强。有广谱杀菌作用,但紫外线穿透力差,对真菌孢子效果最差,细菌芽胞次之,对HBV无效。直接照射人体能发生皮肤红斑、紫外线眼炎和臭氧中毒。红外线和微波主要依靠产热杀菌。②电离辐射:有 γ 射线和高能电子束两种。可在常温下对不耐热物品灭菌,又称"冷灭菌"。有广谱杀菌作用,剂量易控制,灭菌效果可靠,但设备昂贵,对人及物品有一定损害作用。国外多用于精密医疗器械、生物医学制品（人工器官、移植器官等）和一次性医用产品等的灭菌。

2. 化学消毒法 使用化学消毒剂进行消毒,称为化学消毒法。化学消毒剂的作用主要是能使微生物蛋白质凝固、变性或失去活性,从而导致微生物死亡。目前常用的化学消毒剂有 10 余种,根据其对微生物的杀灭作用可分为高效、中效、低效 3 类。高效消毒剂能杀灭包括细菌芽胞和真菌孢子在内的各种微生物,又称为灭菌剂,如甲醛、戊二醛、过氧乙酸、环氧乙烷等;中效消毒剂可杀灭细菌芽胞以外的各种微生物,如含氯消毒剂、乙醇、碘消毒剂等;低效消毒剂只能杀灭细菌繁殖体和亲脂病毒,对真菌有一定的杀灭作用,如苯扎溴铵（新洁尔灭）、洗必泰等。

（1）含氯消毒剂:常用的有漂白粉、次氯酸钠、氯胺及二氯异氰尿酸钠等。这类制剂在水中产生次氯酸,具有强大的杀菌作用。其优点是杀菌谱广,作用快,其余氯毒性低,价廉,但对金属制品有腐蚀作用。

（2）氧化消毒剂:如过氧乙酸、过氧化氢、臭氧、高锰酸钾等。主要靠其强大的氧化能力灭菌,但有较强的腐蚀性与刺激性。

（3）醛类消毒剂:常用的有甲醛和戊二醛。具有广谱、高效、快速的杀菌作用。戊二醛对橡胶、塑料、金属器械等物品无腐蚀性,故适用于精密仪器、内镜的消毒。但对皮肤和黏膜有刺激性。

（4）杂环类气体消毒剂:主要有环氧乙烷、环氧丙烷等。为一种广谱高效消毒剂,杀灭芽胞能力最强,对一般物品无损害作用,故常用于消毒电子设备、医疗器械、精密仪器及皮毛类等。有将惰性气体如二氧化碳加入环氧乙烷混合使用,以减少其燃爆的危险。

（5）碘类消毒剂:常用有 2.5%碘酊及 0.5%碘伏。碘具有广谱和快速杀菌作用。碘伏是碘和表面活性剂不定型的结合物,刺激性和腐蚀性小,可供皮肤和食具等消毒。

（6）醇类消毒剂:主要有 75%乙醇及异丙醇。乙醇可迅速杀灭细胞繁殖型,但对 HBV 及细菌芽胞作用较差。异丙醇杀菌作用大于乙醇,但毒性也较大。

（7）其他消毒剂:①酚类,如石炭酸、来苏儿等;②季铵盐类,为阳离子表面活性剂,如苯扎溴铵（新洁尔灭）、消毒净等;③氯己定（洗必泰）,可用于手、皮肤、医疗器械等消毒。这类消毒剂不能杀灭细菌芽胞,属于低效消毒剂。

各种物品常用消毒方法见附表3-1,3-2。

附表 3-1 各种传染病常用消毒方法

顺序	消毒对象	消毒方法				
		预防性消毒	疫源地消毒与医院消毒		灭菌方法	备注
			一般传染病疫源地消毒	病毒性肝炎消毒		
1	患者吐泻物、分泌物(如粪、尿、呕吐物、痰液等)		1份粪便或吐粪、尿混合物加1/20份漂白粉(100 ml粪尿混合物加漂白粉5 g)充分搅匀,消毒1 h;10%漂白粉澄清液与吐泻物等量,充分搅匀,加盖消毒1 h;100 ml尿液加漂白粉1 g,充分搅匀,加消毒时间	1份粪便或吐粪、尿混合物加1/5份漂白粉(100 ml粪便加漂白粉20 g),充分搅匀,消毒2 h;100 ml尿液加漂白粉3 g,充分搅匀,消毒2 h		化粪池沉底粪便在出粪时仍用20%漂白粉充分搅匀,消毒2 h后排放;污水加氯量应根据消毒后污水中余氯含量适当增减,余氯量:预防性消毒及一般传染病污水总余氯量为4~5 mg/L,结核病污水为6~8 mg/L,肝炎污水为10 mg/L
2	生活污水	10 000 ml污水加漂白粉2 g(有效含氯量为70 mg/m³)消毒1 h;0.005%液氯消毒1 h;10 000 ml污水加次氯酸钠5 ml,消毒1 h	10 000 ml污水加漂白粉4 g(有效含氯量为140 mg/m³),消毒1.5 h;0.01%液氯消毒1.5 h;10 000 ml污水加次氯酸钠10 ml,消毒1.5 h			
3	盛装吐泻物的容器、痰盂、痰杯、氧气湿化瓶、吸引瓶等	煮沸10 min;0.2%过氧乙酸浸泡30 min;1 000 mg/L有效氯浸泡30 min	煮沸10 min;0.5%过氧乙酸浸泡30 min;1 000 mg/L有效氯浸泡30 min	煮沸20 min;0.5%过氧乙酸浸泡1 h;2 000 mg/L有效氯浸泡1 h		对水质马桶或抽水马桶可用消毒液反复擦洗;过氧乙酸每天调换,含氯消毒剂3 d调换1次
4	食具、饮具、奶具、药杯、压舌板和剩余食物	煮沸10 min;0.2%过氧乙酸浸泡30 min;含250 mg/L有效碘的碘伏浸泡30 min;250 mg/L有效氯浸泡30 min	煮沸10 min;0.5%过氧乙酸浸泡30 min;含500 mg/L有效碘的碘伏浸泡30 min;500 mg/L有效氯浸泡30 min	煮沸20 min;0.5%过氧乙酸浸泡1 h;1 000 mg/L有效碘的碘伏浸泡1 h;1 000 mg/L氯浸泡1 h		煮沸消毒时可放2%苏打或肥皂液以增强消毒效果;消毒时同从水沸腾时算起,消毒物应全部浸在水中;碘伏消毒液注意观察消毒液颜色,如发现褪色明显变化应及时调换

顺序	消毒对象	消毒方法				备注
		预防性消毒	疫源地消毒与医院消毒		灭菌方法	
			一般传染病疫源地消毒	病毒性肝炎消毒		
5	房屋(厕所)地面、墙壁、门面、家具及运送病人的工具等	0.2%过氧乙酸喷雾或洗擦;500 mg/L有效氯喷雾或洗擦	0.5%过氧乙酸喷雾或洗擦;1 000 mg/L有效氯喷雾或即可	0.5%过氧乙酸喷雾或洗擦;2 000 mg/L有效氯喷雾或即可		喷雾消毒时要求物品表面湿透均匀;墙壁一般喷至2 m高即可
6	衣服、被褥、玩具、尿布等	煮沸10 min;0.2%过氧乙酸浸泡30 min;幼托机构尿布平时可用开水泡,玩具可用0.5%次氯酸钠浸泡30 min	煮沸10 min;0.5%过氧乙酸浸泡30 min;甲醛熏蒸消毒6 h以上;环氧乙烷消毒6 h以上;医院婴儿室尿布用压力蒸汽消毒15 min	煮沸20 min;0.5%过氧乙酸浸泡1 h;甲醛熏蒸消毒12 h;环氧乙烷消毒12 h;压力蒸汽消毒30 min		对棉被、床垫、枕芯等物也可用上述消毒液喷雾消毒后放日光下暴晒。甲醛消毒时,物品要悬挂,不可扎裹
7	皮毛、羽毛	蒸汽100℃消毒20 min;环氧乙烷消毒6 h	蒸汽100℃消毒20 min;环氧乙烷消毒6 h	蒸汽100℃消毒30 min;环氧乙烷消毒12 h		物品应分开堆放,不要扎紧
8	书报、信件、钱币、化验单、饭菜票等	甲醛消毒6 h;微波照射4 min	甲醛消毒6 h;环氧乙烷消毒6 h;微波照射4 min	甲醛消毒12 h;环氧乙烷消毒12 h;微波照射7 h		微波功率应>500 W,消毒物品必须用湿布包裹
9	手	含250 mg/L有效碘的碘伏洗刷1 min;0.2%过氧乙酸浸泡1 min	含250 mg/L有效碘的碘伏洗刷1 min;0.2%过氧乙酸浸泡2 min	含1 000 mg/L有效碘的碘伏洗刷2 min;0.2%过氧乙酸浸泡2 min		消毒后应最好在流动水下冲洗干净;外科手术及注射部位皮肤消毒用5 000 mg/L有效碘的碘伏涂擦2次,作用2 min
10	体温表	先用1%过氧乙酸浸泡第1道作处理,然后再放入另一1%过氧乙酸中浸泡30 min作第2道处理;含1 000 mg/L有效的碘的碘伏浸泡30 min;1 000 mg/L有效氯浸泡30 min	同左	同左		消毒前应先用棉球将唾液擦净;肛表与口腔表应放入不同容器内消毒,并须全部浸入消毒液内;消毒后体温表应用冷开水或乙醇擦干后使用

续　表

顺序	消毒对象	消毒方法			灭菌方法	备注
		预防性消毒	疫源地消毒与医院消毒			
			一般传染病疫源地消毒	病毒性肝炎消毒		
11	试管,玻璃片,注射或抽血用橡皮条,针灸针,针麻针及口腔科一般器械		煮沸10 min;2%戊二醛浸泡消毒30 min;含250 mg/L有效碘的碘伏消毒30 min	煮沸20 min;2%戊二醛浸泡消毒1 h;含1 000 mg/L有效碘的碘伏消毒1 h	压力蒸汽121℃不少于20 min,或126℃不少于15 min	尽量使用一次性用品;压力蒸汽灭菌温度、时间可根据消毒对象选择
12	血压计,热水袋,冰袋,听诊器等	0.5%过氧乙酸擦拭;250 mg/L有效氯擦拭	甲醛熏蒸6 h;0.5%过氧乙酸擦拭;环氧乙烷消毒6 h	甲醛熏蒸12 h;0.5%过氧乙酸擦拭;环氧乙烷消毒12 h		
13	化验室剩余标本,病理标本,手术肢体,垃圾,死者衣物及使用后一次性医疗用品等		焚毁;用1%漂白粉澄清液或0.5%过氧乙酸或1 000 mg/L有效氯溶液浸湿,放置1 h后余标本;粪,尿,血块等消毒方法处理或焚毁	焚毁;3%漂白粉澄清液或0.5%过氧乙酸或2 000 mg/L有效氯浸湿,放置1 h后倒弃;粪,尿,血块等标本,按粪便消毒方法处理或焚毁		
14	尸体,接尸车,停尸车	0.2%过氧乙酸喷雾或擦;0.5%次氯酸钠喷雾或擦	0.5%过氧乙酸喷雾或擦;1%次氯酸钠喷雾或擦	0.5%过氧乙酸喷雾或擦;2%次氯酸钠喷雾或擦		
15	透析器械				2%戊二醛浸泡10 h;10%甲醛浸泡32 h;环氧乙烷使用24 h	尽量使用一次性透析器械;消毒后使用前要用足够灭菌水冲洗
16	不耐热手术用器械,口镜等口腔科器械		2%戊二醛消毒30 min	2%戊二醛消毒1 h	2%戊二醛浸泡4~10 h	消毒后使用前用冷开水或灭菌水冲洗

顺序	消毒对象	消毒方法			备注
		预防性消毒	疫源地消毒与医院消毒		
			一般传染病疫源地消毒	病毒性肝炎消毒	
		灭菌方法			
17	手术器械、注射器、输液用具	压力蒸汽 121℃ 不少于 20 min,或 126℃ 不少于 15 min			根据物品种类选择不同的温度和时间;器械包、敷料包体积不超过 30 cm×30 cm×25 cm
18	内镜	2%戊二醛消毒 10～30 min		2%戊二醛消毒 1 h;环氧乙烷消毒 12 h	连续使用时病人间隔消毒 10 min;每天使用前和结束后消毒 30 min,消毒后用冷开水冲洗
19	幼托机构桌、荷、坐车、用栏、熟食橱、营养室专用揩布等	0.2%过氧乙酸揩擦或浸泡 20 min;含 500 mg/L 有效碘的碘伏揩擦或浸泡 20 min;250 mg/L 有效氯揩擦或浸泡20 min	0.5%过氧乙酸揩擦或浸泡 30 min;含 500 mg/L 有效碘的碘伏揩擦或浸泡 30 min;500 mg/L 有效氯揩擦或浸泡 30 min	0.5%过氧乙酸揩擦或浸泡1 h;含1 000 mg/L有效碘的碘伏揩擦或浸泡1 h;1 000 mg/L有效氯揩擦或浸泡1 h	
20	清洁用具	0.2%过氧乙酸浸泡消毒 30 min;500 mg/L 有效氯浸泡消毒30 min	0.5%过氧乙酸浸泡消毒 30 min;1 000 mg/L 有效氯浸泡消毒30 min	0.5%过氧乙酸浸泡 1 h;2 000 mg/L 有效氯浸泡 1 h	
21	空气	开窗通风每天 2～3 次;空气消毒剂喷雾(按使用说明)	空气消毒剂喷雾(用量根据各产品使用说明);乳酸:每立方米12 ml加水,加热蒸发消毒每立方米12 ml;甲醛每立方米20 ml,加热蒸发消毒2～4 h;紫外线照射,每立方米1.5 W,消毒1 h	0.5%过氧乙酸揩擦或浸泡1 h;含1 000 mg/L有效碘的碘伏揩擦或浸泡1 h;1 000 mg/L有效氯浸泡1 h	喷雾消毒应选择雾滴较小的喷雾器;紫外灯管的功率应70 W·s/cm²

续　表

顺序	消毒对象	消毒方法				备注
		预防性消毒	疫源地消毒与医院消毒		灭菌方法	
			一般传染病疫源地消毒	病毒性肝炎消毒		
22	蔬菜 水果	0.2%过氧乙酸浸泡2 min;含100 mg/L有效碘的浸泡2～5 min;100 mg/L有效氯泡20 min				

注:1. 消毒药物标准含量:①过氧乙酸,≥18%;②漂白粉有效氯,≥25%;③碘伏有效碘,≥0.5%;④次氯酸钠有效氯,10%;⑤甲醛溶液含甲醛,36%～40%。
2. 呼吸道传染病如流感等消毒方法可参照一般传染病疫源地消毒处理。
3. 甲醛蒸熏物品消毒方法:①加热蒸熏法:按每立方米用甲醛80 ml,与等量水混合倒在器皿内加热蒸发;②氧化法:按每立方米用甲醛40 g或漂白粉60 g进行氧化消毒。先将氧化剂高锰酸钾或漂白粉倒入盆内,加水拌成糊状,然后将甲醛倒入,维持6 h或12 h。消毒时室内应密封,并保持温度在20℃以上。被消毒物品不能重叠,要悬挂。
4. 环氧乙烷消毒法:按每立方米用环氧乙烷0.4～0.8 kg计算,消毒6 h或12 h。投药时应注意安全,周围不能有火种。
5. 经戊二醛消毒后物品必须用无菌蒸馏水充分冲洗后方可使用,浸泡碳钢类物品时还应加入0.5%亚硝酸钠作为防锈剂。

附表 3 - 2　消毒剂 mg/L 浓度与百分浓度换算参考表

	消毒剂浓度 (mg/L)						
	5 000	2 000	1 000	500	250	200	100
使用 0.5%有效碘换算成的浓度	100%			10%	5%	4%	2%
使用 0.75%有效碘换算成的浓度	67%			6.7%	3.35%	2.68%	1.34%
使用 10%有效氯换算成的浓度		2%	1%	0.5%	0.25%	0.2%	0.1%
使用 15%有效氯换算成的浓度		1.3%	0.66%	0.33%	0.166%	0.133%	0.066%
使用 20%有效氯换算成的浓度		1%	0.5%	0.25%	0.125%	0.1%	0.05%

三、消毒效果检查

消毒工作要求处理及时,方法恰当,应用合理,药物配制正确,取得确切效果。因而消毒后必须检查效果,原则上凡消毒过的物品都不应再有特异病原体。但由于有些病原体的生长条件较高,检出比较困难,阴性结果亦难以判断效果是否可靠,故目前仍采用某些条件致病菌作为检查的间接指标。如以肠道传染病的大肠埃希菌为指标,呼吸道传染病的溶血性链球菌为指标。如果消毒前后均未检出大肠埃希菌或溶血性链球菌,还可用消毒后的自然菌总数降低的百分率来评价,计算方法:

自然菌减少百分率=(消毒前菌落数-消毒后菌落数)/消毒前菌落数×100%

消毒后自然菌总数下降80%以上为效果良好;减少70%以上为较好;减少60%以上为一般;减少60%以下为合格。

消毒效果检查的方法有:①物理测试法,是通过仪表来测试消毒时的温度、压力及强度等;②化学指示剂测试法,其颜色变化能指示灭菌时所达到的温度;③生物指示剂测试法,利用非致病菌芽胞作为指示菌以测试灭菌效果;④自然菌采样测定法,用于表面消毒效果检查。⑤无菌检查法,检查样品中的需氧菌、厌氧菌及真菌。除阳性对照外,其他各管均不得有菌生长。

(蒋卫民　施光峰)

图书在版编目（CIP）数据

传染病学（第四版）/翁心华，张婴元主编. —4 版. —上海：复旦大学出版社，
2009.9（2019.2 重印）
ISBN 978-7-309-06375-2

Ⅰ. 传…　Ⅱ. ①翁…②张…　Ⅲ. 传染病　Ⅳ. R51

中国版本图书馆 CIP 数据核字（2008）第 177543 号

传染病学（第四版）
翁心华　张婴元　主编
责任编辑/王龙妹

复旦大学出版社有限公司出版发行
上海市国权路 579 号　邮编：200433
网址：fupnet@ fudanpress. com　http://www.fudanpress.com
门市零售：86-21-65642857　　团体订购：86-21-65118853
外埠邮购：86-21-65109143　　出版部电话：86-21-65642845
上海华业装潢印刷厂有限公司

开本 787 × 1092　1/16　印张 25.75　字数 627 千
2019 年 2 月第 4 版第 3 次印刷

ISBN 978-7-309-06375-2/R · 1058
定价：53.00 元